S. Brucker, E. Simoes, D. Wallwiener (Hrsg.)

Frauengesundheit – Frauenmedizin

Fachübergreifend und kompakt

Sara Brucker, Elisabeth Simoes, Diethelm Wallwiener (Hrsg.)

Unter der Mitherausgeberschaft von Klaus Doubek und Anton Scharl

Frauengesundheit – Frauenmedizin

Fachübergreifend und kompakt

Mit Beiträgen von:
Prof. Dr. med. Karl Ulrich Bartz-Schmidt, Tübingen; Prof. Dr. med. Anil Batra, Tübingen; Dr. med. Annette Binder, Tübingen; Prof. Dr. med. Andreas Birkenfeld, Tübingen; Prof. Dr. med. Sara Y. Brucker, Tübingen; Prof. Dr. Gerhard W. Eschweiler, Tübingen; Dr. rer. nat. Louise Fritsche, Tübingen; Dr. med. Christian W. Gall, Tübingen; Prof. Dr. med. Meinrad Paul Gawaz, Tübingen; Dr. med. Alexandra Geffroy, Freiburg; Prof. Dr. Marek Glezerman, Tel Aviv; Dr. phil. Joachim Graf, Tübingen, M.A., M.Sc.; Prof. Dr. med. Eva-Maria Grischke, Tübingen; PD Dr. med. Ines Gruber, Tübingen; Prof. Dr. med. Peyman Hadji, Frankfurt/M.; Prof. Dr. med. Markus Hahn, Tübingen; Dr. med. Sabine Hahn, Tübingen; Dr. med. Bashar Haj Hamoud, Homburg; Dr. med. Volker Heinecke, Bad Urach; Prof. Dr. med. Jörg Henes, Tübingen; PD Dr. med. Melanie Henes, Tübingen; Dr. med. Alice Höller, Tübingen; Dr. med. Stephanie Hübner; Prof. Dr. med. Ingolf Juhasz-Böss, Freiburg; Prof. Dr. med. Jörg Keckstein, Villach; Prof. Dr. med. Marion Kiechle, München; Prof. Dr. med. Ludwig Kiesel, Münster; Prof. Dr. med. Ute Krainick-Strobel, Tübingen; Prof. Dr. med. Bernhard Krämer, Tübingen; Hildegard Kusicka, Tübingen; PD Dr. med. Barbara Lawrenz, Tübingen; M. Sc. Dorina Löffler, Tübingen; Prof. Dr. med. Dipl. Chem. Dr. rer. nat. Alfred O. Mueck, Tübingen; Dr. med. Felix Neis, Tübingen; Katrin Neis, Tübingen; Prof. Dr. med. Klaus J. Neis, Saarbrücken; Prof. Dr. med. Patricia G. Oppelt, Erlangen; Dr. med. Ann-Christin Pecher, Tübingen; Dr. med. Constanza Anahí Pontones, Erlangen; Prof. Dr. med. Kristin Katharina Rall, Tübingen; Prof. Dr. med. Christl Reisenauer, Tübingen; Dr. Gaby Resmark, Tübingen; Dr. Norbert Schäffeler, Tübingen; Dr. med. Katharina Schlammerl, Tübingen; Prof. Dr. med. Barbara Schmalfeldt, Hamburg; Dr. med. Dorit Schöller, Tübingen; Prof. Dr. med. Elisabeth Simoes, Tübingen; Prof. Dr. med. Erich Solomayer, Homburg/Saar; Dr. Dr. Sahra Steinmacher, Tübingen; Prof. Dr. med. Thomas Strowitzki, Heidelberg; Hanna Surmann, Münster; Dr. med. Elli Tavlaki, Tübingen; Eva J. Tegeler, Tübingen; Dr. med. Friederike Thomasius, Frankfurt/M.; Prof. Dr. med. Uwe Ulrich, Tübingen; Dr. med. Christina B. Walter, Tübingen; M. Sc. Anna-Lena Weingärtner, Tübingen; Dr. med. Isabella Wiesmeier, Tübingen; Prof. Dr. med. Stephan Zipfel, Tübingen

ELSEVIER

Elsevier GmbH, Bernhard-Wicki-Str. 5, 80636 München, Deutschland
Wir freuen uns über Ihr Feedback und Ihre Anregungen an kundendienst@elsevier.com

ISBN 978-3-437-23571-9
eISBN 978-3-437-06057-1

1. Auflage 2023

Wichtiger Hinweis für den Benutzer
Die medizinischen Wissenschaften unterliegen einem sehr schnellen Wissenszuwachs. Der stetige Wandel von Methoden, Wirkstoffen und Erkenntnissen ist allen an diesem Werk Beteiligten bewusst. Sowohl der Verlag als auch die Autorinnen und Autoren und alle, die an der Entstehung dieses Werkes beteiligt waren, haben große Sorgfalt darauf verwandt, dass die Angaben zu Methoden, Anweisungen, Produkten, Anwendungen oder Konzepten dem aktuellen Wissensstand zum Zeitpunkt der Fertigstellung des Werkes entsprechen.
Der Verlag kann jedoch keine Gewähr für Angaben zu Dosierung und Applikationsformen übernehmen. Es sollte stets eine unabhängige und sorgfältige Überprüfung von Diagnosen und Arzneimitteldosierungen sowie möglicher Kontraindikationen erfolgen. Jede Dosierung oder Applikation liegt in der Verantwortung der Anwenderin oder des Anwenders. Die Elsevier GmbH, die Autorinnen und Autoren und alle, die an der Entstehung des Werkes mitgewirkt haben, können keinerlei Haftung in Bezug auf jegliche Verletzung und/oder Schäden an Personen oder Eigentum, im Rahmen von Produkthaftung, Fahrlässigkeit oder anderweitig übernehmen.

Für die Vollständigkeit und Auswahl der aufgeführten Medikamente übernimmt der Verlag keine Gewähr.
Geschützte Warennamen (Warenzeichen) werden in der Regel besonders kenntlich gemacht (®). Aus dem Fehlen eines solchen Hinweises kann jedoch nicht automatisch geschlossen werden, dass es sich um einen freien Warennamen handelt.

Bibliografische Information der Deutschen Nationalbibliothek
Die Deutsche Nationalbibliothek verzeichnet diese Publikation in der Deutschen Nationalbibliografie; detaillierte bibliografische Daten sind im Internet über https://www.dnb.de abrufbar.

23 24 25 26 27 5 4 3 2 1

In ihren Veröffentlichungen verfolgt die Elsevier GmbH das Ziel, genderneutrale Formulierungen für Personengruppen zu verwenden. Um jedoch den Textfluss nicht zu stören sowie die gestalterische Freiheit nicht einzuschränken, wurden bisweilen Kompromisse eingegangen. Selbstverständlich sind **immer alle Geschlechter** gemeint.

Planung: Dr. Barbara Schweighofer, München
Projektmanagement: Ulrike Schmidt, München
Redaktion: Michaela Mallwitz, Mühlhausen-Tairnbach
Herstellung: Der Buchmacher, Arthur Lenner, Windach
Satz: STRAIVE, Puducherry/Indien
Druck und Bindung: Drukarnia Dimograf Sp. z o. o., Bielsko-Biała/Polen
Umschlaggestaltung: SpieszDesign, Neu-Ulm
Titelfotografie: © AdobeStock.com/Mopic

Aktuelle Informationen finden Sie im Internet unter www.elsevier.de

Geleitwort von Dr. Klaus Doubek

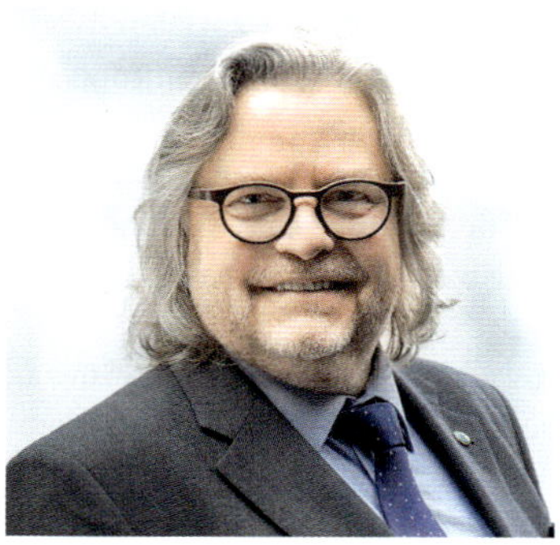

Dr. Klaus Doubek
Präsident Berufsverband der Frauenärzte e.V. (BVF)

Zusammen lässt sich der Weg für optimale Gesundheitschancen von Frauen bahnen

Erst aus einer gemeinsamen Betrachtungsweise kann eine ganzheitliche erwachsen –¬ dieses Werk ist mehr als eine Einladung dazu. Die Frauengesundheit unterliegt so vielfältigen und zugleich veränderlichen Einflüssen, dass nur kontinuierlich geteiltes Wissen und beständige wissenschaftliche Reflexion sich dem Verständnis der Gesundheit der Frau annähern können.

Fortschritte und Erkenntnisse der modernen Medizin nehmen Einfluss auf gesellschaftliche Entwicklungen und Vorstellungen aber auch umgekehrt. Diese wechselseitigen Wirkungen verbreitern kontinuierlich das Spektrum der Frauengesundheit und damit die Anforderungen an das Fachgebiet der Frauenheilkunde. Dabei wird das Erreichen eines bestimmten Gesundheitszustandes nicht nur durch den medizinischen Fortschritt und dessen Anwendung in Diagnostik und Behandlung befördert, sondern auch durch die Bemühungen, um eine aufgeklärte und informierte Entscheidung des Individuums und der Gesellschaft in diesem Prozess.

Es ist ein wertvolles Engagement aller Beteiligten dieses Lehrbuchs, die vielen unterschiedlichen Herausforderungen einzubeziehen, die sich außerhalb des Fachgebiets der Frauenheilkunde an den Erhalt und die Wiederherstellung der Gesundheit von Frauen stellen. So mühevoll, so wertvoll ist es, Frauengesundheit gezielt aus Perspektive unterschiedlicher Fachdisziplinen zu beleuchten und damit allen Beteiligten die Möglichkeit zu geben, an diesem Prozess mitzuwirken. Für das Teilen dieser Informationen bin ich den Autorinnen und Autoren dieses Buches dankbar, leisten sie doch einen großen Beitrag für eine gelingende Interaktion sämtlicher Akteure.

Als Leserinnen und Leser dieser Sammlung können wir anknüpfen und gemeinsam diesen praxisnahen Wissenszuwachs zum Schutz der Gesundheit von Frauen anwenden. Zugleich haben wir aber auch das Vergnügen, die verwobenen Einflüsse auf die Gesundheit der Frau für uns neu entdecken zu können und damit kontinuierlich ein besseres Verständnis von geschlechtsspezifischer Medizin aufzubauen.

Als Präsident des Berufsverbandes der Frauenärzte e.V. (BVF) ist es mir ein Anliegen, den Zusammenhang zwischen politisch-gesellschaftlichen und medizinischen Wechselwirkungen in der holistischen Betrachtungsweise der Gesundheit der Frau zu betonen, und auf Möglichkeiten der Mitgestaltung in diesem System hinzuweisen. Denn bei all den facettenreichen Teilaspekten zur Erreichung oder dem Erhalt der Gesundheit von Frauen, spielen auch immer die veränderlichen Bedingungen des Gesundheitssystems eine Rolle. Um Gesundheitschancen optimal ausschöpfen zu können, erfordert es Rahmenbedingungen, die zeitlich, organisatorisch, aber auch fiskalisch dafür ausgelegt sind. Auch sie verlangen in ihrer Komplexität Achtsamkeit und Einbezug in die zeitgenössische Frauenmedizin, sie ermöglichen diese erst.

München, im Oktober 2022
Dr. Klaus Doubek

Geleitwort von Anton Scharl

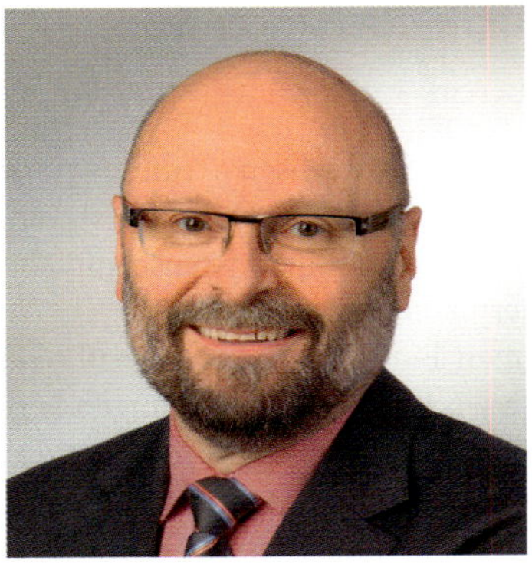

Prof. Dr. Anton J. Scharl
Präsident der Deutschen Gesellschaft für Gynäkologie und Geburtshilfe von 2018–2022

„Die Gesundheit ist ein Zustand des vollständigen körperlichen, geistigen und sozialen Wohlergehens und nicht nur das Fehlen von Krankheit oder Gebrechen." So lautet die Definition des Begriffs Gesundheit in der Verfassung der WHO vom Juli 1946.

Die Medizin oder Heilkunde, auch die Gynäkologie, Frauenmedizin oder Frauenheilkunde ist demgegenüber die Wissenschaft von der Entstehung, Erkennung, Behandlung und Verhinderung von Krankheiten und damit zwar notwendig, aber längst nicht ausreichend für Erhalt oder Wiederherstellung von Gesundheit.

Bei vielen Aspekten von Gesundheit zeigen sich spannende Geschlechterunterschiede. Sowohl das biologische als auch das soziale Geschlecht beeinflussen Gesundheit und Wohlbefinden erheblich. Unterschiede werden nicht nur im gesundheitsrelevanten Verhalten und bei der Inanspruchnahme von Versorgungsangeboten festgestellt, sondern auch in Denken und Kommunikation, insbesondere in der Wahrnehmung, Bewertung und Mitteilung von Symptomen und gesundheitlichen Beeinträchtigungen.

Wir lernen zunehmend bei der Diagnostik und Behandlung einer Erkrankung auf die geschlechtlichen Unterschiede einzugehen. Physiologie und Biochemie von Mann und Frau differieren in weit mehr, als bei Normwerten von Messparametern. Unterschiede im Stoffwechsel haben z.B. relevante Auswirkungen auf die Metabolisierung von Medikamenten und damit auf deren Dosierung und Nebenwirkungen. Die Geschlechter unterscheiden sich auch in Bezug auf gesundheitliche Risiken, Erkrankungshäufigkeit und Krankheitsverläufen. Besonders auffällig sind diese Unterschiede bei Depressionen, Herz-Kreislauferkrankungen, Beschwerden des Bewegungsapparates und Krebserkrankungen.

Gesundheit zu erhalten oder wiederherzustellen fordert mehr als die Betrachtung von Anatomie, Endokrinologie oder Physiologie. Das benötigt die Wahrnehmung als soziales Individuum mit der Einbettung in das soziale, familiäre und berufliche Umfeld. Es muss die Einwirkungen des kulturellen Hintergrunds, von gesellschaftlichem Normen und Bedingungen genauso berücksichtigen wie Bildung, materielle Umstände, Geschlecht, psychische, biologische und Umweltfaktoren ja sogar von politischen Gegebenheiten.

Dieses Buch stellt sich diesen Herausforderungen. Anders als traditionelle Lehrbücher stehen nicht die Krankheiten im Zentrum, sondern die Gesundheit der Frauen. Es behandelt nicht nur die Bedeutung von Geschlecht und Gender für die Gesundheit, sondern geht auch auf die Besonderheiten der Kommunikation ein und deckt umfassend relevante Aspekte ab, die für die körperliche, seelische und soziale Gesundheit von Frauen in den unterschiedlichen Lebensphasen bedeutsam sind. Es füllt damit eine relevante Lücke nicht nur für Frauenärztinnen und – ärzte, sondern soll auch anderen Fachgebieten von Nutzen sein, insbesondere auch aber nicht nur der Allgemeinmedizin.

Oberaudorf, im Oktober 2022
Prof. Dr. Anton J. Scharl

Vorwort

Ungeachtet der immensen Fortschritte der Medizin auf so vielen Gebieten zeichnet sich in zunehmendem Maß ein Defizit ab, wenn es um die vielschichtigen Herausforderungen bei der Förderung der Gesundheit von Frauen geht. Daher war es uns ein Anliegen, mit der Konzeption dieses Buches aktuelles Wissen zur Frauengesundheit und Frauenmedizin mit einem Blick über das Fachgebiet Frauenheilkunde hinaus zu verbinden und damit kompakt und fachübergreifend jeder Profession hilfreiches Wissen weiterzugeben und Zukunftsfelder aufzuzeigen, die zur Verbesserung des Verständnisses rund um das Thema Frauengesundheit beitragen und damit zu einer Verbesserung der Versorgung von Patientinnen insgesamt und tagtäglich bei ihrem Arztbesuch.

Der Schwerpunkt liegt auf einer Stärkung der interdisziplinären Orientierung auf der Grundlage wissenschaftlich fundierter Darlegungen. Die Innovationen der Frauenheilkunde kommen ebenso zur Sprache wie die besonderen Bedürfnisse der Frau in ihren verschiedenen Lebensphasen. Das Fachbuch möchte Einblicke geben in die Frauen in besonderer Weise betreffenden Lebenslagen, in die Versorgungspraxis und aus dem Erfahrungsschatz aller AutorInnen mit ihrem unterschiedlichen Hintergrund, ihrer verschiedenen Expertise und Fachrichtung eine Basis für die zukünftige Ausrichtung der Versorgung an den konkreten und speziellen Bedarfen von Frauen schaffen. Das Buch lebt dabei auch von der Unterschiedlichkeit in individuellem Stil und der Herangehensweise, mit der die zahlreichen AutorInnen - sämtlich Expertinnen und Experten auf ihrem jeweiligen Gebiet - ihren Beitrag zur komplexen Thematik von Frauengesundheit und Frauenmedizin einbringen.

Die Zusammenstellung möchte die *rasche* Orientierung ermöglichen – dies wird durch zahlreiche Tabellen und Hinweise für die Praxis unterstützt. Die in sich abgeschlossenen Kapitel erlauben eine selektive Lektüre. Auch wenn dadurch an manchen Stellen Überschneidungen entstehen, verändert sich doch mit dem Kontext auch der Blickwinkel und neue Sichtweisen tun sich auf. Cutting edge – Themen der Forschung weiten die Perspektiven. Die Beiträge sollen Blicke auf Wissenswertes, Problemfelder, aber auch Visionen ermöglichen. Besonderes Augenmerk gilt Versorgungsbereichen, bei denen oft nicht die Frauenärztinnen und -ärzte erste AnsprechpartnerInnen der Frauen sind, und scheinbar alltäglichen Krankheitsbildern, die auf die Lebensqualität der betroffenen Frauen jedoch weitreichenden Einfluss nehmen. Die Gebiete *Onkologie* sowie *Schwangerschaft* und *Geburt* konnten in diesem Band nur in Ansätzen berührt werden, da deren ausführliche Darstellung den vorgesehenen Umfang überschritten hätte.

Analysen von Versorgungsalltag, Inanspruchnahme und Bedarfen verdeutlichen, dass ein stärkeres Zusammenwirken von Ärztinnen und Ärzten aus der Frauenheilkunde mit Kolleginnen und Kollegen anderer Fachrichtungen und Angehörigen weiterer gesundheitsbezogener Professionen zum Wohl der Frauengesundheit zukünftig unverzichtbar ist. Zehn Kapitel, die ganz unterschiedliche Bereiche beleuchten, möchten immer wichtiger werdende Handlungsfelder aufgreifen: dazu zählen beispielsweise die geschlechtsspezifische Medizin und Kommunikation ebenso wie der aktuelle Wissensstand der Frauenmedizin etwa bei der Versorgung hormonbasierter Erkrankungen. Dem Bereich der Fortpflanzungsgesundheit und deren so unterschiedlichen Facetten tragen mehrere Kapitel Rechnung. Der Situation von Frauen in besonderen Lebenslagen und den Anliegen Prävention und Gesundheitsförderung sind eingehende Beiträge von AutorInnen unterschiedlicher Wissenschaftsrichtungen gewidmet. Nicht zuletzt soll auch ein Blick auf die Forschungsfelder der Zukunft und strukturelle Belange einer Gesundheitsversorgung orientiert an den Bedürfnissen der Frauen Vorschub leisten. Darüber hinaus war es uns wichtig, die vielfältigen Konsequenzen aus einer Unterberücksichtigung der besonderen Anliegen der Frauengesundheit aufzuzeigen - Folgen, die auch noch die Gesundheit nachfolgender Generationen beeinflussen werden. Schnittstellen zu den Anliegen von Planetary Health zählen hierzu.

Das Buch wendet sich mit dieser Themenvielfalt an alle, die an Frauengesundheit und der Medizin für Frauen interessiert sind. Insbesondere möchte es fachübergreifend Frauenärztinnen und Frauenärzten, Hausärztinnen und Hausärzten sowie Ärztinnen und Ärzten weiterer Fachrichtungen, aber auch Dozierenden und Studierenden der Medizin und der Gesundheitswissenschaften, Angehörigen unterschiedlicher nicht-ärztlicher Gesundheitsberufe und nicht zuletzt Interessierten aus Politik und Politikberatung eine Handreichung sein: es ist nicht nur gedacht als eine kompakte Bündelung und ein Fazit bisheriger Erkenntnisse, sondern auch als Kristallisationspunkt für Weiterentwicklungen in der geschlechtsspezifischen Versorgung, für einen Aufbruch in vielfältige weitere Felder der *Forschung für die* Frau und es möchte eine Grundlage schaffen für den interdisziplinären und interprofessionellen Diskurs.

Unser herzlicher Dank richtet sich an alle ärztlichen Kolleginnen und Kollegen sowie AutorInnen aus weiteren Wissenschaftsbereichen, die ihre Erfahrung und ihr Wissen in die Entstehung dieses Fachbuchs mit wertvollen Beiträgen und hochgeschätztem Rat eingebracht haben. Besonderen Dank aussprechen möchten wir auch allen Mitwirkenden aufseiten des Verlags, die zur Gestaltung und dem Gelingen beitrugen.

Wir würden uns wünschen, dass das in diesem Buch geteilte Wissen und die Schlussfolgerungen sich zu einem Beitrag zusammenfügen, der die Bewältigung der anstehenden Herausforderungen, die der komplexe Bereich der Frauengesundheit in sich birgt, unterstützt und das Zusammenwirken zu einem gemeinsamen Anliegen begleitet: die Gesundheit von Frauen zu erhalten und zu stärken.

Im November 2022

Prof. Dr. med. Sara Brucker
Prof. Dr. med. Elisabeth Simoes
Prof. Dr. med. Diethelm Wallwiener

Benutzerhinweise

Kernaussagen
Kurze Vorschau auf die wichtigsten Aspekte des Kapitels

FÜR DIE PRAXIS
Hinweise für die Anwendung oder Umsetzung in der Praxis

LEITLINIEN
Leitlinien und Empfehlungen der wissenschaftlich-medizinischen Fachgesellschaften

PATIENTINNENBERATUNG
Tipps für das Beratungsgespräch mit den Patientinnen

MERKE
Wichtige Zusatzinformationen und Tipps

CAVE
Warnhinweise

AUS DER FORSCHUNG
Neueste Erkenntnisse aus der Forschung

Literatur

Die Gesamtliteraturliste für alle Kapitel können Sie online abrufen unter: https://else4.de/mht

Fehler gefunden?

https://else4.de/978-3-437-23571-9

An unsere Inhalte haben wir sehr hohe Ansprüche. Trotz aller Sorgfalt kann es jedoch passieren, dass sich ein Fehler einschleicht oder fachlich-inhaltliche Aktualisierungen notwendig geworden sind.

Sobald ein relevanter Fehler entdeckt wird, stellen wir eine Korrektur zur Verfügung. Mit diesem QR-Code gelingt der schnelle Zugriff. Wir sind dankbar für jeden Hinweis, der uns hilft, dieses Werk zu verbessern. Bitte richten Sie Ihre Anregungen, Lob und Kritik an folgende E-Mail-Adresse: kundendienst@elsevier.com

Adressen

1. HerausgeberInnen

Prof. Dr. med. Sara Y. Brucker
Universitätsklinikum Tübingen
Department für Frauengesundheit
Calwerstraße 7
72076 Tübingen

Prof. Dr. med. Elisabeth Simoes
Universitätsklinikum Tübingen
Forschungsinstitut für Frauengesundheit
Calwerstraße 7
72076 Tübingen

Prof. Dr. med. h. c. mult. Diethelm Wallwiener
Universitätsklinikum Tübingen
Universitäts-Frauenklinik Tübingen
Calwerstraße 7
72076 Tübingen

Dr. med. Klaus Doubek
Berufsverband der Frauenärzte e. V.
Wilhelmstraße 16
65185 Wiesbaden

Prof. Dr. med. Anton Scharl
Klinik Bad Trissl
Bad-Trissl-Straße 73
83080 Oberaudorf

2. AutorInnen

Prof. Dr. med. Karl Ulrich Bartz-Schmidt
Universitätsklinikum Tübingen
Department für Augenheilkunde
Elfriede-Aulhorn-Straße 7
72076 Tübingen

Prof. Dr. med. Anil Batra
Universitätsklinikum Tübingen
Sektion Suchtmedizin und Suchtforschung
Calwerstraße 14
72076 Tübingen

Dr. med. Annette Binder
Universitätsklinikum Tübingen
Sektion Suchtmedizin und Suchtforschung
Calwerstraße 14
72076 Tübingen

Prof. Dr. med. Andreas L. Birkenfeld
Universitätsklinikum Tübingen
Klinik für Diabetologie,
Endokrinologie und Nephrologie
Otfried-Müller-Straße 10
72076 Tübingen

Prof. Dr. med. Sara Y. Brucker
Universitätsklinikum Tübingen
Department für Frauengesundheit
Calwerstraße 7
72076 Tübingen

Prof. Dr. Gerhard W. Eschweiler
Universitätsklinikum Tübingen
Klinik für Psychiatrie und Psychotherapie Calwerstraße 14
72076 Tübingen

Dr. rer. nat. Louise Fritsche
Helmholtzzentrum München
Institut für Diabetesforschung und Metabolischen Erkrankungen
des Helmholtzzentrum München an der Eberhard-Karls-Universität
Tübingen
Otfried-Müller-Straße 10
72076 Tübingen

Dr. med. Christian W. Gall
Universitätsklinikum Tübingen
Innere Medizin III
Abt. Kardiologie und Angiologie
Otfried-Müller-Straße 10
72076 Tübingen

Prof. Dr. med. Meinrad Paul Gawaz
Universitätsklinikum Tübingen
Abt. Kardiologie und Angiologie
Otfried-Müller-Straße 10
72076 Tübingen

Dr. med. Alexandra Geffroy
Universitätsklinikum Freiburg
Klinik für Frauenheilkunde
Hugstetter Straße 55
79110 Freiburg

Prof. Dr. em. Marek Glezerman
Head, Gender- and Sex Conscious Medicine
Faculty of Medicine
Tel Aviv University
Israel

Dr. phil., M.A., M.Sc. Joachim Graf
Universitätsklinikum Tübingen
Abteilung Hebammenwissenschaft / Studiengang B. Sc. Hebammenwissenschaft
Hoppe-Seyler-Straße 9
72076 Tübingen

Prof. Dr. med. Eva-Maria Grischke
Universitätsklinikum Tübingen
Department für Frauengesundheit
Calwerstraße 7
72076 Tübingen

PD Dr. med. Ines Gruber
Universitätsklinikum Tübingen,
Department für Frauengesundheit
Calwerstraße 7
72076 Tübingen

Prof. Dr. med. Peyman Hadji
Frankfurter Hormon- und Osteoporose-Zentrum
Goethestraße 23
60313 Frankfurt /M.

Prof. Dr. med. Markus Hahn
Universitätsklinikum Tübingen
Department für Frauengesundheit
Calwerstraße 7
72076 Tübingen

Dr. med. Sabine Hahn
Universitätsklinikum Tübingen
Department für Frauengesundheit
Calwerstraße 7
72076 Tübingen

Dr. med. Bashar Haj Hamoud
Universitätsklinikum des Saarlandes und Medizinische Fakultät der Universität des Saarlandes
Klinik für Frauenheilkunde,
Geburtshilfe und Reproduktionsmedizin
Kirrberger Straße, Gebäude 9
66421 Homburg

Dr. med. Volker Heinecke
Hirschseeweg 14
72574 Bad Urach

Prof. Dr. med. Jörg Henes
Universität Tübingen
Medizinische Klinik
Innere Medizin II
Otfried-Müller-Straße 10
72076 Tübingen

PD Dr. med. Melanie Henes
Universitätsklinikum Tübingen
Department für Frauengesundheit
Calwerstraße 7
72076 Tübingen

Dr. med. Alice Höller
Universitätsklinikum Tübingen
Department für Frauengesundheit
Calwerstraße 7
72076 Tübingen

Dr. med. Stephanie Hübner

Prof. Dr. med. Ingolf Juhasz-Böss
Universitätsklinikum Freiburg
Klinik für Frauenheilkunde
Hugstetter Straße 55
79110 Freiburg

Prof. Dr. med. Jörg Keckstein
Praxis für Gynäkologie und Geburtshilfe,
zertif. Endometriosezentrum
Richard-Wagner-Straße 18
A-9500 Villach

Prof. Dr. med. Marion Kiechle
Universitäts-Frauenklinik und Poliklinik der Technischen Universität München
Ismaningerstraße22
81675 München

Prof. Dr. med. Ludwig Kiesel
Universitätsklinikum Münster
Klinik und Poliklinik für Frauenheilkunde und Geburtshilfe
Albert-Schweitzer-Str. 33
48149 Münster

Prof. Dr. med. Ute Krainick-Strobel
Gemeinschaftspraxis für Brustdiagnostik
Mammographie Screening Zentrum
Karlstraße 9
72072 Tübingen

Prof. Dr. med. Bernhard Krämer
Universitätsklinikum Tübingen
Department für Frauengesundheit
Calwerstraße 7
72076 Tübingen

Hildegard Kusicka
Universitätsklinikum Tübingen
Department für Frauengesundheit
Calwerstraße 7
72076 Tübingen

PD Dr. med. Barbara Lawrenz
Universitätsklinikum Tübingen
Department für Frauengesundheit
Calwerstraße 7
72076 Tübingen

M.Sc. Dorina Löffler
Universitätsklinikum Tübingen
Klinik für Diabetologie,
Endokrinologie und Nephrologie
Otfried-Müller-Straße 10
72076 Tübingen

Prof. Dr. med. Dipl. Chem. Dr. rer. nat. Alfred O. Mueck
Universitätsklinikum Tübingen
Department für Frauengesundheit
Calwerstraße 7
72076 Tübingen
und
Capital Medical University, Beijing OB/GYN Hospital
251 Yaojiayuan Road
100026 Peking
China

Dr. med. Felix Neis
Universitätsklinikum Tübingen
Department für Frauengesundheit
Calwerstraße 7
72076 Tübingen

Katrin Neis
Universitätsklinikum Tübingen,
Department für Frauengesundheit
Calwerstraße 7
72076 Tübingen

Prof. Dr. med. Klaus J. Neis
Frauenärzte am Staden
Bismarckstraße 39–41
66121 Saarbrücken

Prof. Dr. med. Patricia G. Oppelt
Universitätsfrauenklinik Erlangen
Universitätsstraße 21–23
91054 Erlangen

Dr. med. Ann-Christin Pecher
Universität Tübingen
Medizinische Klinik
Innere Medizin II
Otfried-Müller-Straße 10
72076 Tübingen

Dr. med. Constanza Anahí Pontones
Universitätsfrauenklinik Erlangen
Universitätsstraße 21–23
91054 Erlangen

Prof. Dr. med. Kristin Katharina Rall
Universitätsklinikum Tübingen
Department für Frauengesundheit
Calwerstraße 7
72076 Tübingen

Prof. Dr. med. Christl Reisenauer
Universitätsklinikum Tübingen
Department für Frauengesundheit
Calwerstraße 7
72076 Tübingen

Dr. Dipl.-Psych. Gaby Resmark
Universitätsklinikum Tübingen
Abteilung für Psychosomatische Medizin und Psychotherapie
Osianderstraße 5
72076 Tübingen

Dr. Norbert Schäffeler
Universitätsklinikum Tübingen
Abteilung für Psychosomatische Medizin und Psychotherapie
Osianderstraße 5
72076 Tübingen

Dr. med. Katharina Schlammerl
Universitätsklinikum Tübingen
Department für Frauengesundheit
Calwerstraße 7
72076 Tübingen

Prof. Dr. med. Barbara Schmalfeldt
Universitätsklinikum Hamburg Eppendorf
Klinik und Poliklinik für Gynäkologie
Martinistraße 52
20246 Hamburg

Dr. med. Dorit Schöller
Universitätsklinikum Tübingen
Department für Frauengesundheit
Calwerstraße 7
72076 Tübingen

Prof. Dr. med. Elisabeth Simoes
Universitätsklinikum Tübingen
Forschungsinstitut für Frauengesundheit
Calwerstraße 7
72076 Tübingen

Prof. Dr. med. Erich Solomayer
Universitätsklinikum des Saarlandes
Universitäts-Frauenklinik
Kirrberger Str. Gebäude Nr. 9
66424 Homburg/Saar

Dr. Dr. Sahra Steinmacher
Universitätsklinikum Tübingen
Department für Frauengesundheit
Calwerstraße 7
72076 Tübingen

Prof. Dr. med. Thomas Strowitzki
Universitätsklinikium Heidelberg
Gynäkologische Endokrinologie und Fertilitätsstörungen
Im Neuenheimer Feld 440
69120 Heidelberg

Hanna Surmann
Universitätsklinikum Münster
Klinik und Poliklinik für Frauenheilkunde und Geburtshilfe
Albert-Schweitzer-Str. 33
48149 Münster

Dr. med. Elli Tavlaki
Universitätsklinikum Tübingen
Abt. Kardiologie und Angiologie
Otfried-Müller-Straße 10
72076 Tübingen

Eva J. Tegeler
Universitätsklinikum Tübingen
Department für Frauengesundheit
Calwerstraße 7
72076 Tübingen

Dr. med. Friederike Thomasius
Frankfurter Hormon- und Osteoporose-Zentrum
Goethestraße 23
60313 Frankfurt /M.

Prof. Dr. med. Uwe Ulrich
Martin Luther Krankenhaus
Klinik für Gynäkologie und Geburtshilfe
Caspar-Theyß-Str. 27-29
14193 Berlin

Dr. med. Christina B. Walter
Universitätsklinikum Tübingen
Department für Frauengesundheit
Calwerstraße 7
72076 Tübingen

M.Sc. Anna-Lena Weingärtner
Universitätsklinikum Tübingen
Abteilung für Psychosomatische Medizin und Psychotherapie
Osianderstraße 5
72076 Tübingen

Dr. med. Isabella Wiesmeier
Universitätsklinik für
Psychiatrie und Psychotherapie
Calwerstraße 14
72076 Tübingen

Prof. Dr. med. Stephan Zipfel
Universitätsklinikum Tübingen
Abteilung für Psychosomatische Medizin und Psychotherapie
Osianderstraße 5
72076 Tübingen

Abkürzungen

17-OHP 17-Hydroxy-Progesteron
17β-HSD 17β-Hydroxysteroid-Dehydrogenase
95%-KI 95 %-Konfidenzintervall
β-hCG humanes Choriongonadotropin, β-Untereinheit
γ-GT γ-Glutamyltransferase
ACE Angiotensin converting Enzyme
ACS akutes Koronarsyndrom
ACTH Adrenocorticotropin, auch adrenokortikotropes Hormon
ADHS Aufmerksamkeits-Defizit-Hyperaktivitäts-Störung
ADME-Prinzip Absorption (Aufnahme des Wirkstoffs) – Distribution (Verteilung in den verschiedenen Körpergeweben) – Metabolism (Metabolismus) – Elimination (Ausscheidung) von Wirkstoffen
AFC antral Follicle Count
AGS adrenogenitales Syndrom
aHT arterielle Hypertonie
AI Aromataseinhibitor
AMD altersassoziierte Makuladegeneration
AMH Anti-Müller-Hormon
AMI akuter Myokardinfarkt
AmSEL-Kriterien Amingeruch – Schlüsselzellen (Clue Cells) im Nativpräparat – erhöhter pH-Wert > 4,5 – liquider grauweißer Fluor/Ausfluss
AN Anorexia nervosa
AP alkalische Phosphatase
aPL Antiphospholipid-Antikörper
ARB Angiotensin-II-Rezeptorblocker
ArbSchG Arbeitsschutzgesetz
ASRM American Society for Reproductive Medicine
ASS Azetylsalizylsäure
ATC-Code Anatomical Therapeutic Chemical / Defined Daily Dose Classification
AV atrioventrikulär
AWMF Arbeitsgemeinschaft Wissenschaftlich Medizinischer Fachgesellschaften
Aβ Amyloid β
BE Begleitete Entlassung
BFLE beschwerdefreie Lebenserwartung
BfR Bundesinstitut für Risikobewertung
BMD Bone Mineral Density
BMI Body Mass Index
BMU Bundesministerium für Umwelt, Naturschutz und nukleare Sicherheit
BN Bulimia nervosa
BPA BPA
BSG Blutkörperchensenkungsgeschwindigkeit
bvFTD behaviorale Variante der frontotemporalen Demenz
BZgA Bundeszentrale für gesundheitliche Aufklärung
CAIS complete androgene Insensitivity Syndrome
CDC Center for Disease Control and Prevention (der USA)
CEE konjugiertes equines Estrogen
CIMT Karotis-Intima-media-Dicke
CMA Chlormadinonacetat
CMIA Chemilumineszenz-Mikropartikelimmunoassay
cMRT kraniale Magnetresonanztomografie (Schädel-MRT)
CO_2 Kohlenstoffdioxid
COPD chronisch obstruktive Atemwegserkrankung
COVID-19 Coronavirus Disease 2019
COX Zyklooxygenase
CPPS chronic pelvic Pain Syndrome
CRP C-reaktives Protein
CRS Rötelnembryofetopathie
CTQ Childhood Trauma Questionnaire
DBP diastolischer Blutdruck
DCIS duktuales Carcinoma in situ
DFG Deutschen Forschungsgemeinschaft
DGGG Deutsche Gesellschaft für Gynäkologie und Geburtshilfe
DHEAS Dehydroepiandrosteron-Sulfat
DIMASOS Studie „Dichteadaptiertes Mammografie-Sonografie-Screening"
DM/DM 2 Diabetes mellitus (Typ 2)
DPP4 Dipeptidylpeptidase 4
DR Dammriss
DRG Diagnosis related Group
DSD Disorders and Differences of Sex Development
DSM-5 Diagnostic and Statistical Manual of Mental Disorders (5th Edition)
dVIN differenzierte vulväre intraepitheliale Neoplasie
DVO Dachverband deutschsprachiger Osteologen
DXA Dual-Energy-X-Ray-Absorptiometrie
E & R Erreger und Resistenzen
E2 Estradiol/Östradiol
EASE Europäische Vereinigung von Wissenschaftlichen Herausgebern
EBM Einheitlicher Bewertungsmaßstab
ECIBC European Commission Initiative on Breast Cancer
EEC EuroEndoCert
EEL Europäische Endometriose Lig
EIA/CMIA-Test Enzyme linked Immunosorbent Assay bzw. Chemilumineszenz-Mikropartikelimmunoassay zum Nachweis von IgG und IgM Antikörper
EMA European Medicines Agency
ER extended Release
ESHRE European Society of Human Reproduction and Embryology

ESPE	European Society of Pediatric Endocrinology
EU	Europäische Union
FAERS	Adverse Event Reporting System
FDA	Food and Drug Administration (der USA)
FDG-PET	Fluorodesoxyglukose-Positronen-Emissions-Tomografie
FGM/C	female genital Mutilation/Cutting
FIGO	International Federation of Gynecology and Obstetrics
FMD	zyklisches Kurzzeitfasten
fMRT	funktionelle Magnetresonanztomografie
FNA	Fine Needle Aspiration
FSH	follikelstimulierendes Hormon
FSME	Frühsommer-Meningoenzephalitis
FTA-ABS-Test	Fluoreszenz-Treponema-Antikörper-Absorbtionstest
FTD	frontotemporale Demenz
GDM	Gestationsdiabetes
GH	Growth Hormone
GII	Gender Inequality Index
G-K-K	Gesundheits-Krankheits-Kontinuum
GLI	gesunde Lebensjahre
GLP1	Glucagon-like Peptide 1
GnRH	Gonadotropin-Releasing-Hormon, Gonadoliberin
GV	Geschlechtsverkehr
Hb	Hämoglobin
HbA_{1c}	Hämoglobin A_{1c}
HBV	Hepatits-B-Virus
hCG	humanes Choriongonadotropin
HDL	High-Density-Lipoprotein
HERS	Heart and Estrogen Replacement Study
HET	Hormonersatztherapie
HIV	humanes Immundefizienzvirus
hMG	humanes Menopausengonadotropin
HOMA-Index	Homeostasis Model Assessment
HPV	humanes Papillomavirus
HR	Hazard Ratio
HRT	Hormone Replacement Therapy (Hormonsubstitution)
HSIL	high Grade intraepithelial Lesion
HSK	Hysteroskopie
HSV	Herpes-simplex-Virus
HWI	Harnwegsinfekt
HyCoSy	Hysterokontrastsonografie
HZ/su	Herpes-zoster-Subunit
IADPSG	International Association of the Diabetes and Pregnancy Study Groups
IARC	International Agency for Research on Cancer
ICSI	intrazytoplasmatische Spermieninjektion
IDF	International Diabetes Foundation
IFG	impaired fasting Glucose
IFN-γ	Interferon-γ
i-FOBT	immunologischer Test auf okkultes Blut im Stuhl
IfSG	Infektionsschutzgesetz
IFT	impaired Glucose Tolerance
Ig	Immunglobulin
IGeL	Individuelle Gesundheits-Leistungen
IGF-1	Insuline-like Growth Factor 1
IL	Interleukin
ILM	Membrana limitans interna
IPV	Intimate Partner Violence
IR	immediate Release
IRIS	Individualisierte, risikoadaptierte internetbasierte Intervention zur Verringerung des Alkohol- und Tabakkonsums bei Schwangeren
ISS	Injury Severity Score
IUD	intra-uterine Device
IUI	intrauterine Spermieninjektion
IVF	In-vitro-Fertilisation
IVOM	intravitreale operative Medikamentenapplikation
KBV	Kassenärztliche Bundesvereinigung
KFE-RL	Richtlinie des Gemeinsamen Bundesausschusses über die Früherkennung von Krebserkrankungen
KHK	koronare Herzkrankheit
KI	Künstliche Intelligenz *oder* Kontraindikation *(je nach Zusammenhang)*
KOK	kombiniertes orales Kontrazeptivum
LASH	laparoskopische suprazervikale (subtotale) Hysterektomie
LDL	Low-Densitiy-Lipoprotein *oder* Lernen durch Lehren *(je nach Zusammenhang)*
LGV	Lymphogranuloma venereum
LH	luteinisierendes Hormon
LSIL	low Grade intraepithelial Lesion
LSK	Laparoskopie
LWPS	Lawson Wilkins Pediatric Endocrine Society
MCI	mild cognitive Impairment
MCU	Miktionszystourethrografie
MEG	Magnetenzephalografie
MESA	mikrochirurgische epididymale Spermienaspiration
MET	metabolisches Äquivalent
MG*US	monoklonale Gammopathie unklarer Signifikanz, MGUS
MHT	Menopausal Hormone Therapy
MIGG	Bundesmodellprojekt „Medizinische Intervention gegen Gewalt“
MKS	fibromuskuläre Dysplasie
MMR-Impfung	Masern-Mumps-Röteln-Impfung
MMR-V-Impfung	MMR-Impfung + Impfung gegen Varicella zoster
MMST	Mini-Mental-Status-Test
MNP	der Mastitis non-puerperalis
MODY	Maturity Onset Diabetes of the Young
MPA	Medroxyprogeteronacetat
MRA	Mineralkortikoidrezeptor-Antagonist
MRKH-Syndrom	Mayer-Rokitansky-Küster-Hauser-Syndrom
MRS	Menopause Rating Scale
MSP	Mammographie-Screening Programm
NAAT	Nucleic Acid Amplification Test
NaLI	Nationale Lenkungsgruppe Impfen
NFL	Neurofilament light
NFP	natürliche Familienplanung
NGNCU	nicht-gonorrhoische Nicht-Chlamydien-Urethritis

NGS	Next Generation Sequencing
NICE	National Institute for Health and Care Excellence (UK)
NIH	National Institutes of Health (der USA)
NIP	Nationaler Impfplan
NME	New Molecular Entity
NO	Stickstoffmonoxid
NP	nicht-progressive Motilität (von Spermien)
NSAID	nonsteroidal anti-inflammatory Drug (nichtsteroidales Antiphlogistikum)
NST	Non-special Type
NSTEMI	Nicht-ST-Hebungsinfarkt
OAT-Syndrom	Oligo-Astheno-Teratozoospermie-Syndrom
OC	orales Kontrazeptivum
OCT	optische Kohärenztomografie
oGCT	oraler Glukosetoleranztest
OHSS	ovarielles Überstimulationssyndrom
oKFE-RL	Richtlinie des Gemeinsamen Bundesausschusses für organisierte Krebsfrüherkennungsprogramme
OR	Odds Ratio
OSCE	Objective Structured Clinical Examination
P2Y12-Inhibitoren	die Thrombozytenaggregationshemmer Ticlopidin, Clopidogrel, Prasugrel und Ticagrelor
PAIS	partial androgene Insensitivity Syndrome
pAVK	periphere arterielle Verschlusskrankheit
PBL	Problemorientiertes Lernen
PCI	perkutane Koronarintervention
PCOS	polyzystische Ovarsyndrom
PCR	Polymerase Chain Reaction (Polymerasekettenreaktion)
PCSK9	Proproteinkonvertase Subtilisin Kexin Typ 9
PE	Probeentnahme
PEG	Polyethylenglykol 400
PEP	Postexpositionsprophylaxe
PET-CT	Positronen-Emissions-Tomografie
PFAS	Polyfluoralkylsubstanz
PflegeZG	Pflegezeitgesetz
PGI	Prostaglandin
PHQ-2	Patient-Health-Questionnaire
PK	Pharmakokinetik
PNG	Pflege-Neuausrichtungsgesetz
POF	prämatures Ovarversagen
POI	prämature ovarielle Insuffizienz
PPA	primär progressive Aphasie
PR	progressive Motilität (von Spermien)
PrävG	Präventionsgesetz
PrEP	Präexpositionsprophylaxe
RA	rheumatoide Arthritis
RAAS	Renin-Angiotensin-Aldosteron-System
RANKL	Receptor Activator of NF-κB Ligand
rASRM Score	revised American Society of Reproductive Medicine Score
RCT	randomized controlled Trial
RDS	Reizdarmsyndrom
RE	rheumatische Erkrankung
REM	rapid Eye Movement
S.I.G.N.A.L. e. V.	Intervention im Gesundheitsbereich gegen häusliche und sexualisierte Gewalt
SARS-CoV-2	Severe Acute Respiratory Syndrome-Coronavirus 2
SBP	systolischer Blutdruck
SEF	Stiftung Endometrioseforschung
SGB	Sozialgesetzbuch
SGLT2	Sodium-Glucose Cotransporter-2
SHBG	sexualhormonbindendes Globulin
SIGN	Scottish Intercollegiate Guidelines Network
SLE	systemischer Lupus erythematodes
SMR	Sexual Maturity Rating
SOC	Sense of Coherence (Kohärenzgefühl)
SOEP	Sozio-ökonomisches Panel
SpA	Spondylarthritiden
SPECT	Single Photon Emission Computed Tomography
SSRI	selektiver Serotonin-Wiederaufnahmehemmer
SSW	Schwangerschaftswoche
StAR-Defekt	steroidogenic acute regularoty Defect
STD	sexually transmitted Disease (sexuell übertragbare Krankheit)
STEMI	ST-Hebungsinfarkt
StGB	Strafgesetzbuch
STI	sexually transmitted Infection (sexuell übertragbare Infektion)
STIKO	Ständige Impfkommission des Robert Koch-Instituts
STRAW	Stage of reproductive Aging Workshop
T2D	Diabetes mellitus Typ 2
TAH	Thrombozytenaggregationshemmer
TCM	Traditionelle Chinesische Medizin
TENS	transkutane elektrische Nervenstimulation
TESE	testikuläre Spermienextraktion
THC	Tetrahydrocannabinol
TLH	totale laparoskopische Hysterektomie
TNF-α	Tumornekrosefaktor α
TOSYMA	Studie „Vergleich der Screening-Wirksamkeitsparameter von Digitaler Brust-Tomosynthese plus Synthetischer 2-D-Mammografie mit Standard-2-D-FFDM"
TPPA-Test	Treponema-pallidum-Agglutinationstest
TSH	thyreotropes Hormon
TSP	Testis specific Protein
TVT	Tension free vaginal Tape
TVU	transvaginaler Ultraschall
UAW	unerwünschte Arzneimittelwirkung
US	Ultraschall
UTS	Ullrich-Turner-Syndrom
UVAL	Ulcus vulvae acutum Lipschütz
uVIN	undifferenzierte vulväre intraepitheliale Neoplasie
VaIN	vaginale intraepitheliale Neoplasien
Vd	Volume of Distribution (Verteilungsvolumen)
VHF	Vorhofflimmern
VIN	vulväre intraepitheliale Neoplasie
VMS	vasomotorische Symptomatik

VSS	Vertrauliche Spurensicherung
VVC	vulvovaginale Candidose
VZV	Varicella-zoster-Virus
WHI	Women's Health Initiative
WHO	World Health Organization
WIE	Wechsler-Intelligenztests für Erwachsene
ZNS	Zentralnervensystem

Abbildungsnachweis

Der Verweis auf die jeweilige Abbildungsquelle befindet sich bei allen Abbildungen im Werk am Ende des Legendentextes in eckigen Klammern. Alle nicht besonders gekennzeichneten Grafiken und Abbildungen © Elsevier GmbH, München.

F420-001	Hughes, I.A. et al.: Consensus statement on management of intersex disorders. In: Journal of Pediatric Urology, Vol. 2, Issue 3, Pages 148-162. Elsevier, Jun. 2006.
G1204	Hartmann, U.: Störungen des sexuellen Interesses und der sexuellen Erregung bei der Frau. In: Springer eBook, Jan. 2018. Springer Nature
G944-001	Patton, K.T,/ Thibodeau, G.A.: The human body in health and disease. &. Aufl. Elsevier Mosby, 2014.
H289	Hartwig, S. et al.: Estimation of the overall burden of cancers, precancerous lesions, and genital warts attributable to 9-valent HPV vaccine types in women and men in Europe. Infect Agent Cancer. 2017 Apr 11;12:19. Springer Nature
L231	Stefan Dangl, München
L238	Sonja Klebe, Großhelfendorf
M1173/ T1271	Katrin Neis, Tübingen/ Universitätsklinikum Tübingen
M1174/ T1271	Prof. Dr. med. Ulrich Bartz-Schmidt, Tübingen/ Universitätsklinikum Tübingen
M1175/ T1271	Prof. Dr. med. Hahn Markus, Tübingen/ Universitätsklinikum Tübingen
M1183	Prof. Dr. med. Dipl. Chem. Dr. rer nat. Alfred O. Mück, Tübingen
M1184	Prof. Dr. med. Ludwig Kiesel, Münster
M1185	Dr. med. Haj Hahmoud Bashar, Homburg
M1190	Dr. rer. nat. Louise Fritsche, Tübingen
W1203	Kooperationsgemeinschaft Mammographie, Berlin
W1204	OSD Osteoporose Selbsthilfegruppen Dachverband e.V., Gotha
W1205	DVO Dachverband Osteologie e.V., Bad Vilbel
W181-001	Abklärungsdiagnostik für auffällige Befunde im Rahmen der Richtlinie für organisierte Krebsfrüherkennungsprogramme (oKFE-RL), Kassenärztliche Bundesvereinigung (KBV), Berlin
X221-032	Ständige Impfkommission: Empfehlungen der Ständigen Impfkommission (STIKO) am Robert Koch-Institut. In: Epidemiologisches Bulletin. Issue 34, Pages 5-6. Robert Koch-Institut, August 2021.
X221-038	Epidemiologische Situation der Masern und Röteln in Deutschland in 2021 (Stand: 1.3.2022), Robert Hoch-Institut (RKI)
X394	Robert Koch Institut: FSME-Risikogebiete in Deutschland. Epidemiologisches Bulletin. 9/2022 Stand: März 2022.

Inhaltsverzeichnis

Literatur online: https://else4.de/mht

KAPITEL

1 Frauengesundheit

Sara Y. Brucker, Elisabeth Simoes

Kernaussagen

- Frauengesundheit als Fokus nimmt das Umfeld der Frau, soziokulturelle und gesellschaftliche Bezüge mit in den Blick.
- Bei der ungleichen Verteilung von Gesundheitsproblemen spielt das Geschlecht als ein komplexes Konstrukt eine wichtige Rolle.
- Für das Verständnis gesundheitsbezogener Geschlechterunterschiede ist die Berücksichtigung von biologischem („*sex*"; z. B. Hormonausstattung) und sozialem Geschlecht („*gender*"; z. B. Geschlechterrollen) grundlegend.
- Frauen haben nicht nur besondere Krankheitsspektren und Symptomkonstellationen, sondern auch spezifische Verläufe, spezielle Lebensbedingungen und andere Voraussetzungen für die Krankheitsbewältigung: Die Unterschiede resultieren aus der Verwobenheit biologischer und sozialer Dimensionen des Geschlechts und gefährden die gesundheitliche Chancengleichheit oftmals zulasten der Frauen.
- Die Gendermedizin – geschlechtsspezifische Medizin – ist ein Teilgebiet der Humanmedizin, das sich als Querschnittsdisziplin mit den Einflüssen von Geschlecht auf Gesundheit und Krankheit befasst und dabei biologisch und sozial basierte Effekte integriert; durch diese Sichtweise ist die Gendermedizin charakterisiert.
- Die Hinweise aus der Wissenschaft mehren sich, dass Frauen und ihre geschlechtsspezifischen Besonderheiten und Belange bislang nicht ausreichend in die medizinische und gesundheitswissenschaftliche Forschung und die Versorgung einbezogen sind und daraus Unter- bzw. Fehlversorgung resultieren kann.

1.1 Einleitung

Frauengesundheit geht über das medizinische Fachgebiet *Frauenheilkunde* hinaus und umfasst die gesundheitliche Situation der Frau, wie sie über die individuelle Konstitution hinaus durch ihr Umfeld, ihren sozialen Kontext oder auch die berufliche Situation in einer sich kontinuierlich verändernden Gesellschaft geprägt ist [1]. Die Bedingungen des Gesundheitssystems und Fortschritte der modernen Medizin zählen ebenso zu den wesentlichen Einflüssen wie etwa die mit soziokulturellen Traditionen verbundenen (Rollen-) Zuweisungen. Die Gesundheit der Frau als eine Einheit unterliegt somit mannigfaltigen Einflüssen. Ebenso vielseitig sind die Facetten, die Frauengesundheit ausmachen. Alle unterliegen sie ihrerseits dem Wandel. Dies erfordert Bereitschaft zu Veränderungen, soll Frauengesundheit erhalten und gefördert werden – und birgt Herausforderungen. Das Fachgebiet Frauenheilkunde hält Wissen und Erfahrung vor, um diesen Herausforderungen zu begegnen [2]. Die vorhandenen Kompetenzen bilden in ihrer Gesamtheit und ihrem Zusammenwirken eine wichtige Grundlage dafür.

Die Kapitel dieses Buches *Frauengesundheit–Frauenmedizin* gehen den besonderen Herausforderungen nach, denen sich *auch* außerhalb des Fachgebiets Frauenheilkunde alle diejenigen gegenübergestellt sehen, die Patientinnen betreuen und von diesen auf ihre Gesundheit und gesundheitlichen Probleme angesprochen werden. Die verschiedenen themenbezogenen Kapitel bieten dafür aktuelle Erkenntnisse und Orientierung. Insbesondere möchte dieses Buch all denjenigen ergänzende Kompetenz vermitteln, die sich mit der Prävention (primär und sekundär) von Krankheiten beschäftigen, die zwar Frauen betreffen, aber für die die betroffenen Frauen nicht primär eine Frauenärztin/einen Frauenarzt aufsuchen. Aber auch vice versa: Viele Themen möchten gleichzeitig den Blick über den „gynäkologischen Tellerrand" für unsere FachkollegInnen ermöglichen. Die Inhalte verstehen sich somit als Beitrag zur Optimierung der Versorgung und für die Gesunderhaltung aller Frauen.

1.2 Geschlecht und Gesundheit

Das Geschlecht stellt eine entscheidende Einflussgröße für Unterschiede im Geschehen und Erleben von Krankheit und Gesundheit dar. Geschlecht ist ein komplexes Konstrukt. Die englische Sprache kennt zwei Wörter für den deutschen Begriff Geschlecht: *„sex"* – das biologische Geschlecht, *„gender"* – das unter soziokulturellen Einflüssen geformte Geschlecht, das sogenannte „soziale Geschlecht". Die Begriffe haben auch im deutschen Sprachraum Eingang gefunden.

Für Unterschiede beispielsweise bei Erkrankungshäufigkeiten gelten zunächst vielfach biologische Ursachen als verantwortlich, wenngleich die meisten davon noch unzureichend erforscht sind und nicht zuletzt die moderne Molekulargenetik weitere Erkenntnisse hierzu erwarten lässt. Doch auch die unterschiedliche Wahrnehmung und (gesellschaftliche) Bewertung geschlechtsassoziierter Verhaltensweisen und Formen der Äußerung haben erhebliche Auswirkungen im Bereich der medizinischen Versorgung. Gesellschaftlich geprägte verallgemeinernde Vorstellungen, wie sich Mädchen und Frauen (bzw. Jungen und Männer) in bestimmten Situationen jeweils zu verhalten haben, beeinflussen als Stereotype Erleben und Verhalten jedes Individuums. **Geschlechterstereotype** (engl. *„gender stereotypes", „sex-role stereotypes"*) gehören zum sozial geteilten „Wissen" [3] hinsichtlich charakteristischer Merkmale, die unterschiedlichen gesellschaftlichen Gruppen resp. Geschlechtern zugeordnet werden. Das gilt für alle Lebensphasen. Kinderspielzeuge, die für Mädchen anders ausfallen als für Jungen [4], sprechen hierfür eine laute Sprache – ebenso wie etwa Altersbilder, die neben anderen Faktoren auch daran beteiligt sind, dass mehr Frauen als Männer in Pflegeheimen untergebracht und nach einer akuten Erkrankung seltener nach Hause und häufiger in eine Pflegeeinrichtung entlassen werden [5]. Gleichzeitig sind (Geschlechter-)Stereotype als kognitive Strukturen [6] *auch im Kontext der Medizin* Teil des Maßstabs, anhand derer sich gegenseitige Beurteilung vollzieht.

Bereits für sich genommen nehmen solche Verallgemeinerungen Einfluss auf Wahrnehmung und erlebte Realität von Krankheit und Gesundheit. Hinzu kommt, dass die von den Geschlechtern erwarteten Verhaltens- und Erlebensweisen bzw. eine Abweichung davon unterschiedliche *Wertung und Gewichtung* erfahren – mit unmittelbaren Auswirkungen auf die Frauengesundheit: Frauen kommen etwa in der Schmerzbehandlung vielfach zu kurz [7]. Es resultieren Versorgungsunterschiede (➤ Kap. 1.4.1).

Möglicherweise besonders deutlich erkennbar im Bereich von psychischen Störungen ist der Einfluss von Geschlechtsstereotypen auf die Beurteilung von Menschen als „gesund" oder „krank", jedoch nicht nur dort wirksam. Mit den verschiedenen Verhaltensweisen und Ausdrucksformen verbindet sich eine unterschiedliche Außensicht und führt zu gesundheitlichen Auswirkungen, die eher Frauen in ihren Gesundheitschancen benachteiligen. Frauen erhalten bei gleicher Symptomatik häufiger eine psychische, Männer hingegen eine somatische Diagnose [8].

FÜR DIE PRAXIS

Das Idealbild eines gesunden Menschen ist nicht geschlechtsneutral. Geschlechterstereotype prägen die Vorstellung mit [9] und bergen Konsequenzen auch für den Kontext der Arzt-Patienten-Beziehung (s. ➤ Kap. 2 „Kommunikation").

1.2.1 Vorstellungen von Gesundheit und Krankheit

Ein Leben in Gesundheit – als Zielsetzung – ist in den letzten Jahren eine viel beachtete gesellschaftliche Thematik geworden. Doch was ist Gesundheit? Wo beginnt Krankheit? Ganz unterschiedliche Vorstellungen prägen beide Begriffe.

Die Unterschiede, die sich zwischen Frauen und Männern zeigen, beinhalten versorgungs- und ergebnisrelevante Aspekte. Frauen (und Männer) unterscheiden sich oftmals in der (eigenen) Wahrnehmung, Bewertung und Mitteilung von Symptomen und gesundheitlichen Beeinträchtigungen. Die Ursachen sind vor allem sozialer und gesellschaftlicher Natur: unterschiedliche Lebens- und Arbeitsbedingungen der Geschlechter, oftmals historisch gewachsen und reproduziert in Form von Rollenbildern und Erwartungen [10]. Medizinische Versorgung wie auch Gesundheitsförderung und Prävention geschehen innerhalb von Bezügen, Potenzialen und Ressourcen und werden individuell erlebt. Eine isolierte Sicht würde die Bedeutung wesentlicher Einflussgrößen verkennen und ihre Bedeutung für das Outcome vernachlässigen.

Einige der Vorstellungen von Gesundheit und Krankheit werden hier kurz beispielhaft vorgestellt, da solche Vorstellungen in das individuelle und gesellschaftliche Verständnis und den Umgang mit Gesundheit und Krankheit eingehen und nach Sensibilität für diese Unterschiedlichkeiten im Hinblick auf eine geschlechtersensible Versorgung verlangen. In *Krankheitsmodellen* [11] werden Gesundheit, Krankheit und Behinderung, ihre Entstehung und Auswirkungen als (theoretische) Konstrukte beschrieben. Teils finden die Modelle Niederschlag im Sprachgebrauch: Wenn beispielsweise vom Herzen als „Pumpe" gesprochen wird, steht dahinter das Krankheitsverständnis des *„biomedizinischen Modells"*.

Das *„Risikofaktorenmodell"* spiegelt sich in vielen Ansätzen der Versicherungsmedizin ebenso wie in den Definitionen von „Risikopopulationen" und in Konzeptionen zur Gesundheitsförderung. Das „bio-psycho-soziale Krankheitsmodell" [12], das auf Krankheit und Gesundheit in ihren verschiedenen Wechselbeziehungen und ein wissenschaftlich begründetes ganzheitliches Verständnis von Krankheit abzielt, veranschaulicht den Grundgedanken, dass bei *jedem* Krankheitsprozess neben biologischen auch psychosoziale Faktoren mitwirken und korrespondiert letztlich zur Definition von Gesundheit, wie sie in der Präambel zur Konstitution der WHO (1946; in Kraft getreten am 7. April 1948) niedergelegt ist [13]:

„Gesundheit ist ein Zustand vollständigen körperlichen, seelischen und sozialen Wohlbefindens und nicht nur das Freisein von Krankheit oder Gebrechen".

Dies formuliert eine *Zielsetzung,* auch für alle Bestrebungen im Kontext der Frauengesundheit. Zunehmend herrschen Sichtweisen vor, die von einer Vorstellung von *Krankheit und Gesundheit als Kontinuum* ausgehen. In Modellen eines Fließgleichgewichts beeinflussen verschiedene Dimensionen den jeweiligen Gesundheitszustand, so etwa die biologisch-genetischen Gegebenheiten, die medizinisch-technischen Möglichkeiten (Gesundheitswesen), Lebensstil und auch Umweltfaktoren [14]. Dass Frauen hinsichtlich aller Dimensionen über unterschiedliche Voraussetzungen verfügen und in andersartiger Weise von den Einflüssen betroffen sind, greift das Kapitel „Besondere Lebenslagen" (➤ Kap. 6) näher auf. Darin wird deutlich: Frauengesundheit fokussierend gelingt das Verständnis des *Krank-Werdens* als Prozess nur durch ein möglichst breites Wissen über die einzelne Frau bzw. Patientin: über ihre gesamte innere und äußere Situation, damit auch über ihre Stärken und Möglichkeiten, also ihre „gesunden Anteile" (salutogenetische Sicht [15]), ebenso ihre Haltung und Einstellungen zu Gesundheit und Krankheit.

Die verschiedenen Konzepte und unterschiedlichen Verständnisweisen von Krankheit beeinflussen nicht zuletzt auch das Abbild vom Krankheitsgeschehen in einer Gesellschaft und bedürfen der Berücksichtigung bei der Erarbeitung von individuellen Versorgungskonzepten und gesundheitspolitischen Strategien [16].

1.2.2 Geschlechtsspezifische Alltagstheorien

Neben den von WissenschaftlerInnen und ExpertInnen erarbeiteten Modellvorstellungen spielen *subjektive Theorien* (Health Beliefs) von Gesundheit und Krankheit, sogenannte *„Alltagstheorien"* oder *„Laienkonzepte"* für das individuelle Gesundheitsverhalten und das Erleben und Bewältigen von Krankheit eine nicht zu unterschätzende Rolle. Individuelle und vielfach geschlechtergeprägte Vorstellungen von „Gesund sein" und „Krankwerden" beeinflussen u. a. gesundheitsbezogene Werthaltungen [17].

Mit Gesundheit werden von Männern besonders Fitness, Belastbarkeit und Wohlbefinden assoziiert. Frauen hingegen verbinden mit Gesundheit oft das Anliegen *„Ich muss doch funktionieren können".* Niederschlag fand und findet dies in der Opioid-Epidemie in den USA [18] ebenso wie im allgemeineren Zusammenhang mit Substanzgebrauch/-missbrauch bei Frauen und einem korrespondierenden Verordnungsverhalten. Substanzkonsum bei Frauen dient häufig der seelischen Entlastung sowie dem Erhalt der „Funktionsfähigkeit" [19].

Auch bei der subjektiven Bewertung von Gesundheits- bzw. Krankheitszuständen *(„Bin ich vielleicht krank?")* gibt es Unterschiede. Insbesondere von Frauen werden psychosoziale Umstände in die Bewertung eines Zustands als „gesund" oder „krank" einbezogen *(… „weil ich gerade so viel Stress habe")* [20]. Folgen ärztliches Einschätzen und Handeln solchen Interpretationsangeboten ohne Hinterfragen und unterbleibt die gebotene Diagnostik, entsteht gerade für Frauen daraus die Gefahr von Unter- und Fehlversorgung [21]. Die für Frauen viel eher eingesetzte Psychopharmakamedikation ist nur *ein* Beispiel, wenngleich hinsichtlich der Folgen wie Chronifizierung und Suchtentwicklung sehr weitreichendes (vgl. ➤ Kap. 8.3 „Substanzkonsum und substanzbezogene Störungen"). Die Wahrscheinlichkeit, ein psychotropes Medikament verschrieben zu bekommen, ist in hohem Maß vom Geschlecht beeinflusst, ergänzend von der sozioökonomischen Situation. Beschwerdeäußerungen von Frauen werden eher als psychovegetative Störungen diagnostiziert und mit der Verordnung psychoaktiver Substanzen beantwortet [22].

Das „Gesundheitsverhalten", bei dem sich Frauen von Männern durch mehr Gesundheitsbewusstsein (etwa bei der Ernährung oder weniger gesundheitsriskanter Lebensweise) auszeichnen, oder auch das Inanspruchnahmeverhalten von Gesundheitsleistungen/Gesundheitsversorgung zeigen geschlechtsspezifische Schwerpunktsetzungen, die zunächst zugunsten der Frauengesundheit auszufallen scheinen. Jedoch bestehen innerhalb der Gruppe von Frauen große Unterschiede (s. ➤ Kap. 1.5.2).

Sensibilität für subjektive Assoziationen mit Gesundheit und Krankheit, die aus externen Einflüssen (z. B. gesellschaftlicher Main Stream, Darstellung in den Medien), aus gruppenbezogenen Vorstellungen (z. B. Peer Group) und aus der großen Bandbreite individuellen Gesundheitswissens resultieren, ist nicht zuletzt bedeutsam, wenn Frauen und Patientinnen selbstbestimmte Entscheidungen in Gesundheitsfragen ermöglicht werden sollen.

1.2.3 Gesundheitskompetenz

Der Bedarf an qualitativ hochstehender Information für die zur Mitentscheidung aufgerufene Patientin erhöht sich in dem Maß, wie die Anforderungen an Kompetenz und Selbstbestimmung in Gesundheitsfragen zunehmen [23]. Der gesundheitsrelevante Umgang mit (Gesundheits-)Informationen wird im deutschsprachigen Raum als „Gesundheitskompetenz" bezeichnet (*im englischen Sprachraum: „health literacy"*). Gesundheitskompetent sein bedeutet, Wissen, Motivation und Fähigkeiten zu haben, um verlässliche und bedeutsame gesundheitsbezogene Information zu finden, zu verstehen, anzuwenden und damit gute Entscheidungen für die eigene Gesundheit und ggf. die von Angehörigen treffen zu können [24, 25]. Das reicht über das bloße *Erlangen von Informationen* hinaus.

In Befragungen geben besonders Frauen an, Schwierigkeiten dabei zu haben, in Gesundheitsfragen zu entscheiden [10]. Dies spiegelt sich in den Zahlen einer repräsentativen Erhebung in Deutschland: Mehr Frauen (55,5 %) als Männer verfügen demnach über eine mangelnde Gesundheitskompetenz; von Defiziten sind geschlechtsunabhängig alle Altersgruppen betroffen, auch die jüngeren (15- bis 29-Jährige: 47,3 %; 30–45-Jährige 47,2 %) [26].

Trotz und teils aufgrund der vielen Web-basiert zur Verfügung stehenden Information stellt die Einschätzung der Vertrauenswürdigkeit von Gesundheitsinformationen oft vor Probleme. Es zeichnet sich gerade bei Frauen zunehmender Beratungsbedarf in der persönlichen Kommunikation und vor Ort ab. Frauen benötigen geschlechts*spezifische* Gesundheitsinformationen, teils auch in anderer Aufbereitung im Vergleich zu Männern. Doch finden solche Geschlechteraspekte bei Maßnahmen zur Förderung der Gesundheitskompetenz derzeit noch wenig Raum. Zudem ist eine auf die konkreten Bedürfnisse unterschiedlicher Gruppen von Frauen zugeschnittene Unterstützung in Gesundheitsfragen nötig. (s. ➤ Kap. 10 „Ausblick").

Erweiterte Anforderungen ergeben sich aus der Variabilität des Qualifizierungsbedarfs angesichts unterschiedlicher Kontextfaktoren, Bildungsmöglichkeiten und -hintergründe. Kontinuierlich sich wandelnde Inhalte, z. B. durch neue Möglichkeiten genetischer Diagnostik, aus versicherungsrechtlichen Implikationen, schlagen zu Buche. Die Befähigung zu mündigen Entscheidungen seitens der Patientinnen zählt zu den alltäglichen Aufgaben von Ärztinnen und Ärzten und erfordert zunehmend forschungsbasiertes Wissen für die Ausgestaltung der Inhalte [27], aber auch die Art und Weise der Kommunikation und die Form der Übermittlung von Gesundheitsinformationen [28]. Nach bisherigem Kenntnisstand sind nicht nur deren Umfang, sondern auch Zeitpunkt und Rahmen mit prägend. Es mehren sich die Hinweise, dass Information und Art und Weise von Informationsweitergabe einen nennenswerten Einfluss auf das Outcome z. B. bei onkologischen Erkrankungen haben [29]; Erkenntnisse aus der Nocebo-Forschung reihen sich ein.

In diesen Kontext gehört auch das Wissen, dass Frauen und insbesondere Patientinnen durch negative Information in ihrer Leistungsfähigkeit beeinträchtigt werden können – nicht nur im Kontext des Informed Consent ein Aspekt von weitreichender Bedeutung (s. ➤ Kap. 2 „Kommunikation").

Besondere Ressourcen für Aktivitäten zur Förderung der Gesundheitskompetenz stehen in den Vergütungssystemen derzeit nicht zur Verfügung, wenngleich gerade der in die tägliche Versorgungspraxis integrierten Unterstützung und Angeboten in Bereichen, die für Frauen leicht erreichbar sind und/oder zu ihrer Lebenswelt gehören, hohe Bedeutung zukommt (s. ➤ Kap. 9.4.3 „Frauenakademie"). Informationen aus dem Internet können bei Beachtung der gebotenen Vorsicht unterstützen (s. Infobox „Patientinnenberatung").

PATIENTINNENBERATUNG

Laienverständliche Informationen im Internet aus vertrauenswürdiger Quelle können in Teilen den Dialog unterstützen; Beispiele s. ➤ Tab. 1.1.

Zu den gesellschaftlich begründeten Entwicklungspotenzialen (*Capability Approach nach Sen*) [30] zählt auch das Versorgungssystem: Nicht nur die jeweilige konkrete medizinische Versorgung nimmt Einfluss auf das Outcome, sondern auch die im Zusammenhang mit der Versorgung bzw. dem Gesundheitssystem erlebten Erfahrungen. Auch sie gehen in die Gesundheitskompetenz ein, die nicht mehr nur als individuelle Fähigkeit betrachtet wird, sondern als Ergebnis von gesundheitsbezogenen Erfahrungen und als Indikator tatsächlicher Handlungsmöglichkeiten [31]. Das bedeutet, dass die geschlechtersensible und bedürfnisorientierte Ausgestaltung der Versorgung, Zugang zu und Zugänglichkeit von Angeboten bzw. deren Fehlen die Gesundheitskompetenz maßgeblich mit beeinflussen.

Tab. 1.1 Gesundheitsinformation in laienverständlicher Sprache

Portale	Herausgeber und Link
Frauengesundheitsportal	**BZgA –** Bundeszentrale für gesundheitliche Aufklärung URL: https://www.frauengesundheitsportal.de/
gesundheitsinformation.de – verstehen/abwägen/entscheiden	**IQWiG** – Institut für Qualität und Wirtschaftlichkeit im Gesundheitswesen URL: https://www.gesundheitsinformation.de/
Frauenärzte im Netz	**BVF und DGGG** – Berufsverband der Frauenärzte e. V. in Zusammenarbeit mit der Deutschen Gesellschaft für Gynäkologie und Geburtshilfe URL: https://www.frauenaerzte-im-netz.de

Erhebungen aus unterschiedlichen Leistungsbereichen der Gesundheitsversorgung zeigen auf, dass mangelndes Wissen über zustehende und verfügbare Leistungen einen ungünstigen Einfluss auf Inanspruchnahme und Motivation nimmt. Zusätzliche Betreuungsleistungen im Rahmen der Sozialen Pflegeversicherung werden beispielsweise mehr von Frauen benötigt und in Anspruch genommen. Befragt nach ihrer Einschätzung, ob für sie der Anspruch auf zusätzliche Betreuungsleistungen bestehe, bejahten dies in einer Studie weniger als die Hälfte (46 %) der eigentlich anspruchsberechtigten Personen, die anderen wussten es nicht, nicht genau oder konnten keine Aussage dazu machen [32].

Die Bedeutsamkeit der Funktion von Ärztinnen und Ärzten an den Schnittstellen zwischen dem medizinischen und nicht-medizinischen Hilfs- und Unterstützungssektor wird immer deutlicher erkennbar; Kompetenzen als MediatorIn, im Bereich Kommunikation (Communicator) und die Bereitschaft, als FürsprecherIn einzustehen (Health Advocate [33]), spiegeln sich nicht zuletzt im individuellen Einsatz für die Förderung von Gesundheitskompetenz [34, 35]. Die im Gesundheitssystem angestrebte Stärkung der Patientenrechte und eine aktivere Rolle von PatientInnen in den Prozessen der Gesundheitsversorgung erfordern ein Mehr an individueller Gesundheitskompetenz – besonders für den Erhalt gleicher Gesundheitschancen für Frauen – und die Bereitstellung entsprechender Ressourcen (s. a. ➤ Kap. 10 „Ausblick“).

1.3 Biologisches und soziales Geschlecht

Seit mehreren Jahren berichtet die Forschung zunehmend über den Einfluss des Geschlechts auf Inzidenz, Erkrankungsbeginn, Erscheinungsbild und Therapieerfolg von Krankheiten, und dieses Wissen bezieht immer mehr Krankheitsbilder ein. Für das Verständnis von Geschlechterunterschieden ist einmal die Berücksichtigung von biologischen Geschlechterunterschieden, wie sie beispielsweise in Anatomie, Physiologie, Genetik und Hormonstoffwechsel Niederschlag finden, wichtig. Gleichermaßen kommt Bedeutung sozial bzw. soziokulturell verankerten Geschlechterunterschieden zu.

Der Blick auf die jeweiligen *Begriffsdimensionen* soll das weite Feld umreißen, das sich bei dieser Differenzierung auftut: Das biologische Geschlecht („sex“) umfasst das genetische oder Kerngeschlecht („genetic sex“, „nuclear sex“), das gonadale („gonadal sex“) sowie das genitale Geschlecht („sexual phenotype“). Inbegriffen sind neben den geschlechterbezogenen biologischen und physiologischen Charakteristika auch die biologisch bedingten Variationen von Risiken, die sich aus reproduktiven, genetischen und hormonellen Einflüssen ergeben [36].

Das soziale/soziokulturelle Geschlecht (*„gender“*) schließt das psychische Geschlecht und die sexuelle Selbstidentifikation („sex identification“) ebenso ein wie die genderbezogenen soziokulturellen Rollenzuweisungen durch Umfeld und Gesellschaft, beschreibt Lebenslagen und Lebensweisen, gleichzeitig Rechte und Pflichten [37]. Es geht dabei um sozial konsentierte Rollen, Verhaltensweisen, Aktivitäten, Eigenschaften, die in einer Gesellschaft als „angemessen“ oder „typisch“ für Frauen und Männer betrachtet werden. Teile davon betreffen nicht zuletzt Geschlechterunterschiede im Zugang zu Ressourcen.

Die ungleiche Verteilung von Gesundheitsproblemen speist sich aus allen diesen Dimensionen in unterschiedlichen Anteilen. Biologische Geschlechterunterschiede und die sozialen Einflussfaktoren für Gesundheit und Krankheit sind eng miteinander verknüpft [10]. Biologisches und soziales Geschlecht interagieren und werden durch ganz unterschiedliche Mechanismen gesundheitswirksam, wie die nachfolgenden Abschnitte verdeutlichen [38, 39].

1.3.1 Geschlechterunterschiede – „Differences between“

Frauen und Männer unterscheiden sich nicht nur bezüglich z. B. bestimmter Erkrankungen oder ihrer Versorgungsbedarfe, sondern auch in den Antworten von Gesellschaft und Gesundheitssystem darauf. Obzwar das Wissen zum Einfluss des Geschlechts zunimmt, variieren weiterhin in nennenswertem Umfang Zugänglichkeit zu, Inanspruchnahme von und Qualität der Gesundheitsversorgung in Abhängigkeit vom Geschlecht. Zur Entstehung gesundheitlicher Ungleichheiten tragen Unterschiede in der Verbreitung von Risiko- und Schutzfaktoren (biologisch und psychosozial basiert) ebenso bei wie sozial ungleich verteilte materielle und strukturelle Faktoren. Neben Einflüssen von Einkommen, Bildung, Familiensituation und Beruf auf die Gesundheit ist die *Berücksichtigung weiterer Aspekte der konkreten Lebenslage* wichtig (z. B. Behinderungen, Gewalterfahrungen, Deprivation auf unterschiedlichen Ebenen). Aus gesellschaftlichen Barrieren und der Diskriminierung von Frauen in zahlreichen Lebensbereichen erwachsen ganz spezielle Gesundheitsprobleme und Versorgungsbedarfe (z. B. Tabubereich häusliche Care-Situation; s. a. ➤ Kap. 6 „Besondere Lebenslagen“).

Vor diesem Hintergrund entsteht *Ungleichheit in mehrfacher Hinsicht:*

- für die Gefährdung, Krankheit zu erleiden,
- im Falle von Krankheit Hilfe zu erlangen
- und ggf. die sozialen Folgen von Krankheit bewältigen zu können.

Zunehmende Hinweise aus der Forschung und Beispiele aus der Versorgungspraxis (s. ➤ Kap. 1.4.1) verdeutlichen dies. Bei der ungleichen Verteilung von Gesundheitsproblemen spielt das Geschlecht somit eine grundlegende Rolle und überlagert sich mit weiteren Faktoren, welche die Variabilität *zulasten von Frauen* beeinflussen, wie die soziale Lage, kulturelle Normen oder regionale Gegebenheiten etwa via Erreichbarkeit und Zugänglichkeit von Leistungen.

Damit interferieren viele dieser Unterschiede mit der **gesundheitlichen Chancengleichheit**. Strategien und eine Gesundheitspolitik, die dem Anliegen *Frauengesundheit* dienen und mit dem Verständnis der Vereinten Nationen [40] korrespondieren, dass die gesundheitliche Chancengleichheit einen hohen sozialen Wert darstellt, erfordern – im geschlechtergerechten Ansatz – die Stützung von Gesundheitsmündigkeit (➤ Kap. 1.2.3), Sicherung der Zugänglichkeit zu medizinischen und (psycho-)sozialen Unterstützungsleistungen und den Blick auf die sozialen Determinanten von Gesundheit [41].

In der WHO-Erklärung von Rio aus dem Jahr 2011 ist dazu formuliert [42]:

„Gesundheitliche Benachteiligungen entstehen aus den gesellschaftlichen Rahmenbedingungen, in denen Kinder zur Welt kommen, aufwachsen, leben, arbeiten und altern, und die man auch als die sozialen Determinanten von Gesundheit bezeichnet."

1.3.2 Frauengesundheit und das soziale Geschlecht (Gender)

Die WHO hebt *Gender als eine zentrale soziale Determinante von Gesundheit* heraus. Das soziale Geschlecht entsteht individuell (Geschlechtsidentität) und strukturell (als gesellschaftliche Norm). Anders als das biologische Geschlecht wird es *kontinuierlich geformt* durch Attribuierungen, die auf Historie, Kultur und gesellschaftlichen Normen fußen, und unterliegt somit wie diese dem Wandel. Die Gesundheitsrelevanz dieser Zuschreibungen und Verknüpfungen ist Gegenstand der Genderforschung in der Medizin und in den Gesundheitswissenschaften und spiegelt sich in den Anliegen der Gendermedizin (s. ➤ Kap. 1.4).

Gender als soziale Strukturkategorie ist nicht nur auf Individuen bezogen, sondern bestimmt als soziale Strukturkategorie gesellschaftliche Wertesysteme, etwa in der institutionellen Praxis und nicht zuletzt in den Familien [43]. Weiblich und männlich zugeschriebene Aufgaben und Positionen innerhalb von Familie und Gesellschaft stecken Verantwortungs- und Kompetenzbereiche ab, können gezielt beansprucht und gefordert werden, führen zu unterschiedlichen Anforderungen, Belastungen, Überforderungen bis hin zur Auslösung von Krankheiten. Dies wird in ➤ Kap. 6 („Besondere Lebenslagen") bezogen auf ausgewählte Bereiche weiter ausgeführt.

Frauengesundheit wird in allen Lebensphasen geformt, genderbezogene Zuschreibungen wirken dabei in veränderlicher Ausprägung mit. Das soziale Geschlecht – im Alltag *(re-)konstruiert* und mit spezifischen Bedeutungen versehen – bezieht sich auf alles, was direkt oder indirekt mit Geschlecht verknüpft wird [44]. Das Bundeministerium für Familie, Senioren, Frauen und Jugend fordert, dass bei allen gesellschaftlichen Vorhaben die unterschiedlichen Lebenssituationen von Frauen und Männern von vornherein und regelmäßig zu berücksichtigen sind, da es *„keine geschlechtsneutrale Wirklichkeit"* gibt [45]. Dies gilt gleichermaßen für den gesamten Lebensbereich der gesundheitlichen Versorgung vor dem Hintergrund, dass Maßnahmen für Frauen und Männer unterschiedliche Auswirkungen haben können.

Das Wissen um die Genderstrukturierung der Gesellschaft lenkt das Augenmerk auf die Wechselbeziehungen zwischen Frauengesundheit und sozialen sowie gesellschaftlichen Faktoren. Die nachfolgenden Kapitel geben medizinisch-fachliche Hinweise. Gendergerechte Anpassungen in der Versorgungspraxis folgen als Konsequenz (s. ➤ Kap. 1.4.1 und ➤ Kap. 10 „Ausblick").

1.4 Gendermedizin

Gendermedizin bezeichnet eine medizinische Wissenschaft, welche die Geschlechtsspezifika von Gesundheit und Krankheit von Grund auf erforscht. Die moderne Gendermedizin weitet den Begriff *Gender,* der ursprünglich das soziokulturelle Geschlecht fokussiert, auf und integriert biologisch *und* sozial basierte Effekte. Zugrunde liegt das Verständnis eines Kontinuums aus Sex- und Gendereffekten auf die Gesundheit [46].

Gendermedizin – als eine noch junge Disziplin der Humanmedizin – meint eine geschlechtsspezifische Medizin, die beide Geschlechter mit ihren Unterschieden in den Blick nimmt.

MERKE

Somit ist die Gendermedizin als „sex- und genderbezogene Medizin" die medizinische **Querschnittsdisziplin,** die alle Aspekte des biologischen und sozialen Geschlechts in ihrem Einfluss auf die Gesundheit beachtet.

Gendermedizin fokussiert Bereiche von biologischer und genderbezogener *Unterschiedlichkeit.* Diese Sichtweise hebt die Gendermedizin von anderen Disziplinen ab – dem Grunde nach ist sie dadurch charakterisiert.

Je nach Betonung resultieren daraus mehrere Aufgabenbereiche, die sich ergänzen, so beispielsweise:

- der Blick auf Gender und Frauengesundheit, der den Kontext von Mädchen und Frauen mit beleuchtet,
- die Perspektive Jungen-/Männergesundheit,
- die geschlechterspezifische Medizin, die auf die jeweiligen Besonderheiten beider Geschlechter abhebt (s. z. B. geschlechtergerechte Pharmakologie; s. ➤ Kap. 8.1).

Wenn sich die Gendermedizin mit dem Einfluss von Geschlecht auf Entstehung, Diagnose, Therapie, sowie die Prävention von Erkrankungen befasst [10], geht es dabei sowohl um die Erforschung der Grundlagen als auch die Translation der Erkenntnisse und ihren Eingang in die Versorgungspraxis. Gegenstand sind Aspekte wie beispielsweise Genetik und Hormonstoffwechsel, die das biologische Geschlecht („sex") besonders betreffen, wie auch solche, die im soziokulturellen Geschlecht („*gender*") verankert sind – etwa in Geschlechterrollen und Lebensstilen (➤ Abb. 1.1). Ansatz und der Begriff „gender medicine" wurzeln in der Forschung von *Marianne Legato*, die Ende der 1980er-Jahre die Unterschiede zwischen weiblichen und männlichen Herzpatienten systematisiert zu untersuchen begann [47]. Inzwischen ist bekannt, dass Frauen und Männer bezüglich Prädisposition, Inzidenz, Entstehung, Symptomatologie, Ausprägung von Krankheitsbildern und Behandlungschancen *auch vieler weiterer Krankheiten* bemerkenswerte Unterschiede aufweisen. Dies legen die nachfolgenden Fachkapitel im Einzelnen dar.

Vor dem Hintergrund, dass Frauen und Männer unterschiedliche Wertvorstellungen und Verhaltensweisen in Bezug auf Gesundheit und Krankheit in Traditionen weitergeben (s. ➤ Kap. 1.2.1 und ➤ Kap. 1.2.2), werden geschlechtsspezifische Differenzierungen für eine Medizin, die zunehmend Wert auf Prädiktion und Prävention legt, immer wichtiger [48]. Die Gründung eines ersten Zentrums für Geschlechterforschung in der Medizin erfolgte in Deutschland 2003 (Berlin, Charité). Das erste Forschungsinstitut für Frauengesundheit wurde 2005 am Universitätsklinikum Tübingen etabliert (s. ➤ Kap. 10 „Ausblick") [1].

1.4.1 Geschlechtsspezifische Medizin in der Versorgung

Der Einfluss von Geschlechterunterschieden in der Medizin ist als Thematik hochaktuell und wird in Gesellschaft und Gesundheitspolitik mit besonderem Interesse verfolgt. Die geschlechtsspezifische Medizin liegt zutiefst im Interesse der Frauengesundheit. Trotz vieler Fortschritte ist das Wissen zu Geschlechtsspezifika in der Medizin weiterhin von Lücken geprägt. Das Wissen um z. B. geschlechterdifferente prototypische Symptome bzw. Symptomspektren (wie bei Herzinfarkt, Depression) erweist sich als noch nicht ausreichend verbreitet. Unzureichende Kenntnis führt des Weiteren zu nicht adäquater Versorgung vor allem bei Frauen.

MERKE

In der Summe resultieren Defizite hinsichtlich einer geschlechtersensiblen und damit auch einer geschlechtergerechten Versorgung. Sowohl in der Position als PatientInnen wie auch in den verschiedenen Rollen als Professionelle in Gesundheitsversorgung und Forschung weisen Frauen und Männer

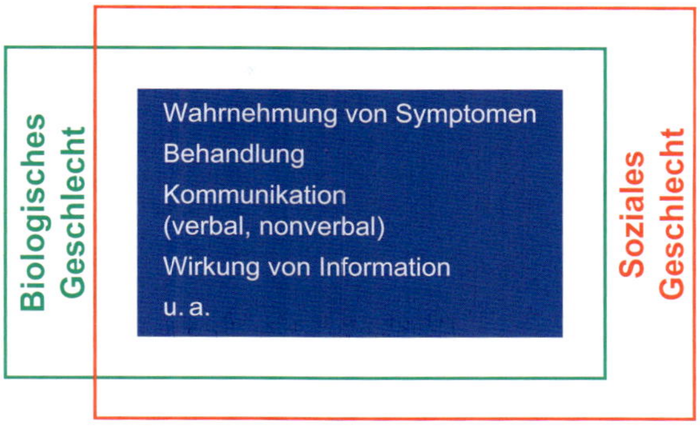

Abb. 1.1 Die Besonderheit der Gendermedizin liegt darin, dass sie vom Grundsatz her biologische *und* soziokulturelle Einflüsse auf die Gesundheit gleichermaßen in die Betrachtung einbezieht. Das Anliegen und der Begriff „Gender in der Medizin" meinen vor allem die Sensibilität nicht nur für biologische („sex"), sondern gleichermaßen für soziokulturelle („*gender*") Faktoren, die sich auf Gesundheit und Krankheit auswirken und in vielen Bereichen Einfluss nehmen, etwa bei diagnostischen und („*sex*"), therapeutischen Entscheidungen oder auch in der Kommunikation. [L231]

Unterschiede auf in der Wahrnehmung, Bewertung und Kommunikation von Symptomen und gesundheitlichen Beeinträchtigungen. Zusätzlich können Variabilitäten in der Gesundheitskompetenz Missverständnisse fördern (s. ➤ Kap. 1.2.3).

Beispiele aus ausgewählten Themenfeldern der Gendermedizin sollen dies veranschaulichen (ohne die eingehende medizinische Darstellung von Geschlechtsspezifika in den entsprechenden Spezialkapiteln vorwegzunehmen) und gleichzeitig die Verwobenheit von biologischen und sozialen Einflussfaktoren in ihrer Wirkung auf Gesundheit und Outcome der Versorgung verdeutlichen.

Die häufigste Todesursache bei Frauen sind Herz-Kreislauf-Erkrankungen (s. a. ➤ Kap. 5.1 „KHK und Hypertonie"). Frauen unterschätzen häufig ihr Erkrankungsrisiko. Aber nicht nur die Frauen selbst erkennen oftmals kritische Symptome nicht oder nicht früh genug. Geschlechterunterschiede bestehen auch in der Versorgung: Frauen sterben häufiger als Männer an Herz-Kreislauf-Erkrankungen, für die Geschlechterunterschiede scheint vor allem die höhere Prähospitalsterblichkeit von Frauen eine Rolle zu spielen [10]. Unter anderem können geschlechtsbezogene Unterschiede im Notfallmanagement hinter einer signifikant längeren Gesamtischämiezeit und Einbußen beim Outcome zulasten von Frauen stehen [49].

CAVE

Studien berichten, dass Frauen (nach Adjustierung etwa für Risikofaktoren, Krankheitsausmaß oder Alter) seltener als Männer ein umfassendes Risikoassessment, weniger Diagnostik, seltener eine leitliniengemäße Therapie und weniger günstige Therapieformen erhielten [50, 51].

Hinweise und Belege in der wissenschaftlichen Literatur und vor dem Hintergrund unterschiedlicher Gesundheitssysteme mehren sich, dass tiefergreifende soziale und soziokulturelle Einflüsse eine Rolle spielen, sodass Geschlechterunterschiede in der gesundheitlichen Versorgung sich nicht auf den Versorgungsbereich der Herz-Kreislauf-Erkrankungen beschränken. Frauen erhalten offenbar weniger effektive Therapieregimes etwa auch in der Diabetesversorgung [52], bei der Hüftendoprothetik oder bei Nierentransplantationen [53]. Weitere Beispiele stammen aus der Traumaversorgung. In der Diskussion stehen Unterschiede in der Priorisierung auf der Ebene des Rettungswesens ebenso wie innerhalb von Trauma-Ambulanzen bzw. -Zentren, beide Male zu Ungunsten der Frauen. Sie werden zudem (bei gleichartiger Schwere der Verletzungen) seltener direkt in ein Traumazentrum transportiert oder durch Überweisung einer Zentrumsbehandlung zugeführt, so die Studien [54, 55, 56].

AUS DER FORSCHUNG

Eine bevölkerungsbezogene retrospektive Kohortenstudie analysierte die Daten von 26.861 schwer verletzten Erwachsenen (Injury Severity Score [ISS] > 15, schweres Trauma oder Polytrauma), die den Transport in ein Krankenhaus überlebten. 35 % waren Frauen. Ein geringerer Anteil der Frauen als der Männer wurde in einem Traumazentrum behandelt (49 % gegenüber 62 %; $p < 0{,}0001$) – auch nach Bereinigung um Confounder (Odds Ratio [OR], 0,87; 95 %-Konfidenzintervall [95 %-KI], 0,79–0,96). Das Personal des Rettungsdienstes transportierte Frauen seltener vom Unfallort in ein Traumazentrum als Männer (OR, 0,88; 95 %-KI, 0,81–0,97). Die Wahrscheinlichkeit, dass Ärztinnen und Ärzte Frauen in ein Traumazentrum verlegten, war geringer als bei Männern (OR, 0,85; 95 %-KI, 0,73–0,99) [54].

Solche Ergebnisse werfen viele Fragen auf, dazu zählen die folgenden:

- Wenn Krankheiten bei Frauen teils ein anderes Erscheinungsbild zeigen, warum ist dies so wenig bekannt?
- Weswegen werden die Symptome weniger treffend wahrgenommen und/oder zugeordnet?
- Reagiert das Gesundheitssystem auf Hilfebedarf von Frauen anders? Falls ja, weswegen?
- Spielen Kommunikationsstrukturen/-weisen eine Rolle?

Bei der Aufarbeitung kann die Gendermedizin Hilfestellung leisten, wenn sie als eine fachübergreifende Wissenschaft begriffen und etabliert wird, in deren Weiterentwicklung sich alle medizinischen Fachgebiete, zudem auch die Gesundheits- und Sozialwissenschaften und weitere Disziplinen, einbringen – mit dem Ziel, die Belange von und Erkenntnisse zu einer geschlechtergerechten Medizin in den Versorgungsalltag zu integrieren (vgl. ➤ Kap. 10 „Ausblick“).

Zu den dargelegten geschlechtsbezogenen Unterschieden in Bezug auf die Akutversorgung und Prävention kommen weitere. Diese betreffen u. a. die Bewältigung von gesundheitlichen und sozialen Krankheits*folgen* – gleichfalls vor allem zulasten der Frauen, wie exemplarisch im ➤ Kap. 6 („Besondere Lebenslagen“) veranschaulicht wird. Gendersensibilität in der Gesundheitsversorgung kommt der Frauengesundheit unmittelbar zugute und entspricht den Vorgaben des Fünften Sozialgesetzbuchs, das im § 70 die *Gleichmäßigkeit der Versorgung* festschreibt und einfordert [57].

1.4.2 Personalisierte Medizin – mit Gendermedizin untrennbar verbunden

Bedarf für eine systematisierte gendersensible Sichtweise bringt nicht zuletzt die aktuelle Fokussierung auf eine individualisierte Medizin mit sich. Dieser Bereich umfasst wichtige Forschungsfelder der Zukunft, denen allenthalben besonderes Interesse beigemessen wird.

MERKE

Das Verständnis von Personalisierung, das den weiteren Ausführungen zugrunde liegt, meint eine Medizin, die sich an individuellen Merkmalen des kranken Menschen orientiert, um Prädiktion, Therapie und Prognose, aber auch persönliche Zuwendung und Kommunikation möglichst passgenau auf die einzelne Person, die betroffene Frau und ihre Lebensphase auszurichten.

Dabei handelt es sich um ein Anliegen, das nicht nur die Frauenheilkunde im Grunde seit jeher verfolgt, für das die raschen Fortschritte in Molekularbiologie, Genetik und Imaging jedoch nun neue erweiterte Möglichkeiten zur Verfügung stellen. Eine Differenzierung der Maßnahmen hin zu immer spezifischer definierten Zielgruppen ist in Zukunft erwartbar, bis letztlich hin zum Individuum.

Wie weitgesteckt die strategischen Ziele einer Individualisierung – über biomarkerbasierte Ansätze hinaus – zu denken sind, verdeutlicht das (Forschungs-)Feld der personalisierten Prävention. Bei der Präventionsmedizin geht es darum, individuelle Risikofaktoren der Frau (wie z. B. genetische Prädisposition, familiäre Belastung, individuelle Lebensweise und -umstände) zu analysieren, um gesundheitsförderliches Verhalten wie auch Maßnahmen bis hin zu operativen Eingriffen orientiert am konkreten Risikoprofil auszurichten (s. entsprechende Fachkapitel; ➤ Kap. 9 „Prävention und Gesundheitsförderung“).

Parallel wachsen die Herausforderungen mit Blick auf eine gleiche Gesundheitschancen wahrende Zugänglichkeit, besonders im Rahmen des solidar finanzierten Gesundheitssystems und angesichts der oftmals geringeren und im Alter bei Frauen weiter sinkenden Finanzkraft [58, 59] (s. ➤ Kap. 6 „Besondere Lebenslagen“, Frauen haben andere Voraussetzungen).

Frauengesundheit zu fördern bedeutet in diesem Zusammenhang, über die biomarkerbasierte Medizin hinausgehend, eine im umfassenden Wortverständnis individualisierte

Medizin den Patientinnen anzubieten. Aspekte der Sozialmedizin zu fokussieren, Raum für selbstbestimmte Gesundheitsentscheidungen der Patientinnen zu schaffen [60] und eine geschlechtersensible Kommunikation [61, 62] anzustreben sind nur wenige Beispiele aus einem weitreichenden Portfolio, das in entsprechenden Bereichen der Medizin bzw. Frauenheilkunde für diese Aufgabe teils bereits zu Gebote steht, teils auszubauen bleibt.

1.5 Frauengesundheit in Deutschland

Frauengesundheit *entsteht* eingebettet in die Belange des Geschlechts, geschlechtergerechte Antworten der Medizin auf Bedrohungen und aus Chancen, welche die Gesellschaft ermöglicht. Somit kommt jeder Aussage zur Situation der Frauengesundheit nur der Charakter einer Momentaufnahme zu. Der Blick auf Entwicklungen hingegen erlaubt die Charakterisierung von Handlungsfeldern.

1.5.1 Lebenserwartung

Die Entwicklung der Lebenserwartung stellt sich auf den ersten Blick erfreulich dar. Die Lebenserwartung für Frauen und Mädchen nimmt zu, seit 1991 um 4,3 Jahre. Nach dem Bericht zur gesundheitlichen Lage der Frauen in Deutschland (2020) [10] liegt sie mit 83,3 Jahren so hoch wie etwa im Durchschnitt der EU-Mitgliedstaaten (83,6 Jahre). Frauen im Alter von 65 Jahren haben heute durchschnittlich noch 21 Jahre Lebenszeit vor sich.

Besonderes Interesse verdient jedoch der Blick auf die gesunden Lebensjahre, die eine Frau zu erwarten hat. Der Indikator *gesunde Lebensjahre* (GLJ) im Alter von 65 Jahren gibt die Zahl der Jahre an, die eine Person im Alter von 65 Jahren erwartungsgemäß in guter gesundheitlicher Verfassung leben wird. Gute gesundheitliche Verfassung wird über die Abwesenheit von Funktionsbeschränkungen/Beschwerden definiert. Der Indikator, auch beschwerdefreie Lebenserwartung (BFLE) genannt, wird getrennt für Männer und Frauen berechnet [63]. Hier wandelt sich das Bild: Bei der *Lebenserwartung ohne größere gesundheitliche Einschränkungen* findet sich Deutschland nicht in der Spitzengruppe (2019: Rang 8 im Vergleich der EU-Mitliedstaaten, die höchste ergibt sich mit 73,5 Jahren für Frauen in Malta, Rang 2 belegt Schweden mit 72,7 Jahren [64]). In Deutschland liegen die gesunden Lebensjahre für Frauen mit 67,1 Jahren etwas über dem EU-Durchschnitt (65,1 Jahre).

Implikationen ergeben sich daraus in mehrfacher Hinsicht. Einmal spiegelt sich in der Differenz zur Lebenserwartung insgesamt der erhebliche Zeitraum, der u. a. durch den Bedarf an Unterstützungsleistungen charakterisiert ist. Darüber hinaus erhebt sich die Frage nach den Ursachen (s. ➤ Kap. 10 „Ausblick“). Eine Analyse auf Basis der Daten des Sozio-ökonomischen Panels (SOEP) zeigt, dass Frauen *in der höchsten Einkommensgruppe eine um 4,4 Jahre höhere Lebenserwartung* haben als in der niedrigsten Gruppe. Für die fernere Lebenserwartung im Alter von 65 Jahren beträgt die Differenz 3,7 Jahre [10].

Insgesamt besteht ein Trend hin zu einer besseren *subjektiven Gesundheit.* Fast die Hälfte der Frauen ab 65 Jahren bewertet ihre Gesundheit als gut oder sehr gut. Gleichzeitig ergibt sich beim selbsteingeschätzten Gesundheitszustand ein Gradient zulasten der unteren und mittleren Bildungsgruppen [65, 66].

MERKE

Gendersensibilität erfordert eine Sicht, die sich auch den Unterschieden *innerhalb* der Gruppe von Frauen widmet, in der Forschung wie in der Versorgung.

1.5.2 Intra-Gender-Unterschiede – „Differences within“

Divergierende Gesundheitschancen innerhalb der Gruppe von Frauen – *„Differences within“* – ergeben sich aus Unterschieden in der sozialen Lage, Familienform, aus speziellen Lebenslagen oder auch einer Migrationserfahrung. Diese Aufzählung von Differenzkategorien ist nicht abschließend. Ihre Verwobenheit und Interaktion, die sich u. a. in Entstehung und Verlauf von Erkrankungen bzw. Einbußen an Gesundheit niederschlagen, sind noch wenig verstanden und in der wissenschaftlichen Arbeit unzureichend berücksichtigt.

Den negativen Einfluss sozio-ökonomischer Deprivation belegen nicht nur die Zahlen zur allgemeinen Lebenserwartung, sondern auch viele Untersuchungen in Bezug zu bestimmten Erkrankungen, gerade die Frauen betreffend. Epidemiologische Untersuchungen stellen beispielsweise einen Verlust an Überlebenszeit bei Brustkrebs für sozioökonomisch ungünstiger gestellte Frauen auch in Deutschland heraus [67, 68]. Belastungen wie etwa (die Bedrohung durch) Arbeitslosigkeit beeinflussen Schwangerschaftsverläufe ungünstig (u. a. Erhöhung der Frühgeburtlichkeit) [69].

Weltweit sind Morbidität und Mortalität von Neugeborenen auf das Engste mit der Gesundheit und sozialen Situation der Mutter sowie mit der Qualität ihrer Versorgung vor, während und unmittelbar nach der Geburt verknüpft [70]. Auch der gesundheitliche Impact von Bildungsunterschieden weist über die Generation der einzelnen Frau hinaus: Bei einem höheren Schulabschluss der Mutter leben ihre Kinder im Alter ab 65 Jahren im Durchschnitt 2 Jahre länger [71].

Den Einfluss von Interaktionen aus unterschiedlichen Einflussfaktoren (*Intersektionalität*), beispielsweise aus ökonomischen Umgebungsbedingungen und Bildung, verdeutlicht das folgende Beispiel aus der Inanspruchnahmeforschung: Parallel zu einer Verschlechterung der ökonomischen Rahmenbedingungen stieg das Risiko von Frauen mit ungünstiger oder fehlender (Aus-)Bildung, Mutterschaftsvorsorge nicht oder nur unzureichend in Anspruch zu nehmen [72]. Die vielfach eingesetzten Komplexindikatoren zur Beschreibung gesundheitsbezogener Sachverhalte (Gesundheitsindikatoren, Kennzahlen im System der Gesetzlichen Krankenversicherung u. Ä.) verdecken häufig diese Heterogenität. Andererseits macht die Forschung immer deutlicher erkennbar, dass offenbar die Umwelt im Zusammenwirken mit den individuellen, z. B. genetisch verankerten Reaktionsweisen des Organismus oder auch (psycho-)sozialen Risikofaktoren eine Krankheit auslösen und zum Verlauf in der jeweils individuell geäußerten Form beitragen kann [73].

Soziale Belastungen betreffen Individuen beider Geschlechter, wirken sich jedoch bei Frauen anders und zumeist ungünstiger aus.

1.5.3 Besondere Herausforderungen

Frauengesundheit ist eng verbunden mit den Fortschritten der Medizin, nicht zuletzt der modernen Frauenheilkunde. Die gesellschaftlichen Bedingungen setzen mit ihrem ständigen Wandel die Frauengesundheit immer wieder neuen Bedrohungen aus. Die COVID-19-Pandemie führt dies einmal mehr vor Augen: Frauen leiden vermehrt unter den psychosozialen Auswirkungen und deren *jeweils negativen gesundheitlichen Folgen.* Diese sind noch bei Weitem nicht ausgeleuchtet, teils kaum im Fokus. Wenn Frauen z. B. weniger zu Untersuchungen, auch Vorsorgeuntersuchungen (Schwangerenvorsorge, Krebsfrüherkennung usw.) kommen [74, 75, 76], entsteht eine *Hypothek auf die Frauengesundheit der Zukunft.* Die Konsequenzen sind weder in individueller noch systembezogener Hinsicht absehbar. Frauen haben andere Voraussetzungen – auch, aber nicht nur – im Kontext von Krisen und Pandemien (s. ➤ Kap. 6 „Besondere Lebenslagen").

Die Unabschätzbarkeit der Folgen gilt in ähnlicher Weise für Umweltbelastungen mit Einfluss auf den Hormonhaushalt der Frau, wie etwa Umweltstoffe aus der Gruppe der endokrinen Disruptoren/Xenohormone. Sie können Einfluss auf Karzinomentwicklung [77] und andere hormonabhängige Erkrankungen wie die Endometriose nehmen. Gehen belastende Umweltstoffe beispielsweise in die Muttermilch über [78], erweitert sich der Problemhorizont auf Auswirkungen für die nachfolgende(n) Generation(en). In allen diesen Bereichen tut sich Forschungsbedarf an der Nahtstelle von Frauengesundheit zur Thematik *Planetary Health* auf (s. ➤ Kap. 10 „Ausblick").

Der **demografische Wandel** beinhaltet mannigfaltige Herausforderungen. Einigen davon, welche die Frauengesundheit in besonderer Weise betreffen, widmet sich das ➤ Kap. 6.4 („Sandwich-Generation"). Wird das Inanspruchnahmeverhalten über die Jahre verglichen, zeigt sich, dass die allgemeinärztliche Inanspruchnahme durch Frauen über verschiedene Lebensphasen hinweg mit über 80 % konstant hoch liegt. Hingegen sinkt die gynäkologische Inanspruchnahme mit zunehmendem Alter, ein deutlicher Rückgang zeigt sich bei Frauen ab der Altersgruppe 50–59 Jahre. Sozioökonomischer Status und Wohnort erweisen sich als wichtige Determinanten mit Blick auf die Konsultation von Frauenärztinnen und -ärzten, gerade bei Frauen im mittleren und höheren Lebensalter; das Geschlecht umfasst Identität, Ausdruck und soziale Stellung [79, 80]. Mit Blick auf die **Altersgynäkologie** rücken gesunderhaltende Maßnahmen für chronisch kranke und behinderte Frauen, nicht zuletzt im Rahmen der Tertiärprävention, zunehmend in den Fokus (s. a. ➤ Kap. 9.1 „Die frauenärztliche Versorgung generationsübergreifend: vom Mädchen zur Greisin"). Verschiedene medizinische Aspekte hierzu werden auch in weiteren Fachkapiteln aufgegriffen (z. B. ➤ Kap. 3.3.4 „Altersspezifische Beschwerden und Erkrankungen an Vagina und Vulva").

MERKE

Die oben genannten epidemiologischen Ergebnisse legen nahe, Allgemeinärztinnen und -ärzte noch stärker für gynäkologische Beratungs- und Behandlungsbedarfe von Frauen im mittleren Lebensalter und älteren Frauen zu sensibilisieren.

Die Literatur finden Sie online unter diesem Link: https://else4.de/mht

KAPITEL

2 Kommunikation

Sara Y. Brucker, Elisabeth Simoes

Kernaussagen

- Frauen kommunizieren anders.
- Die Wirkung von Information fällt zwischen den Geschlechtern unterschiedlich aus.
- Das ärztliche Geschlecht nimmt Einfluss auf die Kommunikation und deren Wirkung.
- Kommunikation in der Arzt-Patienten-Beziehung ist outcomerelevant.
- Genderunterschiede in der Kommunikation bergen für die Frauengesundheit Gefahren, teils Chancen.

Eine gute Kommunikation ist von grundlegender Bedeutung für das Gelingen jeder Arzt-Patienten-Beziehung [1, 2]. Kommunikationsfähigkeit stellt eine multidimensionale Kompetenz dar. Neben dem Wissen um das Bedürfnis der PatientInnen nach Information umfasst sie u. a. auch die Aufmerksamkeit gegenüber patientenseitigen Erwartungen. Körperhaltung, Mimik und Gestik sind ebenso Teile der Kommunikation wie Wortwahl, Stimmlage oder ein Schweigen. Verstehen und Verständnis gehören dazu.

Auf allen diesen Ebenen ist Kommunikation anfällig für Störungen und „Missverständnisse". Sie unterliegt Regeln und Erwartungen, die sich aus dem Kontext der Situation, aber auch aus dem gesamten gesellschaftlichen und sozialen Rahmen der KommunikationspartnerInnen ergeben. Das Geschlecht ist einer der zentralen Faktoren, die diesen Rahmen prägen. Die folgenden Ausführungen beleuchten vor diesem Hintergrund Aspekte der geschlechtsbezogenen Unterschiede in der Kommunikation, mit besonderem Fokus auf die Arzt-Patienten-Kommunikation und deren Bedeutung für die Frauengesundheit.

Frauen kommunizieren anders. Dies gilt nicht nur für die verbale Kommunikation, sondern auch für weitere Bereiche wie beispielsweise die Körpersprache oder die Wahrnehmung und Wirkung kommunizierter Inhalte. **Unterschiede im Kommunikationsstil** von Frauen und Männern sind vielfach bekannt: beispielsweise geben Frauen mehr Information über sich selbst im Verlauf einer Kommunikation preis, haben einen wärmeren und engagierteren Stil in der nonverbalen Kommunikation und erleichtern dem Gegenüber das Mitteilen und den Austausch. Auch sollen Frauen eher darauf bedacht sein, den eigenen Status in den Hintergrund zu stellen, um „Augenhöhe" zu ermöglichen, im Gegensatz zu Tendenzen bei Männern, Statusdifferenzen zu wahren [3].

Die Kommunikation hat einen nicht unwesentlichen Anteil an den Geschlechtsunterschieden im Erleben und Geschehen von Krankheit und Gesundheit. Diese unterliegen nicht nur Prozessen der (Selbst- und Fremd-)Wahrnehmung, sondern auch der Äußerung, der (Selbst- und Fremd-)Bewertung und den resultierenden Rückmeldungen. Der Einfluss des Geschlechts auf diese Prozesse kann Frauen benachteiligen und gesundheitlich beeinträchtigen (s. ➤ Kap. 2.4). Genderstereotype spielen auf allen Ebenen der Kommunikation eine prägende, zu oft unerkannte Rolle (s. ➤ Kap. 1 „Frauengesundheit").

2.1 (Körper-)Sprache

Kommunikation geschieht über eine Vielzahl von Ausdrucksformen. Die verbale Kommunikation ist nur eine davon und scheint im Vordergrund zu stehen. Über andere Kanäle kommunizierte Inhalte können das Gesagte umdeuten. Menschen vermögen das Verhalten ihrer InteraktionspartnerInnen auch und gerade durch nonverbales Kommunizieren zu beeinflussen.

2.1.1 Nonverbale Ausdrucksformen

Frauen kommunizieren mehr nonverbal. Nicht nur Lächeln oder bestärkendes Nicken sind als Charakteristika eher dem weiblichen Kommunikationsstil zugeordnet, sondern auch die **Aufmerksamkeit gegenüber dem eigenen nonverbalen Verhalten** bzw. dessen Wirkung. Ob GesprächspartnerInnen der sprachlichen oder nicht-sprachlichen Ausdrucksform vertrauen bzw. wie sie sie interpretieren, hängt von zusätzlichen hinweisgebenden Faktoren und vom Kontext (e. g. kultureller Hintergrund; Ort und Zeit) ab [3].

Emotionen aufgrund des nonverbalen Verhaltens einer Person einzuschätzen, ist eine für das soziale Zusammenleben grundlegende Fähigkeit und eng verbunden mit psychischer Gesundheit und Wohlbefinden [4]. Die Treffsicherheit bei der Beurteilung emotionalen Ausdrucks wird zu den Komponenten interpersoneller Sensitivität und emotionaler Intelligenz gerechnet [5]. Bewegungen enthalten visuelle Information für viele alltägliche Aktivitäten und soziale Interaktionen.

Bewegungsmuster des Körpers unterstützen die soziale Kommunikation durch nonverbale Information über soziale Eigenschaften. Für das Verständnis von Unterschieden in Wahrnehmung und Bewertung ist von Bedeutung, dass die rechte Temporalregion des Gehirns nicht nur in die visuelle Analyse von Körperbewegungen involviert ist, sondern gleichzeitig auch ein wichtiger Knotenpunkt des „social brain", ein Netzwerk von Hirnregionen, beteiligt an den Prozessen des Verstehens („social cognition") *und* sozialer Interaktionen [6, 7, 8].

2.1.2 Wahrnehmung

Die Wahrnehmung von Absichten und Dispositionen aus Worten, Mimik oder Bewegungsmustern ist wesentlich für die Differenzierung von Situationen und moduliert jede Kommunikation. Die Fähigkeit zur Wahrnehmung weist Geschlechtsunterschiede auf. Während Frauen sich schwerer tun mit dem Erkennen von **Emotionen aus der Stimme,** zeigt sich bei Männern die umgekehrte Tendenz. Oft stehen Gesicht und Gesichtsausdruck im Mittelpunkt – die an der Beurteilung beteiligten Hirnprozesse sind Gegenstand intensiver Forschung (z. B [9]). Frauen scheinen bei der Deutung im Vorteil zu sein. Doch sind die Unterschiede differenzierter (Übersicht s. [10]): Frauen fällt es leichter, die in einem **Gesichtsausdruck gespiegelten Emotionen** wahrzunehmen. Bei Frauen sind an dieser Leistung offenbar verstärkt bilateral kortikale und subkortikale Hirnstrukturen beteiligt, sodass beide Hemisphären zur Erkennung beitragen.

Wie akkurat die Beurteilung ausfällt, hängt auch von der **Art der Emotion** ab. Frauen tun sich leichter mit dem Erkennen eines Gesichtsausdrucks, der Angst und Trauer/Traurigkeit vermittelt, Männer sind beim Erkennen von Ärger/Wut im Vorteil, insbesondere ausgedrückt von einem männlichen Gesicht. Frauen fällt die Einschätzung des Ausdrucks in einem weiblichen Gesicht leichter. Männer ihrerseits schenken dem Gesicht einer Frau mehr Aufmerksamkeit. Besonders Frauen nehmen den Anblick eines glücklichen Gesichts als angenehm wahr. Der Blick in ein trauriges Gesicht wird von einer Frau unangenehmer empfunden als von einem Mann.

Auch das **„Lesen" von Körpersprache** zeigt sich genderdifferent. Die Gehirne scheinen sich unterschiedlicher Strategien zu bedienen [6]. Frauen vermögen etwa sehr frühzeitig die zornige, bedrohliche Haltung eines männlichen Gegenübers wahrzunehmen; diskutiert wird, dass Störungen solcher Mechanismen der geschlechtsdifferenten Prädisposition für Erkrankungen zugrunde liegen könnten, bei denen u. a. die nonverbale Wahrnehmung und Kommunikation beeinträchtigt sind (e. g. Autismus, ADHS, Schizophrenie, Depression, Angst- und Essstörungen) [11, 12].

AUS DER FORSCHUNG

Emotionen machen einen Unterschied

In einer Untersuchung sollten gesunde Versuchsteilnehmende erkennen, ob eine an der Tür klopfende Person fröhlich, neutral oder wütend gestimmt war. In einer weiteren Studie wurden Emotionen anhand von Gangbewegung beurteilt. In beiden Fällen waren die Ergebnisse für Männer beim Erkennen fröhlicher Körpersprache besser als bei Frauen. Beim Erkennen neutraler und wütender Bewegungen waren die Frauen treffsicherer.

Mithilfe des bildgebenden Verfahrens Magnetenzephalografie (MEG) konnte bei Frauen eine frühere und höhere Aktivität über dem rechten Temporallappen nachgewiesen werden, einer Gehirnregion, in der sich die neuronalen Netzwerke für Bewegungswahrnehmung und Erkennen emotionaler Körpersprache überlappen. Bei Männern wurde eine spätere Gehirnaktivität über dem Frontalhirn aufgezeichnet, dort, wo sozial relevante Entscheidungen getroffen werden. Die Ergebnisse reflektieren Geschlechterunterschiede in kortikalen Prozessen bei der Verarbeitung visueller Information. Für Frauen scheint, so die Diskussion, die Antizipation von sozial relevanten Ereignissen von besonders hoher (u. a. biologischer, soziokultureller, ökonomischer) Bedeutung zu sein. Hingegen scheinen Männer die Akkumulation von mehr sensorischer Evidenz vorzunehmen, bevor sie zu einer sozial relevanten Entscheidung kommen [11, 12].

2.2 Wirkung von Information

Wie eine Information auf den Einzelnen wirkt, kann gesundheitliche Relevanz haben – nicht nur, wenn es sich um gesundheitsbezogene Inhalte handelt – und hängt von vielen Faktoren ab.

2.2.1 Variabilität in Vorwissen und Prädisposition

Der *„informed consent"* in seinen unterschiedlichen Erscheinungsformen ist zu einer zentralen Legitimation ärztlichen Handelns geworden [13]. Der Bedarf an und der Stellenwert von angemessener Information für die zur Mitentscheidung aufgerufenen PatientInnen und geeigneten, d. h. supportiven

Kommunikationsstrategien erhöhen sich in dem Maß, wie die Anforderungen an Kompetenz und Selbstbestimmtheit in Gesundheitsfragen zunehmen.

Information ist Teil des sozialen Kapitals in einer Gesellschaft (vgl. ➤ Kap. 1 „Frauengesundheit"). Den individuellen Anteil prägen u. a. Alter, Bildung und das Geschlecht [14]. Es besteht eine interindividuelle, gerade auch durch Genderfaktoren beeinflusste Variabilität in Aufklärungsbedarf, Vorwissen und Prädisposition für die Aufnahme von Information [15]. Die Voraussetzungen für eine entsprechend personalisierte Arzt-Patienten-Kommunikation zu schaffen, kommt vor dem Hintergrund, dass (Gesundheits-)Information in den Zugang zu und die Inanspruchnahme von Leistungen der Versorgung eingeht, dem Gesundheitssystem als Aufgabe zu [16].

2.2.2 Geschlechtsspezifische Unterschiede

MERKE

Aufnahme und Wirkung von Information zeigt eine Genderabhängigkeit.

Die Forschung hierzu steht noch am Anfang. Doch ist eine Reihe von Unterschieden bereits bekannt. Ein Beispiel hierfür ist die **Wirkung (gender-)stereotyper Aussagen,** wie sie im Alltag verbreitet vorkommen (e. g. *„Frauen können nicht einparken"*) [17]. Enthalten solche verallgemeinernden Mitteilungen eine negative Information, so vermindern sie die **Leistungsfähigkeit,** und diese Wirkung zeigt sich stärker ausgeprägt bei Frauen. Positive Aussagen hingegen verbessern das Abschneiden – bei beiden Geschlechtern.

Der Einsatz stereotyper Aussagen kann geschlechtsspezifische Effekte bei einer Aufgabe auslösen, bei der ohne geschlechtsbezogene Informationen keine Geschlechtsunterschiede vorkommen. Frauen reagieren mit einer besonders deutlichen Verschlechterung ihrer (sozio-)kognitiven Leistungsfähigkeit, wenn sie negative, ihr Geschlecht betreffende Informationen erhalten, selbst wenn die Aussagen indirekt negativ sind [18]. Eine verstärkte Hirnaktivierung zeigt sich in fMRT-Studien bei negativen Stereotypaussagen v. a. in Hirnregionen für die Affekt- und Exekutivkontrolle (*„stereotype threat"*: Übersicht s. [19]), bei positiven in aufgabenbezogenen Regionen [20].

2.3 Die Arzt-Patienten-Kommunikation

Nicht nur, aber besonders für die Gesundheit der Frau ergeben sich aus den Genderunterschieden in der Kommunikation vielfach Gefahren, teils Chancen.

2.3.1 Health Beliefs und Genderrolle

Frauen neigen dazu, mit Gesundheit *„Funktionieren können"* zu assoziieren. Die Verbreitung bestimmter subjektiver Gesundheitstheorien [21] – **Health Beliefs** – zeigt Unterschiede zwischen Frauen und Männern (s. ➤ Kap. 1 „Frauengesundheit"). Bleiben solche individuellen Vorstellungen von Gesundheit und Krankheit unergründet, kann die Kommunikation in die falsche Richtung verlaufen, bis hin zu problematischen Konsequenzen (z. B. Opioidepidemie [22]). Frauen sind eher bereit, psychosoziale Faktoren als Erklärung für einen Krankheitszustand heranzuziehen: *„weil ich gerade so viel Stress habe"*.

Die Falle: subjektiv gefärbte „Verharmlosungen" verleiten dazu, einer Schilderung von Symptomen nicht das nötige Gewicht beizumessen. Die Belege mehren sich, dass gerade Frauen davon betroffen sind, mit ihren Beschwerdeäußerungen und ihrer Symptomatik im medizinischen Versorgungssystem *„nicht ernst genommen"* und unzutreffend beurteilt zu werden [23]. Wenn auch *ein Teil* dieses Phänomens davon herrühren könnte, dass das für Frauen charakteristische Erscheinungsbild einer Erkrankung von der für Männer bekannten Symptomatik abweicht, bei den Frauen selbst und innerhalb der Gesundheitsprofessionen unzureichend bekannt ist und deshalb nicht korrekt erkannt wird (e. g. Herzinfarkt), bleiben gleichzeitig Effekte aus dem Einfluss diverser Genderstereotype wirksam.

Die an Frauen (und Männer) gestellten **Erwartungen im Krankheitsfall** sind durch **geschlechtsspezifische Rollenbilder** geprägt. Sie gehen in das Kommunizieren und Handeln von PatientInnen, Ärztinnen und Ärzten ebenso ein wie in deren gegenseitige Beurteilung *(e. g. Patientenzufriedenheit s. u.; Behandlungsbedürftigkeit, Zeitpunkt, Intensität und Wahl einer Medikation).* Beschwerdeäußerungen von Frauen werden beispielsweise eher als psychovegetative Störungen diagnostiziert und mit der Verordnung psychoaktiver Substanzen therapiert. Die Einschätzung der Schmerzen von PatientInnen und die Beurteilung ihrer Schmerzäußerung werden durch Merkmale des Beobachtenden und der Patientin/des Patienten beeinflusst: Bei Frauen, deren Vertrauenswürdigkeit gering erachtet wird, werden die Schmerzen als geringer und eher als übertrieben eingeschätzt – bei Männern hingegen nimmt, so eine aktuelle Studie, die Vertrauenswürdigkeit keinen Einfluss auf die Schmerzbeurteilung und die daran ausgerichteten Maßnahmen [24].

AUS DER FORSCHUNG

Schmerzmedikation – seltener und später

Eine prospektive Kohortenstudie untersuchte Art und Zeitdauer bis zum Einsatz einer Schmerzmedikation. Konsekutiv eingeschlossen wurden 981 PatientInnen, die sich mit akuten Abdominalschmerzen vorstellten. Bei vergleichbarem Schmerz-Score erhielten

2

weniger Frauen als Männer eine Schmerzmedikation (60 % vs. 67 %, 95 % Konfidenzintervall [95 %-KI] = 1,1 %–13,6 %). Frauen erhielten seltener ein Opioid (45 % vs. 56 %, Differenz 11 %, 95 %-KI = 4,1 %–17,1 %). Die Unterschiede persistierten nach Ausschluss geschlechtsspezifischer Diagnosen (47 % vs. 56 %, 95 %-KI = 2,5 %–16,2 %).
Auch nach Kontrolle für u. a. Alter, Triage-Stufe und Schmerz-Score war die Wahrscheinlichkeit, ein Schmerzmittel zu erhalten, für eine Frau 13–25 % geringer als für einen männlichen Patienten. Eine längere Zeit verstrich, bis Frauen ein Schmerzmittel bekamen (Median 65 min vs. 49 min) [25].

Frauen kommen in der Schmerzbehandlung oft zu kurz. **Gendereffekte** beeinflussen, so zeigt es eine Metaanalyse, wie die **Reaktionen auf Schmerz** ausfallen – von der Schmerzangabe an sich bis hin zur Handlungsbereitschaft, die einer Schmerzäußerung folgt [26]: Beispielsweise wurde die Schmerzintensität höher angegeben, sowohl von Frauen wie Männern, bei einer untersuchenden Person des jeweils anderen Geschlechts. Schmerz bei Frauen wird eher als „konstruiert oder übertrieben wahrgenommen" und abgetan [27]. Zu diesem Umstand tragen Ärztinnen und Ärzte sowie das nicht-ärztliche medizinische Personal (unterschiedlichen Geschlechts) gleichermaßen bei. Skalen können dabei unterstützen, die aus Gendereinflüssen resultierenden Effekte in der Kommunikation von Schmerz zu erhellen, genderstereotypische Zuschreibungen und Wertungen zu (e. g. *Gender Role Expectations of Pain Questionnaire;* [28]), bedürfen derzeit jedoch noch der (Weiter-)Entwicklung, beispielsweise in Orientierung an neuen Konzepten, die die verschiedenen Dimensionen von Geschlecht stärker integrieren. Es gilt den Effekten in bewusster Kommunikation entgegenzutreten:

„Ich hatte das Gefühl, dass sie mit mir dort anfing, wo ich gerade war. Ich habe mich nie beurteilt gefühlt – ich denke, in der Art wie zwei Menschen ein Gespräch führen, drückt sich der gegenseitige Respekt aus." [29]

Die in der Wissenschaft zunehmend erkannte systematische Benachteiligung von Frauen, die Schmerzen äußern, stellt ein ernstes Problem im Gesundheitswesen dar und ruft die Gesundheitsberufe zur Selbstreflexion auf (s. Infobox „Für die Praxis").

FÜR DIE PRAXIS

Zu den Aufgaben von Ärztinnen und Ärzten zählt es, geschlechtsbezogenen Rollenerwartungen entgegenzuwirken, die auf die (Frauen-)Gesundheit ungünstigen und die gesundheitliche Chancengleichheit diskriminierenden Einfluss nehmen. Die Wahrnehmung, wie Worte, Handlungen, Verhaltensweisen oder auch die Inhalte von Gesprächen Genderstereotype verfestigen oder ihnen entgegenzutreten vermögen, erfordert Achtsamkeit.

2.3.2 PatientInnenseitiges Verhalten

Auch die PatientInnen kommunizieren in geschlechtsspezifischer Weise mit ihren Ärztinnen und Ärzten. Hierzu sind besonders viele Forschungsfragen offen, etwa wie das nonverbale Verhalten von PatientInnen Einfluss nimmt auf das ärztliche Handeln oder Art und Inhalte der ärztlichen Fragen. Nonverbale patientInnenseitige Hinweise können wichtige Informationen für Diagnosefindung und Behandlungsentscheidungen enthalten.

Auch im Kontext der Arzt-Patienten-Beziehung begründet sich die interpersonelle Beurteilung zunächst zumeist in nonverbalen Hinweisen und aus dem Erscheinungsbild (s. a. [24]). Darüber hinaus neigen PatientInnen und Ärztinnen und Ärzte dazu, das Verhalten gegenseitig zu spiegeln [30]. Unterschiede im Kommunikationsverhalten von Ärztinnen und Ärzten beeinflussen das auf das ärztliche Gegenüber gerichtete Patientenverhalten.

Studien zeigten, dass das Kommunikationsverhalten von PatientInnen in ausgeprägtem Maß das **genderbezogene ärztliche Verhalten** aufnahm: Wie die Ärztinnen selbst, sprechen die Patientinnen mehr, machen häufiger positive Äußerungen, bringen eher psychosoziale Information und mehr partnerschaftlichen Austausch ein als Patientinnen von Ärzten. Obgleich Ärztinnen und Ärzte sich nicht darin unterschieden, wie viel an biomedizinischer Information sie vermittelten, ließen PatientInnen ihrerseits den Ärztinnen mehr biomedizinische Informationen und psychosoziale Inhalte über sich zukommen als Ärzten [31]. Die Bereitschaft zur Offenheit aufseiten der PatientInnen resultiert möglicherweise aus dem von Ärztinnen häufiger und aktiver angestrebten **Aufbau eines partnerschaftlichen Gesprächs** und dem **Einsatz von (non)verbalen positiven Verstärkern,** die Zuwendung vermitteln [29]. Patienten- und arztseitige Geschlechtsübereinstimmung scheinen viele der genannten Gendereffekte zu unterstreichen [3].

Patientinnen interpretieren verbale und nicht-verbale Kommunikation von Ärztinnen und Ärzten unterschiedlich. Widerspricht beispielsweise das Kommunikationsverhalten der weiblichen Genderstereotype, wird dies bei Ärztinnen eher als Ausdruck von Dominanz wahrgenommen, gleichartige Kommunikationsmerkmale bei einem Arzt hingegen nicht. Hinsichtlich der verbalen Inhalte gelten etwa fehlendes Übereinstimmen mit der patientInnenseitigen Meinung, Vorgaben oder eine Gesprächsführung durch Fragen bei Ärztinnen – eher als bei Ärzten – als dominantes Arztverhalten. Diese Einstellungen spiegeln sich in der Zufriedenheit (s. u.) [32]. Als Moderatoren dieser Effekte kommen neben dem Alter sozioökonomischer Status und Bildung in Betracht [33].

2.3.3 Welche Rolle spielt das ärztliche Geschlecht?

Dem ärztlichen Geschlecht kommt in der Kommunikation eine eigenständige Rolle zu. Die Muster, die sich in Studien zeigen, stimmen zunächst weitgehend überein mit dem, was aus der nicht auf die Arzt-Patienten-Beziehung bezogenen Literatur zu Genderunterschieden in der Kommunikation bekannt ist [3] (s. o.). Im Gespräch befassen sich Ärztinnen in höherem Ausmaß mit Inhalten, die den weiteren **Lebenskontext** der PatientInnen einbeziehen, der hinter den medizinischen Sachverhalten steht (vgl. ➤ Kap. 1 „Frauengesundheit“). **Psychosoziale Issues** werden durch entsprechendes Nachfragen und Beraten adressiert – Elemente, die der patientenzentrierten Gesprächsführung zugeordnet werden. In der Zusammenschau einer Metaanalyse zum Thema Arzt-Patienten-Kommunikation zeigen sich Allgemeinärztinnen stärker in dieser Kommunikationsform engagiert.

AUS DER FORSCHUNG

Kommunikationskompetenz bei Studierenden der Medizin

Eine longitudinale Studie, auf der Basis von 7 Semesterkohorten, untersuchte unterschiedliche kommunikative Fähigkeiten im Kontext der OSCE-Examina (OSCE = Objective Structured Clinical Examination). Die studentische Selbstbewertung und die externe patientenseitige Wahrnehmung wurden mithilfe von Fragebogen zu den Dimensionen Empathie, Gesprächsstruktur, verbaler Ausdruck und nonverbale Kommunikation erhoben.

Über alle Wertungen hinweg, in der Selbst- und Fremdwahrnehmung, zeichnete sich ein signifikanter Unterschied zugunsten der Studentinnen ab. Die Ergebnisse der Medizinstudenten verschlechterten sich in der externen Wahrnehmung zudem über die betrachteten Jahre, und zwar bezüglich aller Dimensionen [34].

In einer ähnlichen Studie fielen die *Selbst*einschätzungen der Studierenden zur Dimension Empathie über die Jahre zunehmend besser aus, während gleichzeitig die Werte in der *Fremd*einschätzung abfielen [35].

Zeitdruck scheint die Unterschiedlichkeiten in den Kommunikationsstilen zu verstärken. Die psychosozialen Anteile der Kommunikation zu reduzieren fällt offenbar besonders Ärztinnen schwer, sie dokumentieren auch anteilig mehr psychosoziale Diagnosen. Die Studien belegten für die Allgemeinmedizin keine Unterschiede in allgemeiner sozialer Kommunikation. Das ärztliche Geschlecht zeigte sich auch nicht assoziiert mit Unterschieden beim Erfassen und Bereitstellen von biomedizinischer Information (e. g. Diskussion der Diagnose, Prognose, Behandlungsprozesse) oder in der Art und Weise der Vermittlung oder Qualität dieser Inhalte. Für andere Fachgebiete zeichnete die Metaanalyse teils ein von der Allgemeinmedizin abweichendes Bild. Sehr persönliche Inhalte, etwa zur Partnerschaft, wurden im Bereich der Allgemeinmedizin eher bei Ärztinnen vorgetragen, anders verhielt es sich in der Frauenheilkunde [3, 31].

2.4 Kommunikation und Outcome

Trotz des Interesses, das den Einflüssen des ärztlichen Geschlechts hinsichtlich des medizinischen Versorgungsprozesses zukommt, ist die Studienlage zu den Effekten kommunikativer Fähigkeiten von Ärztinnen und Ärzten auf das Outcome begrenzt, zumeist wird die Patientenzufriedenheit fokussiert.

2.4.1 Patientenzufriedenheit

Untersuchungen zum Einfluss des ärztlichen Geschlechts und Kommunikationsstils auf die Patientenzufriedenheit zeigen geschlechtsspezifische Besonderheiten auf. Beide Faktoren haben ihre je eigenen Wirkungen, die sich jedoch in der Kommunikation überlappen und gegenseitig beeinflussen. Die **Wahl des Kommunikationsstils** wirkt sich genderdifferent auf die Patientenzufriedenheit aus. Zum einen besteht eine Abhängigkeit von der Geschlechterpaarung in der dyadischen Situation der Arzt-Patienten-Kommunikation, so die Forschung [36]: Hohe Patientenzufriedenheit zeigte sich insbesondere dann, wenn das nonverbale Verhalten der Ärztin dem der weiblichen **Rollenerwartung** entsprach (beispielsweise mehr Blickkontakt, sanftere Stimmen, weniger „In-die-Akten-Schauen“, weniger interpersonelle Distanz, wenig ausladende Gestik). Im Besonderen führt ein zum weiblichen Rollenbild kongruenter Kommunikationsstil zu einer höheren Zufriedenheit, wenn eine Patientin eine Ärztin konsultiert.

Hingegen minderte e. g. ein distanzierteres Verhalten, Sprechen mit lauterer Stimme oder ein dozierendes Mitteilen die patientenseitige Zufriedenheit nicht, wenn es sich um einen Arzt handelte und dieser der männlichen Rollenerwartung entsprach. **Gesprächsunterbrechungen** durch Ärztinnen, im Sinne eines vertiefenden Nachfragens während einer Schilderung, waren mit mehr Patientenzufriedenheit assoziiert. Unterbrechungen durch Ärzte hingegen fanden negative Beurteilung.

MERKE

Patientenzufriedenheit hängt mit dem ärztlich-medizinischen Handeln zusammen, aber auch mit **(stereotypen) Erwartungen,** die PatientInnen (mit unterschiedlichen Charakteristika wie Gesundheitsstatus oder Soziodemografie) an Ärztinnen und Ärzte herantragen.

Das zugrunde liegende medizinische Problem scheint die Beurteilungen eher nicht zu berühren [33]. Der Einfluss einer Genderkonkordanz auf die Patientenzufriedenheit zeigt sich in Studien uneinheitlich: Manche belegen mehr Zufriedenheit im Fall der Übereinstimmung der Geschlechter in der Arzt-Patienten-Dyade, andere weisen in die gegenteilige Richtung [37].

Authentizität in der arztseitigen nonverbalen Kommunikation ist mit mehr Patientenzufriedenheit assoziiert. **Zuwendung** vermittelndes nonverbales Verhalten kann die Zufriedenheit erhöhen, zudem weitere Outcomeparameter günstig beeinflussen (s. u). Wiederum hängt die Wirkung des nonverbalen Verhaltens auch von persönlichen Eigenschaften des Behandelnden ab – nicht zuletzt vom Geschlecht. Wie gut eine Ärztin/ein Arzt die nonverbalen Äußerungen der PatientInnen zu beurteilen vermag, prägt Zufriedenheit und Adhärenz [37].

Eine wachsende Zahl an Beobachtungsstudien belegt weder einen systematischen Bias gegen Ärztinnen noch deren patientenseitige Bevorzugung. Für die Allgemeinmedizin zeigte sich weder hinsichtlich des patientenseitigen Vertrauens in die medizinische Beurteilung und Behandlung noch der Patientenzufriedenheit ein signifikanter negativer Gendereffekt gegen Ärztinnen [38]. Gleichgerichtetes besagen umfangreiche Surveys zur Patientenzufriedenheit [39]. Hinweise auf einen Vorzug beruhten eher auf geschlechtsspezifischen Besonderheiten im Kommunikationsstil der Ärztinnen [40].

2.4.2 Weitere Ergebnisparameter

Zur Outcomerelevanz gibt es außerhalb der Untersuchungen zur Patientenzufriedenheit weniger Evidenz, doch einzelne richtungsweisende Beobachtungen. Dabei interessiert das ärztliche Geschlecht als mögliche Ursache für interpersonelle Unterschiede in der medizinischen Praxis nicht zuletzt im Verbund mit Überlegungen, dass Ärztinnen durch ihren Kommunikationsstil und ein anders geartetes therapeutisches Umfeld die Gesundheitsförderung unterstützen: Ärztinnen widmen sich beispielsweise mehr der **präventiv ausgerichteten Beratung** allen PatientInnen gegenüber, und beraten besonders Frauen mehr zu **geschlechtsspezifischen Vorsorgeuntersuchungen** als Ärzte, erkennen eher **psychosoziale Problemlagen** und gehen sie an [41].

FÜR DIE PRAXIS

Das besondere Potenzial eines auf Austausch ausgerichteten Kommunikationsstils, der auch (affektive) Reaktionen wahrnimmt und aufgreift, liegt im Erfassen und Unterbrechen von negativen Spiralen in den Interaktionsmustern [29, 30]. Der derzeitige Wissensstand stellt die Bedeutung von Authentizität und die Kompetenz zur Reflexion des eigenen Kommunikationsstils und dessen Wirkungen in den Vordergrund. Ergänzt um das Wissen, dass die PatientInnen ihren Ärztinnen und Ärzten unterschiedliche, genderspezifische Erwartungen entgegenbringen, und Art und Weise, wie Information vermittelt wird, Einfluss auf das Outcome nimmt, resultiert eine Bewusstheit dahingehend, dass Kommunikation Chancen *und* Gefahren in sich trägt.

In den Genderunterschieden schlagen sich auch die Effekte eines patientenzentrierten Kommunikationsstils nieder, der mehr bei Ärztinnen beobachtet wird, und nicht zuletzt in der Themenwahl, der Kontext- und Lösungsorientierung Ausdruck findet [29].

Eine **unzulängliche Kommunikation** wird zunehmend als eine der **Ursachen für ein ungünstiges Outcome** und **Fehler in der Gesundheitsversorgung** wahrgenommen [42]. Ein nonverbaler Kommunikationsstil beispielsweise, der die Übermittlung eines medizinischen Fehlers in emotional unbeteiligter Weise erscheinen lässt, kann dem patientenseitigen Coping und einem versöhnlichen Ausgang entgegenstehen. Darüber hinaus erhöht sich die Wahrscheinlichkeit einer medizinjuristischen Auseinandersetzung [43].

Ein **distanziertes Verhalten** in einer therapeutischen Situation (e. g. kein Lächeln, Wegschauen) zeigte sich *negativ assoziiert* mit der physischen und psychischen Leistungsfähigkeit der PatientInnen [44]. Mehr Blickkontakt erhöhte die Wahrscheinlichkeit, dass psychosoziale Probleme und pathologiefördernde Stresssituationen in der allgemeinärztlichen Praxis erkannt wurden [45, 46].

Zwischen gesunden und kranken Frauen sind Unterschiede bei der Wirkung von Information in Rechnung zu stellen. In der Arzt-Patienten-Kommunikation wird den PatientInnen im Laufe einer Erkrankung eine Vielzahl negativer Informationen bezogen auf die eigene Gesundheit übermittelt [49]. Die Forschung belegt eine genderabhängige Wirkung von Information (s. ➤ Kap. 2.2). Intra-Gender-Untersuchungen mit Frauen heben hervor, dass negative Information Patientinnen noch stärker *„trifft"* als gesunde Frauen [50]. Brustkrebspatientinnen tragen ein signifikant erhöhtes Risiko, dass negative Information ihre kognitive Leistung und sozialkognitive Fähigkeiten beeinträchtigt [51]. Diese Erkenntnisse sind Outcome-relevant:

AUS DER FORSCHUNG

Wirkung negativer Information – Brustkrebspatientinnen sind stärker betroffen

Die Aufgabenstellung beim Bilderordnen-Kognitionstest (Teil des Wechsler-Intelligenztests für Erwachsene, WIE [47]), nämlich Bilderserien, die kleine Geschichten erzählen, jeweils logisch in der richtigen Reihenfolge zu legen, fordert visuelle-kognitive, soziale und kognitive Kompetenzen. Weibliche und männliche gesunde ProbandInnen sowie Brustkrebspatientinnen unterzogen sich diesem Test, wobei der Durchführung der Aufgabe unterschiedliche Mitteilungen vorausgingen. Diese waren entweder eine geschlechtsneutrale Standardinformation oder eine explizit negative geschlechtsbezogene stereotype Information

(„Männer [bzw. Frauen] sind immer besser bei dieser Aufgabe"). Das erzielte Leistungsniveau wird ausgedrückt durch den Bilderordnen-Testwert.
Patientinnen schnitten schlechter ab als gesunde Frauen *ohne* Information, als gesunde Männer *mit* solcher Information und als gesunde Frauen *mit* entsprechender Information [48].

FÜR DIE PRAXIS

Kognition spielt bei Entscheidungen, wie sie beispielsweise beim Informed Consent vor den grundlegenden diagnostischen und therapeutischen Schritten im Verlauf eines Patientenwegs gefordert sind, eine wichtige Rolle.
Darüber hinaus stellen Kognition und **soziokognitive Leistungen** zentrale Anteile im **Copingprozess** dar – und damit bei der Krankheitsbewältigung [52].

Die Ergebnisse unterstreichen den Bedarf an geschlechtsspezifischen und individualisierten Kommunikationsstrategien, die ärztlicherseits diese Wirkungen in Rechnung zu stellen vermögen – beispielsweise bei der eine Entscheidung vorbereitenden Kommunikation und der Begleitung danach. Bei PatientInnen können negative, ihre Gesundheit betreffende Informationen eine Bedrohung auslösen *(„diagnosis threat")* [53, 54].

Die Forschung gibt Hinweise, dass **„diagnosis threat"**, **„stereotype threat"** und **„gender-stereotype threat"** (s. ➤ Kap. 2.2.2) in vergleichbarer Weise eine beeinträchtigende Wirkung zeigen könnten [55]. Basierend auf dem theoretischen Konzept des *„diagnosis threat"* arbeitet die Forschung beispielsweise bereits an neuen Konzepten von Assessment und Management der kognitiven Beeinträchtigungen bei Hirntraumata [19]. Solche Anstrengungen hin zu neuen Unterstützungsstrategien mithilfe der Arzt-Patienten-Kommunikation [56, 57] weisen diese als Handlungs- und Forschungsfeld der Zukunft aus (s. ➤ Kap. 10 „Ausblick").

Auch **Art und Weise** sowie die **Umstände der Informationsweitergabe** machen für Perzeption und Wirkung einen Unterschied. Das belegen die Placebo- und Nocebo-Forschung mit Blick auf Behandlungs- und Arzneimittelwirkungen [58, 59]. Die Umstände von Informationsbereitstellung können Auswirkung zeigen, die bis hin zu Langzeiteffekten auf die Lebensqualität reichen [60, 61]. (Vor-)Informationen über ein Krankheitsbild können zu einem Phänomen beitragen, das u. a. auf das Auftreten von Nebenwirkungen oder Komplikationen Einfluss nimmt (u. a. in der Diskussion: *„chemobrain"* [62, 63]). Offen bleibt bei allen diesen Wirkungen bzw. Assoziationen bislang, wodurch und wie sie vermittelt werden [64].

„Teachable moments" sind die besondere Chance in der Arzt-Patienten-Kommunikation. Dieses sozialwissenschaftliche Konzept (Capability Opportunity Motivation Behaviour Framework) hebt darauf ab, dass in der Kommunikation Momente entstehen und durch entsprechende kommunikative Kompetenz auch bewusst geschaffen werden können, die Menschen für Erkenntnisse und gesundheitliche Veränderungen besonders offen und eine gesundheitsfördernde Kommunikation möglich machen [65, 66]. Die Schwangerschaft beispielsweise stellt ein ganzes Zeitfenster dar für eine besondere Bereitschaft zu Verhaltensänderungen, die sich auf die Gesundheit lebenslang auswirken – die Gesundheit der Mutter, des Kindes und der familiären Gemeinschaft. Weitere in ➤ Kap. 6 „Besondere Lebenslagen" beleuchtete Situationen und Transitionsphasen können gleichfalls Chancen für gesundheitliche Veränderungen eröffnen.

Die Literatur finden Sie online unter diesem Link: https://else4.de/mht

KAPITEL

3 Endokrinologie/hormonelle Gesundheit und gynäkologische Infektionen in unterschiedlichen Lebensphasen

3.1 Kindes- und Jugendalter

Kernaussagen

- Die Pubertät ist die Lebensphase, in der sich die sekundären Geschlechtsmerkmale ausbilden und die sexuelle Reifung und Reproduktionsfähigkeit erlangt werden.
- Die Entwicklung der Geschlechtsidentität umfasst neben körperlichen auch psychosoziale Aspekte.
- Pubertätsbeginn und -verlauf werden durch die Entwicklung der sekundären Geschlechtsmerkmale nach den Tanner-Stadien eingeteilt.
- Der Beginn der Pubertät tritt zumindest in der Thelarche im Vergleich zu Daten von vor einigen Jahrzehnten immer früher ein.
- Der normale Menstruationszyklus gliedert sich in Follikelphase, die Ovulation und die Lutealphase.
- Blutungsstörungen sind definiert als Störungen des Zeitpunkts, der Häufigkeit und der Stärke einer Blutung aus der Gebärmutter und stellen Abweichungen von der regelmäßigen Menstruationsblutung dar.
- Blutungsstörungen im Jugendalter können folgende Formen zeigen:
  - primäre Amenorrhö,
  - sekundäre Amenorrhö,
  - juvenile Dauerblutung,
  - Dysmenorrhö.

3.1.1 Menarche und Pubertät

Stephanie Hübner, Kristin Katharina Rall

MERKE

Die Pubertät ist die Lebensphase, in der sich die sekundären Geschlechtsmerkmale ausbilden und die sexuelle Reifung und Reproduktionsfähigkeit erlangt werden.

Darüber hinaus kommt es zu kognitiven und psychosozialen Veränderungen.

Für eine physiologische Pubertät sind die Anlage des Eizellpools in der Embryonalphase, das regelrechte Vorliegen der primären Geschlechtsorgane und die Funktionalität der Hormonsysteme (peripher und zentral) eine wesentliche Voraussetzung. Störungen auf Ebene des Hypothalamus, der Hypophyse oder der Gonaden führen zu einem Ausbleiben, einem verzögerten oder verfrühten Einsetzen der Pubertät.

Die Hypothalamus-Hypophysen-Gonaden-Achse ist nach der Neugeborenenphase und dem Abfall der mütterlichen Hormone, während der Kindheit bis zum Eintritt der Pubertät inaktiv, da die GnRH-Sekretion inhibiert wird. Überwiegen exzitatorische (auslösende; z. B. Kisspeptid, Neurokinin B u. a.) die inhibitorischen (hemmenden) Einflüsse, wird eine pulsatorische GnRH-Sekretion zugelassen, und es kommt in der Folge zur Erhöhung der gonadalen Steroide (aus der Hirnanhangsdrüse) und Aktivierung ihrer Rezeptoren an den Erfolgsorganen (in diesem Fall der Eierstöcke) [1].

Die physiologische Pubertät folgt dann einem zeitlich in sich geregelten Ablauf, der körperliche Veränderungen neben der Ausbildung der sekundären Geschlechtsmerkmale den Eintritt der ersten Regelblutung und Verhaltensänderungen umfasst.

AUS DER FORSCHUNG

Familiäre, genetische und neuroendokrine Faktoren beeinflussen den Startzeitpunkt der Pubertät.

FÜR DIE PRAXIS

Der Eizellpool, die Geschlechtsorgane und die Funktionalität der hormonellen Regelkreise sind Voraussetzung für einen ungestörten Pubertätsverlauf.

Pubertätsbeginn bei Mädchen

Der Pubertätsbeginn sowie -verlauf wird durch die Entwicklung der sekundären Geschlechtsmerkmale und ihre Einteilung nach den **Tanner-Stadien** (Sexual Maturity Rating, SMR) dokumentiert.

Der physiologische Start der Pubertät zeigt sich im Alter zwischen 8 und 13 Jahren mit dem Ausknospen der Brust unter der Areola (Brustwarzenvorhof). Diese erste Veränderung wird **Thelarche** genannt und entspricht dem Tanner Stadium B2 (➤ Tab. 3.1).

Die **Pubarche** (Beginn des Auftretens von Pubesbehaarung, Tanner-Stadium P2, ➤ Tab. 3.2) manifestiert sich im Mittel mit $10{,}5 \pm 1{,}7$ Jahren bei Mädchen europäischer Herkunft [3].

Tab. 3.1 Entwicklung der weiblichen Brust (nach Marshall und Tanner 1969 [2])

B1	Präpubertäre Brust (kein tastbarer Drüsenkörper)
B2	Brustknospung, **Thelarche,** Vorwölbung im Bereich der Mamille
B3	Zunehmende Brustvergrößerung, der Durchmesser ist größer als die Mamille, die Areola hebt sich nicht von der Brustkontur ab
B4	Weitere Vergrößerung von Brust und Areola, beginnende Pigmentierung, Areola hebt sich von Brust ab
B5	Stadium der reifen Brust; Areola wieder im Brustniveau

Tab. 3.2 Pubarche (nach Marshall und Tanner 1969 [2])

P1	Präpubertärer Zustand (keine Pubesbehaarung)
P2	Beginn der Pubesbehaarung, **Pubarche,** wenige gerade, längere, kräftigere Haare im Bereich der großen Labien
P3	Zunehmende Behaarung, mehr gekräuselte, auch dunklere Haare, auch am Mons pubis
P4	Kräftige Behaarung im Bereich des Mons pubis
P5	Nach oben horizontal begrenzte, dreieckig geformte adulte Behaarung mit Ausdehnung auf die Oberschenkelinnenseite
P6	Eventuell auch Ausdehnung der Behaarung bis zur Linea alba und Überschreitung der horizontalen Grenze

Zunächst zeigt sich eine zarte Behaarung, die sich über Stadium P2 und P3 bis zu P4 wandelt, in etwa zu dem Zeitpunkt des Eintritts der ersten Regelblutung, der **Menarche.** Das mittlere Alter der ersten Periodenblutung (**Menarche**) liegt bei 13,1 Jahren [1].

Weitere körperliche Veränderungen im Verlauf der weiblichen Pubertät sind in ➤ Tab. 3.3 dargestellt.

Tab. 3.3 Weitere körperliche Veränderungen im Verlauf der weiblichen Pubertät

Knochensystem	• pubertärer Wachstumsschub durch Östrogene (maximale Geschwindigkeit im Tanner-Stadium B2–3) • nach der Menarche nur noch begrenztes Wachstumspotenzial • Zunahme des Knochenumbaus während der Pubertät [4] • Erreichen der maximalen Knochenmasse im Alter von 15–16 Jahren [5]
Körperbau	• Zunahme der Muskelmasse • Zunahme der relativen Fettmasse
Äußeres Genitale	• Zunehmender Östrogeneinfluss führt zu stärkerer Vaginalsekretion, Vergrößerung der Klitoris, der kleinen und großen Labien
Axillabehaarung	• Entwicklung nach oder parallel zur Pubarche
Talgdrüsenausreifung	• durch Androgeneinfluss • Begünstigung von Seborrhö und Akne

Säkularer Trend

Es kann ein säkulärer Trend beobachtet werden, dass der Beginn der Pubertät im Vergleich zu Daten vor einigen Jahrzehnten immer früher eintritt [6, 7, 8]. Eine physiologische Variabilität und viele andere Faktoren können an dieser Veränderung beteiligt sein [8, 9]. Hierbei sind Adipositas und Übergewicht in der Kindheit mit einem verfrühten Eintritt der Menarche assoziiert [8–11]. In diesem Zusammenhang haben die weltweit steigenden Prävalenzen für Adipositas und Übergewicht in allen Altersklassen eine große Bedeutung. Faktoren, die dies begünstigen, sind kalorienreiche Ernährung, Fast Food, verminderte körperliche Aktivität und auch verändertes Freizeitverhalten zugunsten eines hohen Medienkonsums mit hoher körperlicher Passivität [8–11].

Anzunehmen sind des Weiteren endokrine Disruptoren wie BPA (Bisphenol A), Pestizide u. a., die an diesen Veränderungen über eine Interaktion mit dem Fettgewebe, den endokrinen Drüsen oder auch mit dem zentralen Nervensystem [11] beteiligt sein können.

AUS DER FORSCHUNG

Eine zunehmende Vorverlagerung der Thelarche bei zumindest in Deutschland weitgehend stabilem Menarchealter ist in den letzten Jahrzehnten beschrieben worden.
Adipositas und Übergewicht in der Kindheit sind neben anderen Faktoren mit einer frühen Pubertät assoziiert.

3.1.2 Entwicklung der Geschlechtsidentität

Sahra Steinmacher, Kristin Katharina Rall

Die Entwicklung der Geschlechtsidentität umfasst neben körperlichen auch psychosoziale Aspekte.

Sie beginnt mit Festlegung des **chromosomalen Geschlechts,** welche bei der Befruchtung der Eizelle erfolgt. Dieses genetische Geschlecht führt zur Ausprägung der anfänglich gleich (bipotent) angelegten Keimdrüsen in männliche oder weibliche Geschlechtsmerkmale und im weiteren Verlauf der Entwicklung zu biologischen Entwicklungsschritten wie etwa hormonellen Veränderung im Rahmen der Pubertät.

Liegt ein normaler männlicher Chromosomensatz (46,XY) vor, wird durch das Anschalten bestimmter Gene eine Entwicklungskaskade gestartet, die bis zur 7. Woche nach Empfängnis zur Ausprägung der Hoden führt. Andere Gene wiederum sorgen bei Vorliegen eines weiblichen Chromosomensatzes (46,XX) für die Entwicklung von Eierstöcken.

Das Vorliegen von weiblichen oder männlichen Keimanlagen wird als **gonadales Geschlecht** bezeichnet [1].

Die geschlechtliche Differenzierung, also die Ausprägung der Genitalorgane, erfolgt mittels An- oder Abwesenheit der Hormone Testosteron und Anti-Müller-Hormon (AMH), die in den Zellen der Hoden gebildet werden. Bei beiden Geschlechtern liegen zu Beginn doppelte Geschlechtsanlagen, die sog. Wolff- und Müller-Gänge, vor. Aus diesen entwickeln sich später die Geschlechtsorgane.

Durch Testosteron entwickeln sich die Wolff-Gänge bei Jungen aktiv zu Samenleitern, Nebenhoden, Samenbläschen und Prostata. Auch die Entwicklung der äußeren Geschlechtsorgane aus der anfänglich gleich angelegten äußeren Genitalanlage erfolgt durch den Einfluss von Testostern. Es bilden sich Penis, Schwellkörper und Hodensack aus.

Bei Mädchen kommt es durch die Abwesenheit der Hoden und damit der Hormone Testosteron und Anti-Müller-Hormon zur Zurückbildung der Wolff-Gänge. Stattdessen entwickeln sich die Müller-Gänge zu Eileitern, Gebärmutter und dem oberen Drittel der Vagina. Aus dem anfänglich indifferenten Genitalhöcker entwickeln sich die äußeren weiblichen Geschlechtsorgane.

Das Erscheinungsbild des äußeren und inneren Genitals wird als **phänotypisches Geschlecht** bezeichnet.

FÜR DIE PRAXIS

Die Entwicklung des männlichen Genitales folgt einem aktiven testosteronabhängigen Prozess. Die Ausbildung der weiblichen Geschlechtsorgane erfolgt vorwiegend passiv aufgrund des Fehlens von Androgenen. Üblicherweise stimmen chromosomales, gonadales und phänotypisches Geschlecht überein.

AUS DER FORSCHUNG

Neben den Genitalorganen unterliegt auch das Gehirn geschlechtsspezifischen Entwicklungen. So zeigen tierexperimentelle Untersuchungen einen Einfluss von Testosteron auf die geschlechtsspezifische Entwicklung bestimmter Gehirnareale, welche mit geschlechtsspezifischen Verhaltensänderungen, wie etwa dem Paarungsverhalten, in Verbindung gebracht werden [2]. Neben hormonellen Einflüssen zeigen Studien jedoch auch genetische Mechanismen, die Einfluss auf die Gehirnentwicklung nehmen, bevor überhaupt die Geschlechtsentwicklung beeinflusst wird [3].

FÜR DIE PRAXIS

Als Geschlechtsidentität ist die eigene Überzeugung einer Person definiert, einem bestimmten Geschlecht zugehörig zu sein. Dies kann eine männliche, eine weibliche, oder auch eine Identität zwischen den Geschlechtern sein.

Das geschlechtsspezifische Verhalten von Mann und Frau unterliegt soziokulturellen Einflüssen wie Verhaltensweisen, Charaktereigenschaften und Interessen, die als typisch weiblich oder männlich gelten. Die sexuelle Orientierung markiert hierbei die bevorzugte Wahl eines Sexualpartners.

Neben der Geschlechtsidentität tragen ebenso die sexuelle Orientierung und die Geschlechtsrolle zur psychosexuellen Entwicklung des Menschen bei.

3.1.3 Menstruation

Stephanie Hübner, Kristin Katharina Rall

Definition

Der weibliche Zyklus stellt die Grundlage für eine natürliche Konzeption dar. Er setzt ein funktionierendes Zusammenspiel der Hypothalamus-Hypophyse-Ovar-Achse und eine ausreichende ovarielle Reserve voraus und gliedert sich in die **Follikelphase,** die **Ovulation** und die **Lutealphase.**

Hierbei gilt der 1. Tag der Menstruation als 1. Zyklustag und Start der Follikelphase. Der normale weibliche Zyklus unterliegt einer großen Schwankungsbreite [1], im Idealfall dauert er 28 Tage.

Eizellpool

Bereits in der Pränatalperiode werden mehrere Millionen an Eizellen in den Ovarien eingelagert, die nach der Geburt in eine Ruhephase übergehen. Ein ständiger Verlust an Eizellen durch Atresie ist physiologisch. Bereits zum Zeitpunkt der Geburt sind ca. 80 % aller ursprünglich vorhandenen Follikel zugrunde gegangen, beim Eintritt in die Pubertät sind es ca. 95 % [2].

Die Frühformen der Follikel (Primordialfollikel, Primärfollikel, Sekundärfollikel) und ihre Umwandlung geschehen unabhängig vom Zyklusgeschehen des Menstruationszyklus.

Ab dem Stadium des späten Sekundärfollikels mit Übergang zum Tertiärfollikel bildet sich ein innerer Hohlraum (Antrum) im Follikel. In diesem Stadium erfolgt eine Vaskularisierung und damit eine erhöhte Empfindlichkeit für Gonadotropine. Antrale Follikel können sonografisch erfasst werden (antraler Follicle Count; AFC).

In der Theka-interna-Zellschicht werden Androgene synthetisiert. Diese können schließlich von der Aromatase der Granulosazellen durch Aromatisierung in Östradiol umgewandelt werden.

Das präovulatorische Stadium des Tertiärfollikels nennt man Graaf-Follikel.

FÜR DIE PRAXIS

Der Eizellpool wird bereits in der Embryonalphase angelegt und durch komplexe Auswahlprozesse bis zur Geburt um 80 % und schließlich zum Pubertätseintritt um 95 % reduziert. Eine Neubildung von Follikeln ist nicht möglich.

3

Die Zyklusphasen

Follikelphase

Durch die Ausschüttung von FSH (follikelstimulierendes Hormon) reift eine Kohorte von Sekundär- und Tertiärfollikeln im Ovar heran [3].

Ab dem 7. Zyklustag kommt es zur Ausbildung des dominanten Follikels, der eine hohe Anzahl an Granulosazellen besitzt. Diese wiederum sezernieren durch eine hohe Aktivität der Aromatase stetig zunehmend Östradiol, dies führt auch zu einem typischen Östradiolanstieg im Blut.

Des Weiteren bilden die Granulosazellen des dominanten Follikels Inhibin, das wiederum die FSH-Produktion hemmt. Dies hat zur Folge, dass sich nur der am weitesten gereifte Follikel als autonomer Follikel weiter entwickeln kann. Die restliche Kohorte der gereiften Follikel wird atretisch. Der autonome Follikel reift über das Stadium des Sekundär- und Tertiär- zum Graaf-Follikel heran.

Ein reifer Follikel erreicht einen Durchmesser von ca. 20 mm und ist sonografisch sehr gut darstellbar.

Periovulatorische Phase und Ovulation

Die Ausreifung der Eizelle im Follikel führt zum stetigen Anstieg der Estradiolkonzentration im Blut. Überschreitet dieser Wert eine individuelle Schwelle, kommt es über einen positiven Feedback-Mechanismus zu einer hypophysären LH-Ausschüttung, dem präovulatorischen LH-Anstieg [4]. Dieser ist durch handelsübliche Urintests messbar (Ovulationstest).

LH trägt zur abschließenden Reifung der Eizelle bei (Komplettierung der ersten Reifeteilung).

MERKE
Etwa 24–36 Stunden nach dem messbaren LH-Anstieg kommt es zu 90 % der Ovulationen.

Lutealphase

Der reife Follikel (Graaf-Follikel) ist proteolytisch eröffnet, seine freigesetzte Eizelle wird im optimalen Fall aktiv durch den Fimbrientrichter in die Tube aufgenommen. Die Eizelle ist dann für ca. 12 bis maximal 24 Stunden befruchtungsfähig.

Der zurückbleibende Follikel wandelt sich in das Corpus luteum um, das nunmehr Progesteron synthetisiert und sezerniert. Dieses ist für die typischen Veränderungen der 2. Zyklusphase verantwortlich [5].

Über einen negativen Feedback-Mechanismus wird ein Absinken der hypophysären FSH- als auch der hypothalamischen GnRH-Sekretion bewirkt.

Kommt es zur Befruchtung der Eizelle, bildet der Throphoblast humanes Choriongonadotropin (hCG), das das Corpus luteum bis zur ca. 12. SSW weiter unterhält.

Tritt keine Fertilisation ein, geht das Corpus luteum nach ca. 12–14 Tagen durch Apoptose zugrunde [6]. Durch den resultierenden Progesteronabfall ist eine erneute FSH-Freisetzung möglich, und ein neuer Zyklus beginnt.

FÜR DIE PRAXIS
Schwankungen der Zykluslänge sind üblicherweise durch eine verkürzte bzw. verzögerte Follikelreifung in der Follikelphase bedingt [7, 8]

Der normale Menstruationszyklus bei Erwachsenen

- Zykluslänge 24–38 Tage.
- Abweichungen der Zyklusdauer von maximal 7–9 Tagen.
- Blutungsmenge von maximal 80 ml pro Zyklus.
- Blutungsdauer von maximal 8 Tagen.

Der normale Menstruationszyklus in der Adoleszenz

- Bis 2 Jahre dauernde Abweichungen vom „normalen" Menstruationszyklus.
- Zykluslänge 21–45 Tage.
- Menarche durchschnittlich bei 12,3 Jahren und 49 kg Körpergewicht.

PATIENTINNENBERATUNG
Die mittlere Konzeptionswahrscheinlichkeit pro Zyklus liegt zwischen 28 und 35 % [9, 10].

Weitere Veränderungen des Körpers durch den Menstruationszyklus fasst ➤ Tab. 3.4 zusammen.

3.1.4 Blutungsstörungen im Jugendalter

Constanza Anahí Pontones, Patricia G. Oppelt

Einleitung

Die Menarche und das Ausreifen eines regelmäßigen Menstruationszyklus stellen wichtige Meilensteine im Leben einer Frau dar. In den ersten Jahren nach erfolgter Menarche können aufgrund von Störungen im Reifungsprozess der Hypothalamus-Hypophysen-Gonaden-Achse Blutungsstörungen auftreten. Diese sind neben der Kontrazeptionsbera-

Tab. 3.4 Weitere Veränderungen des Körpers durch den Menstruationszyklus (modifiziert nach [11])

Organ	Follikelphase	Lutealphase
Endometrium (strukturelle und funktionelle Veränderungen der Pars functionalis)	**Regenerationsphase (frühe Follikelphase):** Abbluten der aufgebauten Schleimhaut vom Vorzyklus und Regeneration des Endometriums **Proliferationsphase (späte Follikelphase):** Proliferation der Schleimhaut durch den stetigen Anstieg des Östrogens Zunehmende Durchblutung, hochsteigende Drüsenschläuche und Flüssigkeitsaufnahme in das Stroma, somit Verdickung, die sonografisch gut darstellbar ist	**Sekretionsphase:** Durch die Progesteronwirkung Ende der Proliferation, sekretorische Umwandlung, Spiralarterien durchziehen die Mukosa **Desquamationsphase:** Bei Ausbleiben einer Befruchtung Absinken der Steroidkonzentration, Hormonentzug am Endometrium, dies bedingt Änderung im Stoffwechsel (gestörte Mikrozirkulation, gewebliche Regression, Rupturblutung und Proteolyseaktivierung) Abstoßung der Pars functionalis *Die Menstruationsblutung ist eine Hormonentzugsblutung.*
Tube	Östrogenwirkung erhöht • die Tubenmotilität und die Sekretion der Flimmerepithelzellen, • die Aktivität der Tubenmuskulatur	Progesteronwirkung hemmt • Tubenmotilität und Sekretion der sezernierenden Epithelien
Zervix	Östrogenwirkung führt • zur Öffnung des Muttermundes • zur Zunahme der Produktion des Zervixschleims (präovulatorisch wird dieser transparent und verliert an Viskosität, somit ist er für Spermien gut passierbar) Farnkrautphänomen und Spinnbarkeit erreichen durch den Zeitpunkt des höchsten Östrogenspiegels ihr Maximum [12]	Progesteroneinfluss • führt zur Verdichtung des Zervixschleims • erschwert die Spermienaszension
Vagina	Vaginalepithel proliferiert unter Östrogeneinfluss	Regressive Veränderungen durch Gestageneinfluss
Mamma	Inaktive Phase, geringes Volumen	Unter der Progesteronwirkung in der Lutealphase Vergrößerung der Mammae durch Hyperämie und Bindegewebsverdickung (individuell erhebliche Unterschiede)
Psyche und Vegetativum	**Präovulatorisch:** Dominanz des Parasympathikus, hohe Leistungsfähigkeit	**Postovulatorisch:** Dominanz des Sympathikus **Prämenstruell:** • Neigung zu Depression, Gereiztheit, Antriebsverminderung, Leistungsminderung • Spannungs-/Schwellungsgefühl der Brüste, Meteorismus, Ödeme, Kopfschmerzen am ehesten durch vegetative Dysfunktion
Basaltemperatur zeigt für ovulatorische Zyklen einen charakteristischen Verlauf	Temperaturen um 36,5 °C	Das Progesteron der Lutealphase bewirkt eine Erhöhung der Temperatur um 0,4–0,6 °C [13]

tung häufig der erste Vorstellungsgrund eines Mädchens in der gynäkologischen Praxis.

Bis zu 2 Jahre nach Beginn der Menarche sind Blutungsstörungen – insbesondere eine Poly- oder Oligomenorrhö – physiologisch, sollten aber immer bei Androgenisierungerscheinungen oder bei Leidensdruck der Betroffenen weiter abgeklärt werden.

Die Nomenklatur von Blutungsstörungen im Jugendalter unterscheidet sich nicht von der im Erwachsenenalter. Neben Regeltempostörungen (Oligo- und Polymenorrhö) und Regeltypusstörungen (Hyper-, Hypomenorrhö oder Menorrhagie) können azyklische oder irreguläre Zwischenblutungen auftreten. Besonders die primäre, aber auch die sekundäre Amenorrhö spielen im Jugendalter eine wichtige Rolle. Ein besonderes Augenmerk sollte auch auf die juvenile Dauerblutung gelegt werden, die der Adoleszenz vorbehalten bleibt.

Je nach klinischer Symptomatik und Fragestellung sind zunächst die Anamnese der Pubertätsentwicklung (Beginn und Ablauf von Thelarche, Pubarche und Menarche) sowie die Zyklusanamnese richtungsweisend. Im Anschluss sollten die Inspektion des äußeren Genitals, der abdominale

Ultraschall der inneren Genitalien bei voller Blase sowie die Bestimmung der Hormonbasisdiagnostik und ggf. weiterer Laborparameter wie die Schilddrüsenwerte erfolgen. Zur Hormonbasisdiagnostik gehört

- die Bestimmung von
  - luteinisierendem Hormon (LH),
  - follikelstimulierendem Hormon (FSH),
  - Estradiol (E2),
  - Prolaktin,
  - Testosteron,
  - sexualhormonbindendem Globulin (SHBG) und
- des freien Androgenindex (FAI).

17-Hydroxyprogesteron (17-OHP) sollte immer als zusätzlicher Parameter bei der Abklärung einer Hyperandrogenämie bestimmt werden, da hiermit einfach zwischen einer ovariellen bzw. adrenalen Hyperandrogenämie unterschieden werden kann.

Amenorrhö

Primäre Amenorrhö

Die primäre Amenorrhö ist definiert als Ausbleiben der Menarche bis zum 16. Lebensjahr oder das Ausbleiben 2 ½ Jahre nach Beginn der Thelarche.

Zu unterscheiden ist die primäre Amenorrhö mit stattgefundener Pubertätsentwicklung von der primären Amenorrhö mit ausbleibender Pubertätsentwicklung. Bei der Letzteren fehlt typischerweise auch der Wachstumsschub.

Anamnestisch sollte auf Neben- oder Vorerkrankungen, die mit einer Amenorrhö assoziiert sein könnten (beispielsweise chronisch-entzündliche Darmerkrankungen, Malignome in der Vorgeschichte mit stattgehabter Chemotherapie und/oder Radiatio, zystische Fibrose oder chronische Niereninsuffizienz), geachtet werden.

➤ Tab. 3.5 zeigt mögliche Ursachen für eine primäre Amenorrhö, ausgehend von den zu erwartenden Befunden in der Hormonbasisuntersuchung.

Tab. 3.5 Ursachen der primären Amenorrhö

Hormonbasis-untersuchung	Mögliche Ursachen
Hypergonadotroper Hypogonadismus FSH ↑↑, LH ↑↑ E2 ↓	Gonadendysgenesie Ullrich-Turner-Syndrom POF (prämatures Ovarversagen) Z. n. beidseitiger Adnexektomie oder Ovarschädigung durch Radiatio/Chemotherapie Galaktosämie
Hypogonadotroper Hypogonadismus FSH ↓, LH ↓	Anorexia nervosa/Malnutrition Konstitutionelle Entwicklungsverzögerung Kallmann-Syndrom ZNS-Schädigung (z. B. durch Radiatio/Trauma/Gehirntumoren) Chronische Erkrankungen/Infektionen
Hyperandrogenämie Testosteron ↑, FAI ↑, DHEAS ↑	PCOS (17-OHP normal) adrenogenitales Syndrom (AGS) (17-OHP ↑) Androgeninsensitivitätssyndrom
Normal	Genitale Fehlbildung (z. B. MRKH-Syndrom, Hymenalatresie, queres Scheidenseptum etc.)

Bei ausbleibender Pubertätsentwicklung liegt eine Störung der Ovarfunktion oder der hypothalamisch-hypophysären Funktion vor. Eine genitale Fehlbildung ist nahezu ausgeschlossen, diese werden in einem gesonderten Kapitel bearbeitet (s. ➤ Kap. 4.1). Bei der gynäkologischen Untersuchung (Inspektion und Ultraschall) findet sich ein nicht östrogenisiertes äußeres und inneres Genital. Somit ist für die wegweisende Diagnostik eine Hormonbasisdiagnostik essenziell.

Weitere Laborparameter sind je nach Fragestellung die Bestimmung der Schilddrüsenwerte, spezielle Funktionstests (z. B. GnRH-Tests) oder eine humangenetische Untersuchung (nach erfolgter Beratung). Bei erniedrigten Gonadotropinen muss u. a. an ein Kallmann-Syndrom gedacht werden, hier ist die begleitende Anosmie charakteristisch, eine humangenetische Untersuchung ist wegweisend. Bei erhöhten Gonadotropinen sollte eine Chromosomenanalyse mit ggf. molekulargenetischer Untersuchung zur Abklärung einer Gonadendysgenesie oder eines syndromalen Geschehens (beispielsweise Ullrich-Turner-Syndrom) erfolgen. Vorher sollte das Vorhandensein einer exogenen Ovarschädigung (z. B. durch frühere Strahlenexposition oder Chemotherapie) ausgeschlossen werden.

Bei einer Anorexia nervosa finden sich laborchemisch ein hypogonadotroper Hypogonadismus mit normaler Pubertätsentwicklung.

Bei sonografisch normal angelegtem Uterus und einem Ausbleiben der Brust- und Schamhaarentwicklung ab dem 14. Lebensjahr muss an eine konstitutionelle Entwicklungsverzögerung gedacht werden, hier spielt eine ausführliche Anamnese eine wichtige Rolle.

FÜR DIE PRAXIS

Bei genitalen Fehlbildungen findet sich ein normaler Pubertätsverlauf. Somit liegt der Fokus der Diagnostik bei einer Amenorrhö mit ausbleibender Pubertätsentwicklung auf der Hypothalamus-Hypophysen-Ovar-Achse.

Sekundäre Amenorrhö

Von einer sekundären Amenorrhö spricht man, wenn die Menstruation bei regelmäßigem Zyklus mindestens 3 Monate und bei unregelmäßigem Zyklus mindestens 6 Monate ausbleibt. Hier sollte eine Schwangerschaft ausgeschlossen werden.

Da bei der jungen Patientin eine Pubertätsentwicklung mit Wachstumsschub und Ausbildung der Brust stattgefunden hat, kommen genitale Fehlbildungen als Grund für eine sekundäre Amenorrhö nicht infrage. Es ist also nach Abschluss der Pubertätsentwicklung inklusive Menarche zu einer Störung der Hypothalamus-Hypophysen-Ovar-Achse gekommen. Aus diesem Grund muss nach hormonellen Ursachen gesucht werden. Diese können prinzipiell auch den Ursachen für eine primäre Amenorrhö entsprechen. Zudem sollte immer nochmals explizit nach neu aufgetretenen Erkrankungen oder veränderter Medikamenteneinnahme gefragt werden. Eine radikale Gewichtsabnahme oder exzessiver Sport können Hinweise auf eine Essstörung geben (s. ➤ Kap. 7.3).

Therapie

Die Therapie richtet sich immer nach der Ursache und kann aufgrund der äußerst heterogenen Gründe für eine Amenorrhö stark variieren. Aufgrund der Komplexität mancher Erkrankungsbilder werden hier nur beispielhaft Therapieansätze genannt.

Bei primärer Ovarialinsuffizienz mit ausbleibender Pubertätsentwicklung wird zunächst eine Pubertätsinduktion (z. B. mit Estradiolvalerat als Monotherapie in aufsteigender Dosierung und ab Menarche in Kombination mit einem Gestagen) empfohlen, im Anschluss wird eine orale oder transdermale kombinierte Hormontherapie durchgeführt.

Die Pubertätsinduktion kommt auch bei hypothalamisch-hypophysärer Ovarialinsuffizienz zum Einsatz, wenn die Pubertät ausbleibt (beispielsweise beim Kallmann-Syndrom). Eine hormonelle Therapie bei einer durch eine Essstörung (z. B. Anorexie) oder extremen Leistungssport bedingte Amenorrhö ist oftmals wenig erfolgversprechend. Hier steht die kausale Therapie der Essstörung bzw. eine Reduktion des Trainingspensums und Ausgleich des Energiedefizits klar im Vordergrund. Auch sollte eine orale Östrogengabe bei starkem Untergewicht gut überdacht werden, da diese keinen Benefit für den Knochenschutz bietet.

Eine ovarielle Hyperandrogenämie wird mittels antiandrogener Therapie, meist in Form von kombinierten oralen Kontrazeptiva, therapiert. Bei adrenaler Hyperandrogenämie ist die Steroidgabe indiziert.

Juvenile Dauerblutung

Die juvenile Dauerblutung bezeichnet eine anhaltende zyklusunabhängige Blutung im Jugendalter. In den ersten 2 Jahren nach der Menarche, in denen sich die Hypothalamus-Hypophysen-Gonaden-Achse noch im Reifungsprozess befindet, treten juvenile Dauerblutungen am häufigsten auf. Dabei ist eine Anovulation mit folgender Follikelpersistenz die häufigste Ursache für eine juvenile Dauerblutung. Durch die im Follikel produzierten Östrogene kommt es zu einer Überproliferation des Endometriums mit nachfolgender Durchbruchsblutung.

Diagnostik

Zunächst wird eine ausführliche Anamnese erhoben (Zyklusanamnese, Blutungsneigung oder bekannte Gerinnungsstörung, Medikamentenanamnese). Eine gynäkologische Untersuchung umfasst die Inspektion des äußeren Genitals sowie eine abdominale oder bei bereits stattgefundenem Geschlechtsverkehr auch eine vaginale Ultraschalluntersuchung. Eine abdominale Sonografie wird bei gefüllter Harnblase durchgeführt, und es werden Uterus mit Endometrium und die Ovarien beurteilt. Laborchemisch sollten Hämoglobinwert, Thrombozytenzahl und ggf. Ferritinwert bestimmt werden. Sollten Hinweise auf eine Gerinnungsstörung bestehen, kann eine weitere Abklärung über eine transfusionsmedizinische Fachabteilung erfolgen. Ebenfalls ist der Ausschluss einer Schwangerschaft obligat.

Therapie und Prophylaxe

Das wichtigste therapeutische Ziel ist das Stoppen der akuten Blutung, aber auch die Vermeidung weiterer Dauerblutungen. Nach der gängigen Literatur wird des Weiteren die Therapie in Abhängigkeit von der Endomtriumdicke festgelegt. Zeigt sich in der Sonografie ein hoch aufgebautes Endometrium (> 6 mm), so ist eine Gestagenmonotherapie über 10–14 Tage indiziert. Generell ist dies bei der juvenilen Dauerblutung selten erfolgversprechend, deshalb sollte bei hochaufgebautem Endometrium mit einer kombinierten Therapie (E2/EE und Gestagen) begonnen werden.

Bei sonografisch flachem Endometrium wird zunächst eine Östrogenmonotherapie und nach 10 Tagen eine Östrogen-Gestagen-Kombination angewendet. Sistiert die Blutung nach 2–3 Tagen unter den genannten Maßnahmen nicht, so kann die anfängliche Östrogendosis verdoppelt und für weitere 10 Tage angewendet werden. Bei bestehender Anämie ist der Einsatz eisenhaltiger Präparate zur Stabilisierung des Hämoglobinwertes indiziert.

Die Anwendung eines Antifibrinolytikums, wie beispielsweise Tranexamsäure (3–4 × 1 g pro Tag) kann sinnvoll sein, falls die Blutung mit einer alleinigen Hormontherapie nicht zu stoppen ist. Sehr selten muss bei therapierefraktären Blutungen mit ggf. starkem Hb-Abfall als Ultima Ratio eine therapeutische Kürettage durchgeführt werden. Letztere sollte aber, vor allem bei fehlendem sonografischem intrauterinem Korrelat, wenn möglich, vermieden werden.

Zur Prophylaxe weiterer Blutungsereignisse gibt es aktuell keine ausreichenden Daten; eine juvenile Dauerblutung kann auch ein einmaliges Ereignis sein. Der Einsatz einer kurzzeitigen Hormontherapie oder oraler Kontrazeptiva (bei Verhütungswunsch) in zyklischer oder durchgehender Anwendung kann erwogen werden. Alternativ kann man, wenn eine weitere Hormontherapie nicht gewünscht wird, eine Zyklusregulierung mit Mönchspfeffer anbieten, auch wenn es hierzu keine validen Daten gibt. Ansonsten werden weitere Blutungen abgewartet.

Es ist sinnvoll, die Patientin nach 3–6 Monaten zur Überprüfung des Zyklus nochmals in die Sprechstunde einzubestellen [1].

Dysmenorrhö

Eine Dysmenorrhö bezeichnet krampfartige Unterbauchschmerzen im Zusammenhang mit der Regelblutung. Zusätzlich können Rückenschmerzen, Übelkeit, Magen-Darm-Beschwerden, Kopfschmerzen oder Stimmungsschwankungen bestehen. Bei ca. 10 % der jungen Patientinnen mit einer Dysmenorrhö liegt eine Pathologie der Genitalorgane vor, wobei die Endometriose (s. ➤ Kap. 3.2.3) und genitale Fehlbildungen die häufigsten Ursachen darstellen.

Da eine Endometriose nur durch histologische Sicherung diagnostiziert werden kann, ist die Prävalenz in der Adoleszenz unklar und die Dunkelziffer vermutlich sehr hoch, zumal bekannt ist, dass vom Auftreten der Beschwerdesymptomatik bis zur Diagnose einer Endometriose durchschnittlich viele Jahre vergehen.

Wesentlich seltenere Ursachen für eine Dysmenorrhö, die trotzdem bedacht werden sollten, stellen Ovarialzysten und -tumoren, Tuboovarialabszesse, Ovarialtorsionen, eine extrauterine Gravidität, eine Appendizitis, Leistenhernien oder Adhäsionen bei (multiplen) abdominalen Voroperationen dar.

Diagnostik

Auch bei Jugendlichen mit chronischen Unterbauchschmerzen spielt die Anamnese eine zentrale Rolle. Neben allgemeinen Fragen zu Menarche, Zyklus, Allgemeinerkrankungen und Voroperationen sollte das Anamnesegespräch auch gezielte Fragen zu Beginn, Art, Intensität, Frequenz und Progression der Beschwerden beinhalten. Ebenso ist eine Familien- sowie Sozialanamnese von Bedeutung. Auch psychosomatische Aspekte sollten nicht außer Acht gelassen werden. Im Anschluss sollte eine gynäkologische Inspektion, ggf. Palpation sowie eine Sonografie des inneren Genitals erfolgen. Bei Verdacht auf eine genitale Fehlbildung sollte immer eine Nierensonografie zum Ausschluss von assoziierten urologischen Fehlbildungen durchgeführt werden.

FÜR DIE PRAXIS

Ein Hinweis für das Vorliegen einer Endometriose ist ein häufiges Fehlen in der Schule aufgrund der Dysmenorrhö, das Auftreten von azyklischen Schmerzen oder das Nichtansprechen auf Schmerzmittel und/oder orale kombinierte Kontrazeptiva.

Therapie

Bei Vorhandensein einer Organpathologie sollte diese kausal therapiert werden. Die Therapie richtet sich nach Art, Intensität und Häufigkeit der Beschwerden. Im Vordergrund stehen konservative Maßnahmen wie beispielsweise Wärmetherapie, Entspannungstechniken, Bewegung oder die Einnahme von Mönchspfeffer. Oftmals kann dadurch schon eine suffiziente Schmerzlinderung erzielt werden.

Den nächsten Schritt stellt die medikamentöse Schmerztherapie dar, wobei nicht-steroidale Antiphlogistika die Mittel der Wahl sind. Für die Indikation Dysmenorrhö ist Ibuprofen in einer Einzeldosierung von 200 mg für Mädchen ab 10 Jahren und für Mädchen ab 12 Jahren in einer Einzeldosierung von 400 mg zugelassen. Naproxen ist für die Dysmenorrhö ab 12 Jahren in einer Einzeldosierung von 440 mg zugelassen. Hier ist darauf zu achten, dass die Schmerzmittel in ausreichender Dosierung und so früh wie möglich eingenommen werden.

Im Fall einer insuffizienten analgetischen Therapie können kombinierte orale Kontrazeptiva für die Behandlung eingesetzt werden, wobei ein levonorgestrelhaltiges Präparat aufgrund der niedrigeren Thromboserate bevorzugt werden sollte. Sollten die chronischen Unterbauchschmerzen unter dem gewählten Präparat persistieren, so ist die Einnahme des Kombinationspräparats im Langzyklus (durchgehende Einnahme für z. B. 3 Monate) zu erwägen, obwohl hier über den Off-Label-Use aufgeklärt werden sollte. Als weiterer Schritt wäre noch der Wechsel des Gestagens zu erwägen.

Die bei zuverlässiger Einnahme zusätzliche Wirkung als Verhütungsmittel stellt einen weiteren Vorteil des kombinierten oralen Kontrazeptivums dar. Eine Laparoskopie sollte bei therapierefraktären Schmerzen in einem spezialisierten Zentrum empfohlen werden [2, 12].

3.2 Die erwachsene Frau

Kernaussagen

- Blutungsstörungen sind definiert als Störungen des Zeitpunkts, der Häufigkeit und der Stärke einer Blutung aus der Gebärmutter.
- Die Therapie der Blutungsstörungen richtet sich nach der Ursache.
- Ursächlich für Blutungsstörungen im Erwachsenenalter können sein:
  - Myome (gutartige Tumoren der Gebärmuttermuskulatur),
  - Abhängig von deren Lage können sie verschiedene Symptome verursachen, die häufigsten sind Blutungsstörungen und Dysmenorrhö (Schmerzen während der Periodenblutung).

  - Eine Therapie ist bei entsprechendem Beschwerdebild oder unerfülltem Kinderwunsch zu erwägen. Man unterscheidet eine konservative (medikamentöse), eine interventionelle und eine operative Therapie.
  - Häufigste Differenzialdiagnosen sind maligne Tumoren, Uteruspolypen und -fehlbildungen sowie die Adenomyose.
  - Endometriose (Vorkommen endometriumähnlichen Gewebes außerhalb des Cavum uteri).
  - Die Symptome der Endometriose sind vornehmlich die schwere Dysmenorrhö, Schmerzen im Becken (manchmal auch an anderen Lokalisationen), ungewollte Kinderlosigkeit.
  - Die Therapie kann entweder operativ und/oder medikamentös erfolgen.
  - Adenomyose (Vorkommen von endometrialen Drüsen und Stroma im Myometrium).
  - Adenomyose ist häufig mit Infertilität verbunden.
  - Die Therapie ist abhängig von spezifischen Symptomen, dem Stand der Familienplanung und dem Alter der Patientin. Es gibt sowohl chirurgische als auch medikamentöse Behandlungsoptionen.
- Infektionen im Bereich des Urogenitaltraktes zählen zu den häufigsten Infektionen der Frau.

Venerische Erkrankungen sind vorwiegend durch sexuelle Kontakte übertragene Infektionen (sexually transmitted Infections; STI). Weltweit wird eine Zunahme aller STI beobachtet.

Infektionen im Bereich des Urogenitaltraktes reichen von meldepflichtigen Erkrankungen, z. B. Syphilis, über verschiedene potenziell pathogene Keime, darunter Streptokokken, Staphylokokken, Kolistämme und Pilze bis zur unspezifischen Kolpitis.

Viele Infektionen verlaufen asymptomatisch und sind teilweise mit unterschätzten Langzeitfolgen vergesellschaftet.

Es treten immer häufiger Antibiotikaresistenzen auf.

3.2.1 Östrogenabhängige benigne Erkrankungen – prämenopausale Blutungsstörungen

Alexandra Geffroy, Ingolf Juhasz-Böss

Blutungsstörungen sind definiert als Störungen des Zeitpunkts, der Häufigkeit und der Stärke einer Blutung aus der Gebärmutter und stellen Abweichungen von der regelmäßigen Menstruationsblutung dar. Sie sind für ca. 30 % aller Konsultationen in der gynäkologischen Praxis verantwortlich. Anämie, Eisenmangel und Einschränkungen der Lebensqualität können resultieren.

Für die Ursachenfindung sind eine genaue Zyklusanamnese, die Evaluation der Blutungsstärke anhand der Häufigkeit von Binden- bzw. Tamponwechsel und die Häufigkeit sowie der Zeitpunkt des Auftretens essenziell. Begleitende Dysmenorrhö oder anamnestisch Hinweise auf eine Koagulopathie sollten erfragt werden.

Wurde eine Schwangerschaft ausgeschlossen, erfolgt die vaginale Untersuchung zur Beurteilung von aktueller Blutungsstärke, zum Ausschluss von Ektopie, Polypen und Raumforderungen, gegebenenfalls können Myome oder ein großer Uterus bereits getastet werden.

Sonografisch werden Uterus und Endometrium mit der Frage nach Endometriumpolypen, -hyperplasie bzw. -karzinom, Myomen und deren Lage beurteilt sowie Hinweise auf Adenomyosis bewertet.

Eine Schwangerschaft muss ausgeschlossen werden, postpartal kann ein Plazentarest ursächlich sein. Die Ovarien sollen auf eine Follikelpersistenz überprüft werden. Bei suspektem Endometrium wird mittels Pipelle die histologische Sicherung angestrebt. Im Labor werden Hb-Wert und Gerinnungsparameter überprüft.

FÜR DIE PRAXIS

Blutungsstörungen mit Hyper- (> 80 ml), Meno- (> 6 Tage) und Polymenorrhö werden insbesondere durch submuköse, intramurale und Myome in statu nascendi verursacht.

Die Therapie erfolgt je nach Ursache:

- Chronische hormonell verursachte Hypermenorrhö kann mittels kombinierten oralen Kontrazeptivums (KOK) als Kombination aus Estradiolvalerat und Dienogest als 4-Phasen-Präparat erfolgen. Off-Label können auch andere KOK eine suffiziente Zyklusstabilisierung und damit Kontrolle von Blutungsstörungen erbringen.
- Bei hoch aufgebautem, nicht-suspektem Endometrium mit Follikelpersistenz kommen Gestagenpräparate zur Endometriumumwandlung zum Einsatz. Chlormadinonacetat (CMA) 2 mg, Duphaston 10 mg oder Medroxyprogeteronacetat 5 mg (MPA Gyn) werden für 10–14 Tage morgens und abends eingenommen, wobei kardiovaskuläre Begleiterkrankungen berücksichtigt werden müssen.
- Bei prolongierter Blutung von mehr als 3 Wochen bei atrophem Endometrium (< 5 mm) ist die konsequente Östrogenisierung gefolgt von der Transformation als sogenannte Sequenzialtherapie indiziert. Die Applikation kann mit oralen Präparaten oder transdermal erfolgen.
- Myome, gutartige Geschwulste der Uterusmuskulatur, können medikamentös, interventionell oder operativ therapiert werden. Entscheidend sind Symptomatik, Familiensituation/Kinderwunsch und Alter der Patientin sowie Lage und Anzahl der Myome (s. ➤ Kap. 3.2.2).
- Bei Adenomyosis uteri, Endometriumzellen im Bereich des Myometriums des Uterus, kann die hormonelle

Therapie mittels Gestagenpräparaten häufig zur deutlichen Symptomlinderung führen (s. ➤ Kap. 3.2.4).
- Bei Endometriumhyperplasie oder -polyp ist eine Hysteroskopie mit fraktionierter Abrasio und ggf. Polypektomie indiziert. Bei abgeschlossener Familienplanung kann auch eine Endometriumablation erfolgen, wobei die Tubenwinkel mit dem Rollerball verödet werden und anschließend die Schleimhaut mittels Elektroschlinge abgetragen wird.
- Bei abgeschlossener Familienplanung kann eine Hysterektomie zur Blutungsfreiheit führen.
- Bei Endometriumkarzinom erfolgt die stadiengerechte Therapie nach Leitlinie.

Bei akuter, starker vaginaler Blutung kann Tranexamsäure durch Hemmung der Fibrinolyse die Koagulation unterstützen. Vor der Gabe müssen Kontraindikationen, insbesondere die positive Eigen- oder Familienanamnese einer Thromboseneigung, beachtet werden. Bei Kreislaufinstabilität sollten großvolumige Zugänge gelegt, Volumen und ggf. Erythrozytenkonzentrate infundiert und in Rücksprache mit der Anästhesie die Abrasio geplant werden.

3.2.2 Myome und Blutungsstörungen

Bashar Haj Hamoud, Erich Solomayer, Ingolf Juhasz-Böss

Definition

Myome sind gutartige Geschwulste der Gebärmuttermuskulatur, die ein östrogenabhängiges Wachstum aufweisen. Eine maligne Entartung zum Sarkom ist selten (0,1–0,5 % der Fälle). Meist entstehen sie im Korpus des Uterus, seltener im Zervixbereich.

Häufig treten sie multipel auf (sog. Uterus myomatosus).

Histologisch bestehen sie aus glatter Muskulatur und Bindegewebe [1].

Epidemiologie, Risikofaktoren, Pathophysiologie

Myome sind ein sehr häufiges Leiden der Frau; sie finden sich bei etwa 20–50 % aller Frauen [2]. Das Prädispositionsalter liegt zwischen dem 35. und 55. Lebensjahr. In der Menopause sistieren Myome häufig in ihrer Größe oder bilden sich sogar zurück.

Frauen, die bis zum Klimakterium keine Myome hatten, können in der Regel auch keine mehr bekommen. Ebenso gibt es keine Myome bei Kindern.

Als Ursache werden sowohl familiäre Disposition, Chromosomenaberrationen, hormonelle Substitutionstherapien sowie ein Defekt der Progesteronrezeptoren diskutiert.

Die hormonale Kontrazeption (> 10 Jahre) soll hingegen protektiv wirken [1].

Klinik

Myome lassen sich bezüglich ihrer Lokalisation und Wachstumsrichtung einteilen. Abhängig von der Art des Wachstums des Myoms können auch die Klinik und Therapie sehr stark variieren.

Die häufigste Form der Myome (etwa 50 % der Fälle) sind intramurale Myome (➤ Abb. 3.1). Sie liegen im Myometrium der Gebärmutter und wachsen nicht darüber hinaus.

Subseröse Myome (ca. 35 % der Fälle) liegen im Myometrium unterhalb des Perimetriums und wachsen in Richtung Bauchhöhle. Aufgrund ihrer Lage an der Außenseite der Gebärmutter verursachen sie in der Regel keine Blutungsstörungen [3]. In einigen Fällen sind subseröse Myome nur noch durch einen Stiel mit der Gebärmutter verbunden. Man spricht dann von einem gestielten subserösen Myom. Eine Stieldrehung kann zu kolikartigen Schmerzen bis hin zu einem akuten Abdomen führen [4]. Submuköse Myome kommen verhältnismäßig selten vor (ca. 5 % der Fälle), verursachen aber aufgrund ihrer Lage direkt unterhalb des Endometriums und ihres Wachstums in Richtung Uterushöhle die meisten Komplikationen.

Die ebenfalls seltenen intraligamentären Myome wachsen von der Seitenwand des Uterus aus entlang im bzw. am Lig. latum uteri [1].

Transmurale Myome betreffen alle Schichten der Gebärmutter.

➤ Abb. 3.1 gibt einen Überblick über die häufigsten Myomtypen.

Die Symptome sind von der Größe, der Lokalisation und der Wachstumsrichtung der Myome abhängig.

Kleine intramurale oder subseröse Myome verursachen meist keinerlei Symptome.

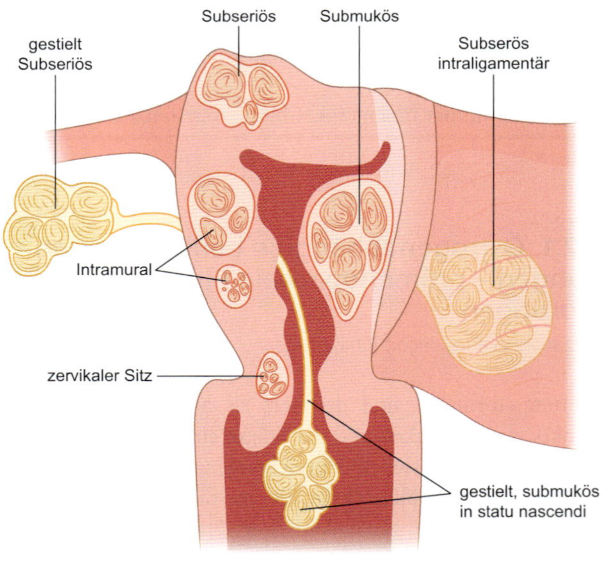

Abb. 3.1 Häufigste Lokalisationen von Myomen des Uterus [4] [L231]

Insbesondere bei submukösen Myomen kommt es häufig zu wehenartigen Unterbauch- und Rückenschmerzen.

MERKE

Blutungsstörungen wie Menorrhagie, Metrorrhagie, Dysmenorrhö oder Polymenorrhö sind die häufigsten Symptome. Die verstärkten oder langanhaltenden Monatsblutungen können dabei zu einer Anämie verbunden mit Eisenmangel führen. In selteneren Fällen kann es aufgrund der Raumforderung zu Miktions- und Defäkationsstörungen bis hin zum Ileus kommen.

Ein verspätetes Auftreten der Menopause sowie eine erschwerte Konzeption bzw. Sterilität können ebenfalls die Folge eines Myomleidens sein. In seltenen Fällen beobachtet man sogar das sogenannte Pseudo-Meigs-Syndrom, ein Symptomenkomplex mit Aszites und Pleuraerguss [1].

Myome können zudem Komplikationen in der Schwangerschaft hervorrufen und sind daher zu diesem Zeitpunkt nicht ungefährlich. Da der Körper der Frau in dieser Zeit vermehrt Östrogen produziert, kommt es zu einer vorübergehenden schnellen Größenzunahme und Schmerzhaftigkeit der Myome. Es besteht die Gefahr eines Abortes, einer Plazentainsuffizienz und einer Frühgeburtlichkeit.

Große Myome können zudem ein Geburtshindernis darstellen sowie zu Lageanomalien des Fetus führen, welche wiederum Zwangshaltungen (z. B. Schiefhals) zur Folge haben können. Außerdem beobachtet man häufig eine gestörte Plazentaablösung mit vermehrt atonischen Nachblutungen, eine verlangsamte postpartale Uterusinvolution und Infektionen im Wochenbett [1].

Eine primäre Sterilität durch Myome ist zwar eher selten, da beispielsweise eine komplette Verlegung der Tubenostien durch myomatöse Veränderungen und somit eine vollständige Verhinderung der Spermienaszension eher unwahrscheinlich ist. Dennoch können intrakavitäre Myome zu drucknekrotischen und entzündlichen Veränderungen des Endometriums führen. Durch diese sekundären Veränderungen kann dann die Einnistung des befruchteten Eis verhindert werden [2].

Diagnostik

Diagnostisch können schon die Anamnese (Regelblutungsstörungen), die bimanuelle gynäkologische Untersuchung (rundlich derbe Tumoren im Bereich des Uterus) sowie der transvaginale Ultraschall (runde echoarme Tumoren, eventuell mit Zysten oder Verkalkungen; ➤ Abb. 3.2) zielführend sein.

Die Ausscheidungsurografie (intravenöse Pyelografie) kann bei Miktionsstörungen Aufschluss geben [1].

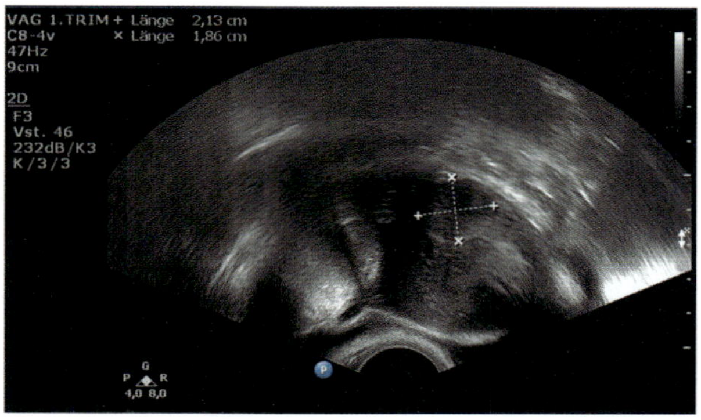

Abb. 3.2 Ultraschallaufnahme eines Uterus mit Myom (Markierung) (Klinik für Frauenheilkunde, Geburtshilfe und Reproduktionsmedizin, Universitätsklinikum des Saarlandes) [M1185]

Weitere diagnostische Möglichkeiten sind beispielsweise eine Magnetresonanztomografie (MRT) des kleinen Beckens oder eine Endoskopie in Form einer Gebärmutterspiegelung (Hysteroskopie; HSK) bzw. Bauchspiegelung (Laparoskopie; LSK). Eine MRT ist zwar nur selten notwendig, es gelingt durch sie jedoch, Myome z. B. von einem Adnexprozess oder einer Adenomyosis zu unterscheiden.

Bei einer HSK lassen sich vor allem Myome in der Gebärmutter beurteilen, mit einer LSK Myome, die in Richtung Bauchraum wachsen. Diese diagnostischen bzw. auch gleich operativen Maßnahmen sind jedoch nur bei einem entsprechenden Beschwerdebild notwendig [2].

Differenzialdiagnose

Zu den häufigsten Differenzialdiagnosen gehören maligne Tumoren, Uteruspolypen und -fehlbildungen sowie die Adenomyose, eine Sonderform der Endometriose [1].

Therapie

Kleine Myome ohne Beschwerden werden lediglich alle 6–12 Monate kontrolliert [1]. Behandlungsbedürftig sind Myome dann, wenn sie Beschwerden verursachen, also spezifische Symptome vorliegen, ein unerfüllter Kinderwunsch besteht oder eine Schwangerschaft geplant ist. Bei multiplen Myomen oder einem Myom > 5 cm im Durchmesser sollte ebenfalls eine Therapie angestrebt werden [5, 6].

Zu den drei Therapiemöglichkeiten gehören die konservative, die interventionelle sowie die operative Therapie.

Zur **konservativen Therapie** zählt die Verabreichung von Medikamenten, welche zum einen die Blutungsstörungen normalisieren sollen (gestagenhaltige Medikamente) und zum anderen für einige Monate der Größenreduktion dienen können (Antiöstrogene).

AUS DER FORSCHUNG

Uterusmyom – die Europäische Kommission erteilt Ryeqo die Zulassung

27.07.2021 – Die Europäische Kommission hat am 20.07.2021 dem Medikament Ryeqo der Firma Gedeon Richter die Zulassung für die folgende Indikation erteilt.
Jede Filmtablette enthält 40 mg Relugolix, 1 mg Estradiol (als Hemihydrat) und 0,5 mg Norethisteronacetat. Ryeqo wird angewendet bei erwachsenen Frauen im gebärfähigen Alter zur Behandlung mäßiger bis starker Symptome von Uterusmyomen.
Die Wirkstoffe von Ryeqo sind Relugolix/Estradiol/Norethisteronacetat. Relugolix gehört zur therapeutischen Gruppe der Anti-Gonadotropin-Releasing-Hormone (ATC-Code: H01CC54) und reduziert die Freisetzung von luteinisierendem Hormon (LH) und follikelstimulierendem Hormon (FSH) durch seine Wirkung an GnRH-Rezeptoren.
Die Verabreichung zusammen mit Estradiol lindert Symptome, die mit einem hypoöstrogenen Zustand verbunden sind, wie vasomotorische Symptome und Verlust der Knochenmineraldichte. Die Zugabe eines Gestagens reduziert das östrogenbedingte Risiko einer Endometriumhyperplasie bei nicht hysterektomierten Frauen.
Der Nutzen von Ryeqo liegt in dessen Fähigkeit, starke Menstruationsblutungen im Zusammenhang mit Uterusmyomen zu reduzieren.
Die häufigsten Nebenwirkungen sind Hitzewallungen und Uterusblutungen.
(Quelle: EMA, EC)

Bei der ebenfalls gebärmuttererhaltenden, **interventionellen Therapie** führt man eine Katheterembolisation der distalen Anteile beider Aa. uterinae mit Polyacrylpartikeln durch, welche durch Ischämie eine Myomrückbildung zur Folge hat [1]. Dies ist vor allem bei multiplen oder sehr großen Myomen, bei Patientinnen mit eingeschränkter Operabilität und bei Patientinnen mit mehrfachen Voroperationen im Bauchraum eine Alternative [7]. Die Embolisation der A. uterina ist nicht als Methode der Wahl im Rahmen der Behandlung von Kinderwunschpatientinnen geeignet [8]. Der MRT-gesteuerte hoch-fokussierte Ultraschall stellt eine Therapiealternative dar, ist jedoch aufgrund des apparativen Aufwands nur in wenigen Zentren in Deutschland etabliert.

Die MRT wird hierbei zur Therapieplanung und -überwachung angewandt. Die Sonografie induziert eine punktuelle Erwärmung des Myoms auf 60–80 °C und führt somit zur Nekrose und einer daraus folgenden Gewebereduktion des behandelten Myomareals [8].

Eine **Operation** (OP) ist beispielsweise dann indiziert, wenn die Myome eine erhebliche Größe aufweisen und somit Beschwerden verursachen. Ebenso stellen ein Malignitätsverdacht durch z. B. schnelles Wachstum oder eine akute Komplikation wie Stieldrehung, Infektion oder Nekrose eine OP-Indikation dar.

Es stehen hierbei zwei Verfahren zur Auswahl.

Zum einen die Totalexstirpation des Uterus, auch Hysterektomie genannt, bei welcher der komplette Uterus oder das Corpus uteri entfernt wird.

Zum anderen die sogenannte Myomenukleation, bei der unter Erhaltung der Gebärmutter nur die Myome selbst reseziert werden [1].

Die totale laparoskopische Hysterektomie (TLH) bzw. die laparoskopische suprazervikale (subtotale) Hysterektomie (LASH) sind geeignete Methoden zur Therapie des symptomatischen Uterus myomatosus oder bei uterinen Myomen nach abgeschlossener Familienplanung. Nach der Präparation des Uterus und dem Absetzen von der Vagina wird dieser über die Vagina exkorporiert. Bei sehr großen Uteri oder aber bei der LASH wird dazu ein elektrischer Morcellator intraperitoneal eingebracht.

Eine mögliche Indikation zur Myomresektion oder Enukleation ist die nicht abgeschlossene Familienplanung der Patientin oder der Wunsch nach Organerhalt [8].

Je nach Lokalisation der Myome erfolgt deren Entfernung hysteroskopisch (vor allem bei submukösen Myomen) oder laparoskopisch bzw. offenchirurgisch (bei intramuralen oder subserösen Myomen) [1].

Heutzutage wird die laparoskopische Myomenukleation bei subserösen, intramuralen oder gestielten Myomen als OP-Methode der Wahl angesehen. Hierbei wird zu Beginn in der Regel eine diagnostische Hysteroskopie durchgeführt, um unter anderem das Cavum uteri sicher beurteilen sowie submuköse oder transmurale Myome detektieren bzw. ausschließen zu können. Daraufhin wird ein Pneumoperitoneum mithilfe von Insufflation von Kohlenstoffdioxid (CO_2) durch eine Schnittöffnung beispielsweise im Nabelgrund erzeugt. Anschließend werden Optiktrokar (durch den Nabel) sowie weitere Arbeitsgeräte durch drei weitere Hilfseinstichstellen (einmal median, zweimal lateral) in den Bauchraum eingeführt (➤ Abb. 3.3).

Die Enukleation des Myoms beginnt mit einer Um- und Unterspritzung des Myoms mit verdünnter Adrenalinlösung, um das Blutungsrisiko zu minimieren. Danach wird eine Inzision z. B. mit geschlossener monopolarer Schere oder monopolarer Nadel bis auf das Myom durchgeführt und dieses nach und nach herauspräpariert.

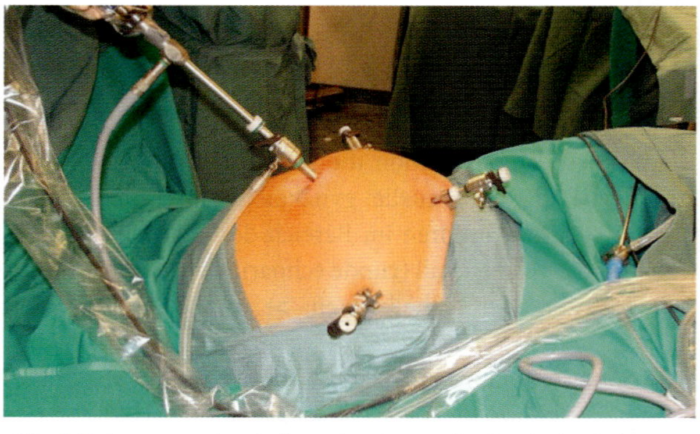

Abb. 3.3 Intraoperativer Aufbau einer Laparoskopie mit vier Trokaren (Klinik für Frauenheilkunde, Geburtshilfe und Reproduktionsmedizin, Universitätsklinikum des Saarlandes) [M1185]

Bei gestielten Myomen kann der Stiel mit einer Koagulationszange koaguliert werden oder alternativ eine Röder-Schlinge darumgelegt und so der Stiel unterbunden und danach durchtrennt werden.

Die darauffolgende Uterusrekonstruktion gestaltet sich vielfältig und unterschiedlich, abhängig von der Größe des Defekts und den Vorlieben des Operateurs [9].

Im Gegensatz zur hysteroskopischen Resektion muss nach laparoskopischer Entfernung des Myoms das Myometrium wieder verschlossen und somit die Kontinuität des muskulären Uterus wiederhergestellt werden [8] (➤ Abb. 3.4).

Abschließend wird das Myom mittels Morcellement und über einen Trokar aus dem Bauchraum entfernt. Wichtig ist es nun, noch einmal zu prüfen, ob die Wundränder suffizient adaptiert und alle möglichen Blutungen gestillt sind [9].

Wie nach jeder OP ist auch nach einer Myomenukleation mit Komplikationen zu rechnen. In 15 % der Fälle kommt es zu Rezidiven. Zudem stellen Blutungen sowie die Verletzung der umliegenden Organe eine Komplikation dar.

Nach einer Myomenukleation besteht außerdem die Gefahr einer Uterusruptur während der Schwangerschaft oder unter Spontangeburt, weshalb häufig zu einer Geburt per Kaiserschnitt geraten wird [1].

FÜR DIE PRAXIS

Zu den Aufgaben des Arztes zählen das Erkennen der Erkrankung inklusive Ausschluss der Differenzialdiagnosen sowie die angemessene Beratung hinsichtlich einer notwendigen Therapie.

Prävention

Während Myome einerseits ein östrogen- und progesteronabhängiges Wachstum aufweisen, gibt es jedoch andererseits auch hormonelle präventive Ansätze. So scheint unter Anwendung von Depot-MPA die Inzidenz von Myomen geringer zu sein. Auch Patientinnen, die kombinierte orale Kontrazeptiva einnehmen, haben ein niedrigeres relatives Risiko für die Entwicklung von Myomen. In mehreren Studien konnte gezeigt werden, dass das relative Risiko um 50 % bei einer langfristigen Einnahme von KOK sinkt (➤ Tab. 3.6). Der Effekt ist von der Dauer der Anwendung der oralen Kontrazeptiva abhängig (konstantere Hormonspiegel, weniger hormonelle Schwankungen). Dies muss aber deutlich von einem therapeutischen Ansatz unterschieden werden, da hierbei kombinierte orale Kontrazeptiva keine zielgerichtete Therapie darstellen [10]. Weitere präventive Ansätze bestehen durch ernährungsmedizinische Maßnahmen [11].

Eine evidenzbasierte Prävention von Myomen gibt es derzeit nicht. Durch regelmäßige Kontrolluntersuchungen beim Frauenarzt können Myome jedoch frühzeitig diagnostiziert und ggf. therapiert werden.

CAVE

Evidenzbasierte präventive Methoden für den Uterus myomatosus gibt es derzeit nicht [10].

PATIENTINNENBERATUNG

Patientinnen mit Myomen sollten ausführlich über das Krankheitsbild beraten werden. Wichtig ist hierbei die Aufklärung über die grundsätzliche Benignität der Befunde, es sollten jedoch regelmäßige sonografische Verlaufskontrollen erfolgen, um ein etwaiges schnelles Wachstum frühzeitig zu entdecken.
Ebenso sollte eine umfassende Aufklärung über die verschiedenen therapeutischen Optionen bei Beschwerden erfolgen, ein etwaig bestehender Kinderwunsch sollte berücksichtigt werden.

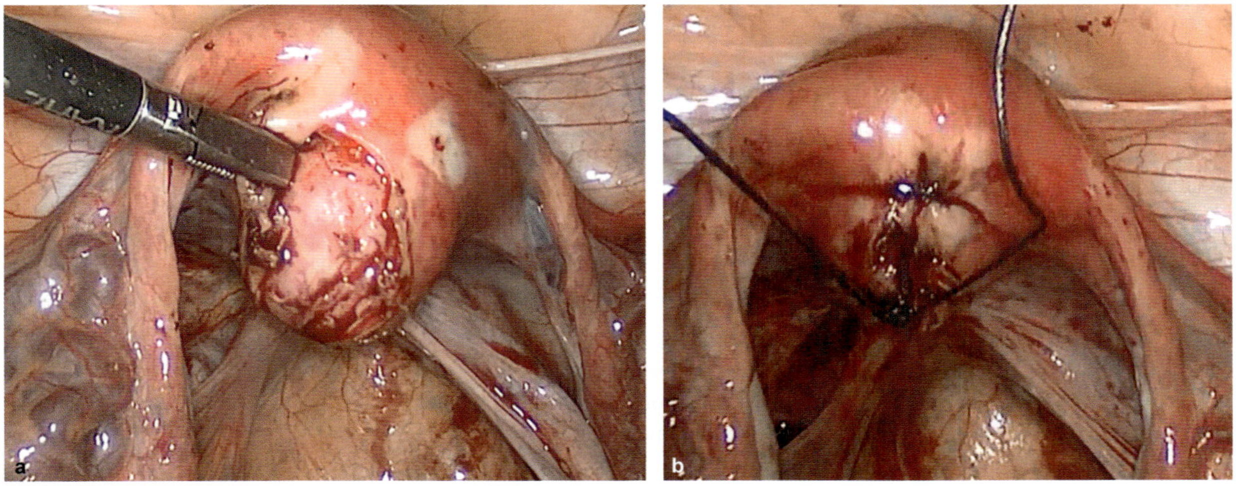

Abb. 3.4 Laparoskopische Enukleation des Myoms und Verschluss des Myometriums (Klinik für Frauenheilkunde, Geburtshilfe und Reproduktionsmedizin, Universitätsklinikum des Saarlandes) [M1185]

Tab. 3.6 Kombinierte orale Kontrazeptiva und Myomrisiko [10]

Autor (Jahr)	Dauer der OC-Anwendung	Relatives Risiko für Myome
Ross et al. (1986); zit. in [10]	10 Jahre	0,69
Parazzini et al. (1992) zit. in [10]	< 3 Jahre ≥ 3 Jahre	1,3 0,8
Chiaffarino et al. (1999) zit. in [10]	4–6 Jahre ≥ 7 Jahre	0,8 0,5

3.2.3 Endometriose

Bernhard Krämer, Uwe Ulrich, Jörg Keckstein

Definition

Die Endometriose kann sich im Peritoneum – der häufigsten Lokalisation, in der Muskulatur der Gebärmutter (Adenomyose), den Ovarien oder als tief infiltrierende Form in der Scheide, dem Darm und der Blase sowie – deutlich seltener – im Zwerchfell, einer Sectionarbe oder auch der Haut manifestieren. Typischerweise bestehen Endometrioseherde aus Drüsen, Stroma und Muskulatur. Die Läsionen sind reaktiv für Östrogen und Progesteron. Daher verstehen wir die Erkrankung als hormonabhängig, und sie tritt folglich bevorzugt im reproduktionsfähigen Alter auf.

Epidemiologie

Während der reproduktiven Phase ist die Endometriose – nach dem Uterus myomatosus – die zweithäufigste benigne Erkrankung der Frau. Die höchsten Prävalenzen liegen in den Altersgruppen zwischen 35 und 44 Jahren sowie zwischen 40 und 45 Jahren. In dieser Altersgruppe sind etwa 10 % der Frauen betroffen, und man geht von etwa 40.000 Erkrankungen/Jahr aus. Auch Adoleszentinnen können bereits erkranken. Aufgrund des variablen klinischen Erscheinungsbildes gibt es keine sicheren Kennzahlen zu Prävalenz und Inzidenz. Sehr wahrscheinlich ist eine unterschätzte Zahl nicht erkannter Fälle, da die Symptome vielfältig sind und die Diagnose erst nach Jahren gestellt wird. Etwa die Hälfte der Betroffenen benötigt eine Therapie.

Risikofaktoren

Neben einer Östrogendominanz (frühe Menarche, häufige, kurze Zyklen, späte Schwangerschaft) werden Operationen am Uterus (Trauma), genetische Prädisposition und Ernährungsfaktoren (Vitamin-D-Mangel, Aufnahme von entzündungsfördernden Nahrungsmitteln) diskutiert. Lifestylefaktoren wie Bewegungsmangel, Alkohol- und Kaffeekonsum sind ebenfalls mögliche Risiken. Eine Spezialdiät zur Vermeidung von Endometriose gibt es aber derzeit nicht.

Pathophysiologie

Die Pathogenese ist nicht endgültig geklärt. Verschiedene Entstehungstheorien sind in der Diskussion und nach wie vor Gegenstand wissenschaftlicher Arbeiten:

- Eine retrograde Menstruation führt vorrausichtlich über die Tuben zu einer Verteilung von Endometriumschleimhaut in den Bauchraum.
- pluripotente Zölomepithelzellen können sich mutmaßlich hormonabhängig in Endometriumzellen umwandeln. Dies würde besonders das Vorkommen von retroperitonealer Endometriose erklären („Metaplasie-Theorie").
- Die „Tissue-Injury-and-Repair-Theorie" gewinnt zunehmend an Bedeutung. Danach führt eine irreguläre Hyperperistaltik des Uterus zu Mikrotraumata mit reaktiven Entzündungen: Die Zone zwischen Endometrium und Myometrium wird für Endometriumzellen durchlässig. Vermutlich werden durch die lokalen Prozesse auch noch Stammzellen aktiviert, die die Bauchhöhle besiedeln oder ihrerseits das Myometrium infiltrieren.

Die beiden Hauptprobleme Schmerz und Sub- bzw. Infertilität lassen sich nur verstehen, wenn noch andere Faktoren in der Pathogenese eine Rolle spielen. Das Immunsystem, die Zellen, die vom Uterus abwandern, und besonders ein chronisch inflammatorischer Zustand sind in diesem Zusammenhang offenbar bedeutsam.

Klinik

Die Symptome der Endometriose sind vornehmlich

- der Schmerz im Becken (manchmal auch an anderen Lokalisationen),
- die ungewollte Kinderlosigkeit,
- Blutungsstörungen und
- ggf. Funktionsstörungen extragenitaler Organe, insbesondere jener im Becken.

MERKE

Das zentrale Symptom der Adenomyosis ist die schwere Dysmenorrhö, der menstruationsabhängige Schmerz mit unterschiedlicher Ausprägung und Ausstrahlung.

Die Dysmenorrhö lässt sich durch eine „Hyper"-Kontraktilität und Veränderungen in der Wand des Uterus (Adenomyosis) und durch eine entzündliche Irritation der betroffenen Strukturen des inneren Genitales und auch anderer Organe erklären. Das ektop gelegene Endometrium (Endometrioseherde) unterliegt auch der zyklischen Hormonregulation. Die

Proliferation der Endometriosezellen, kombiniert mit den monatlichen Blutungen, führt zu einer pathologischen Reaktion des betroffenen Gewebes und gelegentlich auch zu einer chronischen Blutansammlung (Endometriosezysten), meist in den Ovarien. Reparationsvorgänge des Körpers auf diese pathologischen Prozesse führen zum Einwachsen von Fibroblasten in das betroffene Gewebe und sind für das Ausbilden von Verwachsungen und anderer anatomischer Veränderungen der Organe verantwortlich.

Eine Adenomyosis des Uterus ist nicht nur für die ausgeprägte Dysmenorrhö, sondern auch für Blutungsstörungen wie eine Hypermenorrhö oder auch rezidivierende Zwischenblutungen verantwortlich.

Die Infiltration der Scheide und der angrenzenden Bänder und Organe erzeugt oft eine erhebliche Dyspareunie, eventuell auch eine Dyschezie.

Zysten an den Ovarien (Endometriome), eventuell in Verbindung mit Adhäsionen, erzeugen einen chronischen Druck im Becken und Beschwerden der benachbarten Organe wie Darm, Ureter und Blase. Sehr große Zysten können selten auch rupturieren und die Symptome eines akuten Abdomens hervorrufen.

Die durch Endometriose verursachte Sterilität ist durch verschiedene pathophysiologische Faktoren zu erklären. Adhäsionen und Zysten sowie chronische Entzündungsprozesse im Bereich der Adnexe beeinträchtigen die Follikelreifung, die Ovulation, den Ovum-Pick-up sowie den Eitransport erheblich oder machen diesen unmöglich. Endometriose in der Uterusmuskulatur (Adenomyose) stören den Spermientransport und die Implantation des Embryos.

Der Befall der Blasenmuskulatur verursacht eine zyklische Dysurie und Hämaturie.

Endometriose im Bereich der Harnleiter bzw. die damit einhergehende Fibrose erzeugt in seltenen Fällen eine Obstruktion des Harnleiters. Die daraus resultierende Hydronephrose kann zum Funktionsverlust der Niere führen. Da dies meist kein akutes, sondern ein chronisches Geschehen ist, berichten Patientinnen über einen länger bestehenden menstruationsabhängigen Flankendruck, der leider oft erst spät abgeklärt wird.

Eine Infiltration der Darmwand durch Endometriose kann zu einer Wandstarre und Lumeneinengung des Darms führen, was eine Motilitätsstörung der betroffenen Darmabschnitte mit Schmerzen, Obstipation, Diarrhö und Flatulenz als Folge hat. Bei massivem Befall des Ileums oder Zäkums können Subileussymptome auftreten. Die am häufigsten betroffenen Lokalisationen sind das Rektosigmoid und das Sigma. Die zyklische Hämatochezie weist auf diese Form der Endometriose hin.

Blutansammlungen in der Abdominalhöhle selbst führen zu chronischen Bauchschmerzen und Darmirritationen.

Pathologische Veränderungen und daraus resultierende Symptome an anderen Organen oder Nerven werden oft nicht mit Endometriose in Verbindung gebracht:

- Infiltration der sympathischen und parasympathischen Nervenbahnen stören Darm-, Blasen- und Scheidenfunktion.
- Die Infiltration des N. ischiadicus führt zu sensiblen und motorischen Störungen.
- Herde am Zwerchfell erzeugen Schulterschmerzen und Atembeschwerden.

Diagnostik

Sicher kann die Endometriose nur durch die histologische Begutachtung von Gewebeproben nachgewiesen werden.

Das Erscheinungsbild aber ist sehr vielfältig in Abhängigkeit von der Ausdehnung, der Lokalisation, der hormonellen Stimulation und der Reaktion des Körpers auf die Herde.

Mittels einer Laparoskopie lassen sich die intraabdominal gelegenen Endometrioseherde und durch sie eventuell veränderte Organe gut darstellen und durch die histologische Beurteilung von Gewebeproben verifizieren. Die laparoskopische Diagnostik stößt allerdings auf Grenzen, wenn die Herde farblos oder in Narben eingebettet sind, oder wenn sie durch ausgedehnte Verwachsungen verdeckt sind. Insbesondere Endometriose im extraperitonealen Raum oder innerhalb der Organe selbst können sich einer optischen Beurteilung entziehen, es sei denn, es werden ausgedehnte Operationen durchgeführt.

Die gelegentlich erschwerte Identifizierung der Endometriose kann zu einer langjährigen Verschleppung der richtigen Diagnose führen (bis zu 10 Jahre). Die tief infiltrierende Endometriose, z. B. im Darm, in der Blase, im Ureter, aber auch in der Uterusmuskulatur, in den Ovarien sowie in den Bändern des kleinen Beckens, kann mittlerweile durch nicht-invasive Verfahren wie den transvaginalen Ultraschall (TVU) und das MRT mit einer hohen Sensitivität und Spezifität sehr gut dargestellt werden.

Beide Verfahren können im Falle der Ovarialendometriose und der tiefen Endometriose das operative Verfahren besser vorbereiten oder sogar teilweise ersetzen, erfordern allerdings von den Untersuchenden eine große Expertise auf diesem Gebiet.

Untersuchungen wie Zystoskopie und i. v.-Pyelogramm bzw. ein kontrastmittelunterstütztes CT sind zur gezielten Diagnostik der harnableitenden Organe sinnvoll. Dagegen lässt sich z. B. mit einem CT allein kein differenzierter Nachweis von Endometriose führen. Auch ist eine Koloskopie für die Diagnostik bei Verdacht auf Darmendometriose, die meist nur die Lamina muscularis betrifft, ungeeignet!

MERKE

Der interdisziplinäre Zugang ist bei komplizierten Fällen erstrebenswert und erhöht die diagnostische Treffsicherheit. Eine Beratung und Betreuung der Patientin in einem zertifizierten **Endometriosezentrum** ist anzuraten. Eine rechtzeitig gestellte und exakte Diagnostik ermöglicht eine effektive Therapie.

Klassifikation

Die Endometriose wird seit vielen Jahrzehnten vornehmlich mit der **rASRM-Klassifikation** (rASRM Score = revised American Society of Reproductive Medicine Score) [1] in vier Stadien eingeteilt. Diese Stadien dienten auch zur Beurteilung der Prognose bei Sterilität. Leider gibt es keine Korrelation der Stadien mit der vorhandenen Symptomatik und der Prognose bei den unterschiedlichen Therapieverfahren, was zum Teil mit der fehlenden Beurteilung der tiefen Endometriose zu erklären ist.

Eine vollständige Beschreibung der gesamten Ausdehnung der Erkrankung gelingt mit der neuen **Enzian-Klassifikation** [2], die sowohl für die nicht-invasive als auch invasive Diagnostik geeignet ist. Die Lokalisation der verschiedenen Herde in den einzelnen Organen oder Kompartimenten werden in einem systematisch angewandten Code abgebildet.

Differenzialdiagnose

Endometriose ist zwar eine gynäkologische Erkrankung, betrifft aber aufgrund der topografischen Verhältnisse im kleinen Becken nicht selten benachbarte Organe.

Die Vermischung der unterschiedlichsten Symptome bei vielen Patientinnen erfordert eine sehr differenzierte Diagnostik insbesondere dann, wenn die Symptome nicht menstruationsabhängig auftreten.

MERKE
Differenzialdiagnostisch ist bei Symptomen des Uterus immer an Myome zu denken.

Bei Vergrößerung der Ovarien oder bei unklaren Befunden muss als Differenzialdiagnose immer an einen malignen Befund gedacht werden, was durch eine laborchemische und sonografische Abklärung ausgeschlossen werden muss.

Eine bakterielle oder auch interstitielle Zystitis, eine beginnende Pyelonephritis oder ein Steinleiden sind bei chronisch rezidivierenden Blasenbeschwerden und Flankenschmerzen auszuschließen.

Symptome des Darms können durch andere entzündliche Erkrankungen wie Colitis ulcerosa oder Morbus Chron verursacht werden. Eine Koloskopie ist dabei indiziert, wobei diese, wie bereits erwähnt, zum Ausschluss einer Darmendometriose nicht geeignet ist.

Bei Zustand nach Bauchoperationen oder nach vorausgegangen intraabdominalen Infektionen können Beschwerden auch die Folge von Verwachsungen sein.

Ebenso sollten bei unklaren Schmerzen im Bereich des Rückens oder solchen, die vom Rücken ins Abdomen ausstrahlen, auch an Bandscheiben- oder Wirbelsäulenveränderungen gedacht werden.

Das Krankheitsbild CPPS („chronic pelvic Pain Syndrome") kann viele der genannten Symptome beinhalten und z. T. auch von Endometriose mit verursacht sein.

Eine psychosomatische Erkrankung oder auch Chronifizierung von Schmerzen sollte bei der Suche nach Diagnose und geeigneter Therapie immer in Erwägung gezogen werden.

Therapie

Zwei **Hauptsäulen** zur Therapie

Die beiden wesentlichen Säulen sind

- die Operation und/oder
- die medikamentöse Therapie.

Pharmakologisch wird zwischen hormoneller und nicht hormoneller Therapie unterschieden. Sie dient zur Unterstützung der Operation, zur Symptomkontrolle und Rezidivprophylaxe. Vor allem bei chronisch rezidivierenden Verläufen kann auch ein integrativer und komplementärer Therapieversuch erfolgversprechend sein.

Medikamentöse Therapie

Gemäß Leitlinie sollte die Patientin vor Einleitung einer Therapie eine histologische Sicherung der Endometriose erhalten. Das ist laparoskopisch einfach und meist ambulant möglich. Der Beginn einer primär medikamentösen Therapie ist insbesondere bei adoleszenten Patientinnen und geringgradig ausgeprägtem Befund möglich. Oft wird man die diagnostische Spiegelung gleichzeitig zur operativen Erstbehandlung nutzen.

Hormonelle Therapie

Derzeit sind das Gestagen Dienogest und das GnRH-Analogon Leuprorelinacetat zugelassen.

Eine Gestagentherapie eignet sich als Erstliniensubstanz. In zweiter Linie können kombinierte orale Kontrazeptiva, gestagenhaltige intrauterine Systeme sowie GnRH-Analoga eingesetzt werden.

Ein wichtiger Gradmesser für den Erfolg der Hormontherapie ist die induzierte Blutungsfreiheit (sog. therapeutische Amenorrhö). Dafür ist eine langfristige und kontinuierliche Anwendung im sog. Langzyklus notwendig. Bei Zwischenblutungen muss ggf. kurzfristig die Dosis verändert werden.

Nicht-hormonelle Therapie

Die nicht-hormonelle Therapie zielt besonders auf die Symptomkontrolle. Die besten Erfahrungen zur Schmerzreduktion gibt es mit nicht-steroidalen Antiphlogistika (NSAID). Bei therapieresistenten Beschwerden und chronischen Verläufen ist es ratsam, möglichst rechtzeitig professionelle Schmerztherapeuten einzubeziehen.

Operative Therapie

Die Operation erfolgt, wenn Beschwerden bestehen, Kinderwunsch vorliegt oder Organe destruiert werden.

Speziell der Ureterbefall mit konsekutiv möglicher Hydronephrose bis hin zum Verlust der Niere und Darmendometriose mit persistierender Subileussymptomatik sind dringende OP-Indikationen!

In nahezu allen Fällen, auch bei komplexen Befunden, ist eine minimalinvasive Laparoskopie zur Endometriosesanierung bei entsprechender Expertise möglich. Die Intervention per laparotomiam ist wenigen Ausnahmen vorbehalten. Bei entsprechender Organbeteiligung wird die Operation interdisziplinär mit der Allgemeinchirurgie und der Urologie geplant. Das Ausmaß der Resektion richtet sich nach dem führenden Beschwerdebild.

Das Ziel bei Schmerzpatientinnen ist eine komplette Entfernung der Herde. Wenn der Kinderwunsch im Vordergrund steht, muss die Radikalität zugunsten des Funktions- und Organerhaltes angepasst werden.

Komplementäre Therapie – Psychosomatik – Anschlussheilbehandlung

Im Vordergrund stehen die Beschwerdelinderung und die Verbesserung der Lebensqualität. Akkupunktur, Homöopathie, transkutane elektrische Nervenstimulation (TENS), Phyto- Physio- und Osteotherapie sowie Traditionelle Chinesische Medizin (TCM) sind Verfahren, die immer bedeutender werden und mittlerweile auch in größeren Studien untersucht werden. Die Auswahl der Therapie richtet sich nach der Patientin und wird im Idealfall mit dem betreuenden Endometriosezentrum abgestimmt.

Ein langer Leidensweg mit Schmerz, Unfruchtbarkeit und dauerhaften Therapiemaßnahmen führt nicht selten zu psychischer Belastung. In der Folge sind ebenso Partnerschaftskonflikte und Probleme im sozialen Umfeld durch z. B. Arbeitsausfälle möglich. Eine frühzeitige psychosomatische Mitbetreuung kann hier helfen, um depressive Phasen abzumildern.

Nach komplexen Operationen und ausgedehnten Befunden fördern im individuellen Fall Anschlussheilbehandlungen die soziale und berufliche Rehabilitation der Patientin.

Rezidivendometriose

Rezidivendometriose ist eine besondere Herausforderung. Die erneute sorgfältige Abwägung von medikamentöser Therapie und potenzieller Re-Operation ist erforderlich, um bei den meist jungen Patientinnen weiterhin die Beschwerden zu kontrollieren und die Fertilität zu erhalten. Die Follikelreserve bei ovariellem Endometrioserezidiv sollte man dabei besonders im Blick haben.

Prävention

Eine sichere Prävention ist nicht möglich. Die Vermeidung der oben genannten Risikofaktoren kann unter Umständen den Ausbruch der Erkrankung verzögern oder abschwächen. Unter dem Verständnis einer insgesamt chronisch progredienten Erkrankung ist es sinnvoll, bereits ihm jugendlichen Alter mit der Therapie unter regelmäßiger gynäkologischer Kontrolle zu starten. Vermutlich lassen sich so Gewebeläsionen am Uterus und der Progress der Endometriose vermindern. Eine sichere Evidenz hierzu steht allerdings noch aus.

FÜR DIE PRAXIS

Da die Ätiologie der Endometriose immer noch nicht geklärt ist, ist eine kausale Therapie bislang nicht möglich. Idealerweise stellt sich die Patientin zur Therapieplanung und Mitbetreuung frühzeitig in einer auf Endometriose spezialisierten Einrichtung (Endometriosezentrum) vor.

PATIENTINNENBERATUNG

Die Endometriose-Vereinigung Deutschland, eine Selbsthilfevereinigung, gibt auf ihrer Homepage eine Übersicht zu den Standorten zertifizierter Endometriosezentren. Die EuroEndoCert (EEC) führt die Zertifizierung im Auftrag der Stiftung Endometrioseforschung (SEF) und der Europäischen Endometriose Liga (EEL) durch; Link: https://www.endometriose-vereinigung.de/sefzertifizierte-endometriosezentren.html.

3.2.4 Adenomyose

Hanna Surmann, Ludwig Kiesel

Definition

Adenomyose ist das Vorkommen von endometrialen Drüsen und Stroma im Myometrium (➤ Abb. 3.5). Diese Veränderungen sind meist umgeben von hypertrophem und hyperplastischem Myometrium und führen zu einer Vergrößerung des Uterus (➤ Abb. 3.6, ➤ Abb. 3.7) der betroffenen Patientinnen. Die Krankheit geht häufig mit Schmerzen und Infertilität einher [1]. Die Ausbreitung der Adenomyoseherde im Myometrium kann entweder diffus oder fokal imponieren [2].

Epidemiologie, Pathophysiologie

Adenomyose ist eine unterschätzte Erkrankung in der Bevölkerung. Je nach Studie sind 5–70 % der Frauen betroffen [2]. Diese großen Schwankungen in der Prävalenz kommen unter anderem durch aktuell noch fehlende allgemein gültige Diagnosekriterien zustande. Bei Frauen, die an Endometriose leiden, beträgt die Prävalenz sogar bis zu 90 % [3].

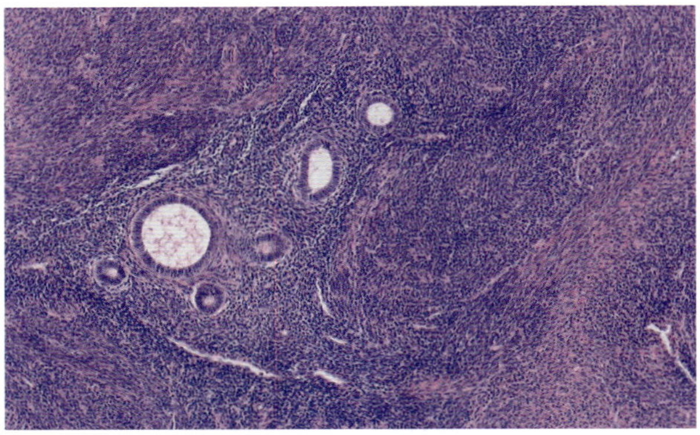

Abb. 3.5 Histologisches Bild einer Adenomyose [M1184]

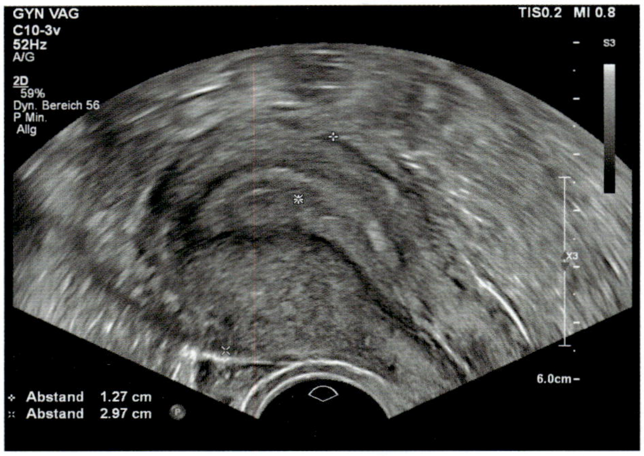

Abb. 3.6 Vaginalsonografie: Adenomyose mit Asymmetrie der Uteruswände [M1184]

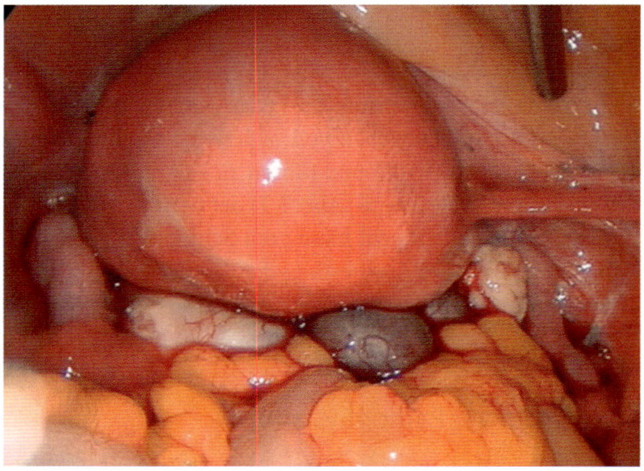

Abb. 3.7 Laparoskopisches Bild: Fundus uteri mit Adenomyose [M1184]

Lange wurde angenommen, dass Adenomyose eine Krankheit der perimenopausalen Frau sei, da die Diagnostik zunächst nur durch Hysterektomiepräparate erfolgte. Hysterektomien werden eher bei Frauen im höheren Alter mit abgeschlossener Familienplanung durchgeführt. Durch zusätzliche diagnostische Methoden ist inzwischen bekannt, dass auch viele jüngere Frauen betroffen sind [4].

Die Pathophysiologie der Adenomyose ist noch nicht abschließend geklärt. Es gibt mehrere verschiedene Theorien zur Entstehung. Im Folgenden werden die zwei häufigsten Theorien hier vorgestellt:

Invasion aus basalem Endometrium in nahe liegendes oberflächliches Myometrium Adenomyose könnte durch eine Invasion der Endometriumzellen aus dem basalen Endometrium in das benachbarte oberflächliche Myometrium entstehen. Histologisch konnte eine labyrinthförmige, unregelmäßige Architektur der Drüsen und des Stromas festgestellt werden, das sich ebenso im basalen Endometrium findet (➤ Abb. 3.5). Dies könnte eine gemeinsame Herkunft beider Gewebe bedeuten. Eine Schwäche der Junktionalzone, die die Begrenzung zwischen Endometrium und Myometrium bildet, könnte so die Krankheitsentstehung begünstigen. Gründe für eine Schwäche sind Schwangerschaft, Operationen am Uterus, immunologische Faktoren oder hormonelle Einflüsse [5, 6].

Neuentwicklung aus embryonalen Müller-Zellen im Myometrium Diese Theorie besagt, dass durch Metaplasie Adenomyose aus embryonalen Müller-Zellen entsteht. Das Endometrium der Adenomyose unterscheidet sich in biologischen und proliferativen Aspekten von dem eutopen Endometrium der gleichen Patientin. Dies spricht gegen die Invasionstheorie und für die Theorie der Neuentwicklung. Diese zellulären Unterschiede könnten unter anderem ein Grund für das Auftreten der atypischen Blutungen sein [6].

Risikofaktoren

- Z. n. Operationen am Uterus,
- Frühe Menarche (< 10 Jahre),
- Polymenorrhö,
- Östrogen,
- Tamoxifen,
- Depressionen und Antidepressiva.

Klinik

Blutungsauffälligkeiten sind eines der häufigsten Symptome der Adenomyose. Typisch sind vor allem Dysmenorrhö und Menorrhagie. Darüber hinaus gehört Dyspareunie zu den klassischen Beschwerden. Weniger spezifische Symptome, wie chronische Unterbauchschmerzen, Darm- und Blasendruck sowie Abdominalkrämpfe sollten ebenso an eine mögliche Adenomyose denken lassen. Bei einem Drittel der Betroffenen verläuft die Adenomyose asymptomatisch [7].

Auch die psychische Belastung der Patientinnen darf nicht unterschätzt werden. Eine verringerte Belastbarkeit bei der Arbeit sowie eine erhöhte Anzahl an Fehltagen sind häufig bei Frauen mit Adenomyose. Insgesamt kann die Krankheit mit einer reduzierten Lebensqualität der Betroffenen einhergehen [5].

FÜR DIE PRAXIS

Adenomyose ist mit 46 % die häufigste Ursache für atypische Blutungen bei perimenopausalen Frauen [2].

Diagnostik

Die Diagnose der Adenomyose wird durch eine ausführliche Anamnese, Palpation und ergänzende bildgebende Verfahren gestellt. Für die Bildgebung kommen transvaginale Sonografie (➤ Abb. 3.6) und die Magnetresonanztomografie infrage.

Anamnese

Eine ausführliche Anamnese der Symptome ist entscheidend in der Diagnostik. Zur Beurteilung der Schmerzen ist eine visuelle Analogskala nützlich. Auch auf die Einschränkungen der Patientinnen im Alltag sollte eingegangen werden.

Palpation/Laparoskopie

Die Diagnose ist durch Palpation kaum zu stellen. Weit verbreitet ist ein retroflektierter Uterus, der durch die anterioposteriore Asymmetrie der Wände entsteht. Hierbei ist meist die Hinterwand dicker als die Vorderwand [2]. Bei der Laparoskopie fällt eine Auflockerung der Uteruswand auf (➤ Abb. 3.7).

Sonografie

Da die transvaginale Sonografie und die MRT in ihrer Aussagesicherheit bezüglich der Adenomyosediagnostik gleichgestellt sind, sollte eine Sonografie zunächst aus praktischen Gründen bevorzugt werden [8]. Aktuell gibt es für beide Verfahren noch keine allgemein gültigen Diagnosekriterien, jedoch haben sich für die Sonografie einige Merkmale als wegweisend herausgestellt: [1, 5, 8]:

- Vergrößerter Uterus mit anterioposteriorer Wandasymmetrie (➤ Abb. 3.6).
- Diffuse oder fokale Adenomyose Läsionen
  - hyperechogen,
  - unregelmäßig geformt,
  - ungleichmäßig begrenzt.
- Heterogenes Myometrium.
- Lineare Streifung.
- Verdickte Junktionalzone (bestehend aus basalem Endometrium und oberflächlichem Myometrium).
- Mikrozysten subendometrial.
- Dopplersonografie: vermehrte Vaskularisierung im Myometrium.

LEITLINIEN

Die präoperative Diagnosestellung der Adenomyose erfolgt durch Ultraschall bzw. MRT ohne Gewebebiopsie [8].

Differenzialdiagnosen

Die Differenzialdiagnosen umfassen [2]:

- Endometriose,
- Uterus myomatosus,
- Endometriumpolypen,
- Endometriumhyperplasie,
- Endometriumkarzinom.

Therapie

Die Wahl der Therapie ist eine individuelle Entscheidung. Sie ist abhängig von spezifischen Symptomen, dem Stand der Familienplanung und dem Alter der Patientin. In Abhängigkeit dieser Faktoren gibt es sowohl chirurgische als auch medikamentöse Behandlungsoptionen [9].

Chirurgisch

Die laparoskopische totale oder subtotale Hysterektomie stellt die radikale operative Therapie bei abgeschlossener Familienplanung dar. Bei fokalem Befall der Adenomyose sind auch kleinere gezielte Resektionen der Herde möglich (Adenomyomektomie). Dafür bietet sich je nach Lage der Herde neben dem laparoskopischen Zugang auch der hysteroskopische Zugang mit Resektoskop an. Eine weitere Option ist die Endometriumablation.

Die Indikationsstellung für eine operative Therapie sollte besonders bei Frau mit noch nicht abgeschlossener Familienplanung sehr streng sein. Risiken der Operationen sind vor allem die Uterusruptur, die postoperative Entwicklung von kavitären und extrakavitären Adhäsionen und eine gestörte Plazentation [9].

Medikamentös

Gestagenpräparate, kombinierte orale Kontrazeptiva und die Hormonspirale mit Levonorgestrel sind klassische medikamentöse Therapieoptionen für Frauen mit Adenomyose. Die Medikamente zielen sowohl auf eine Symptomverbesserung als auch auf das Verhindern einer Verschlechterung ab. Weitere Möglichkeiten sind der Einsatz von GnRH-Agonisten oder Aromataseinhibitoren [9]. Laut der aktuellen Leitlinien sind alle dieser Therapieoptionen effektiv und gleich gut wirksam [8].

Adenomyose ist östrogenabhängig und zeigt daher einen natürlichen Rückgang in den Wechseljahren, deshalb ist bei postmenopausalen Frauen meist keine Therapie mehr notwendig [2].

PATIENTINNENBERATUNG

Eine operative Therapie kann die Fruchtbarkeit nur kurzfristig verbessern. Im Verlauf überwiegen die oben genannten Risiken einer OP, die die Fertilität auch negativ beeinflussen können [1].

Komplikationen

Eine maligne Entartung der Adenomyoseherde ist selten. Trotzdem ist es möglich, dass Adenomyose und ein Endometriumkarzinom gleichzeitig auftreten, wodurch eine tiefere Myometriuminfiltration möglich ist [2].

Ein besonders belastendes Problem ist für viele betroffene Frauen die mit der Adenomyose häufig verbundene Infertilität. Besonders Implantationsversagen sowie Spontanaborte kommen gehäuft vor [10].

3.2.5 Urogenitale einschließlich sexuell übertragbarer Infektionen

Eva-Maria Grischke, Christl Reisenauer

Definition

Infektionen im Bereich des Urogenitaltraktes zählen zu den häufigsten Infektionen der Frau. Diese Erkrankungen können symptomlos verlaufen, wiederkehren und sich zu einem chronischen Leiden entwickeln. Venerische Erkrankungen sind vorwiegend durch sexuelle Kontakte übertragene Infektionen. Die Bezeichnung **Sexually Transmitted Infections (STI)** hat die Bezeichnung Sexually Transmitted Diseases (STD) abgelöst, um den asymptomatischen Infektionsstatus vieler dieser Erkrankungen zu betonen. Die urogenitalen Infektionen, die in diesem Beitrag thematisiert werden, umfassen:

- Vulvitis,
- Kolpitis,
- Urethritis und
- Harnwegsinfekte unterschiedlicher Genese.

Epidemiologie, Pathophysiologie, Risikofaktoren

In der Scheide siedelt eine Vielzahl verschiedener Bakterien. Die Laktobazillen gewährleisten den normalen Ablauf der Stoffwechselvorgänge in der Scheide und sorgen für einen pH-Wert zwischen 3.8 und 4.2. In der Scheidenflora sind auch verschiedene potenziell pathogene Keime, darunter Streptokokken, Staphylokokken, Kolistämme und Pilze, vorhanden. Ihre Anzahl hängt von verschiedenen Faktoren wie Alter, Abwehrlage, Allgemeinerkrankungen, Ovulationen und Schwangerschaft ab. Wird die normale Scheidenflora von derartigen Keimen zurückgedrängt bzw. überwuchert und können andere spezifische Ursachen eines entzündlichen Prozesses ausgeschlossen werden, spricht man von einer unspezifischen Kolpitis.

Neben der unspezifischen Kolpitis führen auch andere sexuell übertragbare Erkrankungen zu Entzündungen im Bereich des weiblichen Urogenitaltraktes. Die Übertragung ist nicht nur durch Geschlechtsverkehr, sondern auch durch Schmierinfektion, Badewasser u. a. möglich. Im Wesentlichen kommen 4 verschiedene Arten von Erregern vor: Viren, Bakterien, Pilze und Protozoen.

Klinik, Diagnostik und Therapie

Bei einer **unspezifischen Kolpitis** zeigt die Vaginalwand einen erhöhten Turgor und eine diffuse Hyperämie und ist mit einem Exsudat bedeckt. Die Diagnose wird anhand von Abstrichen und Kulturen gestellt. Zur Behandlung sind lokale Maßnahmen z. B. ein mildes Antiseptikum in einem sauren Medium, da der Vaginal-pH-Wert in derartigen Fällen zwischen 6 und 8 liegt.

Die häufigste mikrobielle, vaginale Störung und Ursache von Fluor bei Frauen im gebärfähigen Alter ist die **bakterielle Vaginose** mit einer Häufigkeit von 10–30 %. Erreger der Aminkolpitis/der bakteriellen Vaginose sind Gardnerella vaginalis und verschiedene Anaerobier in hoher Keimzahl. Sind 3 von 4 der sogenannten *AmSEL-Kriterien* erfüllt, wird die Diagnose bakterielle Vaginose gestellt:

- Amingeruch, deutlich bei Zugabe von 10 % Kalilauge zu einem Tropfen Vaginalsekret,
- Schlüsselzellen (Clue Cells) im Nativpräparat,
- erhöhter pH-Wert > 4,5,
- liquider grauweißer Fluor/Ausfluss.

Grundsätzlich wird die bakterielle Vaginose nur bei Symptomen und nach Antibiogramm behandelt. In Frage kommen Metronidazol (2 × 500 mg/Tag über 7 Tage) oder Clindamycin (2 × 300 mg/Tag über 7 Tage). Darüber hinaus ist auch eine Lokaltherapie mit Metronidazol 500 mg oder Clindamycin 2 % erhältlich. Der Sinn einer routinemäßigen Mitbehandlung des Sexualpartners ist noch nicht wissenschaftlich belegt. Milchsäurepräparate sind zur Prophylaxe jedenfalls gut geeignet.

Ein Laktobazillenmangel kann zu einer übermäßigen Vermehrung von Candida-Stämmen führen und zu einer **vulvovaginalen Candidose (VVC).** Diese äußert sich durch einen penetranten Juckreiz, Erythem sowie weißlich krümeligen Fluor. Die Soorkolpitis ist nach der bakteriellen Vaginose die zweithäufigste Vaginalinfektion. Der Haupterreger ist Candida albicans, es kommen aber auch andere Vertreter, wie C. glabrata, C. krusei, C. tropicalis oder C. parapsilosis vor. Die Diagnose einer vulvovaginalen Candidose soll anhand der Kombination aus Klinik und dem mikroskopischen Nachweis von (Pseudo-)Hyphen gestellt werden, wobei bei unklaren Fällen die Diagnostik auf kulturelle Methoden erweitert werden soll. Eine vulvovaginale Candidose wird lokal mit Polyenen (Nystatin, Amphotericin B), Imidazolen und Ciclopirox-Vaginalia therapiert. Wenn die lokale Applikation nicht zum Erfolg führt, können alternativ Fluconazol (einmalig 150 mg) und Itraconazol (2 × 200 mg) oral möglicherweise helfen. Die Behandlung eines asymptomatischen Sexualpartners ist bei der akuten VVC nicht indiziert [1].

Die **urogenitale Chlamydieninfektion** durch die Serovare D–K gehört weltweit zu den häufigsten STI. Urogenitale Chlamydieninfektionen verlaufen bei Frauen in etwa 80 % der Fälle asymptomatisch und bleiben daher oft unerkannt [2, 3].

Chlamydia trachomatis besteht aus zwei Biovaren: Während die Serovare D–K des Trachom-Biovars als Erreger der urogenitalen Infektionen nachweisbar sind, ist das Lymphogranuloma-venereum-Biovar (Serovar L1–L3) für die invasiven Verlaufsformen bei Lymphogranuloma venereum (LGV) verantwortlich.

Methode der Wahl zum Nachweis von Chlamydia trachomatis ist der Nucleic Acid Amplification Test (NAAT). Da bei der Anwendung von NAAT-Nachweismethoden nicht zwischen lebenden und abgestorbenen Mikroorganismen unterschieden werden kann, wird eine Kontrolluntersuchung zur Evaluierung des Therapieerfolges erst 8 Wochen nach Therapieende empfohlen.

Die First-Line-Therapie der urogenitalen Chlamydieninfektion erfolgt mit Doxycyclin 100 mg 2 × tgl. p.o. über 7–14 Tage oder Azithromycin 1.5 g p. o. einmalig. Die Therapie bei LGV wird mit Doxycyclin 100 mg 2 × tgl. über mindestens 21 Tage durchgeführt.

In Deutschland sind Chlamydieninfektionen nicht meldepflichtig.

Seit 2008 wird Frauen unter 25 Jahren ein Chlamydien-Screening angeboten. Ein Screening auf Chlamydien in der Schwangerschaft ist obligat [4, 5].

Ureaplasma urealyticum, Ureaplasma parvum und Mycoplasma hominis sind Teil des urogenitalen Mikrobioms sexuell aktiver Menschen und verursachen nur selten Symptome.

Mycoplasma genitalium hingegen spielt als Ursache einer akuten oder persistierenden bzw. rezidivierenden Urethritis (NGNCU, nicht-gonorrhoische Nicht-Chlamydien-Urethritis) eine wesentliche Rolle und gilt nach Chlamydia trachomatis der zweithäufigste Erreger einer nicht-gonorrhoischen Urethritis. Mycoplasma-genitalium-Infektionen werden durch NAAT nachgewiesen.

Die Behandlungsempfehlungen bei Mykoplasma genitalium Infektionen sind uneinheitlich. Derzeit wird Azithromycin 500 mg p. o. an Tag 1 und 250 mg p. o. an Tag 2–5 oder Doxycyclin 100 mg 2 × tgl. p.o. über 7 Tage empfohlen. Bei persistierender Infektion oder Therapieversagen nach Azithromycin sollte Moxifloxacin 400 mg p. o. für 7–10 Tage verabreicht werden [4].

Bei der **Gonorrhö** stehen die Symptome der Schleimhautinfektion an der Eintrittspforte (z. B. die Urethritis gonorrhoica) im Vordergrund, die lokale Komplikationen hervorrufen und zu aufsteigenden Infektionen sowie zur disseminierten Gonokokken Infektion führen können. Etwa 50 % aller Infektionen verlaufen asymptomatisch. Neisseria gonorrhoeae zeigte in den letzten Jahren eine starke Resistenzentwicklung mit Ausbildung von Einzel- und Multiresistenzen gegenüber bisher gängigen Antibiotika. Daher ist für Neisseria gonorrhoeae zusätzlich zum NAAT eine kulturelle Empfindlichkeitstestung durchzuführen [4].

Die Therapie der Gonorrhö sollte leitliniengerecht erfolgen [6].

In Deutschland sind Gonokokkeninfektionen mit Ausnahme von Sachsen nicht meldepflichtig.

Die Gonorrhö stellt heute die vierthäufigste sexuell übertragbare Erkrankung nach Trichomoniasis, Chlamydieninfektionen und genitalen Warzen dar.

Die **Syphilis** ist eine sexuell übertragbare, durch Treponema pallidum hervorgerufene Infektionskrankheit.

In Deutschland unterliegt die Syphilis nach dem Infektionsschutzgesetz (IfSG) einer anonymen Labormeldepflicht an das Robert Koch-Institut.

Unbehandelt kann die Syphilis über mehrere Jahrzehnte in vier klinischen Stadien verlaufen, die letal enden oder in 75 % der Fälle nach dem Sekundärstadium spontan ausheilen.

Die Labordiagnostik der Syphilis beruht primär auf einer serologischen Stufendiagnostik. Auf einen positiven Suchtest (TPPA oder EIA/CMIA) folgt ein Bestätigungstest (FTA-ABS Test oder EIA/CMIA oder TPPA) und gegebenenfalls die Bestimmung von Aktivitätsmarkern (Lipoid-Antikörper und IgM-Antikörper). Antikörper werden erst ca. 3 Wochen nach Infektion nachweisbar, daher ist bei negativem Suchtest in klinischen Verdachtsfällen eine serologische Kontrolle notwendig [4].

FÜR DIE PRAXIS

TPPA-Test – Treponema-pallidum-Agglutinationstest
EIA/CMIA-Test – Enzyme linked Immunosorbent Assay bzw. Chemilumineszenz-Mikropartikelimmunoassay (CMIA) zum Nachweis von IgG und IgM Antikörper
FTA-ABS-Test – Fluoreszenz-Treponema-Antikörper-Absorbtionstest

Penicillin ist das Mittel der Wahl zur Behandlung aller Stadien der Erkrankung.

Herpes genitalis wird hauptsächlich durch HSV-2 in seltenen Fällen durch HSV-1 ausgelöst. Nach Primärinfektion verbleiben die Viren in den Lumbosakralganglien in einem Latenzstadium. Die Infektion kann durch unterschiedliche Reize reaktivieren. Zu den auslösenden Faktoren zählen unter anderen ein supprimiertes Immunsystem, Stresssituationen, die Menstruation oder auch mechanische Reizungen.

Typischerweise kommt es zur Ausbildung von uniformen gruppierten Bläschen, die im Verlauf verkrusten. Die Primärinfektion kann mit einer regionalen Lymphadenopathie und Fieber einhergehen oder komplett symptomlos verlaufen. Bis zur kompletten Abheilung dauert es ungefähr 2–3 Wochen. Zusätzlich treten Schmerzen, Spannungsgefühl und ein Pruritus auf.

Der Direktnachweis kann mittels PCR erfolgen. Ein serologischer Nachweis zur Detektion der IgM- und IgG-Antikörper ist zur Differenzierung zwischen Primärinfektion und Reaktivierung möglich, spielt in der Akutdiagnostik aber eine untergeordnete Rolle.

Therapie der 1. Wahl ist Aciclovir. Diese kann lokal oder bei ausgeprägten Schleimhautinfektionen oral erfolgen [7].

Hauptvermehrungsort von **Trichomonas vaginale** ist der Urogenitaltrakt. Bei ausgeprägter Entzündung zeigen sich eine lokale Rötung, Juckreiz, ein vermehrter schaumiger unangenehm riechender Fluor, Dysurie und verstärkter Harndrang. Auch ein brennender Schmerz kann vorhanden sein. Es gibt auch asymptomatische Verläufe mit Persistenz des Erregers über viele Jahre.

Die Diagnose der **Trichomoniasis** wird üblicherweise durch das klinische Bild und den mikroskopischen Nachweis von sich bewegenden Trichomonaden im Nativpräparat – aus Vaginal- oder Urethralsekret – gestellt. Weitere Möglichkeiten sind Spezialfärbung (Giemsa), eine Kultur oder ein DNA-Nachweis.

Die Therapie der Wahl ist die orale Gabe von 2 g Metronidazol. Eine Partnermitbehandlung ist obligatorisch. Bei Therapieversagern können die Verdoppelung der Dosis oder eine Therapie mit 2 × 500 mg Metronidazol über 7 Tage zur Heilung führen. Eine Kontrolle nach Therapie wird empfohlen. Durch die systemische (orale) Therapie wird eine bessere Wirkstoffverteilung bewirkt, die auch die Skene-Gänge und die Urethra etc. erreicht [8].

Eine **Vulvitis mit A-Streptokokken** ist nicht so häufig. Wegen der Virulenz des Erregers (Streptococcus pyogenes, Streptokokken der Gruppe A) ist sie immer ernst zu nehmen. Es sind die gefährlichsten Bakterien nicht nur im Genitalbereich. Bei jedem Nachweis dieser Bakterien im Genitalbereich, selbst bei weitgehender Beschwerdefreiheit, sollte eine Antibiotikatherapie verordnet und die Elimination des Erregers überprüft werden. Die Diagnose wird vermutet aus dem klinischen Bild mit Brennen, meist diffuser, gelegentlich auch fleckförmiger Rötung und gelblichem Fluor mit mikroskopisch reichlich Leukozyten, jedoch gesichert allein durch die kulturelle Anzüchtung und Differenzierung der Erreger. Bekannt ist das Krankheitsbild unter dem Begriff Toxic-Shock-Syndrom. Therapie: Penicillin, Amoxicillin, Cephalosporin für 5, besser 10 Tage.

Trotzdem sollte man bei brennenden Schmerzen und leukozytärem Fluor auch an die Möglichkeit einer Gonorrhö denken. Die Diagnose wird nur gestellt werden, wenn eine bakteriologische Kultur angelegt oder Material für die PCR entnommen wird. Gonokokken können aber durchaus auch asymptomatisch im äußeren Genitale vorkommen [8].

Eine klinisch symptomatische **Harnwegsinfektion** muss von einer asymptomatischen Bakteriurie unterschieden werden. Bei der asymptomatischen Bakteriurie wird in der Regel eine Kolonisation, nicht aber eine Infektion angenommen. Eine rezidivierende Harnwegsinfektion wird angenommen, wenn eine Rezidivrate von ≥ 2 symptomatische Episoden innerhalb von 6 Monaten oder ≥ 3 symptomatische Episoden innerhalb von 12 Monaten vorliegt.

Eine asymptomatische Bakteriurie findet sich häufig bei Routineuntersuchungen von nicht schwangeren Frauen ohne sonstige relevante Begleiterkrankungen. Eine asymptomatische Bakteriurie soll in dieser Gruppe nicht behandelt werden.

Häufigster Erreger unkomplizierter Harnwegsinfektionen ist Escherichia coli, gefolgt von Staphylococcus saprophyticus, Klebsiella pneumoniae und Proteus mirabilis und Enterokokken. Andere Erreger sind selten.

Bei unkomplizierter Zystitis soll vorzugsweise eines der folgenden Antibiotika eingesetzt werden: Fosfomycin-Trometamol, Nitrofurantoin, Nitroxolin, Pivmecillinam, Trimethoprim (in alphabetischer Reihenfolge).

Eine Harnkultur mit Resistenzbestimmung ist bei unkompliziertem Harnwegsinfekt meist nicht sinnvoll, da die zu erwartenden Keime bekannt sind und die Symptome bei Eintreffen der Kulturergebnisse meist schon beseitigt sind. Bei Verdacht auf einen atypischen Erreger oder bei rezidivierenden Harnwegsinfekten sollte eine Erregerdiagnostik erfolgen.

Bei Patientinnen mit leichten/mittelgradigen Beschwerden kann die alleinige symptomatische Therapie als Alternative zur antibiotischen Behandlung erwogen werden. Eine partizipative Entscheidungsfindung mit den Patientinnen ist notwendig. Falls möglich sollte eine Antibiotikatherapie oral gegeben werden.

Bei häufig rezidivierender Zystitis sollte nach Versagen von Verhaltensänderungen und nicht-antibiotischen Präventionsmaßnahmen sowie bei hohem Leidensdruck der Patientin eine kontinuierliche antibiotische Langzeitprävention über 3–6 Monate eingesetzt werden. Bei häufig rezidivierender Zystitis der Frau im Zusammenhang mit dem GV sollte als Alternative zur antibiotischen Langzeitprävention eine postkoitale Einmalprävention erfolgen [9] oder eine Vakzine mit abgetöteten Keimen zur Erhöhung der lokalen Immunabwehr.

Die **Tuberkulose** tritt manchmal als Lupus vulgaris am äußeren Genitale in Erscheinung. In der Scheide sitzen tuberkulöse Herde in der Regel im osterioren Scheidenfornix. Es handelt sich in der Scheide immer um eine Miliartuberkulose mit Absonderung eines überriechenden Sekretes. Die Diagnose wird anhand von Abstrich und Kulturbefunden gestellt. Bioptisch lässt sich die Tuberkulose jedoch rascher und sicherer nachweisen. Tuberkulostatika werden zur Behandlung eingesetzt.

Differenzialdiagnose

Eine Besonderheit ist ein rezidivierender **Herpes urethralis.** Nicht selten wird er anfangs mit einem rezidivierenden HWI verwechselt [9].

Behçet-Syndrom

Häufig wird das Behçet-Syndrom immer noch mit einer Herpesinfektion verwechselt. Hierunter werden schmerzhafte, rezidivierende Ulzera verstanden, die innerhalb von 4–6 Wochen spontan abheilen. Die Ursache ist unbekannt. Es wird eine immunologische Erkrankung mit Arteriitis vermutet. Hierdurch kommt es zu einer Nekrose, die in ein Ulkus übergeht. Meistens treten die Ulzera an mehreren Stellen des Introitus auf. Bevorzugt ist die Innenseite der kleinen Labien. Selten sind die Vagina oder die Labia maiora betroffen. Frühzeitiges Auftragen von Kortikosteroidsalbe begrenzt den Schaden und führt zu einer schnelleren Abheilung. Die Abheilungszeit kann sehr unterschiedlich sein, nie unter 2, selten über 8 Wochen.

Gegen eine Herpesinfektion sprechen der fehlende Virusnachweis – oft bestehen nicht einmal Antikörper gegen Herpes Viren (HSV) – und das Auftreten der rezidivierenden Ulzera an mehreren Stellen. Außerdem handelt es sich bei den Läsionen um tiefe Ulzera, die es beim Herpes, der eher zu intraepithelialen, d. h. flachen Erosionen neigt, in dieser Form nicht gibt. Die Diagnose wird allein aus dem klinischen Bild und der Abheilungszeit gestellt. Es gibt keinen spezifischen Labornachweis, auch die Histologie ist unspezifisch (Nekrose) [9].

Herpes zoster

Starkes, einseitiges Brennen verursacht der Herpes zoster, der eine endogene Reaktivierung des Varicella-zoster-Virus (VZV) ist. Die strenge Einseitigkeit der Effloreszenzen erleichtert die klinische Diagnose. Im Gegensatz zum Herpes genitalis persistieren die Bläschen und der Schmerz ohne Therapie über lange Zeit (3–4 Wochen). Therapie: 5 × 800 mg Aciclovir über 5–10 Tage [9].

Kolpitis plasmacellularis

Wenn bei brennenden Schmerzen, fleckförmiger Rötung und gelbem Fluor über Monate ohne Erregernachweis die üblichen Antibiotika nicht helfen, dann sollte an diese Infektion gedacht werden. Die meisten Patienten haben eine monatelange, leidvolle Odyssee und viele Arztbesuche sowie Therapieversuche hinter sich. Klinisch sieht die Infektion oft aus wie eine Trichomoniasis – jedoch hilft Metronidazol nicht – oder eine A-Streptokokken-Kolpitis, weshalb immer eine bakteriologische Kultur angelegt werden muss. Da es keinen Erregernachweis gibt, wird die Diagnose allein durch den Therapieerfolg mit Clindamycin, z. B. Sobelin-Vaginalcreme über 1–2 Wochen, gesichert. Bei einem Rezidiv, was leider nicht selten vorkommt, sollte die lokale Therapie verlängert werden. Über die Rolle des Partners hierbei ist so gut wie nichts bekannt.

PATIENTINNENBERATUNG

Klagt die Patientin nur über brennende Beschwerden im Bereich der Urethralöffnung, so sollte bei einer jungen Patientin eine Chlamydieninfektion mittels PCR aus dem Urin zuerst ausgeschlossen werden. Bei der reifen Frau und negativer PCR sollten die Urethralöffnung und ihre Umgebung mit dem Kolposkop beurteilt werden. Rötung spricht für eine *Hautreizung oder sogar Beschädigung z. B. nach GV*, was nicht selten ist. Bei trockener oder entzündeter Haut kommt es leicht zu Beschädigung des Zylinderepithels oder des umgebenden mehrschichtigen Plattenepithels. Dies wiederum kann die Zahl der Mikroorganismen aus dem Darmbereich erhöhen. Abhilfe schafft eine Hautverbesserung durch Fettpflege (z. B. Deumavan). Diese Behandlung sollte nach dem Waschen und vor jeder mechanischen Belastung erfolgen [9].

Prävention und Postexpositionsprophylaxe

Wann ist eine Beratung bezüglich STI sinnvoll und erforderlich?

Rein präventive Aufklärungen sollten bereits im Schulalter und in offiziellen Einrichtungen erfolgen. Ansonsten stehen auch Beratungsangebote in besonderen Situationen zur Verfügung, so für die Abklärung von Symptomen, Klärung von und Aufklärung zu möglichen vorhandenen Risikofaktoren, aber auch eine spezielle Beratung insbesondere zu einer HIV- und HBV-Infektion nach potenzieller Exposition im Rahmen einer Postexpositionsprophylaxe (s. u.). Beratungen werden angeboten in allen Versorgungsbereichen, die sich mit STI befassen. Dies sind in der Regel gynäkologische Praxen, Notfallambulanzen von Kliniken, aber auch öffentliche Einrichtungen und Gesundheitsämter. Für Ärztinnen und Ärzte sowie Angehörige von Berufsgruppen, die Personen mit besonderem Risiko für eine HIV-1-Infektion beraten, behandeln oder betreuen, steht eine Leitlinie zur *HIV-Präexpositionsprophylaxe (PrEP)* zur Verfügung [10, 11, 12].

Bei welchen Symptomen sollte eine STI ausgeschlossen werden?

Häufige Beschwerden sind eine Dysurie mit oder ohne urethralen Fluor oder auch die Bildung von einem Exanthem oder Enanthem. Nicht selten sind Lymphknotenschwellungen an Regionen wie Hals oder Leistenbereich vorhanden. Ein vermehrter vaginaler Fluor sollte bei Frauen abgeklärt werden insbesondere bei gleichzeitig auftretenden Symptomen wie Brennen, Jucken oder Geruchsbelästigung. Fällt ein fischartig riechender Fluor des Vaginalsekretes auf, sollte an eine Besiedlung mit Gardnerella vaginalis gedacht werden. Diese weisen auf eine gestörte Vaginalflora hin und lassen sich mit Clindamycin Vaginalsuppositorien oder Salben gut behandeln (s. o.). Fehlen weitere Symptome, ist in vielen Fällen eine adäquate lokale Östrogenisierung ausreichend. Chronische Unterbauchbeschwerden bei Patientinnen können Hinweis auf eine chronische Infektion sein, insbesondere ist hier an eine Chlamydieninfektion zu denken.

Weitere Auffälligkeiten können azyklische vaginale Blutungen oder Kontaktblutungen sein. In diesen Fällen kann es sich bereits um chronische Entzündungen handeln und damit um organische Veränderungen infolge wiederholt aufgetretener STI. Hier ist dringend eine zytologische, gegebenenfalls auch bioptische Abklärung zum Ausschluss einer Präkanzerose oder auch von malignen Veränderungen erforderlich. Auch Veränderungen der Vulva, wie etwa ein auffälliges Ulkus, können Hinweis auf eine Erkrankung aus dem Bereich STI (z. B. Syphilis) sein.

Wann ist eine Postexpositionsprophylaxe (PEP) sinnvoll?

Unter einer Postexpositionsprophylaxe wird die Gabe von Medikamenten verstanden, die nach ungeschütztem Verkehr bzw. einer fraglichen Exposition prophylaktisch eingesetzt werden. Hierbei handelt es sich vor allen Dingen um eine Medikation nach fraglicher Exposition gegenüber *HIV,* aber auch *Hepatitis-B-Viren.*

Die Indikation resultiert zunächst aus einem entsprechenden Beratungsgespräch und einer Abschätzung des Infektionsrisikos. Über potenzielle Nebenwirkungen des therapeutischen Angebotes muss immer aufgeklärt werden.

Wie gestaltet sich eine Postexpositionsprophylaxe?

Wesentlich ist, dass eine entsprechende Prophylaxe so schnell wie möglich gestartet werden sollte. Anzustreben ist hier ein Intervall von 24 Stunden nach Exposition. Voraussetzung ist natürlich eine entsprechende Serumdiagnostik, um einen negativen HIV-Status und Hepatitis-B-Status nachzuweisen.

FÜR DIE PRAXIS

Bei der *HIV-Standardprophylaxe* handelt es sich um zunächst eine orale Einnahme von Tenofovirdisoproxil/Emtricitabin (245/200 mg 1 × tägl.; Truvada® ist der Handelsname eines Präparats, das beide Wirkstoffe kombiniert) + Raltegravir (400 mg 2 × tägl.; Handelsname: Isentress®)
oder
Dolutegravir (50 mg 1 × tägl.; Handelsname Tivicay®).
Diese Medikation (Truvada® + Isentress® bzw. Tivicay®) sollte über 4 Wochen konsequent eingenommen werden.

Alternativ werden geboostete Proteaseinhibitoren eingesetzt, insbesondere in besonderen Situationen wie in der Schwangerschaft.

LEITLINIEN

Weitere Hinweise zu Sofortmaßnahmen, auch im Kontext der Postexpositionsprophylaxe nach möglicher Exposition im beruflichen Kontext, sowie zu Basis- und Kontrolluntersuchungen bietet die Leitlinie *Medikamentöse Postexpositionsprophylaxe (PEP) nach HIV-Exposition* [15], die sich derzeit in Überarbeitung befindet (Kurzfassung der Deutsch-Österreichischen Leitlinie zur medikamentösen Postexpositionsprophylaxe nach HIV-Exposition, Überarbeitungsstand 2018, einsehbar unter: https://www.awmf.org/uploads/tx_szleitlinien/055-004k_S2k_Medikamentoese-Postexpositionsprophylaxe-PEP-nach-HIV-Exposition_2018-12-abgelaufen_01.pdf).

Wann mit einer Therapie starten?

Bei einer länger als 72 Stunden zurückliegenden Exposition wird eine Prophylaxe nicht mehr empfohlen. In diesem Falle sollte ein HIV-Monitoring durchgeführt und bei Nachweis einer Infektion eine frühzeitige Therapie begonnen werden.

Zur weiteren Abklärung einer Hepatitis-B-Exposition ist das weitere Vorgehen abhängig zunächst vom Befund bezüglich einer HBs-Antigen-Positivität oder -Negativität.

Bei ungeimpften Personen ist eine aktive Hepatitis-B-Impfung in jedem Falle zu empfehlen. Bei unbekanntem Impfstatus und auch bei dokumentierter Impfung, aber unbekanntem HBs-Antikörpertiter sollte dieser zunächst bestimmt werden. In Abhängigkeit davon sollte eine kombinierte aktive und passive Impfung erfolgen.

Liegt ein begründeter Verdacht vor, d. h. ein Hinweis auf eine Exposition für eine HIV-Infektion, sollten in jedem Fall eine HIV-Serologie und eine Hepatitis-B-Virologie veranlasst werden. Gleichzeitig ist eine Syphilisserologie indiziert. Hinsichtlich der vaginalen Diagnostik erfolgen Abstriche zum Ausschluss bzw. Nachweis von Chlamydien, Gonorrhö und in der Regel auch eine allgemeine bakteriologische Untersuchung zum Nachweis bzw. Ausschluss anderer Keime.

Bei Frauen sollte zusätzlich eine Früherkennungsuntersuchung mit Blick auf ein Zervixkarzinom durchgeführt werden, d. h. zytologischer Abstrich und eine HPV-Testung ab einem Alter von 35 Jahren (vgl. ➤ Kap. 9.2.2).

Stehen Risikofaktoren wie Drogenkonsum im Raum, sollte zusätzlich noch eine Hepatitis-C-Serologie veranlasst werden. Bei negativer Serologie erfolgt nach 14 Tagen nochmals eine Kontrolluntersuchung des Serums.

FÜR DIE PRAXIS

Weltweit wird eine Zunahme aller STI beobachtet. Neben einer Zunahme des sexuellen Risikoverhaltens treten immer häufiger Antibiotikaresistenzen auf. Viele Infektionen verlaufen asymptomatisch und sind teilweise mit unterschätzten Langzeitfolgen vergesellschaftet.

PATIENTINNENBERATUNG

Bei jeder diagnostizierten STI sollte eine Partnerbenachrichtigung erfolgen, um eine Unterbrechung der Infektionskette zu ermöglichen. Die Benachrichtigung kann auch anonymisiert durch die Patientin selbst stattfinden, da der Arzt an die Schweigepflicht gebunden ist [13].

3.3 Die ältere Frau

Kernaussagen

- „Klimakterium" wird exakter definiert als Prä-, Peri- und Postmenopause („Menopause" = letzte Regel) mit primär physiologischen Veränderungen, wobei die meisten mit dem Versiegen der ovariellen Estradiolproduktion einhergehen.
- Klinik und Diagnostik sind im engen Zusammenhang mit Nutzen und Risiken der Hormonsubstitution (= Hormone Replacement Therapy, HRT) zu beurteilen; die HRT ist definiert als eine Behandlung mit Estrogenen und Gestagenen, für hysterektomierte Frauen nur mit Estrogenen.
- Trotz dieser Terminologie sollte die „HRT" nur in Ausnahmefällen als ein Substitutionsprinzip gesehen werden. Sie bedarf der Indikation (klimakterische Beschwerden, Osteoprotektion), die klinisch, in der Regel ohne Estradiolbestimmungen, gestellt wird.
- Wichtigste Studie ist die Women's Health Initiative (WHI), die jedoch nicht der praktischen Situation entspricht. Sie kann allerdings für die Worst-Case-Abschätzung von absoluten Risiken herangezogen werden.
- Wesentliche Risikofaktoren im Klimakterium sind die, welche bis 50 % der Frauen beim Beginn der HRT in der WHI hatten: Adipositas, Hypertonie, Rauchen und metabolische Störungen (Lipide, Glukose).
- Als potenzielle Risiken durch eine HRT werden die Ergebnisse aus der WHI beschrieben: vor allem venöse Thromboembolien, Insult und Brustkrebsrisiko.
- Als Goldstandard der HRT gilt heute transdermales Estradiol plus Progesteron, wodurch potenzielle Risiken vermindert werden. Jedoch können auch andere HRT-Formen indiziert sein, speziell, um die spezifischen (z. B. antiandrogenen Partialwirkungen) der verschiedenen Gestagene auszunutzen.
- Bei frühem Beginn überwiegt im Allgemeinen der Nutzen einer HRT, die daher jeder Frau im Klimakterium angeboten werden soll.
- Pflanzliche und andere nicht-hormonale Alternativen sind nur angezeigt bei Kontraindikationen für HRT oder falls die HRT abgelehnt wird.
- Altersspezifische Beschwerden und Erkrankungen an Vagina und Vulva können von Infektionen über einen hormonellen Mangel, autoimmune Erkrankungen bis zu einer Dysplasie oder Präkanzerose verursacht sein.
- Infektiologisch bedeutsam sind neben sexuell übertragbaren Krankheiten eine Bartholinitis, vaginaler Ausfluss, Vestibulo-/Vulvodynie, Lichen sclerosus, HPV-induzierte Läsionen, Morbus Paget, Ulcus vulvae.

3.3.1 Klimakterium, Postmenopause und Hormonsubstitution

Alfred O. Mueck

Definitionen

Etwa 70 % der Frauen erleben im **„Klimakterium"** mittelschwere bis schwere (behandlungsbedürftige) vasomotorische, psychische und somatische Beschwerden weitgehend zeitgleich mit dem Sistieren der ovariellen Estradiolproduktion. Mit Bezug auf die **„Menopause"**, Zeitpunkt der letzten Regel, ergeben sich die zeitlich genaueren Definitionen **„Perimenopause" („menopausaler Transit"),** mit der Zeit davor als „**Prämenopause**", Zeit der ersten subtilen menstruellen Veränderungen, zumeist während ca. 3–5 Jahren, und der „**Postmenopause**", eine Zeitspanne, die zeitlich exakt als > 1 Jahr nach der Menopause bis hin zum Lebensende definiert ist.

„Klimakterische Beschwerden" lassen sich am besten durch Estrogene lindern oder beseitigen [1, 2]. Darüber hinaus nehmen in der Peri- und frühen Postmenopause prognostisch wichtige Erkrankungen wie Osteoporose und Herzinfarkte zum Teil exponentiell zu, die häufig durch eine frühzeitige Estrogenbehandlung verhindert werden können, wie zum Teil auch andere Erkrankungen wie Diabetes mellitus, metabolisches Syndrom, Kolonkarzinom und bestimmte Demenzerkrankungen [1, 2, 3]. Somit sind (Patho-)Physiologie und Klinik dieser Symptome bzw. Erkrankungen eng mit der Estrogenbehandlung verbunden. In Anlehnung zu anderen endokrinologischen Prinzipien wie etwa der Substitution von Schilddrüsenhormonen hat dies zum Begriff der „Hormonersatztherapie" oder „**Hormonsubstitution**" (**Hormone Replacement Therapy, HRT**) geführt, eine Terminologie, die seit ca. 50 Jahre angewandt wird und nun auch wieder in den letzten Leitlinien und Empfehlungen bestätigt wurde [1, 2, 3].

Trotz dieser Terminologie sollte die „HRT" nur in Ausnahmefällen, wie z. B. im Rahmen der Therapie der prämaturen ovariellen Insuffizienz (POI), als ein Substitutionsprinzip gesehen werden. Im Fall der Therapie der POI ist die Estrogen-Gestagen-Therapie als essenzielles Therapieprinzip für diese jungen Frauen indiziert.

Die HRT bedarf immer der **Indikation** (klimakterische Beschwerden, Osteoprotektion), die klinisch, in der Regel ohne Estradiolbestimmungen, gestellt wird. Dafür gibt es mehrere Gründe:

- Die Estrogenbehandlung wurde in vielen Studien nicht mit dem physiologischen Estradiol durchgeführt, sondern mit einem variablen Extrakt aus Pferdeharn, der ca. 10 estrogene Substanzen enthält, zum großen Teil im Menschen nicht vorkommend.
- Die Estrogenbehandlung muss (zumindest bei Frauen mit Uterus) durch eine Kombination mit einem Gestagen ergänzt werden, um eine endometriale Hyperproliferation mit der Gefahr eines Endometriumkarzinoms zu verhindern.
- Dabei wird erst in jüngster Zeit auch das physiologische Progesteron verwendet, das trotz ansonsten gutem Nutzen-Risiko-Profil nicht immer eingesetzt werden kann, da es eine schwächere endometriale Wirksamkeit als synthetische Gestagene hat (siehe unten: „Therapie und Prävention").
- Die genannten präventiven Effekte einer HRT sind weitgehend nur in Beobachtungsstudien gezeigt worden, die auf Basis eines S3-Leitlinien-Evidenzprinzips nur nachrangig herangezogen werden dürfen. In solchen und anderen Leitlinien werden zuerst die Ergebnisse aus der sogenannten **„Women's Health Initiative (WHI)"-Studie** berücksichtigt [4, 5], die Risiken gezeigt hat, die mit einem endokrinologischen Substitutionsprinzip nicht zu erklären sind.

FÜR DIE PRAXIS

- In der deutschen S3-Leitlinie [1] hat man sich zur Bezeichnung der Estrogen-Gestagen-Therapie (Hormonsubstitution) auf den Begriff „Hormone Replacement Therapy, HRT" geeinigt.
- Die HRT soll jedoch nach endokrinologischen Kriterien (im Gegensatz etwa zur Substitution mit Schilddrüsenhormonen) nicht generell als notwendige Substitution eines Hormonmangels gesehen werden, da dieser physiologisch in der Postmenopause für alle Frauen besteht, wobei ca. ein Drittel keine HRT benötigen.
- Zur Prävention und Behandlung von POI ist allerdings eine HRT ein essenzielles Therapieprinzip, das endokrinologischen Regeln einer Substitution entspricht, d.h. hier sollen sofort nach Diagnose (auch bei jungen Frauen) Hormone in ausreichend hoher Dosierung „substituiert" werden, mindestens bis zum Zeitpunkt der Menopause.
- Zur Behandlung von „klimakterischen Beschwerden" ist zumeist eine HRT von bis zu 5 Jahren ausreichend, wodurch dann auch nur ein sehr geringes Risiko von Brustkrebs (wichtigstes Risiko für jede HRT!) besteht.
- Für präventive Wirkungen wie zur Osteoprotektion ist eine längere Behandlung notwendig. Hier müssen Nutzen und Risiken abgewogen werden, wobei bei frühem Beginn zumeist der Nutzen überwiegt.

AUS DER FORSCHUNG

- Als Basis für Nutzen-Risiko-Analysen gilt die amerikanische „Women's Health Initiative (WHI)", die einzige randomisierte, plazebokontrollierte Doppelblindstudie mit klinischen Endpunkten und statistisch ausreichenden Patientenzahlen [4, 5].
- Da diese Studie nur mit einem Präparat und in einer Dosierung durchgeführt wurde, das in Europa in der Regel nicht verwendet wurde, und da für zwei Drittel der Beginn der HRT zu spät war (im Mittel 63 Jahre), in einem Kollektiv, das zu 50 % mit schwerwiegenden Risikofaktoren für Brustkrebs und kardiovaskuläre Erkrankungen belastet war, sollten die Ergebnisse jedoch kritisch gesehen werden. Unbedingt sollten auch einschlägige Beobachtungsstudien herangezogen werden [6].
- Letzteres gilt auch deshalb, weil die WHI-Studie noch andere Mängel hat, die in zahlreichen Nachpublikationen diskutiert wurden. Zum Beispiel sollte sie eigentlich nicht als plazebokontrollierte Doppelblindstudie bezeichnet werden, da im kombinierten HRT-Arm für 40 % der Patientinnen eine vorzeitige Entblindung erfolgte, zumeist wegen Blutungsproblemen, oder da hinsichtlich der Diagnostik auch noch andere methodische Probleme bestanden [7, 8].
- Aus den Ergebnissen der WHI-Studie kann nicht über die Nutzen-Risiko-Situation der Zeitspanne gefolgert werden, in der üblicherweise eine HRT durchgeführt wird, da bei Beginn der HRT weniger als ein Drittel im Alter < 60 Jahren war. Teilauswertungen für diese jüngere Altersgruppe haben niedrigere Risiken gezeigt [7, 8, 9, 10]. Dies hat, leider erst 12 Jahre nach Erstpublikation, dazu geführt, dass nun die WHI-Autoren selbst bedauern, dass ihre Daten missinterpretiert waren und in der Tat wegen der nicht ausreichend klaren Formulierungen in den WHI-Erstpublikationen Millionen von Frauen eine wirksame HRT vorenthalten wurde [10, 11].

LEITLINIEN

Für Deutschland ist in erster Linie die S3-Leitlinie der DGGG zu nennen [1], außerdem die bereits davor erfolgten Konsensusempfehlungen der für eine HRT maßgebenden deutschen Gesellschaften und Institutionen, speziell für die klinische Praxis kurz zusammengefasst [2].

International bekannteste Leitlinien sind die des „National Institute of Health and Care Excellence (NICE)" [3] und das „Statement" der Endocrine Society [12], oder auch die Leitlinien der auf das Gebiet der Menopause spezialisierten Gesellschaften, wie etwa die „International Menopause Society" [13].

PATIENTINNENBERATUNG

- Frauen im Klimakterium sollten über die in dieser Zeit physiologischen Veränderungen sowie Störungen und deren Behandlungsmöglichkeiten informiert werden.
- Dazu sollte immer auch die Information gehören, dass klimakterische Beschwerden am wirkungsvollsten mit einer HRT behandelt werden können und auch präventive Nutzeffekte der HRT bestehen, wie Vorbeugung einer Postmenopausen-Osteoporose. Die HRT verringert das Risiko osteoporoseassoziierter Frakturen signifikant (Level of Evidence 1a), von daher wurde die Östrogentherapie bei Osteoporose in der S3-Leitlinie des DVO (Dachverband deutschsprachiger Osteologen) mit dem höchsten Empfehlungsgrad aufgenommen und ist damit vergleichbar mit der Behandlung von Bisphosphonaten oder Denosumab.
- Eine HRT sollte möglichst bereits in der Peri- bis frühen Postmenopause (innerhalb von 4–6 Jahren nach der Menopause) erfolgen, wodurch dann im Allgemeinen der Nutzen überwiegt [1, 2, 3, 6, 12, 13, 14].

- Die potenzielle Erhöhung des Brustkrebsrisikos betrifft vor allem die Estrogen-Gestagen-Kombinations-HRT, die für Frauen (aufgrund des sonst bestehenden Risikos für Endometriumkarzinome), die nicht hysterektomiert sind, empfohlen wird. Die Estrogenmonotherapie ist mit einem geringeren Risiko verbunden. Nach dem Ergebnis der WHI-Studie konnte das Risiko durch Estrogene gegenüber der Plazebogruppe sogar verringert werden [1, 2, 3, 12, 13]. Trotz dieser wichtigsten Studie zur HRT sollten Frauen, die eine HRT erwägen, darüber aufgeklärt werden, dass jede HRT vor allem bei längerer Behandlung (> 5 Jahre) zu einer geringen Erhöhung des Brustkrebsrisikos führen kann. Die mögliche Risikoerhöhung ist abhängig von der individuellen Situation (z. B. immunologische Abwehrlage, zusätzliche Risikofaktoren), von der Zusammensetzung der HRT (evtl. geringeres Risiko mit Progesteronzusatz), der Behandlungsdauer und reduziert sich nach Absetzen der HRT.

CAVE

In den Beipackzetteln und Fachinformationen einiger eingeführter HRT-Präparate ist die Indikation als „Estrogenmangel-bedingte Beschwerden und Erkrankungen" beschrieben. Dies kann suggerieren, dass eine HRT auch z. B. zur kardiovaskulären Prävention oder Prävention des Diabetes mellitus, des metabolischen Syndroms, des Kolonkarzinoms oder bestimmter Demenzen eingesetzt werden kann. Derzeit soll eine HRT dazu aber nicht verordnet werden, kann jedoch als ein möglicher Zusatznutzen in die Nutzen-Risiko-Profilierung mit einbezogen werden. Die Prävention bezüglich einer Osteoporose ist dann eine klare Indikation, wenn auch Wechseljahresbeschwerden vorliegen und/oder andere primär zur Osteoporoseprävention zugelassene Arzneimittel nicht vertragen werden oder Kontraindikation dafür vorliegen. Letztere Einschränkung wurde in den entsprechenden Leitlinien (DGGG, DVO etc.) aufgrund der potenziellen Risiken einer HRT gemacht, die ansonsten als beste medikamentöse Möglichkeit einer Osteoporoseprävention gilt.

Epidemiologie, Risikofaktoren, Pathophysiologie

Das „Klimakterium" beinhaltet die Phase von der Prä- über die Peri- bis zur Postmenopause. Diese Zeitspannen sind ein wichtiger Teil des in der internationalen Literatur häufig gebrauchten „STRAW + 10 Staging of Reproductive Aging"-Systems [15], wonach die Zeitspanne ab Menstruation bis ins hohe Alter in 10 Stadien eingeteilt wurde. Diese Einteilung basiert primär auf dem Blutungsverhalten und beschreibt somit die physiologische Situation des reproduktiven Alterns. Mit herangezogen werden können bestimmte Laborparameter wie FSH, Anti-Müller-Hormon (AMH), Inhibin B, Antral Follicle Count, die allerdings für die Diagnostik mit Ausnahme von FSH nur dann bedeutend sind, falls es Hinweise auf bestimmte Erkrankungen wie vor allem **Formen der ovariellen Insuffizienz** gibt. Solche Frauen sollten früh bereits eine HRT erhalten.

Vorausgesetzt, dass keine absoluten Kontraindikationen für eine HRT vorliegen (wie z. B. das Vorhandensein nicht-therapierter hormonabhängiger Malignome), kann die HRT auch bei Vorliegen von Risikofaktoren durchgeführt werden Zu diesen, für die Peri- und Postmenopause typischen, Risikofaktoren gehören v. a. kardiovaskuläre Erkrankungen, wobei kardiovaskuläre Erkrankungen nach der Menopause exponentiell ansteigen und bei Weitem die wichtigste Krankheits- und Todesursache in dieser Lebensphase sind. Da in der WHI-Studie für 30–50 % der Frauen bereits vor Beginn der HRT die wichtigsten kardiovaskulären Risikofaktoren vorlagen (➤ Tab. 3.7) [4, 5], ergibt sich die Frage, inwieweit durch eine HRT kardiovaskuläre Risiken durch solche vorbestehenden Risiken erhöht werden können.

Adipositas und **Rauchen** sind die wichtigsten hier zu nennenden Risikofaktoren, im Übrigen auch für das Risiko von Brustkrebs. Sie bedingen jedoch nicht, dass diesen Frauen eine HRT vorenthalten werden soll, wobei selbstverständlich primär darauf hingewirkt werden sollte, diese Risiken zu beseitigen. Dies ist bekanntermaßen schwierig, da sie oft schon über Jahrzehnte bestanden. Es gibt aber keine gesicherten Daten, wonach eine HRT kardiovaskuläre Risiken oder auch das Brustkrebsrisiko für Frauen mit diesen Risikofaktoren weiter erhöht. Nach der großen Metaanalyse der Oxford Collaborative Group [16] wurde das Brustkrebsrisiko durch eine HRT signifikant nur bei schlanken Frauen erhöht, während sich für BMI > 30 kg/m^2 nur geringfügige bis keine Risikoerhöhungen ergaben, d. h. das Gewicht des Risikofaktors „Adipositas" ist so hoch, dass eine weitere Risikoerhöhung von Brustkrebs nicht mehr relevant wird.

Bezüglich des Rauchens ist zu vermerken, dass auf Grund einer verstärkten hepatischen Metabolisierung die Wirksamkeit einer HRT herabgesetzt werden kann (z. B. geringere Osteoprotektion), speziell mit oralen Estrogenen (zu vermeiden mit transdermaler Estradiolsubstitution) [17]. Allerdings hat die WHO bestimmte Metabolite der Estrogene als „karzinogen" definiert, die sich bei Raucherinnen (oder

Tab. 3.7 Risikofaktoren für kardiovaskuläre Erkrankungen und Brustkrebs durch eine HRT in der WHI-Studie

	WHI-Arm	
	Estrogen	**+ Gestagen**
Mittleres Alter während der Studie	67 Jahre	66 Jahre
BMI > 30 kg/m^2	45 %	34 %
Raucherinnen (vor oder während WHI)	48 %	50 %
Hypertonie	48 %	36 %
weitere kardiovaskuläre Erkrankungen+)	12 %	22 %

+) Patientinnen nach Venenthrombosen und Lungenembolien, nach Herzinfarkt, nach Hirninsult, mit Angina pectoris, nach Bypass-Operationen oder Angioplastie oder auch mit Diabetes mellitus (mit wichtigste Ursache für Herzinfarkte!).
modifiziert nach WHI Investigators [4, 5]

3

mit anderen Umweltgiften) bilden können, ein Mechanismus des in solchen Situationen erhöhten Brustkrebsrisikos [18]. Neben diesen Estrogenmetaboliten müssen allerdings noch exogene Noxen (wie eben Rauchen) wirken, die einen so exzessiven oxidativen Zellstress bedingen, dass genotoxischen Metaboliten entstehen, und damit überhaupt DNA-Defekte induzieren werden [18, 19].

Die zweitwichtigsten Risikofaktoren für kardiovaskuläre Erkrankungen sind **Hypertonie** und **Diabetes mellitus.** Des Weiteren erhöhen verschiedene Formen der **Dyslipoproteinämie** dieses Risiko. Eine HRT kann jedoch auch hier ohne weitere Risikoerhöhung eingesetzt werden, wie in Beobachtungsstudien gezeigt wurde. Beispielhaft sei hier eine Auswertung der Nurses Health Studie genannt, mit die bekannteste Beobachtungsstudie, begonnen mit ca. 120.000 Frauen vor ca. 30 Jahren und immer wieder für verschiedenste Fragestellungen herangezogen. Eine Auswertung, die gezielt stratifiziert nach den wichtigsten kardiovaskulären Risikogruppen erfolgt ist [20], zeigte eine 30- bis 50%-ige Reduktion von KHK für alle drei Risikogruppen, und zwar bei Therapie mit Estrogenmonotherapie als auch mit kombinierter HRT. Für die positiven Wirkungen im metabolischen Stoffwechsel (Lipide, Glukose) sowie für die zahlreichen vaskulär protektiven Estrogeneffekte gibt es eine Vielzahl von experimentellen und klinischen Studien, wobei jedoch für bestimmte synthetische Gestagene negative, den Estrogenbenefit antagonisierende Wirkungen möglich sind [21]. Daher ist für Risikogruppen eine individualisierte und optimierte HRT notwendig, z. B. transdermales Estradiol kombiniert mit Progesteron [14]. Aber auch eine orale Estradioltherapie kombiniert mit vaskulär neutralen Gestagenen (neben Progesteron z. B. auch Dydrogesteron oder Drospirenon) kann in Frage kommen, wie wir für den Risikofaktor „Hypertonie" in einer systematischen Analyse aller bis zur WHI durchgeführten Studien, die Blutdruckverläufe auswerteten, feststellen konnten [22]. Allerdings ist bei hohem Risiko eine transdermale Estrogensubstitution zu bevorzugen.

Sicher negativ zu bewerten ist die HRT, die in der WHI angewandt wurde (equine Estrogene kombiniert mit Medroxyprogesteronazetat, MPA), da sich während der WHI der Blutdruck erhöht hat, was, so vermuten die Autoren, mit für die Zunahme vor allem von Hirninsulten verantwortlich war.

FÜR DIE PRAXIS

- Bei Vorliegen von kardiovaskulären Risikofaktoren wie Adipositas, Rauchen, Hypertonie, Diabetes mellitus, Dyslipoproteinämie kann eine HRT eingesetzt werden.
- Sie soll jedoch frühzeitig beginnen, optimal in der Peri- und frühen Postmenopause, möglichst nicht mehr im Alter von > 60 Jahren.
- Ist die letzte Menstruation länger als 10 Jahre her oder die Patientin über 60 Jahre alt, wird zumindest bei Vorliegen wichtiger kardiovaskulärer Risikofaktoren empfohlen, zum Ausschluss von Plaques in den Karotisgefäßen eine Doppler-Ultraschalluntersuchung durch zu führen.
- Die Wahl der HRT sollte optimiert werden. Zunehmend wird als Goldstandard eine transdermale Estrogensubstitution (Pflaster, Gele, Spray) empfohlen, die allerdings für Frauen mit Uterus (mit Ausnahme der selten eingesetzten Kombipflaster) frei mit einem Gestagen kombiniert werden muss. Dazu sind vor allem Progesteron, Dydrogesteron, Dienogest, Drospirenon aufgrund weitgehend vaskulärer Neutralität zu empfehlen.
- Bei dieser Kombination sind die regelmäßige vaginalsonografische Kontrolle der Endometriumdicke und die anamnestische Frage nach Blutungsstörungen nötig.

Klinik

Krankheitsbilder mit Bedeutung im Klimakterium, die gleichzeitig wichtig für die Entscheidung für eine HRT bzw. Wahl einer differenzierten HRT sind, sind mit ihrem typischen zeitlichen Auftreten in ➤ Abb. 3.8 zusammengestellt.

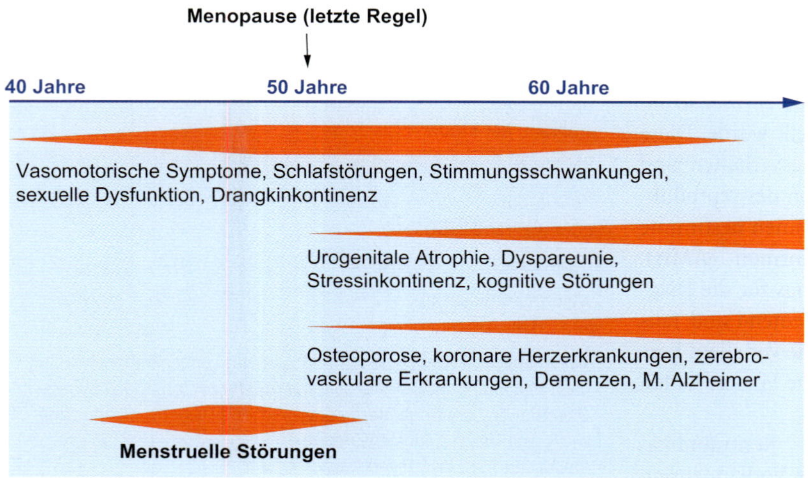

Abb. 3.8 Symptome und Erkrankungen während und nach dem menopausalen Transit [M1183/ L231]

Klimakterische und urogenitale Beschwerden

Die Symptome für dieses gesicherte Indikationsgebiet einer HRT sind nach verschiedenen Bewertungsskalen erfasst worden. International wird am häufigsten der Kupperman-Index verwendet, skaliert für 11 Symptome mit verschiedenen Schweregraden. Der Index ist allerdings verschiedentlich kritisiert worden [23], weitere Scores sind im Gebrauch, vor allem im Zusammenhang mit klinischen Studien.

Für *praktische Belange* hat sich die alte „Menopause Rating Scale" (MRS) der Deutschen Menopause Gesellschaft bewährt [24], welche die 10 wichtigsten menopausalen Symptome nach 5 Schweregraden bewertet. Dazu gehören der Formenkreis der vasomotorischen und psychonervösen Symptome sowie vaginale und spezielle urologische Beschwerden wie Polyurie, Dysurie und Dranginkontinenz. Aber auch Symptome der sexuellen Dysfunktion sowie Gelenk- und Muskelbeschwerden wurden in der Menopause Rating Scale einbezogen.

MERKE

Eine HRT ist bei den Symptomen der Menopause Rating Scale (MRS) indiziert (➤ Tab. 3.8).

Nach der WHI-Studie und einigen Beobachtungsstudien kann eine HRT allerdings zum Auftreten oder zur Verschlechterung einer Harninkontinenz führen, vor allem bei kombinierter HRT, möglicherweise unterschiedlich für die verschiedenen Gestagenkomponenten (ungünstig MPA?) [25]. Gesichert ist, dass eine vaginale Estrogenbehandlung eine Harninkontinenz verbessern kann, die daher dafür die Therapie der Wahl darstellt bzw. zusätzlich zu einer systemisch wirksamen HRT eingesetzt werden kann.

Postmenopausenosteoporose

Die Osteoporose ist eine der 10 bedeutsamsten Erkrankungen nach Bewertung durch die WHO. Frauen sind bis 5× häufiger betroffen als Männer, da der Estradiolmangel den Knochenabbau durch eine Reihe unterschiedlicher Mechanismen begünstigt [26]. Risikofaktoren, die auf die Bedeutung des Estradiolmangels hinweisen, sind frühe Menopause, vor allem bei Climacterium praecox und Hypogonadismus, Anovulation, langandauernde Amenorrhö (Hochleistungssport, Anorexia nervosa!), Untergewicht (verringerte Estronbildung), Rauchen (verstärkter Estradiolabbau), Nulliparität und besonders bilaterale Ovarektomie.

MERKE

Eine HRT ist die beste Möglichkeit, medikamentös einer Postmenopausenosteoporose vorzubeugen – darüber besteht allgemeiner Konsens [1, 2, 14, 18, 49].

Tab. 3.8 Bewertung klimakterischer Symptome nach der Menopause Rating Scale (MRS) der Deutschen Menopause Gesellschaft (modifiziert nach Hauser et al. 1996 [24])

1. Wallungen, Schwitzen	aufsteigende Hitze, Schweißausbrüche (Häufigkeit, Stärke)
2. Herzbeschwerden	Herzklopfen, Herzrasen, Herzstolpern, Herzbeklemmung
3. Schlafstörungen	Einschlafstörungen, Durchschlafstörungen, zu frühes Erwachen
4. Depressive Verstimmungen	Mutlosigkeit, Traurigkeit, Weinerlichkeit, Antriebslosigkeit
5. Nervosität, Reizbarkeit	Ängstlichkeit, innere Anspannung, Aggressivität
6. Leistungs-, Gedächtnisminderung (allgemein)	körperliche/geistige Erschöpfbarkeit, Konzentrationsschwäche, Vergesslichkeit
7. Sexuelle Dysfunktion	z. B. Libidoveränderungen
8. Harnwegsbeschwerden	Beschwerden beim Wasserlassen, häufiger Harndrang, (Dranginkontinenz)
9. Trockenheit der Scheide	Brennen, Trockenheit, Rötung, Beschwerden beim Geschlechtsverkehr
10. Gelenk- und Muskelbeschwerden	Schmerzen (v. a. Fingergelenke, rheumaähnliche Beschwerden)
Bewertung von 10 Symptomen	
Bewertungsscore 0–1,0 (10-stufig) *Beschwerdegrad:* keine, leichte, mittlere, starke, sehr starke Beschwerden	

Wegen Berücksichtigung potenzieller Risiken unter der HRT (vor allem Brustkrebsrisiko) wurde allerdings in den Leitlinien der DGGG oder auch des DVO formuliert, dass „die Prävention oder Behandlung der Osteoporose mittels einer HRT bei postmenopausalen Frauen mit hohem Risiko möglich ist, wenn Wechseljahrsbeschwerden bzw. eine Unverträglichkeit oder Kontraindikation gegenüber anderen zur Osteoporoseprävention zugelassenen Medikamenten besteht". Dies entspricht auch derzeitig der offiziellen Indikation einer HRT, wobei in verschiedenen Leitlinien klar formuliert ist, dass „bereits eine kurzfristige HRT zu einer signifikanten Erniedrigung für das Risiko für Osteoporose-assoziierter Frakturen führt (Level of Evidence 1a)".

Kardiovaskuläre Erkrankungen, Diabetes mellitus, metabolische Störungen

Herzinfarkte von Frauen enden insgesamt häufiger tödlich als von Männern [27]. Koronare Herzerkrankungen (KHK) sind bei jungen Frauen selten, außer bei (aus verschiedenen Gründen) signifikant verringerter Estradiolproduktion, wie wir in einer Fallkontrollstudie nachgewiesen haben [28]. Die Bedeutung präventiver Estradiolwirkungen zeigt sich an dem besonders steilen Risikoanstieg bei Climacterium praecox, speziell nach bilateraler Ovarektomie [29], sowie an der Verschlechterung der metabolischen Stoffwechsellage parallel mit dem Verlust des endogenen Estradiols (Anstieg Triglyzeride, Abfall LDL-Cholesterin, verminderte Glukosetoleranz usw.).

Sowohl in der WHI als auch in der wichtigen, da ebenfalls plazebokontrolliert durchgeführten Studie HERS (Heart and Estrogen Replacement Study) zeigte sich die HRT präventiv hinsichtlich der Entwicklung von Diabetes mellitus [30, 31, 32]. In über 1000 experimentellen Studien wurde nachgewiesen, dass eine Vielzahl estrogener Wirkmechanismen solche Prozesse verhindern, die die Entwicklung kardiovaskulärer oder metabolisch bedingter Erkrankungen fördern können [33].

M. Alzheimer/vaskuläre Demenzen

Weltweit haben ca. 25 Millionen Menschen Demenzen, vorrangig M. Alzheimer, Frauen etwa doppelt so häufig wie Männer [34]. Estradiol wirkt mittels unterschiedlicher Mechanismen protektiv. So werden zahlreiche Neurotransmittersysteme in den Gebieten des basalen Vorderhirns, in Kortex, Hippocampus und Amygdala beeinflusst. Darüber hinaus sind die präventiven Gefäßeffekte auch im Hirn von Bedeutung, wie Verstärkung der zerebralen Durchblutung und antioxidative Eigenschaften. Letzteres kann erklären, warum bei Auswertung von 489.100 Frauen aus dem finnischen Register die Mortalität bedingt durch vaskuläre Demenzen stärker und früher gefallen ist als für Frauen mit M. Alzheimer [35].

Da eine Teilauswertung der WHI für Frauen mit Beginn einer HRT über 65 Jahren (Durchschnitt 70 Jahre!) eine Verschlechterung bestimmter kognitiver Funktionen gezeigt hat [36, 37], ist ein präventiver Nutzeffekt einer HRT umstritten. Da man nach Beobachtungsstudien mit einem präventiven Effekt nur rechnen kann, wenn früh in der Postmenopause begonnen wird, die Mehrzahl der Erkrankungen dann aber erst im hohen Alter über 75 Jahren auftritt, ist dieser potenzielle präventive Zusatzeffekt von geringerer Bedeutung [38].

Kolonkarzinom

Wesentlich größere Bedeutung hat die Beobachtung aus mehreren Studien mit hohen Patientenzahlen wie etwa in der California Teachers Study oder Nurses Health Study [5, 39, 40, 41], dass das Risiko eines Kolonkarzinoms durch eine HRT signifikant gesenkt werden kann, die Mortalität bereits innerhalb einer nur kurzfristigen, ca. 5-jährigen Einnahme einer HRT. Dies kann allerdings nur als präventiver Zusatzeffekt gesehen werden, denn eine HRT ist dafür derzeit keine zugelassene Indikation. Vor allem aber bei Frauen mit erhöhtem Risiko (z. B. Familienanamnese, breitbasige Polypen in einer Koloskopie usw.) sollte aufgrund der hohen Mortalität dieser Erkrankung dieser Benefit einer HRT mit in die individuelle Risikoabwägung einbezogen werden.

Diagnose und Differenzialdiagnose

Die STRAW-Stadien (Stage of reproductive Aging Workshop) Prä-, Peri- und Postmenopause können weitgehend klinisch anhand der menstruellen Anamnese und nach dem Alter bestimmt werden [15]. Hormonbestimmungen sind zumeist nicht notwendig, mit Ausnahme von FSH für Frauen > 40. Lebensjahr mit Hinweisen auf eine vorzeitige Ovarialinsuffizienz sowie für hysterektomierte Frauen [1, 3]. Bestimmungen von Estradiol zur Diagnose der Perimenopause sind nicht hilfreich, da die Konzentrationen täglich wechseln können. Für Frauen unter HRT oder hormonaler Kontrazeption ist eine STRAW-Stadieneinteilung erst nach zweimonatigem Absetzen möglich, (hier unter Heranziehung von FSH, möglichst 2 × bestimmt).

Vor dem erstmaligen Einsatz einer HRT sollen eine gynäkologische sowie auch eine allgemeinärztliche Untersuchung erfolgen. Zu empfehlen ist eine Basismammografie, da die mammografische Dichte durch HRT stark erhöht werden kann, insbesondere bei kombinierter hochdosierter HRT. Während einer HRT sollten regelmäßige, etwa halbjährliche vaginalsonografische Endometriumkontrollen durchgeführt werden, um festzustellen, ob unter der HRT eine verstärkte Endometriumproliferation (mit dem Risiko eines Endometriumkarzinoms) erfolgt ist bzw. ob die Gestagenzugabe zur endometrialen Atrophie (bei kontinuierlicher Kombination) bzw. zu suffizienten Abbruchblutungen (bei sequenzieller Kombination) geführt hat. Als Zielwerte für die doppelte Endometriumdicke gelten ≤ 5 mm für die kontinuierliche und < 8 mm für die sequenzielle Kombination [42, 43]. Abhängig vom Ergebnis sollte eventuell die Estrogen- und/oder Gestagenkomponente in der Dosis angepasst bzw. die Wahl der Gestagenkomponente geändert werden.

Zur Feststellung einer Endometriumproliferation kann auch der sog. „Gestagentest" verwendet werden: 10- bis 12-tägige Gabe eines Gestagens mit endometrial starker Wirkung (z. B. 4 mg Chlormadinonazetat), wodurch ein proliferiertes Endometrium sekretorisch transformiert und nach Beendigung der Gestagenapplikation als „Gestagenentzugsblutung" abgeblutet wird. Dieser Test, schon in den 1980er-Jahren eingeführt, empfiehlt sich vor allem bei unklaren vaginalsonografischen Werten als sog. „hormonale Kürettage", vor allem vor oder unter einer kontinuierlich-kombinierten HRT bei älteren postmenopausalen Frauen, da hier die endometriale Dicke häufiger schwierig einzuschätzen ist.

Bei negativem Gestagentest (d. h. keine Entzugsblutung) wird diskutiert, dass das Gestagen evtl. in größeren als monatlichen Abständen zur Östrogentherapie kombiniert werden kann. Dies entspricht jedoch nicht den derzeitigen Empfehlungen, da zu diesem Therapieprinzip mit „langen Intervallen" noch zu wenig Studien vorliegen. Dieses Therapieregime könnte jedoch in der Zukunft Bedeutung erlangen, um das Brustkrebsrisiko zu senken, nachdem man diesem Risiko eine weit höhere Bedeutung zumisst als einem potenziellen

Risiko für ein Endometriumkarzinom, das bei adäquater Gestagenzugabe und endometrialer Kontrolle insgesamt sehr gering ist.

Die genannte Diagnostik ist besonders zu empfehlen, falls als Gestagenkomponente das physiologische Progesteron verwendet wird, das eine schwächere endometriale Wirkung im Vergleich zu synthetischen Gestagenen hat, aber zunehmend häufiger verwendet wird, da ein geringeres Brustkrebsrisiko im Vergleich zu den synthetischen Gestagenen diskutiert wird.

Ansonsten erfordern diagnostische Maßnahmen vor oder unter einer HRT spezielle Fragestellungen. So ist die Indikationsstellung nicht an Laborparameter gebunden. Aufgrund der großen individuellen Unterschiede ergeben Bestimmungen von Estradiol nur Sinn, wenn z. B. trotz Dosiserhöhung nach 2–3 Monaten keine Wirkungen eintreten (Resorptionsstörungen? abnormer Metabolismus? schlechte Pflasterchargen?).

Bestimmungen von Estron ergeben möglicherweise zur Abklärung von Brustspannung und Schmierblutungen Sinn, wobei die 4- bis 10-fache Erhöhung unter oralen Estrogenapplikationen zu beachten ist.

Differenzialdiagnostisch hinsichtlich ovariell/reproduktiver Erkrankungen kann die Bestimmung von AMH, Inhibin A, B oder auch antraler Follikel-Count (AFC) und Ovarialvolumen weiterführen, in der originalen STRAW-Einteilung nur als „supportive criteria" geführt. Andere Hormonbestimmungen wie LH, Progesteron, Testosteron, DHEA-S, Prolactin, SHBG unterliegen den üblichen endokrinologischen Kriterien.

Differenzialdiagnostisch ist bezüglich der klinischen Symptomatik zu beachten, dass vasomotorische Beschwerden auch durch Hyperthyreose, funktionelle Herzerkrankungen oder durch Erkrankungen aus dem Formenkreis der Karzinoide (Bestimmung von Serotoninmetaboliten im Urin!) verursacht werden können.

Für die Differenzialdiagnostik hinsichtlich einer Postmenopausenosteoporose sind neben genetischen Faktoren exogene (beeinflussbare) Risikofaktoren zur beachten, wie Immobilisation, kalziumarme, phosphatreiche Ernährung, übermäßiger Kaffee- und Alkoholkonsum und bestimmte Medikamente (Glukokortikoide, Thyroxin, Laxanzien, Antikonvulsiva, Benzodiazepine, hohe Heparindosen u. a.). Da das Haupteinsatzgebiet einer HRT in der Primärprävention liegt, sollte alles versucht werden, diese Risikofaktoren zu reduzieren. Selbstredend sollten differenzialdiagnostisch sekundäre Osteoporoseformen ausgeschlossen werden [26].

Therapie und Prävention

Die Therapie für die im Klimakterium auftretenden Beschwerden bzw. präventiven Maßnahmen wie Vorbeugung der Osteoporose ist die HRT, für die Wesentliches hinsichtlich Indikation, Diagnostik, Studiensituation und zu beachtende Risikofaktoren und Erkrankungen bereits abgehandelt wurde (s. oben). Es folgt hier noch eine Beschreibung der eingesetzten Substanzen, d. h. Estrogene und Gestagene, der Regimes für die Kombination, der Kontraindikationen und mögliche alternative Therapien.

Estrogene

„Konjugierte equine Estrogene" (CEE), ein aus dem Urin von Pferden gewonnenes Gemisch von mindestens 10 estrogenen Steroiden (Estradiol nur mit 1–2 % enthalten) war in den USA seit ca. 1960 bis zum Beginn der WHI die einzig verfügbare Präparation, zusammen mit dem Gestagen MPA. Daher wurden die WHI und die meisten anderen ersten Studien damit durchgeführt, trotz klinisch-pharmakologischer Bedenken der Verwendung solcher variablen Gemische, mit zu 30 % im Menschen nicht vorkommenden Estrogenen [44]. Gleichzeitig war in Europa schon das physiologische **Estradiol** bzw. sein Valerat oral zur Behandlung klimakterischer Beschwerden verfügbar, ab 1986 auch Estradiol transdermal als Pflaster und später als Gel und seit Kurzem als Spray. Diese parenteralen Formen haben den Vorteil, eine hohe Anflutung in die Leber zu vermeiden, während orales Estradiol zahlreiche hepatische Proteine erhöhen kann. Letzteres bedingt vor allem ein Risiko für venöse Thrombosen und Gallenwegserkrankungen und unerwünschte metabolische Veränderungen (z. B. Erhöhung der Triglyzeride), was durch eine transdermale Estradiolapplikation weitgehend vermieden wird [2, 3, 12, 13, 14].

Da zudem nur Bruchteile der oralen Dosierungen zugeführt werden, kann auch eine Überschwemmung des Organismus mit Estrogenmetaboliten vermieden werden, die zum Teil noch stark auf Brustkrebszellen proliferierend wirksam sind [45]. In Verbindung mit Umweltgiften sind dabei genotoxische Metaboliten nicht auszuschließen [18, 45]. Da (wenn auch in seltenen Fällen!) die übliche Entgiftung durch z. B. genetische Polymorphismen gestört sein kann, werden auch Zusammenhänge mit dem Brustkrebsrisiko diskutiert, z. B. bei Raucherinnen oder in Zusammenhang mit Umweltgiften [17, 18, 19].

In vaginaler Form (Vaginaltabletten, Cremes, Gele) sind Estrogene 10- bis 20-fach besser als bei oraler Anwendung resorbierbar. Systemische Wirkungen sind bei Einhaltung der Vorschriften nicht zu erwarten [46]. Diese Präparate sind Therapie der Wahl für vaginale Beschwerden und auch urologische Symptome wie Poly-, Dysurie und Dranginkontinenz. Demgegenüber muss mit dem Vaginalring mit systemischen Effekten gerechnet werden, mit entsprechendem Nutzen und Risiko. So wurden positive Effekte hinsichtlich des Lipidprofils nachgewiesen (Erhöhung von HDL), auch osteoporotisch präventive Wirkungen, aber auch ein erhöhtes Risiko für Endometriumproliferation mit Blutungsproblemen [46, 47].

Gestagene

Die Gestagene werden hinsichtlich ihrer chemischen Struktur nach Progesteron- und Nortestosteronderivaten klassifiziert, für die pharmakologische Anwendung wird häufig die Einteilung nach deren Partialwirkungen zugrunde gelegt [48] (➤ Tab. 3.9). Zum Beispiel wird man bei Vorliegen einer eher psychonervösen Minussymptomatik oder bei sexueller Dysfunktion androgen wirksame, bei hyperandrogenämischen Konstellationen (klinisch möglicherweise mit Seborrhö und Akne verbunden) eher antiandrogene Gestagene verwenden. Eine glukokortikoide Komponente wird aufgrund möglicher Hochregulierung von Thrombinrezeptoren als nachteilig beurteilt. Demgegenüber kann die antimineralokortikoide Partialwirkung mit der spezifischen Hemmung von Aldosteronrezeptoren (v.a. durch Drospirenon) dann Vorteile bringen, wenn Frauen mit prädisponierter Störung im Renin-Angiotensin-Aldosteron-System behandelt werden, wie man dies bei Vorliegen von Ödemen und auch einige Formen der Hypertonien annimmt [22, 48].

Tab. 3.9 Gestagene – Bewertung nach den Partialwirkungen*

	A-E	E	A	A-A	GLU	A-M
Chlormadinonazetat	++	–	–	++	+	–
Cyproteronacetat	+	–	–	+++	++	–
Medroxyprogesteronacetat	++	–	(+)	–	+	–
Megestrolacetat	+	–	(+)	(+)	–	–
Medrogeston	+	–	–	–	?–	–
Dydrogesteron	+	–	–	–	?	(+)
Norethisteron	++	+	+	–	–	–
Tibolon-Metabolite	+	+	++	–	–	–
Levonorgestrel	+	–	++	–	–	–
Norgestimat	+	–	+	–	?	–
Gestoden	+	–	+	–	(+)	+
Desogestrel (Metabolit)	+	–	+	–	(+)	
Dienogest	+++	–	++	–	–	
Nomegestrolazetat	++	–	–	+	–	–
Progesteron	+	–	–	(+)	(+)	(+)
Drospirenon	+	–	–	+	–	++

A-E = antiestrogen (gestagen), E = estrogen, A = androgen, A-A = antiandrogen, GLU = glukokortikoid, A-M = antimineralokortikoid
*) Partialwirkungen primär experimentell bestimmt, hier modifiziert entsprechen der Erfahrung auf Basis der klinisch verwendeten Dosierungen.

Weitere Eigenschaften der Gestagene können klinische Bedeutung haben, wie die vaskulär weitgehend neutrale Wirkung von Progesteron, Dydrogesteron und Dienogest, oder die sedierende Wirkung von Progesteron in oraler Applikation [14, 21]. Für Progesteron und Dydrogesteron wird ein geringeres Brustkrebsrisiko angenommen, allerdings nur auf Basis von Beobachtungsstudien [49]. Dabei kann die kürzlich dazu veröffentlichte größte Metaanalyse [16] keine Bewertung liefern, da von den 108.647 Fällen mit Brustkrebs nur 50 Patientinnen mit Progesteron behandelt wurden und ca. 40 % der Daten aus der sog. „Million Women Studie" stammen, die aus verschiedenen Gründen in zahlreichen Publikationen als mit schlechteste Beobachtungsstudie beurteilt wird [50]. Mehrere eigene experimentelle Studien weisen darauf hin, dass Progesteron weniger proliferierend auf Brustkrebszellen wirkt im Vergleich zu synthetischen Gestagenen, falls bestimmte membranständige Rezeptoren vorliegen [14, 49].

AUS DER FORSCHUNG

Derzeit wird auch aufgrund verschiedener anderer Kriterien eine HRT mit transdermalem Estradiol und Progesteron als „Goldstandard" bewertet, wobei jedoch zum Brustkrebsrisiko dringend weitere klinische Studien notwendig sind [1, 2, 14, 18, 49].

Estrogen-Gestagen-Kombination (Regime)

Im Zusammenhang mit den Estrogen-Gestagen-Kombinationsregimen ist das wichtigste Kriterium eine am Endometrium ausgeprägte „gestagene" Wirkung, d. h. sekretorische Transformation eines proliferierten Endometriums bei sequenziellem Regime, atrophisierende Wirkung bei kontinuierlicher Estrogen-Gestagen-Anwendung.

In den eingeführten Präparatekombinationen sind die Dosisrelationen so gewählt, dass eine „endometriale Sicherheit" für die Mehrzahl der Frauen erfüllt ist, da diese nach gesetzlichen Vorschriften nachgewiesen werden musste. Dies bedeutet aber nicht, dass Risiken einer Hyperproliferation ausgeschlossen sind.

MERKE

Daher sollte jede kombinierte HRT regelmäßig vaginalsonografisch kontrolliert und das Kombinationspräparat bzw. das Gestagen möglichst individuell ausgesucht werden.

Bei Verwendung von transdermalem Estradiol (Pflaster, Gel, Spray) muss frei mit einem Gestagen kombiniert werden, wozu genauere Dosisvorschriften auch nach eigenen praktischen Erfahrungen vorliegen [42, 43]. Zu beachten ist, dass Progesteron, ansonsten das hinsichtlich verschiedener Kriterien günstigste Gestagen [14], die geringste endometriale Effektivität hat, also nicht zu niedrig dosiert und möglichst vaginal angewendet werden soll, wodurch es aufgrund eines „vaginal-uterinen" Kreislaufs in höheren Konzentrationen in das Endometrium gelangt [51].

Die zugelassenen Indikationen wie ein möglicher präventiver Zusatznutzen sowie die Kontraindikationen sind aus ➤ Tab. 3.10 und ➤ Tab. 3.11 zu ersehen, wozu hinsichtlich der Details auf einschlägige Literatur verwiesen wird [1, 2, 3, 12, 13, 14] (bzw. die Fachinformationen).

Alternativen zur HRT

Pflanzliche und andere nicht-hormonale Alternativen sind nur angezeigt bei Kontraindikationen für HRT oder falls eine HRT abgelehnt wird. Die wichtigsten Alternativen sind Raloxifen, Tibolon und Phytoestrogene und andere pflanzliche Präparate.

Raloxifen kann zur Prävention von osteoporotischen vertebralen Frakturen eingesetzt werden, vasomotorische Beschwerden können jedoch zunehmen. Im Gegensatz dazu lassen diese sich mit **Tibolon** zumeist gut behandeln, wobei die Substanz auch osteoprotektiv wirkt. Aufgrund androgen wirkender Metaboliten und Verringerung von SHBG (d.h. Zunahme von freiem Testosteron) zeigt Tibolon auch gute Wirkungen bei sexueller Dysfunktion wie z.B. Libidostörungen, und nach unserer Erfahrung besteht insgesamt für dieses schon seit Jahrzehnten eingeführte Präparat eine sehr hohe Akzeptanz seitens der Patientinnen. Es gelten jedoch die gleichen Kontraindikationen wie für eine HRT [54].

Die Daten zu **Phytoöstrogenen** aus sojahaltigen Nahrungsmitteln oder Soja- und Rotklee-Extrakten sind kontrovers; nach einer Analyse aus der Cochrane-Datenbank führen sie nur selten zu einer Verbesserung menopausaler Symptome [55]. Die Schlussfolgerung eines Reviews unter Berücksichtigung von 74 Studien war, dass Phytoestrogene eine HRT bezüglich der Wirksamkeit keinesfalls ersetzen können [56]. Dabei ist auch zu beachten, dass sie aufgrund der estrogenen Wirkung auch nicht nach Brustkrebs verwendet werden sollten [57]. Hier sind nach der üblichen onkologischen Behandlung die auch sonst recht gut wirkenden Cimicifuga-Präparate einsetzbar, da diese nicht über Estrogenrezeptoren (sondern über Serotoninstoffwechsel) wirken

Tab. 3.10 Indikationen und präventiver Zusatznutzen für eine HRT (modifiziert nach [1, 2, 3, 12, 13, 14])

Derzeit gelistete Indikationen (Beipackzettel)	klimakterische und urogenitale Beschwerden postmenopausale Osteoporose*) vorzeitige Ovarialinsuffizienz
Kurative Indikationen	Blutungsstörungen klimakterische Beschwerden (vasomotorische und psychonervöse Symptome) urogenitale Atrophie urologische Beschwerden (Dysurie, Schmerzen) spezielle Formen der Dyslipoproteinämie
Gesicherte präventive Indikationen (Risikoverminderung)	urogenitale Atrophie postmenopausale Osteoporose*) vorzeitige Ovarialinsuffizienz (prämature Menopause, Ovarektomie) Diabetes mellitus kolorektale Karzinome
Vermutete präventive Indikationen (bei frühem Beginn und differenzierter HRT)	Metabolisches Syndrom koronare Herzerkrankungen M. Alzheimer verschiedene atrophisch-degenerative Erkrankungen (Haut, Schleimhäute, Bindegewebe), Rheumaformenkreis bestimmte Formen schizophrener Psychosen Lungenkarzinom?

*) Derzeit eingeschränkte Indikation der Osteoporoseprävention: bei Unverträglichkeit oder Kontraindikationen gegenüber Alternativen (falls es diese gibt!).

Tab. 3.11 Kontraindikationen für eine HRT (modifiziert nach [1, 2, 3, 12, 13, 14] bzw. nach Fachinformationen)

Absolute Kontraindikationen**) (gelistete Kontraindikationen)	ungeklärte vaginale Blutungen, Endometriumhyperplasie Mammakarzinom, Endometriumkarzinom (auch anamnestisch) akute und anamnestische venöse Thromboembolien angeborene Gerinnungsstörungen akuter Myokardinfarkt, instabile Angina pectoris akuter Hirninsult, instabile Hypertonie akute Migräneanfälle mit Sehstörungen bekannte Überempfindlichkeit gegen Wirkstoffe Schwangerschaft
Relative Kontraindikationen***)	schwere Lebererkrankungen, Cholestase, Gallensteine Thrombophilie Porphyrie, systemischer Lupus erythematodes schwere Hypertonie schwere Herz- und Nierenerkrankungen schwerer Diabetes mellitus mit Gefäßveränderungen Pankreatitis, Hyperlipoproteinämie Typ IV, V Uterus myomatosus, Endometriose Epilepsie, Chorea minor
Umstrittene Kontraindikationen	Asthma, multiple Sklerose, Otosklerose, Melanom, Lebertumoren

**) Ausnahmen müssen forensisch nachweisbar begründet werden.
***) Behandlung bei individualisierter differenzierter HRT und engmaschigen Kontrollen möglich.

[58], genauso wie das erst seit Kurzem verfügbare Präparat mit einem Pollenextrakt [59].

Insgesamt fehlen für diese pflanzliche Alternativen Langzeitdaten, da sie zum Teil nur als „Nahrungsergänzungsmittel" deklariert sind. Als Ersatz für eine HRT sollten sie nur in Betracht gezogen werden, wenn die HRT kontraindiziert sind, oder bei Ablehnung durch die Patientinnen [60]. Osteoporose- oder kardiovaskulär präventive Effekte sind trotz einzelner experimenteller Studien für keines dieser pflanzlichen Präparate nachgewiesen.

AUS DER FORSCHUNG

Die wichtigste Studie für die HRT ist die WHI-Studie, die im Zusammenhang mit Risiken und Risikofaktoren bereits mehrfach besprochen wurde. ➤ Tab. 3.12 zeigt die wichtigsten Ergebnisse in relativen Risiken, ➤ Tab. 3.13 für die wichtigsten Risiken in absoluten Risiken nach Altersabhängigkeit, woraus zu ersehen ist, dass möglichst früh mit der HRT begonnen werden sollte. Dieses sog. „Window of Opportunity" ist in vielen Studien nachgewiesen worden. Die altersabhängigen Unterschiede sind auch in zahlreichen Follow-up Auswertungen der WHI deutlich geworden, die auch wesentliche Ergebnisse der Primärstudie (➤ Tab. 3.12, ➤ Tab. 3.13) bestätigten, wie das wichtigste Risiko Brustkrebs unter kombinierter HRT, jedoch nicht unter Estrogenmonotherapie [9, 10, 24, 53, 61, 62, 63].

So bestätigt eine Follow-up-Auswertung kumulativ über 18 Jahre [62] die kardiovaskulär nicht erhöhte Mortalität, aber ein bei Gestagenzusatz erhöhtes Brustkrebsrisiko, mit knapper Verfehlung der Signifikanz (HR 1,44; 95 %-KI 0,97–2,15). Die Inzidenz von Brustkrebs wurde kürzlich für eine Auswertung nach 20 Jahren publiziert [63] und zeigte eine signifikante Risikoerhöhung mit der kombinierten HRT (HR 1,28; 95 %-KI 1,13–1,45; p < 0,001) und für die Estrogenmonotherapie eine signifikante Reduktion der Inzidenz (HR 0,78; 95 %KI 0,65–0,93) und Mortalität (HR 0,60; 95 %-KI 0,37–0,97).

Tab. 3.12 WHI: Wichtigste Ergebnisse für die beiden Teilstudien: Relative Risiken einer HRT – kombinierte Estrogen/Gestagen-Studie und Estrogen-Mono-Studie (modifiziert nach Kenemans (2005) [52])a

Endpunkt	Kombinierte Estrogen/Gestagen-Studie				Estrogen-Mono-Studie			
	Plazebo[b]	CEE/MPA[b]	RR (95 % KI)	Zus. 5 Jahres Risiko pro 1000 Frauen	Plazebo[b]	CEE[b]	RR (95 % KI)	Zus. 5 Jahres Risiko pro 1000 Frauen
Brustkrebs	30	38	1,24 (1,01–1,54)	+4	33	26	0,77 (0,59–1,01)	-3,5
Koronare Herzerkrankungen	33	39	1,29 (1,02–1,63)	+3	54	49	0,91 (0,75–1,12)	-2,5
Hirninsult	21	29	1,41 (1,07–1,85)	+4	32	44	1,39 (1,10–1,77)	+6
Venöse Thromboembolien	16	34	2,11 (1,58–2,82)	+9	21	28	1,33 (0,99–1,79)	+3,5
Demenz[c]	22	45	2,05 (1,21–3,48)	+11,5	25	37	1,49 (0,83–2,66)	+6
Darmkrebs	16	10	0,63 (0,43–0,92)	-3	16	17	1,08 (0,75–1,55)	+0,5
Endometriumkarzinom	6,9	5,6	0,81 (0,48–1,36)	-0,7	-	-	-	-
Ovarialkarzinom	2,7	4,2	1,58 (0,77–3,24)	+0,8	-	-	-	-
Hüftfraktur	16	11	0,67 (0,47–0,96)	-2,5	17	11	0,61 (0,41–0,91)	-3
Frakturen gesamt	199	152	0,76 (0,69–0,83)	-23,5	195	139	0,70 (0,63–0,79)	-28
Gesamtmortalität	53	52	0,98 (0,82–1,18)	-0,5	78	81	1,04 (0,88–1,22)	+1,5

KHK = koronare Herzerkrankungen, VTE = venöse Thromboembolien, CEE = konjugierte equine Estrogene, MPA = Medroxyprogesteronacetat, RR = relatives Risiko, KI = Konfidenzintervall

a Mittleres Alter 63 Jahre; Altersspanne 50–79 Jahre.

b Anzahl Patientinnen pro 10 000 Frauen pro Jahr.

c Subgruppe aus der WHIMS Studie (WHI Mental Study) im Alter von > 65 Jahren (Mittel 70 Jahre).

Tab. 3.13 WHI: Altersabhängigkeit der Ergebnisse für die beiden Teilstudien (dargestellt als absolute Risiken = klinische Ereignisse pro 10.000 Frauen pro Jahr) (modifiziert nach Barlow (2005) [27])

Kombinierte MHT (E + P)	Alter 50–59 Jahre		Alter 70–79 Jahre	
	E + G/Plazebo	Unterschied	E + G/Plazebo	Unterschied
KHK	22/17	+ 5	78/55	+ 23
Insult	14/10	+ 4	61/48	+ 13
Brustkrebs	31/26	+ 5	54/41	+ 13
Estrogen-Mono (E)	E/Plazebo	Unterschied	E/Plazebo	Unterschied
KHK	14/24	-10	88/84	+ 4
Insult	16/16	0	71/57	+ 14
Brustkrebs	21/29	- 8	32/34	-2

E = Estrogen (konjugierte equine Estrogene), G = Gestagen (Medroxyprogesteronazetat)

FÜR DIE PRAXIS

- Das wichtigste Risiko unter jeder Form einer HRT ist das Brustkrebsrisiko. Es hängt wesentlich von der Gestagenkomponente ab und liegt niedriger bei Verwendung von Progesteron oder Dydrosteron, Letzteres allerdings nur auf der Basis von Beobachtungsstudien und experimentellen Daten. Weitere Forschung dazu erscheint besonders wichtig. Da das Risiko auch mit diesen Gestagenen nach 5 Jahren ansteigen kann, sollte die Indikation jeder HRT streng gestellt werden.
- Eine Estrogenmonotherapie, möglich für hysterektomierte Frauen oder bei Verwendung einer Levonorgestrelspirale als Gestagenkomponente (off Label!), kann (nach den Ergebnissen der WHI-Studie) möglicherweise einem Brustkrebsrisiko vorbeugen. Da in einigen Beobachtungsstudien aber ein erhöhtes Risiko gesehen wurde, sollte auch unter Estrogenmonotherapie eine Risikoerhöhung nicht ausgeschlossen werden, zumal diese auch biologisch plausibel ist. Das Risiko wird jedoch sicher durch den Zusatz von synthetischen Gestagenen erhöht, da diese (unter bestimmten Bedingungen) die proliferierende Wirkung der Estrogene auf Brustkrebszellen signifikant erhöhen können.
- Die Indikationsstellung für eine HRT sollte regelmäßig, mindestens jährlich überprüft werden, durch Feststellung, inwieweit sich die Risikofaktoren verändert haben, und hinsichtlich der Frage, ob mit einem weiteren therapeutischen oder präventiven Nutzen zu rechnen ist.
- Bei Absetzen der HRT sollte diese in der Dosis schrittweise innerhalb von 4–8 Wochen verringert werden, da bei abruptem Absetzen ein erhöhtes venöses Thromboserisiko besteht oder auch reaktive arterielle Vasokonstriktionen auftreten könnten.
- Für Frauen mit hohem Risiko und bei Kontraindikationen sollten nicht-hormonale Alternativen verwendet werden, etwa pflanzliche Präparate, die allerdings sämtlich schwächer als eine HRT wirken und im Allgemeinen keinerlei präventiven Zusatznutzen haben.

PATIENTINNENBERATUNG

- Die Aufklärung sollte beinhalten, dass sich einige der in der WHI-Studie beobachteten Risiken durch eine differenzierte, individualisierte HRT reduzieren oder ganz vermeiden lassen, wie etwa das Risiko venöser Thrombosen durch eine transdermale Estrogenbehandlung (Pflaster, Gele, Spray) oder das Risiko eines Insultes durch transdermale Estrogenbehandlung und Wahl vaskulär neutraler Gestagene.
- Daher sollte im Sinne einer „Worst-Case-Beratung" über die möglichen Risiken aufgeklärt werden, die sich in der WHI-Studie ergaben. Speziell eignet sich die WHI zur Darstellung von absoluten Risiken („excessive risks"), da mit Plazebo verglichen wurde.
- Des Weiteren sollte auf die allgemeinen Risikofaktoren hingewiesen werden, die vermieden werden könnten, wie Adipositas und Rauchen (zu 40–50 % der Patientinnen in der WHI). Dies sind nicht nur die wichtigsten kardiovaskulären Risikofaktoren, sondern erhöhen auch das Risiko für Brustkrebs, das Ärzte wie Patientinnen am meisten fürchten.
- Letztlich müssen stets das individuelle Risikoprofil, das primäre Therapieziel sowie die Präferenzen der Frauen bei der Entscheidungsfindung berücksichtigt werden.

CAVE

- Soweit im Schrifttum (etwa von Empfehlungen in den USA, oder aber auch Ländern wie der Schweiz) eine „MHT" (Menopausal Hormone Therapy) abgehandelt wird, ist zu beachten, dass die gleiche Therapie auch für bestimmte Indikationen außerhalb der Peri- und Postmenopause eingesetzt wird, etwa zur Prävention und Therapie der POI.
- Eine HRT soll nur bei gegebener Indikation verordnet werden, die derzeit „klimakterische Beschwerden" und im präventiven Bereich nur die Osteoporose umfasst.

3.3.2 Altersspezifische Beschwerden und Erkrankungen an Vagina und Vulva

Felix Neis, Klaus Neis, Katrin Neis

Einleitung

Erkrankungen und Beschwerden im Bereich der Vagina und der Vulva sind immer noch mit Tabus belegt. Oft dauert es Wochen bis Jahre, bis Frauen es wagen, mit einem Problem oder mit Beschwerden sich ihrer Ärztin/ihrem Arzt anzuvertrauen. Ein Augenmerk sollte auf Themen wie Sexualität, Inkontinenz oder Intimhygiene liegen, die von Patientinnen häufig ungern angesprochen werden. Die Ursachen können differenzialdiagnostisch von einer Infektion über einen hormonellen Mangel zu autoimmunen Erkrankungen bis zu einer Dysplasie oder Präkanzerose reichen.

Der Leidensdruck bzw. die Intensität der Beschwerden variierten stark. Mit zunehmendem Alter nehmen die Beschwerden zu, so erlebt grundsätzlich jede Frau nach der Menopause durch den relativen Östrogenmangel eine vulvovaginale Atrophie. Insbesondere bei länger bestehenden oder therapierefraktären Beschwerden sollte eine gynäkologische Vorstellung erfolgen.

Gutartige Veränderungen der Vulva (➤ Abb. 3.9) betreffen Mons pubis, große und kleine Labien, Klitoris, Genitaldrüsen, Introitus und Meatus urethrae externus. Durch Selbstuntersuchung werden diese meist von den Patientinnen selbst bemerkt.

Entzündungen und Infektionen

Vulvovaginitis und sexuell übertragbare Infektionen

Ausführungen hierzu finden sich in ➤ Kap. 3.2.5.

Bartholinitis

Klinik Eine akute Entzündung der Bartholini'schen Drüse mit Eiteransammlung führt zu einseitiger Rötung und Schwellung, oft hühnereigroß, mit Schmerzen im kaudalen Anteil des Introitus. Abzugrenzen ist der Bartholini-Abszess vom Labienabszess, welcher die gesamte große Labie betrifft.

Diagnostik Blickdiagnose (➤ Abb. 3.10). Mikrobiologie aus Sekret.

Therapie Gelegentlich kommt es zur Spontanperforation, meist ist eine chirurgische Inzision (Marsupialisation) notwendig (➤ Abb. 3.10). Eine konservative Therapie mit Zugsalbe und oraler Antibiotikagabe kann in Frühstadien erwogen werden.

Postoperativ Ausduschen der Wunde und Sitzbäder, lokale Kühlung, Schmerztherapie.

Vaginaler Ausfluss

Vaginaler Ausfluss ist ein physiologischer Vorgang des Selbstreinigungsmechanismus der Vagina. Veränderungen des Ausflusses werden meist durch eine gestörte Vaginalflora, z. B. bei Infektionen (einschließlich sexuell übertragener Erkrankungen) oder pH-Wertverschiebungen verursacht. Mikrobiologische Vaginalabstriche sind häufig wenig aussagekräftig, da meist nur das physiologische Mikrobiom der Vagina nachgewiesen werden kann.

Lichtmikroskopische Untersuchungen mittels Nativpräparat und die Anwendung der AmSEL-Kriterien können zielführend sein [1] (s. auch ➤ Kap. 3.2.5).

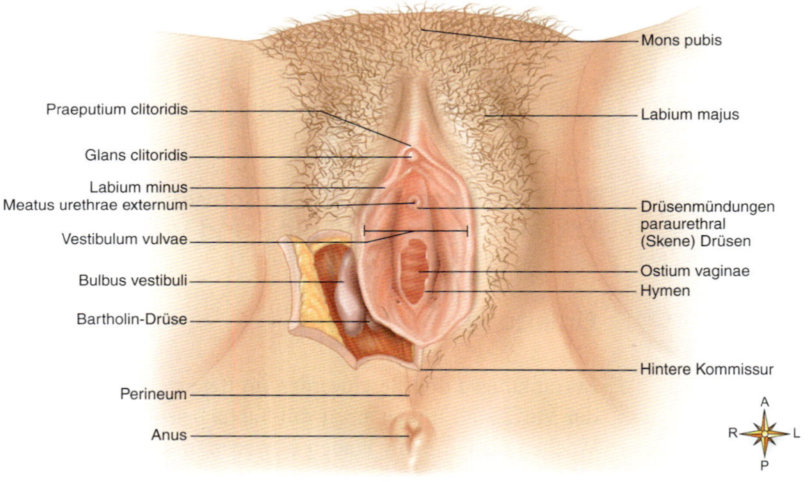

Abb. 3.9 Schematische Abbildung der Vulva (aus [43]) [G944-001]

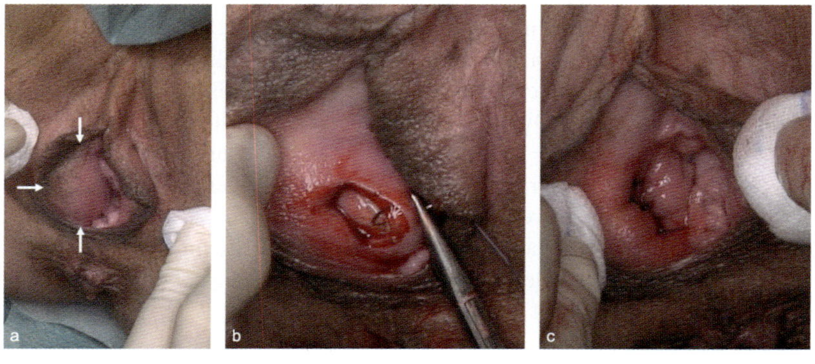

Abb. 3.10 Hühnereigroßer Bartholini'scher Abszess rechts (weiße Pfeile; a). Ausstülpen des Zystenbalgs im Rahmen der Marsupialisation mittels Einzelknopfnähten (b). Situs nach Operationsende, Öffnung zum Abfluss des Sekrets verbleibt (c) [M1173/ T1271]

FÜR DIE PRAXIS

AmSEL-Kriterien

Zutreffen von mindestens 3 der folgenden Kriterien:
- pH > 4,5,
- Veränderungen des Fluor vaginalis,
- Amingeruch bei Zugabe von KOH,
- Clue Cells im Nativpräparat.

Malignome des unteren Genitaltraktes können ebenfalls einen veränderten vaginalen Ausfluss verursachen, hierbei sollte auf blutigen, fötiden, eitrigen Ausfluss v. a. bei postmenopausalen Frauen geachtet werden. Eine Untersuchung des Sekrets auf abnorme Zellen ist in diesem Falle indiziert (Zytologie) [2]. In der Schwangerschaft und bei einliegendem Vaginalinsert findet sich eine physiologische Zunahme des Vaginalsekrets.

Vestibulo-/Vulvodynie

Das Vestibulum vulvae legt sich kreisförmig zwischen Hymen und Hart'scher Linie (etwa Mitte Labia minora; ➤ Abb. 3.11), es beinhaltet die Harnröhrenmündung und die Mündung zahlreicher Drüsen, z. B. der Bartholini'schen Drüsen.

Klinik Typisch sind Schmerzen und Brennen bei Berührung bzw. mechanischer Irritation (z. B. Finger, Tampon, Geschlechtsverkehr oder Radfahren) seit mindestens 3 Monaten ohne Nachweis einer Infektion oder anderer Erkrankungen. Die Vestibulodynie zeigt sich mit einer jährlichen Inzidenz von 3 % [3] unabhängig vom Alter.

Diagnostik Die genaue Ursache ist bisher nicht geklärt. Infektionen, allergische Reaktionen und andere Hauterkrankungen müssen ausgeschlossen werden. Psychosomatische Ursachen werden postuliert.

Therapie Eine individualisierte Therapie in Absprache mit der Patientin ist unerlässlich (➤ Tab. 3.14).

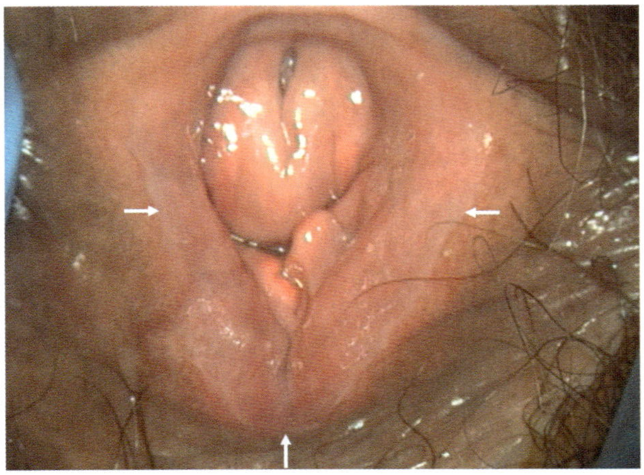

Abb. 3.11 Hart'sche Linie (weiße Pfeile) [M1173/ T1271]

Lichen sclerosus

Definition Lichen sclerosus ist eine chronisch-entzündliche Hauterkrankung, welche bei 0,1–3 % der Bevölkerung auftritt [7–10]. Frauen sind deutlich häufiger betroffen als Männer, Erwachsene häufiger als Kinder [7]. Die Erstdiagnose wird meist um das 50. Lebensjahr gestellt. Die Ursache ist unbekannt, eine erbliche Komponente wird vermutet [11].

Klinik
- Typisch: Juckreiz am äußeren Genitale, starker Pruritus, „Wundgefühl", Erosionen und Rhagaden.
- Leukoplakien und Knötchen in typischer „8er-Form" um Vulva und Anus [7, 8].
- Spätstadium: genitale Atrophie und „verborgene Klitoris" durch Vernarbungen mit Fusion der großen und kleinen Labien, Verengung von Introitus und Anus mit Schmerzen beim Geschlechtsverkehr oder Stuhlgang sowie selten Probleme bei der Miktion.
- Selten: extragenitale Manifestation (z. B. submammär, axillär, bukkal) [8].

Diagnostik Meist Blickdiagnose (➤ Abb. 3.12), Gewebeprobe nicht unbedingt erforderlich, allerdings bei Verdacht auf Dysplasie oder Malignom durchzuführen.

Therapie Beschwerdeorientiert.
- Akuttherapie:

Initial: Topische, stark wirkende Kortikosteroide (Clobetasol, Methylprednisolon) Therapie über 8–12 Wochen (ausschleichend).

2. Wahl: Topische Calcineurininhibitoren (Pimecrolimus, Tacrolimus) [7].
- Langzeitanwendung:
  - Basispflege mit fetthaltiger Salbe, Vaseline, ohne Duftstoffe.
  - Vermeidung von mechanischer Irritation (raues Toilettenpapier, Feuchttücher, harte Fahrradsättel), Tragen von Baumwoll- und Seidenunterwäsche [12].
  - Erhaltung mittels 2×/Woche topischer Steroidapplikation führt zu langanhaltender Remission.
  - Regelmäßige Selbstbeobachtung (z. B. Handspiegel).

Operation zum Lösen von Verklebungen in Ausnahmefällen sinnvoll, jedoch hohes Rezidivrisiko.

Tab. 3.14 Multimodaler Stufenplan bei Vestibulo-/Vulvodynie [4–6], evidenzbasierte Therapieempfehlungen fehlen

- Absetzen aller unnötigen Pflegeprodukte
- Intimpflege nur mit Wasser, ggf. milde Creme
- Antinozeption: Lokalanästhetika (z. B. Lidocain-Gel als Akuthilfe), Capsaicin (z. B. Finalgon-Creme)
- Neuromodulation (trizyklische Antidepressiva, Selektive Serotonin-Re-Uptake-Inhibitoren)
- Anbindung an Psychotherapie
- Vestibulektomie als Ultima Ratio

Regelmäßige Kontrolle (alle 6–12 Monate) beim Frauenarzt, da das Krebsrisiko am äußeren Genitale durch die chronische Reizung leicht erhöht ist.

CAVE

Beim Vorliegen eines Lichen sclerosus besteht ein 3–5 % Lebenszeitrisiko für die Entwicklung eines Vulvakarzinoms [13].

HPV-induzierte Läsionen an Vulva/Vagina

Präinvasive Läsionen der Vulva

Definition Vulväre intraepitheliale Läsionen (VIN) werden nach der WHO-Klassifikation von 2014 klassifiziert in

- HPV (humanes Papillomavirus)-abhängig als „usual type“ (uVIN; ➤ Abb. 3.13b), diese machen 90 % der VIN-Läsionen aus und betreffen v. a. prämenopausale Frauen, und
- HPV-unabhängig als „differentiated type“ (dVIN ➤ Abb. 3.13c).

Ihre Inzidenz ist in den letzten Jahren v. a. bei Frauen zwischen 40 und 50 Jahren stark angestiegen [14].

Die durch HPV verursachten Läsionen unterteilen sich in „low grade intraepithelial lesions“ (LSIL) und „high grade intraepithelial lesions“ (HSIL) [15]. LSIL beinhalten kondylomatöse Veränderungen und leichte Dysplasien verursacht durch meist HPV-low-Risk-Typen 6 und 11 [16]. Diese treten meist multilokulär auf, daher ist eine Inspektion der gesamten Anogenitalregion inkl. Kolposkopie der Zervix und Vagina indiziert. Es besteht eine hohe Regressions- und geringe Progressionswahrscheinlichkeit (ca. 6,5 %) zum invasiven Vulvakarzinom [17]. HSIL ist assoziiert mit den Hochrisikotypen 16 (77 %), 33 (10 %) und 18 (2 %) [16] und beinhaltet mittel- und hochgradige Dysplasien, eine Remission ist selten.

Die dVIN tritt meist um das 60.–80. Lebensjahr auf und ist stark mit Lichen sclerosus oder chronischen Dermatosen assoziiert [18]. Sie hat ein hohes Risiko (ca. 80 %), in einem kürzeren Zeitraum in ein Vulvakarzinom überzugehen [16,19].

Klinik In 80 % treten Symptome wie Jucken, Brennen oder Dysurie auf [16]. Klinisch zeigen sich weiße oder erythematöse Plaques. In 50 % der Fälle finden sich multifokale Läsionen [20]. Zudem finden sich bei einer uVIN in 50 % an anderer Stelle, insbesondere Cervix uteri und Anus, Läsionen [20]. Gelegentlich kann eine VIN erst nach Auftragen von 5%-iger Essiglösung sichtbargemacht werden.

Diagnostik Kolposkopische Untersuchung mit Punch-Biopsie verdächtiger Areale. ➤ Abb. 3.14 zeigt die Differenzialdiagnosen.

Therapie ➤ Tab. 3.15 fasst das Therapiekonzept zusammen.

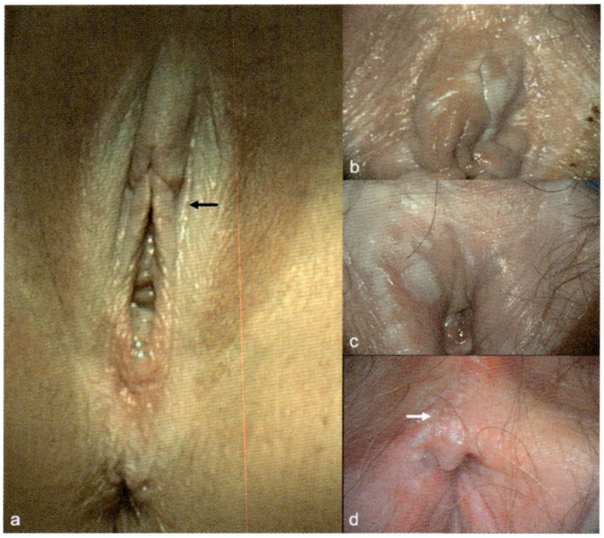

Abb. 3.12 Typisches Bild eines Lichen sclerosus: a Typische 8er-Form um Vulva und Anus mit Synechien der Labia minora (schwarzer Pfeil). b Leukoplakie und Synechien des Praeputium clitoridis mit „Begraben der Klitoris“. c Leukoplakie des Introitus mit kleineren Erosionen. d Rhagaden perineal (weißer Pfeil) [M1173/ T1271]

PATIENTINNENBERATUNG

Bei HPV-Nachweis bzw. klinischer Manifestation von Kondylomen sollte zur Verhinderung eines Ping-Pong-Effektes eine regelmäßige klinische Untersuchung des Sexualpartners/der -partnerin erfolgen. Eine spezifische HPV-Diagnostik mittels Urethralabstrich beim Sexualpartner/bei der Sexualpartnerin wird nicht empfohlen [21].

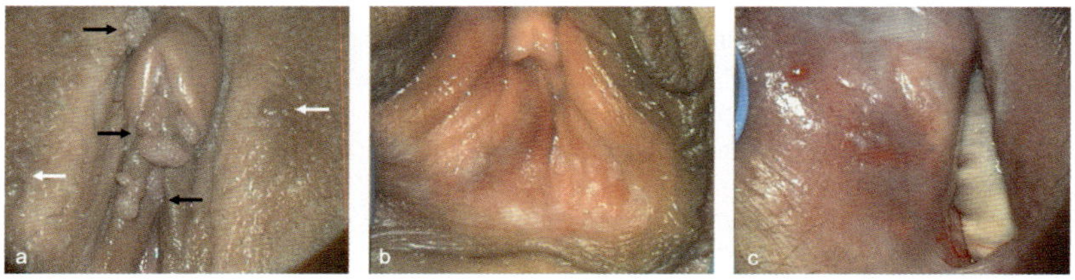

Abb. 3.13 Flache (weiße Pfeile) und papilläre (schwarze Pfeile) Condylomata acuminata (a). HSIL/uVIN (b). HSIL/dVIN (c) [M1173/ T1271].

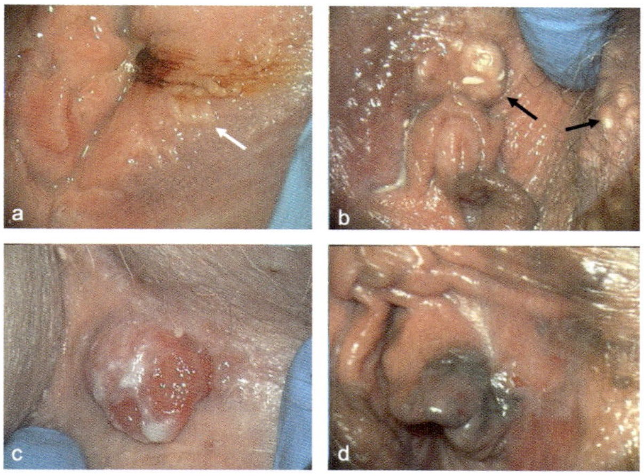

Abb. 3.14 Differenzialdiagnosen: Zu unterscheiden von Kondylomen sind: Hirsuties papillaris (a): hautfarbene, kleine Papillen mit zentralem Gefäß im Bereich der Labia minora ohne Krankheitswert. Atherome im Bereich der Vulva (b). Basalzellkarzinom (c): knotige, glasige Struktur mit Teleangiektasien und ggf. zentralem Ulkus. Exzision im Gesunden anstreben! Malignes Melanom (d): Meist dunkel pigmentiertes Areal, oft Juckreiz, Blutung oder Schmerzen. Bei nicht-metastasierten Melanomen Exzision im Gesunden! [M1173/ T1271]

Tab. 3.15 Therapiekonzept bei vulvären intraepithelialen Läsionen

	Therapie	Prognose
LSIL Kondylome	Nur bei Beschwerden Bei klinischer Manifestation abhängig vom Ausmaß topische Therapie (Podophyllotoxin 0,5 % Lösung; Imiquimod 5 % Creme; Sinecatechine 10 % Salbe) oder chirurgisch (Laser, Kryotherapie etc.) [21]	Benigner Verlauf, Progression in invasives Karzinom < 1 %
Klassische VIN/ HSIL (uVIN)	Laservaporisation unter kolposkopischer Sicht möglich	Hohe Rezidivrate Geringe Invasionstendenz
Differenzierte VIN (dVIN)	Exzision im Gesunden In Ausnahmefällen Laservaporisation Bei ausgedehnten Arealen: Skinning-Vulvektomie oder einfache Vulvektomie	Rezidivquote ca. 20 % [17] bei Resektion in sano

Präinvasive Läsionen der Vagina

Vaginale intraepitheliale Neoplasien (VaIN) werden in LSIL (VaIN I) und HSIL (VaIN II–III) eingeteilt. Diese meist HPV-assoziierten Läsionen treten oft multifokal auf. Eine VaIN III hat ein Risiko von 2–5 %, in ein Vaginalkarzinom überzugehen.

Klinik In der Regel asymptomatisch. Zufallsbefunde im Rahmen kolposkopischer Abklärung auffälliger zytologischer Befunde der Zervix. Nach Auftragen von Lugol'scher Lösung zeigen sich jodgelbe Areale der Vagina, meistens multifokal (➤ Abb. 3.15). Gelegentlich können sich die Läsionen auch kondylomatös darstellen.

Therapie Da oft schlecht zugängig: Laservaporisation, in seltenen, ausgedehnten Fällen Kolpektomie. Aufgrund der hohen Rezidivquote durch persistierende HPV-Infektion ist die kontinuierliche Nachbeobachtung unerlässlich [22–24].

Morbus Paget

Der M. Paget der Vulva stellt eine seltene Präkanzerose (ca. 1 % der Vulvamalignome [25,26]) der älteren Frau, mittleres Erkrankungsalter 70 Jahre, dar [27–29].

Klinik Meist erythematöse oder ekzematöse, juckende Plaques in Hautarealen mit apokrinen Drüsen [26, 30] (➤ Abb. 3.16). Es sollte stets ein Karzinom der Nachbarorgane oder ein distantes Karzinom ausgeschlossen werden, da in 20–30 % der Fälle eine intradermale Manifestation eines anderen Karzinoms vorliegt (Blase, Rektum, weibliches Genitale) [26,28].

Therapie Ziel ist die Resektion im Gesunden [31], Rezidive sind häufig (70 % bei befallenen Schnitträndern, 40 % bei tumorfreien Rändern) [32]. In bis zu 20 % der Fälle liegt bereits eine Stromainvasion vor (sog. Paget-Karzinom) [33–35].

FÜR DIE PRAXIS

Bei Vorliegen eines M. Paget der Vulva sollte ein lokoregionäres Karzinom (z. B. Harnblase, Rektum, Cervix uteri) ausgeschlossen werden.

Ulcus vulvae

Ein Ulcus vulvae kann Ausdruck verschiedener Krankheitsbilder sein ➤ Tab. 3.16.

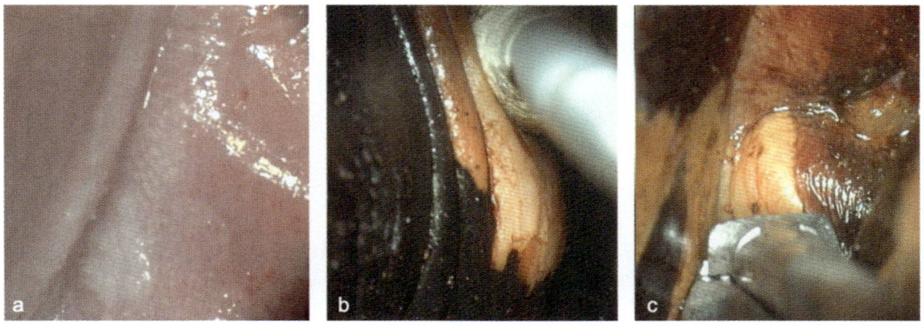

Abb. 3.15 Essigweißes Areal mit grober Punktierung mit V. a. hochgradige Dysplasie (a). Jodnegativer Bezirk nach Applikation von Lugol'scher Lösung (b). Bioptische Sicherung mittels Schumacher-Biopsiezange (c) [M1173/ T1271]

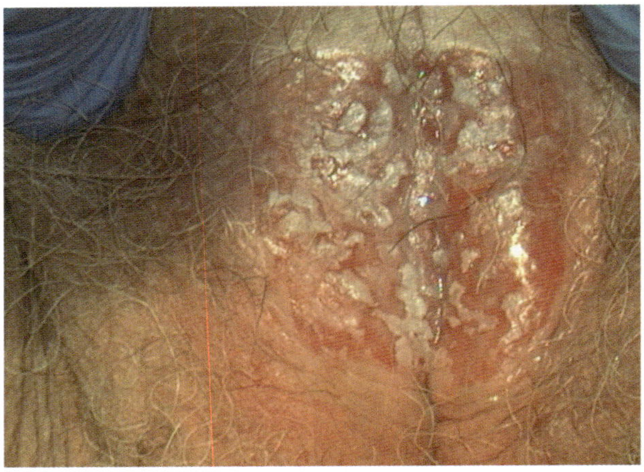

Abb. 3.16 Typisches Bild eines M. Paget der Klitorisregion: erythematöse, ekzematöse scharf begrenzte Läsion mit leukoplaktischen Auflagerungen [M1173/ T1271]

Ulcus vulvae acutum Lipschütz (UVAL)

Klinik Das schmerzhafte Ulcus vulvae acutum Lipschütz tritt meist bei jungen Frauen, oft Virgo intacta, isoliert an meist den kleinen Labien mit begleitenden grippeähnlichen Symptomen wie Fieber, Abgeschlagenheit und Lymphknotenschwellung auf [36,38]. Die definitive Ätiologie ist unklar, bakterielle und virale Infekte wie Epstein-Barr- oder Zytomegalie sind oft assoziiert [39,40]. Die Diagnose wird klinisch nach Ausschluss anderer Ursachen gestellt [41] (➤ Abb. 3.17).

Therapie
- Regelmäßige, wöchentliche Kontrolluntersuchungen.
- Sitzbäder, Reinigung nur mit Wasser.
- Optimale Schmerztherapie (oral, ggf. topisch).
- Kortikosteroide bei ausgeprägter Inflammation.
- Antiphlogistika und Breitbandantibiotikum bei Affektion des Allgemeinzustandes [38].

Prävention

Präventiv sollte zur Vermeidung einer präinvasiven Läsion der Vulva eine HPV-Impfung erfolgen (vgl. ➤ Kap. 9.1; ➤ Kap. 9.3).

Früherkennung

Die regelmäßige Teilnahme an Früherkennungsuntersuchungen und Abklärungen im Rahmen der organisierten Krebsfrüherkennungsrichtlinien ist essenziell für die frühzeitige Entdeckung und damit Behandlung von Erkrankungen. Die visuelle Untersuchung der Zervix, Vagina, Vulva und Analregion gehört zur jährlichen Krebsfrüherkennungsuntersuchung (vgl. ➤ Kap. 9.2.3). Ein zytologischer Abstrich der Vulva gehört nicht zu dieser Früherkennungsuntersuchung.

Nachsorge

Die Nachsorge von prämalignen Erkrankungen der Vulva erfolgt in den ersten 3 Jahren 3-monatlich, danach für weitere 2 Jahre halbjährlich. Ab einen rezidivfreien Intervall von 5 Jahren erfolgt eine jährliche Kontrolle, da ca. 1/3 aller Rezidive nach dieser Zeit auftreten [42].

Tab. 3.16 Differenzialdiagnosen des Ulcus vulvae [36, 37]

Ursache	Beispiele
Sexuell übertragene Erkrankungen	Herpes-simplex-Infektion Syphilis HIV
Infektionen ohne Sexualkontakt	Herpes-simplex-Infektion und Zoster Eppstein-Barr-Virus Zytomegalievirus Influenza A
Nicht-infektiöse Systemerkrankungen	M. Adamantiades-Behçet Lichen planus mucosae Lichen sclerosus mukokutane Erkrankungen des rheumatischen Formenkreises bullöses Pemphigoid
Äußere Einflüsse	allergische Kontaktmukositis Trauma
Malignität	Basalzellkarzinom M. Paget Leukämie

Die Literatur finden Sie online unter diesem Link: https://else4.de/mht

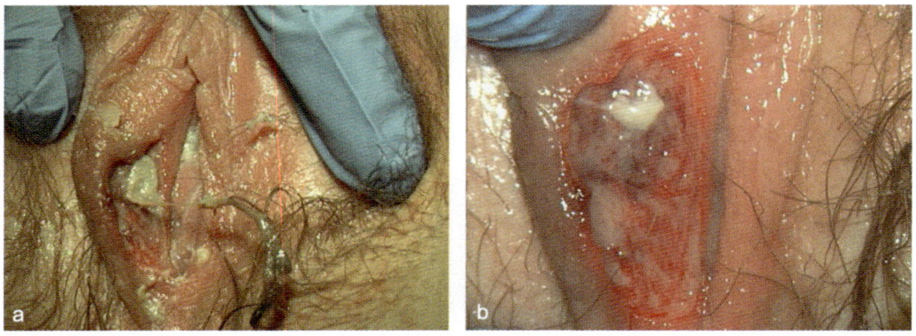

Abb. 3.17 Fibrinbelegtes Ulcus vulvae acutum Lipschütz (UVAL) der Labia minora rechts bei einer 16-jährigen Virgo intacta mit Fieber, hier nach 4-tägiger Antibiotikatherapie [M1173/ T1271]

KAPITEL

4 Reproduktive Gesundheit

4.1 Disorders and Differences of Sex Development (DSD)

Kernaussagen

- Eine Störung bzw. Besonderheit der Geschlechtsdifferenzierung (DSD – Disorders/Differences of Sex Development) liegt dann vor, wenn chromosomales und geschlechtliches bzw. äußeres Geschlecht nicht übereinstimmen.
- Bei Geburt eines Kindes mit ambivalentem Genitale sollte unmittelbar eine Diagnostik sowie die Weitervermittlung an ein DSD-Kompetenzzentrum eingeleitet werden. Es sollte keine voreilige Geschlechtszuweisung erfolgen, eine psychologische Unterstützung sollte von Anfang an Bestandteil sein.
- Mögliche assoziierte Fehlbildungen sowie das individuelle Entartungsrisiko sollten in die Diagnostik als auch in die Verlaufskontrollen miteinbezogen werden.
- Die Vorstellung und damit die Diagnosestellung in der Gynäkologie erfolgt überwiegend erst in der Pubertät.
- Die häufigste Form der DSD ist das Ullrich-Turner-Syndrom (UTS).
- Eine Störung der psychosexuellen Entwicklung kann mit einer DSD verbunden sein.
- Bei manchen Formen kann es zu einer normalen Pubertätsentwicklung und auch zu Schwangerschaften kommen.
- Der Zeitpunkt und die Art der i. d. R. notwendigen Hormontherapie müssen individuell festgelegt werden. Genitaloperationen jeglicher Art und deren Zeitpunkt werden zunehmend kontrovers diskutiert.
- Es wird, wenn irgend möglich, eine Verschiebung bis in ein einwilligungsfähiges Alter der Betroffenen propagiert (so auch die aktuelle Gesetzeslage).

4.1.1 Definition

Sahra Steinmacher

MERKE

Eine Störung bzw. Besonderheit der Geschlechtsdifferenzierung (DSD – „disorders/differences of sex development") liegt dann vor, wenn chromosomales und geschlechtliches bzw. äußeres Geschlecht nicht übereinstimmen.

Der Begriff „Störung" stand lange im Mittelpunkt der Kritik, da es sich in diesem Fall nicht zwingend um eine behandlungsbedürftige Erkrankung handelt, sodass der Begriff „Besonderheit der Geschlechtsentwicklung" bevorzugt wird [1].

In Deutschland werden ca. 150 Kinder pro Jahr mit einer Besonderheit der Geschlechtsdifferenzierung geboren [2].

Seit 2006 besteht eine neue Nomenklatur, die von der European Society of Pediatric Endocrinology (ESPE) und der Lawson Wilkins Pediatric Endocrine Society (LWPES) festgelegt wurde [3]. Sie löst veraltete Begrifflichkeiten wie Pseudohermaphroditismus oder Hermaphroditismus ab.

4.1.2 Klassifikation und Einteilung

Sahra Steinmacher

Die Unterteilung der DSD erfolgt in Abhängigkeit von den **unterschiedlichen Genotypen in 3 große Gruppen** [4]:

- Störung durch numerische Veränderungen der Geschlechtschromosomen:
  - 45 X0 Ullrich-Turner-Syndrom
  - 45 X/46XY-Mosaike (gemischte Gonadendysgenesie)
  - 46 XX/46 XY (Chimärismus)
  - 47XXY, Klinefelter-Syndrom
- XY-DSD
- XX-DSD

Durch die DSD-Konsensusgruppe wurde eine modifizierte Klassifikation erstellt, welche auch Einzug in die noch gültige S2k-Leitlinie erfahren hat (➤ Tab. 4.1).

Tab. 4.1 Neue Klassifikation der Störungen der Geschlechtsentwicklung (DSD) Konsensusgruppe der LWPES/ESPE 2006 (mod. nach [17, 18]) [F420-001]

DSD mit numerischen Aberrationen der Geschlechtschromosomen	46,XY-DSD	46,XX-DSD
47,XXY, Klinefelter-Syndrom und Varianten **45,X0,** Ullrich-Turner-Syndrom und Varianten **45,X/46XY-Mosaik,** gemischte Gonadendysgenesie, ovotestikuläre DSD **46,XX/46,XY-Mosaike,** Chimärismus, ovotestikuläre DSD	**A. Störungen der Gonadenentwicklung** Störungen der *testikulären* Entwicklung 1. Komplette (z. B. Swyer-Syndrom) oder partielle Gonadendysgenesie (z. B. Mutationen von SRY, SOX9, SF-1, WT-1, DHH, WNT4, DAX-1) 2. Gonadenregression 3. Ovotestikuläre DSD	**A. Störungen der Gonadenentwicklung** Störungen der *ovariellen* Entwicklung 1. Ovotestikuläre DSD 2. Gonadendysgenesie 3. Testikuläre DSD (z. B. SRY +, SOX9-Duplikation)
	B. Störungen der Androgenbiosynthese oder der Androgenwirkung 1. Androgenbiosynthese: – LH-Rezeptormutationen – 5α-Reduktase-Typ-II-Mangel – 17β-Hydoxydehydrogenase-Typ II-Mangel – 3β-Hydroxydehydrogenase-Typ-II-Mangel – 17β-Hydroxylase/17,20-Lyase-Mangel, ST-1- bzw. StAR-Defekte 2. Androgenwirkung: – komplette oder partielle Androgenresistenz (CAIS versus PAIS) – endokrine Disruptoren 3. Störungen des AMH/AMH-Rezeptors – persistierende Müller-Strukturen	**B. Androgenüberschuss** 1. Fetal: – 21-Hydroxylase-Mangel – 3β-Hydroxydehydrogenase-Typ-II-Mangel – 11β-Hydroxylase-Mangel – P-450-Oxydoreduktase 2. Fetoplazentar – Aromatasemangel – P-450-Oxydoreduktase-Mangel 3. Maternal: – virilisierender Tumor – androgene Medikamente
	C. Andere 1. syndromal: Kloakenfehlbildungen 2. Vanishing-Testes-Syndrom 3. komplexe Hypospadie 4. andere	**C. Andere** 1. syndromal: Kloakenfehlbildungen 2. Agenesie der Müller-Strukturen, MRKH u. a. 3. Vaginalatresie
	Chimärismus 46,XX/46,XY-Mosaike, ovotestikuläre DSD	

4.1.3 Epidemiologie, Risikofaktoren, Pathophysiologie

Sahra Steinmacher, Kristin Katharina Rall

Von der bipotenten Gonade und der indifferenten Urogenitalleiste ausgehend entwickeln sich bei einem 46,XY-Karyotyp Hoden und Wolff'sche Strukturen, bei einem 46,XX-Karytoyp Ovarien und Müller'sche Strukturen (➤ Abb. 4.1).

DSD durch numerische Aberrationen der Geschlechtschromosomen

45,X0 (Ullrich-Turner-Syndrom, UTS)

Die häufigste Form der DSD ist das Ullrich-Turner-Syndrom (UTS), das nach dem deutschen Kinderarzt Otto Ullrich und dem amerikanischen Genetiker Henry Turner benannt ist; 1 von 2.500 neugeborenen Mädchen ist betroffen [5].

Ursächlich ist ein vollständiges oder teilweises Fehlen eines X-Chromosoms (Monosomie X). Rund 50 % der Betroffenen haben einen 45,X0-Karyotyp, besitzen also nur 45 Chromosomen. Es fehlt ein Geschlechtschromosom. Bei ca. 20–30 % der Patientinnen findet sich ein Mosaik (45,X/46,XX oder 45,X/46,XY). Es liegen Zellen mit vollständigem Chromosomensatz wie auch Zellen mit nur einem X-Chromosom vor. Die restlichen Patientinnen weisen strukturelle Auffälligkeiten des X-Chromosoms auf.

FÜR DIE PRAXIS

Die häufigste Form der DSD ist das Ullrich-Turner-Syndrom (UTS). 1 von 2.500 neugeborenen Mädchen ist betroffen.

45,X/46,XY-Mosaike (gemischte Gonadendysgenesie)

Bei gemischten Gonadendysgenesien liegen Mosaike aus 45,X- und 46,XY-Zelllinien oder auch anderen Konstellationen vor. Dies bedeutet, dass Körperzellen mit unterschiedlichem Genotyp vorhanden sind. Sowohl die Fähigkeit des

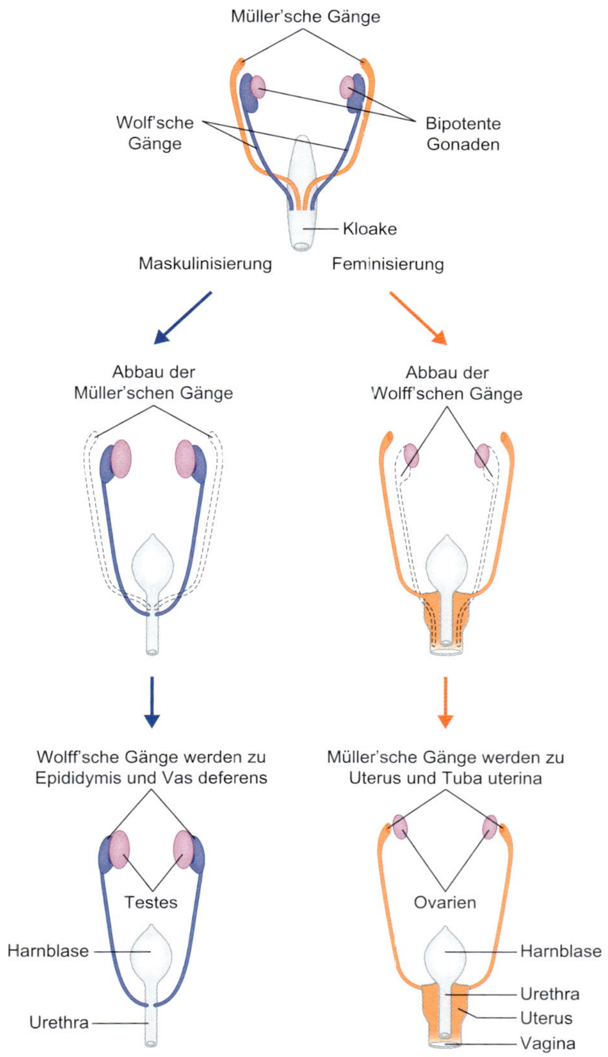

Abb. 4.1 Bipotente Gonaden und sexuelle Differenzierung) [L231]

Hodens zur Testosteronbildung als auch die Bildung des Anti-Müller-Hormons (AMH) kann vermindert sein. Müller-Gänge können hierdurch unterschiedlich vorhanden sein und durch den Mosaikcharakter zwischen rechter und linker Seite Unterschiede in Funktionalität und Phänotyp von innerem und äußerem Genitale aufweisen [6].

Klinefelter-Syndrom, 47,XXY

Dieses spielt in der Gynäkologie keine Rolle, deshalb wird hier nicht näher darauf eingegangen. Der Phänotyp ist männlich.

46,XY-DSD

Der Formenkreis der 46,XY-DSD lässt sich nach dem Ursachenprinzip unterteilen in

- Störungen der Gonadenentwicklung,
- Störungen der Androgenbiosynthese und
- Störungen der Androgenwirkung.

Androgene sind Hormone, die die Entwicklung männlicher Geschlechtscharakterististika steuern.

Störung der Gonadenentwicklung

Ovotestikuläre Störung der Geschlechtsentwicklung: Bei der ovotestikulären Störung der Geschlechtsentwicklung liegt gleichzeitig Gewebe von Eierstöcken und Hoden vor. Am häufigsten findet sich ein Karyotyp 46,XX, seltener 46,XY. Je nach Gonadenentwicklung ist die Anatomie unterschiedlich ausgeprägt [7].

Mögliche anatomische Variationen des inneren Genitals sind:

- Hoden auf einer Seite, Ovar auf der anderen Seite,
- Hoden und Ovargewebe in einer Gonade,
- Hoden und Ovar auf einer Seite, auf der anderen Seite ein Hoden oder ein Ovar.

Komplette und **partielle Gonadendysgenesien.**

Gonadendysgenesie durch Mutation im SRY-Gen (Swyer-Syndrom): Eine Mutation des SRY-Gens („sex determining region of Y") führt zur kompletten Fehlentwicklung der Gonaden (Swyer-Syndrom) [8].

Mutationen in weiteren Genen (SF-1[Steroidogenic Factor 1], WT-1 [Wilms-Tumor-Suppressor-1-Gen]) können ebenfalls zu Gonadendysgenesien führen und mit weiteren Fehlbildungen assoziiert sein [6, 9].

Störung der Androgenbiosynthese

Bei einer Störung der Androgenbiosynthese kann isoliert nur die Biosynthese der in den Gonaden produzierten Androgene betroffen sein oder auch die Biosynthese der in der Nebennierenrinde gebildeten Steroide. Dies kann zusätzlich zu einem Glukokortikoid- und Mineralokortikoidmangel führen. Die Vererbung der Steroidbiosynthesedefekte erfolgt meist autosomal-rezessiv [6].

StAR („steroidogenic acute regularoty")**-Defekt – Mutationen im StAR-Protein-Gen:** Bei einer Mutation im StAR-Protein-Gen liegt ein globaler Defekt der Nebennierensteroidhormonsynthese vor [7].

Mutation im Cyp11A1-Gen: Folge ist hier ebenfalls eine globale Störung der Steroidbildung mit Nebennierenrindeninsuffizienz [9]. Heterozygote Defekte zeigen einen milderen Phänotyp.

3β-Hydroxysteroid-Dehydrogenase-Typ-II-Defekt: Bei Vorliegen dieses Enzymdefekts wird die regelrechte Umwandlung der Steroide unterbrochen, sodass eine globale Nebennierenrindeninsuffizienz besteht [7].

17a-Hydroxylase-Defekt: Durch den Defekt der 17a-Hydroxylase ist die Umwandlung des Vorläuferhormons

Androstendion zu Testosteron gestört. Der Defekt unterscheidet sich von den anderen Störungen der Steroidbiosynthese dahingehend, da es zwar auch zur Beeinträchtigung der Glukokortikoidsynthese kommt, jedoch gleichzeitig zu einer Steigerung der Produktion der Mineralkortikoide [7].

LH-Rezeptor-Defekt: Hier kommt es aufgrund einer Resistenz des LH-Rezeptors gegenüber LH zur einer Testosteronbiosynthesestörung und einer Hypoplasie der Leydig-Zellen [10]. Bei einem 46,XY-Karyotyp folgt daraus eine variable Störung der Virilisierung.

5α-Reduktase-Typ-II-Defekt: Bei Vorliegen eines 5α-Reduktase-Typ-II-Defekts ist die Umwandlung von Testosteron zu dem potenteren Dihydrotestosteron beeinträchtigt [11]. Es entsteht ein Virilisierungsdefizit bei Karyotyp 46,XY.

Störung der Androgenwirkung

Durch Mutationen des Androgenrezeptor-Gens entsteht ein Wirkungsverlust der Androgene, die sogenannte Androgenresistenz. Sie wird X-chromosomal rezessiv vererbt.

CAIS – komplette Androgenresistenz: Bei der kompletten Androgenresistenz liegt ein kompletter Funktionsverlust des Androgenrezeptors vor [12, 13]. Bei Geburt findet sich ein komplett weibliches Genital bei männlichem Geschlechtschromosomenmuster. 1 von 20.000 Neugeborenen ist betroffen. Gebärmutter und Eileiter sind nicht angelegt. Die Vagina, die meist verkürzt ist, endet blind. Patientinnen mit Androgeninsensitivität besitzen funktionstüchtige Hoden, die meist im Bauchraum oder der Leiste liegen.

PAIS – partielle Androgenresistenz: Bei der partiellen Androgenresistenz besteht ein teilweiser Funktionsverlust des Androgenrezeptors [14].

Die Diagnosesicherung erfolgt mittels Sequenzierung des Androgenrezeptor-Gens. In 60 % der Fälle kann jedoch keine Mutation festgestellt werden.

FÜR DIE PRAXIS

Der Formenkreis der 46,XY-DSD lässt sich unterteilen in Störungen der Gonadenentwicklung, Störungen der Androgenbiosynthese und Störungen der Androgenwirkung.
Je nach zugrunde liegender Ursache kommt es zu einem mehr oder weniger ausgeprägten Virilisierungsdefizit.

46,XX-DSD

Im Formenkreis der 46,XX-DSD kann eine Virilisierung (Vermännlichung) des äußeren weiblichen Genitals auftreten. Eierstöcke, Gebärmutter und Eileiter sind normal angelegt, funktionslos oder fehlen nahezu vollständig. Im Unterschied zu XY-DSD besteht kein Unterschied zwischen genetischem und phänotypischem Geschlecht [6].

Ovarielle Gonadendysgenesie

Hier findet sich aus unterschiedlichen Gründen oder unbekannter Ursache eine primäre oder prämature Ovarialinsuffizienz, und in der Regel liegen Stranggonaden vor.

Adrenogenitales Syndrom

Der Begriff „adrenogenitales Syndrom“ (AGS) vereint eine Vielzahl von defekten Enzymen, die an der Synthese des Kortisols in der Nebennierenrinde beteiligt sind. In über 95 % der Fälle handelt es sich um einen Defekt der 21-Hydroxylase. Je nach Restaktivität des Enzyms unterscheidet man zwischen einer Form mit und einer Form ohne Salzverlust [15].

Durch die unterschiedlichen Enzymdefekte entsteht über den negativen Feedback-Mechanismus eine vermehrte Stimulation der Nebenniere. Steroide, die vor dem Enzymdefekt liegen, werden vermehrt produziert, Steroide dahinter sind vermindert. Häufig kommt es zu einer mehr oder weniger ausgeprägten Virilisierung des äußeren Genitales und zu einem persistierenden Sinus urogenitalis.

Mayer-Rokitansky-Küster-Hauser-Syndrom (MRKH)

Aufgrund einer Hemmungsfehlbildung der Müller-Gänge aus bislang unbekannter Ursache kommt es bei funktionsfähigen Ovarien zwar zur Entwicklung normaler weiblicher sekundärer Geschelchtsmerkmale, aber zur Uterus- und Vaginalaplasie und in bis zu 40 % zu assoziierten Fehlbildungen anderer Organe.

Andere Ursachen

Plazentarer Aromatasemangel: Durch einen Defekt der plazentaren Aromatase (Plazenta = Mutterkuchen) ist die Umwandlung von Androgenen zu Östrogenen vermindert. Durch die verstärkte Wirkung der Androgene kann es bereits im Mutterleib zu Vermännlichungserscheinungen des äußeren Genitals kommen. Das innere Genitale ist weiblich angelegt.

Im Rahmen der Pubertätsentwicklung ist die Ausbildung sekundärer Geschlechtsmerkmale wie Brustwachstum und Körperbehaarung im Bereich der Achseln und des Genitalbereichs reduziert [16].

Glukokortikoidresistenz: Aufgrund des Defekts eines Glukokortikoidrezeptors mit einer vermehrten Cortisolresistenz ist die Freisetzung von ACTH verstärkt, und es kommt zur vermehrten Ausschüttung von Steroiden in der Nebennierenrinde. Dies führt zu einer vermehrten Virilisierung des äußeren Genitals.

Virilisierung durch exogene Androgene und **Gestagene:** Kommt es zur Aufnahme von Androgenen oder Gestagenen durch die Mutter im ersten Schwangerschaftsdrittel, kann diese die Virilisierung eines weiblichen Fetus zur Folge haben. Ursächlich kann auch ein androgenbildender Tumor der Eierstöcke oder der Nebennierenrinde sein [6].

FÜR DIE PRAXIS

Das adrenogenitale Syndrom (AGS) ist die häufigste Besonderheit der Geschlechtsentwicklung.

4.1.4 Klinik

Dorit Schöller, Kristin Katharina Rall

Allgemeines

Sexuelle Differenzierung

Unabhängig vom genetischen Geschlecht kommt es in der embryonalen sexuellen Differenzierung bei fehlender Testosteronproduktion oder -wirkung zur Ausbildung eines weiblichen Phänotyps und bei fehlender embryonaler AMH-Produktion der Hoden (Testes) zur Entwicklung von Uterus, Tuben und Vagina. Ein partieller Funktionsverlust der Testes, eine Hyperandrogenämie oder ein Chimärismus (46,XX/46,XY) führen zur Entstehung eines ambivalenten, intersexuellen äußeren Genitals in unterschiedlichen Varianten (➤ Abb. 4.2). Eine Störung der psychosexuellen Entwicklung kann damit verbunden sein.

Die komplette ovarielle Gonadendysgenesie mit fehlender Ovarialfunktion führt bei weiblichem Phänotyp zum Ausbleiben der pubertären Entwicklung bei vorhandenem Uterus. Bei einem partiellen Funktionsverlust der Ovarien, z. B. bei Mosaikformen, sind Varianten von spontanem Pubertätseintritt mit regelmäßigen Zyklen und Schwangerschaften bis hin zur primären Ovarialinsuffizienz möglich.

PATIENTINNENBERATUNG

Unabhängig vom genetischen Geschlecht kommt es in der embryonalen Entwicklung bei fehlender Testosteronproduktion oder -wirkung zur Ausbildung eines weiblichen Phänotyps und bei fehlender embryonaler AMH-Produktion der Hoden zur Entwicklung von Gebärmutter, Eileitern und Vagina.

Leitsymptome

In der Gynäkologie werden die als Säugling bei nicht eindeutig männlichem oder weiblichem Genitale bzw. als Sinus urogenitalis diagnostizierten DSD-Patientinnen zur weiterführenden hormonellen und/oder operativen Therapie vorwiegend in der Adoleszenz oder als junge Erwachsene erstmals vorstellig.

Den überwiegenden Anteil der Patientinnen in der Gynäkologie bilden allerdings die noch unentdeckten DSDs, die in der Pubertät aufgrund einer ausbleibenden Brustentwicklung oder primären Amenorrhö symptomatisch werden. Auch eine pubertäre Virilisierung kann ein Leitsymptom darstellen. Insbesondere beim MRKH-Syndrom kann die Unmöglichkeit der Kohabitation bei Vaginalaplasie eine erstmalige gynäkologische Vorstellung veranlassen. Seltener erfolgt die Erstvorstellung von DSD-Patientinnen im Erwachsenenalter bei Infertilität. Einen detaillierten Überblick über die häufigsten Varianten und deren Symptome gibt ➤ Tab. 4.2.

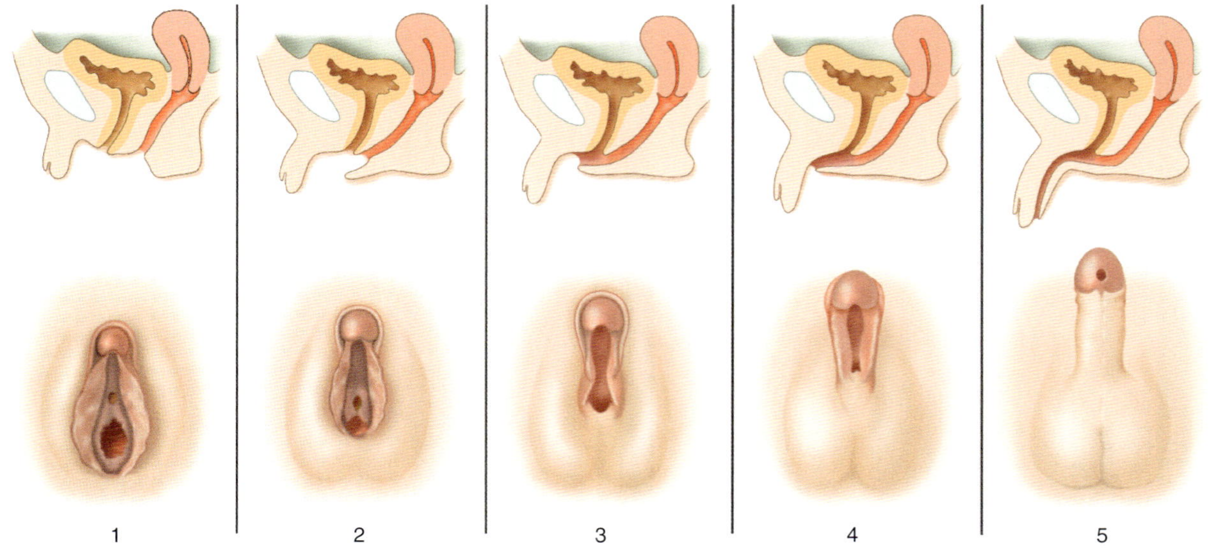

Abb. 4.2 Klassifizierung des intersexuellen Genitales nach Prader (aus [4]) [L238]

Tab. 4.2 Disorders and Differences of Sex Development (DSD) – Varianten, Leitsymptome [F420-001]

Chromosomale DSD											
45, X	**Ullrich-Turner-Syndrom (UTS)**	ovarielle Gonadendysgenesie	weiblich	funktionslose Stranggonaden	vorhanden	primäre Amenorrhö	geringe/fehlende Brustentwicklung	normale Pubesbehaarung	Minderwuchs, Pterygium colli, Schildthorax, Nierenfehlbildungen, Herzfehler u.a.	E2 niedrig, LH/FSH erhöht, AMH niedrig	Hormonersatztherapie (Östrogen-Gestagen)
45,X/46,XY	**gemischte Gonadendysgenesie**	ovotestikuläre Gonadendysgenesie	weiblich, intersexuelle Varianten möglich	funktionslose Stranggonaden	vorhanden	primäre Amenorrhö	geringe Brustentwicklung	normale Pubesbehaarung	möglich wie bei UTS	E2 niedrig, LH/FSH erhöht, AMH niedrig	Gonadektomie, Hormontherapie Östrogen + Gestagen
47, XXY	**Klinefelter-Syndrom**		männlich	hypoplastische Testes	fehlt	n. a.	Gynäkomastie	verminderte/fehlende Pubesbehaarung	Hochwuchs, Infertilität, psychosoziale Probleme, u.a.	Testosteron niedrig, LH/FSH erhöht	Testosteronsubstitution
46, XY DSD											
46,XY	**Swyer-Syndrom (komplette Gonadendysgenesie)**	testikuläre Gonadendysgenesie, z.B. SRY-Mutation	weiblich	funktionslose Stranggonaden	vorhanden	primäre Amenorrhö	geringe/fehlende Brustentwicklung	normale Pubesbehaarung		E2 niedrig, LH/FSH erhöht, AMH niedrig	Hormonersatztherapie (Östrogen-Gestagen), frühzeitige Gonadektomie
46,XY	**komplettes Androgeninsensitivitätssyndrom (CAIS)**	komplette Androgenresistenz (Androgenrezeptordefekt)	weiblich	funktionsfähige abdominelle oder inguinale Testes	Uterus fehlt, Vagina meist verkürzt	primäre Amenorrhö	normale Brustentwicklung	verminderte Pubesbehaarung		LH erhöht, FSH normal, E2 normal, AMH stark erhöht	vaginale Selbstdilatation oder Anlage einer Neovagina, ggf. Gonadektomie nach abgeschlossener Pubertät, sonst regelmäßige Vorsorge, nach Gonadektomie Östrogen-Substitution
46,XY	**partielles Androgeninsensitivitätssyndrom (PAIS)**	partielle Androgenresistenz	intersexuelles Genitale, ggf. Sinus urogenitalis	funktionsfähige, teils hypoplastische abdominelle oder inguinale Testes	rudimentärer Uterus und proximaler Vaginalrest möglich	primäre Amenorrhö	normale Brustentwicklung/Gynäkomastie	verminderte Pubesbehaarung			geschlechtsangleichende OP, Gonadektomie (bei Mädchen präpubertär), hormonelle Pubertätsinduktion, Hormonersatztherapie

Tab. 4.2 Disorders and Differences of Sex Development (DSD) – Varianten, Leitsymptome (forts.)

Chromosomale DSD											
46,XY	**komplette Androgenbiosynthesedefekte**	z. B. 5α-Reduktase-Mangel, LH-Rezeptordefekt	weiblich, ggf. Virilisierung in der Pubertät	funktionsfähige abdominelle oder inguinale Testes	Uterus fehlt	primäre Amenorrhö	fehlende Brustentwicklung	verminderte Pubesbehaarung			je nach Geschlechtsidentität
46, XX DSD											
46,XX	**komplette Gonadendysgenesie**	ovarielle Gonadendysgenesie, primäre Ovarialinsuffizienz	weiblich	funktionslose Stranggonaden	vorhanden	primäre Amenorrhö	geringe/fehlende Brustentwicklung	normale Pubesbehaarung		E2 niedrig, LH/FSH erhöht, AMH niedrig	Hormontherapie Östrogen + Gestagen
46,XX	**klassisches Adrenogenitales Syndrom (AGS)**	fetaler Androgenexzess (z. B. 21-Hydroxylase Mangel)	vorgeburtliche Virilisierung des weiblichen Genitale, Klitorishypertrophie, ggf. Sinus urogenitalis	funktionsfähige Ovarien	vorhanden, möglicher Sinus urogenitalis				ggf. Salzverlustsyndrom	E2 normal, LH/FSH normal, Testosteron erhöht, AMH normal	Substitution Hydrokortison und ggf. Mineralkortikoid, ggf. frühe Vaginoplastik
46,XX	**Mayer-Rokitansky-Küster-Hauser-Syndrom (MRKH)**	Hemmfehlbildung der Müller-Gänge	weiblich	funktionsfähige Ovarien	Uterus und Vagina fehlt	primäre Amenorrhö	normale Brustentwicklung	normale Pubesbehaarung	assoziierte Fehlbildungen der Harnwege und des Skelettsystems	normal	Anlage Neovagina

Abkürzungen:
E2 = Östradiol
LH = luteinisierendes Hormon
FSH = follikelstimulierendes Hormon
AMH = Anti-Müller-Hormon
UTS = Ullrich-Turner-Syndrom

4

Spezifische DSD-Formen

Numerische gonosomale DSD

45,X Ullrich-Turner-Syndrom (UTS)

Äußerlich weisen betroffene Mädchen häufig bestimmte Charakteristika auf.

Bereits vorgeburtlich können sich Lymphödeme im Bereich des Nackens oder an Fuß- oder Handrücken zeigen. Charakteristisch sind neben Kleinwüchsigkeit ein tiefer Nackenhaaransatz, tiefsitzende Ohren und das Flügelfell (flügelförmige Hautfalte am Hals). Häufig finden sich Knochenveränderungen der Extremitäten und Hörstörungen sowie Nierenanomalien.

MERKE

Die Diagnose eines UTS erfolgt meist bereits in der Kindheit aufgrund der assoziierten Fehlbildungen oder einer Wachstumsverzögerung.

Mädchen mit UTS besitzen bei Geburt normale Gonaden, diese degenerieren im Verlauf zu Bindegewebssträngen, sog. Streak-Gonaden ohne hormonelle Funktion. In 90 % der Fälle kommt es zu einem verfrühten Funktionsverlust. Etwa 10 % der Mädchen haben dennoch einen spontanen Pubertätsbeginn. Insbesondere bei Mosaikvarianten können auch spontane Menstruationszyklen auftreten. Bei hormoneller Restfunktion der Gonaden ist somit auch eine Schwangerschaft möglich.

CAVE

Aufgrund kardiovaskulärer Komplikationen haben Betroffene ein 3-fach erhöhtes Mortalitätsrisiko, und die mittlere Lebensdauer ist reduziert [1].

Dies liegt vor allem darin begründet, dass ca. 25–40 % der Patientinnen einen angeborenen Herzfehler aufweisen und somit kardiovaskuläre Komplikationen häufiger auftreten.

Rund ein Drittel der Betroffenen entwickelt im Verlauf eine Schilddrüsenunterfunktion. Das Risiko für einen Diabetes mellitus Typ 2 ist um das 2- bis 4-Fache erhöht [2]. Auch sind Patientinnen häufiger von chronisch-entzündlichen Darmerkrankungen betroffen.

PATIENTINNENBERATUNG

In 90 % der Fälle kommt es zu einem verfrühten Funktionsverlust der Eierstöcke.
25–40 % der Patientinnen weisen einen angeborenen Herzfehler auf.
Etwa ein Drittel der Patientinnen entwickelt im Verlauf eine Schilddrüsenunterfunktion.

45,X/46,XY Gemischte Gonadendysgenesie

Aufgrund der Heterogenität zeigt sich ein breites Spektrum des klinischen Bildes einer weniger ausgeprägten Virilisierung (Vermännlichung) des äußeren Genitals, welches von äußerlich überwiegend männlich bis komplett weiblich reichen kann.

UTS-Mosaike mit einem XY-Anteil treten mit einem weiblichen Phänotyp klinisch wie ein UTS auf, zeigen aber aufgrund der XY-Komponente ein erhöhtes Entartungspotenzial der Gonaden. Selten ist ein ambivalentes Genitale möglich.

46,XY DSD

Störungen der Gonadenentwicklung

Ovotestikuläre Störung der Geschlechtsentwicklung: Das Aussehen des äußeren Genitals kann stark variieren. Häufig liegt eine Anlage von Vagina und Gebärmutter vor; diese ist häufig auf eine Seite verlagert. In bis zu 50 % der Fälle zeigen sich Leistenhernien.

Bei Vorliegen eines 46,XX-Karyotyps kann es durch den zyklischen Einfluss von Hormonen zur Menstruation, einem Eisprung und auch zu Schwangerschaften kommen.

Komplette und **partiale Gonadendysgenesien: 46,XY Swyer-Syndrom:** Die komplette testikuläre Gonadendysgenesie führt aufgrund der funktionslosen Hoden zu einem weiblichen Phänotyp. Aufgrund der fehlenden AMH-Produktion kommt es zur Ausbildung von Uterus, Tuben und Vagina. Die Mädchen fallen mit einer fehlenden Pubertätsentwicklung (Brustwachstum und Menarche) auf. Der Phänotyp ist meist rein weiblich, selten findet sich eine Klitorishypertrophie. Gebärmutter und Eileiter können unterschiedlich ausgeprägt sein. Als Gonadenanlage finden sich bindegewebige Stränge, sog. Streak-Gonaden. Es besteht ein Entartungsrisiko für die Gonadenreste, sodass diese entfernt werden sollten.

CAVE

Aufgrund eines bis zu 30%-igen Entartungsrisiko muss bei Swyer-Syndrom eine frühzeitige Gonadektomie empfohlen werden [3].

46,XY Komplette Androgenbiosynthesedefekte

Komplette Androgenbiosynthesedefekte (LH-Rezeptordefekt, 5α-Reduktase-Mangel, 17β-HSD-III-Mangel etc.) verursachen bei männlichem Karyotyp ein weibliches Genitale mit fehlendem Uterus. Die funktionsfähigen Hoden liegen intraabdominell oder inguinal. In der Pubertät kann es durch die vermehrte Androgenbildung und Konversion zu Testosteron zur Virilisierung des weiblichen Genitales mit Klitorishypertrophie bzw. Phalluswachstum kommen. Das Brustwachstum bleibt aus.

CAVE

Unbehandelt kann es in bestimmten Fällen zur Salzverlustkrise kommen.

Glukokortikoide, Sexualsteroide und Mineralkortikoide zeigen erniedrigte Spiegel. Beim *17α-Hydroxylase-Defekt* besteht durch die vermehrte Mineralkortikoidwirkung häufig ein Bluthochdruck mit Hypokaliämie.

Das klinische Erscheinungsbild beim *LH-Rezeptordefekt* reicht von dem Vorhandensein eines Mikropenis bis zu einem komplett weiblichen Genitale. Durch die Restaktivität der Leydig-Zellen besteht die Möglichkeit der Virilisierung.

Beim *5α-Reduktase-Mangel* kann das äußere Genitale bei Geburt komplett weiblich sein. In Abhängigkeit von der Restaktivität kann jedoch auch eine relevante Virilisierung bestehen. Aufgrund der Synthese des AMH in den Hoden sind die Müller-Gänge zurückgebildet. Es finden sich Samenbläschen, Nebenhoden und Samenleiter. Hoden sind angelegt und finden sich meist im Leistenkanal oder im Hodensack. In der Pubertät kommt es zu einer deutlichen Steigerung der Testosteronsynthese, die zu einer erheblichen Vermännlichung führt.

MERKE

In bis zu 50 % findet im Spontanverlauf ein Wechsel der Geschlechtsrolle statt.

FÜR DIE PRAXIS

Komplette Androgenbiosynthesedefekte verursachen bei männlichem Karyotyp ein weibliches Genitale mit fehlendem Uterus.
Bei einigen Formen kann es in der Pubertät durch die vermehrte Androgenbildung und Konversion zu Testosteron zur Virilisierung des weiblichen Genitales kommen.

Störungen der Androgenwirkung

46,XY Komplette Androgenresistenz (CAIS): Bei einer kompletten Androgeninsensitivität (CAIS) können aufgrund des Androgenrezeptordefekts die durch die funktionsfähigen, meist intraabdominell oder inguinal liegenden Hoden gebildeten Androgene nicht wirken, und es kommt zur Ausbildung eines weiblichen Phänotyps. Ein Verdacht zeigt sich teilweise bereits im Säuglingsalter, da vermehrt Leistenhernien auftreten, die den Hoden enthalten.

Die testikuläre AMH-Produktion sorgt allerdings für eine Regression der Müller-Gänge, sodass der Uterus fehlt und die Vagina meistens deutlich verkürzt erscheint. Die periphere Aromatisierung von Testosteron führt in der Pubertät zu einem signifikanten Östradiolanstieg, sodass eine normale weibliche Brustentwicklung einsetzt. Das äußere Genitale erscheint weiblich mit allerdings fehlender oder spärlicher Scham- und Axillarbehaarung. Die Mädchen werden meist erst aufgrund der primären Amenorrhö bei fehlendem Uterus auffällig.

Eine sekundäre Geschlechtsbehaarung ist meist auf eine Restaktivität des Rezeptors zurückzuführen. Die Geschlechtsrolle ist in der Regel weiblich.

PATIENTINNENBERATUNG

Bei einer kompletten Androgeninsensitivität können aufgrund des Androgenrezeptordefekts die durch funktionsfähige Hoden gebildeten Androgene nicht wirken, und es kommt zur Ausbildung eines weiblichen Phänotyps.
Die AMH-Produktion sorgt allerdings dafür, dass der Uterus fehlt und die Vagina meistens deutlich verkürzt erscheint.
Die Geschlechtsrolle ist in der Regel weiblich.

46,XY Partielle Androgenresistenz (PAIS): Bei einer partiellen Funktion des Androgenrezeptors kommt es zu einer großen phänotypischen Varianz. Klinisch zeigt sich ein breites Spektrum von Virilisierungsstörungen. Formen reichen von einer milden Hypertrophie der Klitoris bis hin zur Ausbildung eines Mikropenis. Ein rudimentärer Uterus und ein proximaler Vaginalrest können angelegt sein. Auch ein normales männliches Genitale ist möglich. Wie beim cAIS wird Testosteron zu Östradiol umgewandelt, sodass die Ausbildung einer weiblichen Körperform und eine Brustentwicklung stattfinden können.

Die Geschlechtszuweisung erfolgt nach dem klinischen Grad der Virilisierung. Aufgrund des mangelnden Ansprechens der Zielgewebe werden Kinder häufiger dem weiblichen Geschlecht zugewiesen.

46,XX DSD

Komplette ovarielle Gonadendysgenesie

Die 46,XX ovarielle komplette Gonadendysgenesie unterscheidet sich phänotypisch, klinisch und hormonell nicht von der 46,XY testikulären kompletten Gonadendysgenesie. Die Mädchen sind bis zur Pubertät unauffällig und fallen aufgrund fehlender Pubertätsentwicklung auf. Bei primärer Ovarialinsuffizienz ist eine hormonelle Pubertätsinduktion erforderlich sowie eine dauerhafte hormonelle Substitution von Östrogen und Gestagen bei vorhandenem Uterus.

Adrenogenitales Syndrom (AGS)

Beim klassischen, autosomal-rezessiv vererbten AGS kommt es aufgrund eines Enzymdefektes in der Nebennierenrinde zu einem Cortisolmangel. Klinisch zeigt sich ein Mangel an Mineralkortikoiden und Glukokortikoiden.

Die kompensatorisch vermehrt gebildeten Vorstufen der Cortisolsynthese werden in Androgene umgewandelt, sodass es zu einem erheblichen Überschuss an Androgenen kommt, die bereits intrauterin zu einer teils massiven Vermännlichung des Genitales weiblicher Feten führen.

Das AGS kann beide Geschlechter betreffen.

Bei einem Enzymdefekt der 21-Hydroxylase kommt es gleichzeitig zur verminderten Bildung von Aldosteron in der Nebennierenrinde, was bereits in den ersten Lebenstagen zu einem lebensbedrohlichen Salzverlustsyndrom führen kann. Dies wird im Neugeborenenscreening mituntersucht.

Beim nicht-klassischen oder late-Onset-AGS besteht ein milder Enzymdefekt. Symptome einer Hyperandrogenämie wie Zyklusstörungen, Amenorrhö, Hirsutismus, Akne oder unerfüllter Kinderwunsch treten meist erst in der Adoleszenz oder im jungen Erwachsenenalter auf. Ein ACTH-Stimulationstest bzw. eine molekulargenetische Untersuchung führen dann zur Diagnose.

FÜR DIE PRAXIS

Beim klassischen, autosomal-rezessiv vererbten AGS kommt es aufgrund eines Enzymdefektes in der Nebennierenrinde zu einem Cortisolmangel. Die kompensatorisch vermehrt gebildeten Vorstufen der Cortisolsynthese werden in Androgene umgewandelt, sodass es zu einem erheblichen Überschuss an Androgenen kommt, die bereits intrauterin zu einer teils massiven Vermännlichung des Genitales weiblicher Feten führen. Das AGS kann beide Geschlechter betreffen.

Mayer-Rokitansky-Küster-Hauser-Syndrom (MRKH)

Aufgrund einer kongenitalen Hemmungsfehlbildung der Müller-Gänge unklarer Ursache kommt es trotz weiblichem Karyotyp und Phänotyp zu einer fehlenden Ausbildung von Uterus und Vagina. Normale, funktionsfähige Ovarien bedingen einen physiologischen Pubertätsbeginn. Die Mädchen werden erst durch das Ausbleiben der Menarche (primäre Amenorrhö) oder die Unmöglichkeit der Kohabitation symptomatisch. Aufgrund des fehlenden Uterus kommt es nicht zur Abflussbehinderung von Periodenblut und damit auch nicht zu zunehmenden Unterbauchschmerzen im Gegensatz zu anderen obstruierenden Müller-Gang-Fehlbildungen.

Bei ca. 30–40 % der Patientinnen bestehen assoziierte Fehlbildungen vor allem der Nieren, Harnwege oder des Skelettsystems.

FÜR DIE PRAXIS

Das MRKH-Syndrom stellt die zweithäufigste Ursache einer primären Amenorrhö dar.
Die sonstige Pubertätsentwicklung ist unauffällig.
Bei ca. 30–40 % der Patientinnen bestehen assoziierte Fehlbildungen vor allem der Nieren, Harnwege oder des Skelettsystems.

4.1.5 Diagnostik

Dorit Schöller, Kristin Katharina Rall

Allgemein

Bei Geburt eines Kindes mit einem intersexuellen Genitale sollte unmittelbar eine Diagnostik sowie eine Weitervermittlung an ein DSD-Kompetenzzentrum eingeleitet werden.

Bei Neugeborenen mit ambivalentem Genitale sollte, wenn überhaupt, keine voreilige Geschlechtszuweisung erfolgen, sondern die Evaluation des geschulten DSD-Teams abgewartet werden. Eine möglichst genaue Diagnose ist hierfür essenziell. Eine adäquate Schulung in der Kommunikation mit Kindern/Jugendlichen und deren Eltern sollte vorhanden sein [1].

Im Neugeborenenalter steht die interdisziplinäre Beratung und psychologische Unterstützung der Eltern im Vordergrund.

Da der Zeitpunkt der Diagnosestellung in der Gynäkologie vorwiegend in der Pubertät – also einer besonders sensiblen Phase der sexuellen, physischen und psychischen Entwicklung – liegt, ist die Diagnostik, Aufklärung und Therapie einer DSD in einem Kompetenzzentrum in interdisziplinärer Zusammenarbeit durch ein erfahrenes Team mit psychologischer bzw. psychosomatischer Begleitung essenziell.

Alle Befunde sollen mindestens 30 Jahre aufbewahrt werden [1].

Der Ausschluss eines adrenogenitalen Syndroms (AGS) erfolgt bereits im allgemeinen Neugeborenenscreening aufgrund der lebensbedrohlichen Situation beim Vorliegen eines Salzverlustes mittels Bestimmung von 17α-Hydroxyprogesteron.

Inspektion, Bildgebung, laborchemische Diagnostik

Zu einer sorgfältigen Anamnese gehören neben dem bisherigen Entwicklungsverlauf und der aktuellen Symptomatik unter anderem das Abfragen von möglichen assoziierten Fehlbildungen sowie die Familienanamnese.

Die sorgfältige klinische Untersuchung in geschützter Atmosphäre sollte neben der Erhebung der Tanner-Stadien eine strukturierte, vollständige Inspektion des äußeren Genitales inklusive Urethra, Klitoris, Introitus vaginae und Anus möglichst mit Fotodokumentation beinhalten. Bei östrogenisiertem Genitale ist eine vorsichtige Spekulumuntersuchung und Palpation, wenn erforderlich, möglich.

Eine transabdominale Sonografie bei gefüllter Harnblase (je nach Alter auch transvaginale oder transrektale Sonografie) dient als initiale Basis zur Darstellung des inneren Genitales. Eine 3D-Sonografie kann zur genauen Differenzierung einer genitalen Fehlbildung hilfreich sein. Ein Uro-MRT mit Darstellung der Nieren und ableitenden Harnwege bietet bei Bedarf eine detaillierte Diagnostik der anatomisch-morphologischen Gegebenheiten. Bei komplexen Fehlbildungen kann dies durch einliegende Katheter oder ein Miktionszystourethrogramm (MCU) ergänzt werden.

Zu einem differenzierten Hormonprofil gehören je nach Fragestellung die Bestimmung von LH, FSH, Estradiol, Progesteron, Testosteron, freiem Androgenindex, Androstendion, Dihydrotestosteron, DHEAS, SHBG, 17-OHP, AMH, Inhibin-B, Prolaktin und TSH. Dabei sind die altersspezifischen Normwerte zu beachten.

Moderne Methoden der Massenspektrometrie ermöglichen aus Plasmaproben oder Urinproben die Bestimmung von Steroidprofilen und damit in vielen Fällen bereits eine exakte Diagnosestellung.

Eine Chromosomenanalyse zur Bestimmung des Karyotyps und ggf. die erweiterte molekulargenetische Diagnostik unter Berücksichtigung des Gendiagnostikgesetzes gehören zur essenziellen Differenzialdiagnostik.

FÜR DIE PRAXIS

Häufig kann durch das oben beschriebene Vorgehen eine gut begründete Verdachtsdiagnose gestellt werden, sodass eine gezielte Einzelgenanalyse möglich wird

Bei unspezifischen Befunden bieten sich mittlerweile sogenannte DSD-Panels an, die mittels Next Generation Sequencing (NGS) parallel mehrere Gene untersuchen können.

Die operative Diagnostik mittels Narkoseuntersuchung, Zystoskopie, Vaginoskopie/Genitoskopie, Hysteroskopie und/oder Laparoskopie ist je nach Alter und Komplexität der DSD zur endgültigen Festlegung der Diagnose und Therapieplanung erforderlich.

Mögliche assoziierte Fehlbildungen sowie das individuelle Entartungsrisiko sollten in die Diagnostik als auch in die Verlaufskontrollen miteinbezogen werden.

FÜR DIE PRAXIS

Standardisierte Diagnostik und Beratung sowie ggf. Therapie sollten bei DSD an einem spezialisierten Zentrum im multidisziplinären Team erfolgen und eine psychologische Unterstützung von Anfang an beinhalten [1].

Kernaussagen

Die Diagnostik sollte folgendes einschließen:

- klinische Untersuchung, genaue Inspektion des Anogenitalbereichs,
- transabdominaler, im Jugendalter ggf. transrektaler/transvaginaler Ultraschall, ggf. 3D,
- Hormonprofil in Abhängigkeit vom Phänotyp (s. o.),
- Chromosomenanalyse, ggf. Einzelgenanalysen,
- ggf. (Uro-)MRT und/oder Miktionszystourethrogramm (MCU),
- ggf. Narkoseuntersuchung, Genitoskopie, Laparoskopie.

4.1.6 Differenzialdiagnostik

Dorit Schöller

Zur Differenzialdiagnostik der häufigsten DSD-Formen gibt neben den Erläuterungen im Text (s. ➤ Tab. 4.2) eine vergleichende Übersicht.

4.1.7 Therapie

Kristin Katharina Rall

Allgemein

MERKE

Ein multidisziplinäres Management an einem spezialisierten DSD-Zentrum ist unbedingt notwendig, um eine optimale Betreuung der Betroffenen und ihrer Familien zu ermöglichen.

Für Menschen mit bestimmten Varianten der Geschlechtsentwicklung bedarf es für die adäquate psychologische und medizinische Begleitung und Behandlung eines Abrückens vom traditionellen Bild von Frau und Mann [1]. Die Möglichkeit eines individuell zu definierenden „dritten" Geschlechts ermöglicht manchen Betroffenen die für sich richtige Identifizierung mit dem eigenen Körper und die Positionierung in einer Gesellschaft ohne starre Normvorstellungen.

Der Umgang mit Menschen mit einer Variante der Geschlechtsentwicklung muss bei Bedarf im gesamtgesellschaftlichen Rahmen bedacht werden [1]. Die Befassung des Deutschen Ethikrates und dessen Empfehlungen haben ein Umdenken in Gang gesetzt [2]. Deutsche Interessensverbände sehen es zudem als völkerrechtlich geboten, dass Kinder in Entscheidungsprozesse, gemäß der Vorgaben aus Artikel 12 der UN-Kinderrechtskonvention, einzubeziehen sind [3]. Das Recht des Kindes als Individuum wird gegenüber dem Elternrecht gestärkt [1].

Lange war man davon ausgegangen, einem Kind die bestmögliche Entwicklung zu ermöglichen, indem man das für das Kind augenscheinlich günstigste (Erziehungs-)Geschlecht festlegte und den Körper möglichst in diesem Sinne medizinisch anglich. In den letzten Jahren ist man mehr und mehr dazu übergegangen, das Kind an Entscheidungsprozessen altersentsprechend und möglichst früh zu beteiligen.

Im Zentrum steht eine gute Lebensqualität und eine adäquate Akzeptanz des eigenen Körpers und nicht etwa das Aufzwingen gesellschaftlicher Normen und Rollenmodelle [1, 4, 5, 6, 7].

PATIENTINNENBERATUNG

Die Möglichkeit eines individuell zu definierenden „dritten" Geschlechts ermöglicht manchen Betroffenen die für sich richtige Identifizierung mit dem eigenen Körper und die Positionierung in einer Gesellschaft ohne starre Normvorstellungen.

Medikamentöse Therapie – allgemeiner Überblick

Beim Neugeborenen besteht ggf. die Indikation zur Behandlung einer Nebennierenrindeninsuffizienz mittels Hydrokortison, Fludrokortison und NaCl.

Eine systemische oder lokale Behandlung des Genitales mit Testosteron oder Dihydrotestosteron kann in Frage kommen.

Ab der Pubertät ist die Behandlung mit Sexualhormonen notwendig, wenn die eigenen Gonaden keine oder nur ungenügend Hormone produzieren oder diese aus medizinisch dringenden Gründen entfernt werden mussten. Bei der Wahl der Hormontherapie soll unbedingt der Wunsch der Betroffenen nach deren weiterer Entwicklung berücksichtigt werden.

Der Zeitpunkt und die Art der Hormontherapie müssen individuell festgelegt werden. Grund für die Einleitung einer Hormonersatztherapie kann eine sich entwickelnde Gonadeninsuffizienz oder ein Rückgang der Wachstumsgeschwindigkeit sein. Bei der Behandlung müssen unter anderem eine fehlende aber gewünschte Testosteronproduktion oder -wirkung, die (Rest)funktion der Gonaden und das Vorhandensein eines Uterus berücksichtigt werden.

CAVE

Im Neugeborenenalter steht häufig die Behandlung der Nebennierenrindeninsuffizienz im Vordergrund, um potenziell lebensbedrohliche Situationen zu verhindern.
Ab der Pubertät ist in der Regel die Therapie mit Sexualsteroiden in einem individuellen Setting angezeigt.

Operative Therapien – allgemeiner Überblick

Genitaloperationen jeglicher Art und vor allem deren Zeitpunkt werden zunehmend kontrovers diskutiert und, wenn irgend möglich, eine Verschiebung bis in ein einwilligungsfähiges Alter der Betroffenen propagiert. Geschlechtsangleichende Operationen bei nicht einwilligungsfähigen Minderjährigen sind aufgrund der neuen Gesetzgebung (Gesetz zum Schutz von Kindern mit Varianten der Geschlechtsentwicklung mit Beschluss vom 25. März 2021) im Prinzip verboten. Aufwendige Verfahren vor Familiengerichten werden uns zukünftig bevorstehen, wenn eine frühere Operation medizinisch indiziert oder dringend gewünscht ist.

Der beste Operationszeitpunkt ist jedoch für die meisten DSDs alles andere als eindeutig belegt, zumal fast ausschließlich retrospektive und nur wenige prospektive Untersuchungen mit hohem Evidenzgrad vorliegen, deren Ergebnisse teilweise different sind. Allgemeiner Konsens ist schon länger, dass, wenn medizinisch vertretbar, insbesondere vor irreversiblen therapeutischen Entscheidungen die Entscheidungsreife des Kindes abgewartet werden sollte [1].

Die Sicherheit der Geschlechtsidentität sollte immer Berücksichtigung finden. Eine wichtige Indikation zur frühzeitigen OP kann weiterhin ein relevantes Malignitätsrisiko der Gonaden darstellen [4].

Die aktuelle Diskussion um Indikation und Zeitpunkt operativer Therapien unterstreicht, wie wichtig eine möglichst genaue medizinische Diagnosestellung, eine psychologische Begleitung und eine qualifizierte Peer-Beratung sind.

Bei anatomisch begründeten medizinischen Problemen wie rezidivierenden Harnwegsinfekten, z. B. aufgrund eines engen Sinus urogenitalis, können operative Maßnahmen bereits im Kindesalter notwendig werden [1].

AUS DER FORSCHUNG

Studien haben gezeigt, dass Einzelfallentscheidungen vorgenommen werden sollten, um die Fälle und Betroffenenwünsche herauszufiltern, die von einer Operation in früher Kindheit profitieren. Ziel sollte eine bestmögliche Lebensqualität der Betroffenen sein [8]. Allerdings schränkt uns die neue Gesetzgebung in Deutschland auf diesem Gebiet massiv ein und bringt dadurch nicht nur Vorteile mit sich.

Psychologische Betreuung/Psychotherapie

In Publikationen wird immer wieder erwähnt bzw. gefordert, dass eine psychologische Betreuung angeboten werden muss, ohne dass hierfür konkrete Vorgaben existieren.

MERKE

Diese psychologisch/psychotherapeutische Begleitung muss den Eltern, der Familie und auch den Betroffenen selbst bereits beim Erstkontakt angeboten werden [1].

Spezifische Therapien

Numerische gonosomale DSD

45,X Ullrich-Turner-Syndrom (UTS)

Die Betreuung der Kinder und Jugendlichen erfolgt in der Regel durch KinderendokrinologInnen und je nach Begleiterkrankungen durch andere Fachdisziplinen. Im Vordergrund stehen drei therapeutische Ansätze:

- Die **erste Säule** stellt meist die **Therapie mit Wachstumshormon** dar. Diese sollte individuell gestaltet sein. Voraussetzungen für eine erfolgreiche Therapie sind u. a. eine frühe Diagnosestellung, eine realistische Darstellung des Therapieeffekts und eine Dosisanpassung unter Einbeziehung von Wachstumsrate und Serum-IGF-1-Spiegel [4].
- Die **zweite Säule** stellt die **hormonelle Pubertätsinduktion** dar. Empfohlen wird der Beginn mit zunächst z. B. Estradiolvalerat, alternativ konjugierte Östrogene oder Östradiol in einschleichender Dosierung nach einem

etablierten Schema über in der Regel 2 Jahre ab einem Alter von 12–13 Jahren (Knochenalter 10–11 Jahre) [4]. Falls ein Uterus vorhanden ist, sollte die Therapie nach der initialen Induktion um ein Gestagen in zyklischer Gabe erweitert werden, um einen gezielten Umbau der Gebärmutterschleimhaut mit einer vollständigen Abblutung zu erreichen. Der Pubertätsverlauf soll damit möglichst physiologisch nachgeahmt werden.

- Nach abgeschlossener Pubertätsinduktion muss als **dritte Säule** an eine **adäquate Hormonersatztherapie** bis zu einem physiologischen Menopausenalter zwischen 50 und 55 Jahren gedacht werden. Die Therapie kann zyklisch mit der Konsequenz einer regelmäßigen Menstruation oder kontinuierlich erfolgen. Auf eine ausreichende positive Wirkung auf die Knochendichte einerseits und andererseits auf einen möglichen Kontrazeptionsbedarf muss dabei geachtet werden.

Vorhandene assoziierte Fehlbildungen bzw. Erkrankungen bedürfen ggf. weiterer individueller Therapien.

Fertilität und Schwangerschaft: Vor allem bei Patientinnen mit Mosaikformen kann es zu einer spontanen Pubertätsentwicklung und in ca. 2 % sogar zu spontanen Schwangerschaften kommen. Über die Wahrscheinlichkeit einer vorzeitigen Ovarialinsuffizienz muss auch in diesen Fällen aufgeklärt werden.

Vor einer Schwangerschaft müssen eine ausführliche Beratung und Information über die Risiken für Mutter und Kind erfolgen. Vor allem assoziierte Erkrankungen, insbesondere kardiovaskulärer Art, können Kontraindikationen für eine Schwangerschaft darstellen.

Transition: Optimierungsbedarf besteht noch auf dem Gebiet der Transition, wobei hier Empfehlungen bereits publiziert wurden [9].

FÜR DIE PRAXIS

Im Vordergrund stehen beim UTS die Wachstumshormontherapie gefolgt von der hormonellen Pubertätsinduktion und schließlich der dauerhaften Hormonersatztherapie bis ins Menopausenalter. Assoziierte Erkrankungen sollten im Rahmen eines interdisziplinären Vorgehens berücksichtigt werden.

45,X/46,XY Gemischte Gonadendysgenesie

Gonadendysgenesien weisen ein bis zu 30 % erhöhtes Risiko für eine Entartung der Gonaden auf. Das Risiko ist abhängig vom Vorhandensein eines Y-Chromosoms und mit dem TSPY-Gen (TSP = Testis specific Protein) assoziiert [4].

Bei weiblicher Geschlechtszuordnung wird die Gonadektomie je nach Diagnose frühzeitig empfohlen. Hierdurch wird auch die pubertäre Virilisierung bei hormoneller Restfunktion verhindert.

Bei männlicher Geschlechtszuweisung werden die Gonadenbiopsie und regelmäßige sonografische Kontrollen empfohlen. Häufig ist eine Orchidopexie angezeigt [4, 10]. Jedoch muss über die häufige Einschränkung bildgebender Verfahren und häufig das Fehlen suffizienter Laborparameter, die auf eine prämaligne oder maligne Veränderung hinweisen können, hingewiesen werden.

Vor einer Gonadektomie soll über die Möglichkeit der Kryokonservierung von funktionellem Keimdrüsengewebe aufgeklärt werden [1].

LEITLINIEN

Die Indikation zur Keimdrüsenentfernung bei nicht einwilligungsfähigen Patienten darf nur gestellt werden, wenn evaluierte hohe Risiken für den Patienten im entsprechenden Alter zum Zeitpunkt der OP bestehen, die Keimdrüsenfunktionen schwer gestört sind und regelmäßige Kontrolluntersuchungen des Gewebes technisch nicht möglich sind [1]. Die Compliance der Familie/der Betroffenen in einem regelmäßigen Vorsorgeprogramm muss berücksichtigt werden. Im Falle der Wahl eines Gonadenerhalts muss eine Palpation und/oder eine adäquate sonografische Beurteilung der Gonaden möglich sein [1].

46,XY DSD

46,XY Swyer-Syndrom

Das Entartungsrisiko der funktionslosen Gonaden ist auch hier deutlich erhöht und die Gonadektomie deshalb möglichst in der ersten Lebensdekade indiziert. Die Pubertät muss medikamentös in Anlehnung ans UTS induziert werden.

46,XY Komplette Androgenresistenz (CAIS)

Aufgrund der fehlenden Androgenwirkung besteht normalerweise eine weibliche Geschlechtsorientierung. Das Entartungsrisiko der Gonaden wird als gering eingeschätzt, weshalb die Gonaden zunehmend auf Wunsch bis nach Pubertätsabschluss belassen werden [10]. Eine spontane Pubertätsentwicklung ist dann über die Aromatisierung von Testosteron möglich. Bei Wunsch nach Gonadenerhalt ins Erwachsenalter hinein oder dauerhaft muss über die eventuelle Einschränkung bildgebender Verfahren und häufig fehlender Laborparameter, die auf eine prämaligne oder maligne Veränderung hinweisen können, hingewiesen werden.

Im Falle einer partiellen oder vollständigen Vaginalaplasie kann eine konservative oder operative Anlage einer Neovagina durchgeführt werden.

FÜR DIE PRAXIS

Das Entartungsrisiko der Gonaden wird bei CAIS als gering eingeschätzt, weshalb die Gonaden zunehmend auf Wunsch bis nach Pubertätsabschluss belassen werden. Eine spontane Pubertätsentwicklung ist dann über die Aromatisierung von Testosteron möglich.

Nach Pubertätsabschluss sollte die Gonadektomie aufgrund des im Vergleich zur Normalbevölkerung erhöhten Entartungsrisiko unbedingt erwogen werden.

46,XY Partielle Androgenresistenz (PAIS)

Klinisch besteht ein breites phänotypisches Spektrum von Virilisierungsstörungen von überwiegend weiblich bis hin zu überwiegend männlich. Eine Verweiblichung in der Pubertät ist möglich. Aufgrund der mangelnden androgenen Wirkung werden Kinder mit partieller Virilisierung eher dem weiblichen Geschlecht zugeordnet.

Nicht selten kommt es aber aufgrund von Unzufriedenheit mit der Geschlechtszuweisung zu einem Wechsel von der weiblichen zur männlichen Geschlechtsrolle. Teilweise kann es daher sinnvoll sein, bis zur Entscheidungsfindung die Virilisierung mit GnRH-Analoga zu stoppen. Geschlechtsangleichende Operationen sollten in diesen Fällen möglichst aufgeschoben werden, bis die Betroffenen in Entscheidungsfindung einbezogen werden können [8].

46,XY Komplette Androgenbiosynthesedefekte

Je nach zugrunde liegendem Defekt besteht die Therapie in der Gabe von Glukokortikoiden, ggf. auch von Mineralokortikoiden und NaCl.

Zur Pubertätsinduktion sind meist Östrogene notwendig. Bei gonadaler Restfunktion wird bei weiblicher Geschlechtszuordnung die Gonadektomie empfohlen.

Bei bestimmten Formen kommt es in der Pubertät zur erheblichen Virilisierung und nicht selten zu einem Wechsel von der weiblichen zur männlichen Geschlechtsrolle.

Teilweise kann es sinnvoll sein bis zur Entscheidungsfindung die Virilisierung mit GnRH-Analoga zu stoppen und geschlechtsangleichende Operationen wie bereits oben erwähnt zu verschieben, bis die Betroffenen in Entscheidungsfindung einbezogen werden können [8].

46,XX DSD

46,XX Komplette ovarielle Gonadendysgenesie

Klinisch kommt es zur mangelnden oder im Falle eines prämaturen Ovarialversagens zur ausbleibenden Pubertätsentwicklung. Diese muss dann hormonell induziert werden. Eine Diskrepanz zwischen Geno- und Phänotyp liegt nicht vor.

46,XX Adrenogenitales Syndrom (AGS)

Therapie der Wahl ist bei den meisten Formen eine lebenslange Substitution mit einem Glukokortikoid und beim Salzverlust zusätzlich mit einem Mineralokortikoid.

CAVE

Eine ausbleibende Therapie kann zu lebensbedrohlichen Addison-Krisen und außerdem zur Virilisierung betroffener Frauen führen.

Eine frühzeitige psychologische Mitbehandlung der Betroffenen und deren Eltern wie bei allen DSDs sowie eine Einbindung der AGS-Initiative sind anzuraten.

Operative Therapien bei Mädchen mit virilisiertem Genitale wurden lange in den ersten 6 Lebensmonaten mit guten Erfolgsraten durchgeführt. Zwischen dem 1. Lebensjahr und der Pubertät sollte wegen fehlender Östrogenisierung eher davon Abstand genommen werden. Dieses Vorgehen wird von der AGS-Initiative Betroffener und deren Eltern großteils weiter propagiert und in einer aktuellen Studie so bestätigt [8].

Das Alter bei Operation ist aufgrund der neuen Gesetzgebung von März 2021 (s. o.) nun aber Gegenstand großer Diskussion, bzw. bei unter 14-Jährigen sind solche Operationen im Prinzip verboten, und es wird nun häufig gefordert, auch bei AGS zu warten, bis die Betroffene selbst eine Entscheidung treffen kann. Aufwendige Verfahren vor Familiengerichten werden uns zukünftig bevorstehen, wenn eine frühere Operation medizinisch indiziert oder dringend gewünscht ist.

Bei AGS ist die Geschlechtsentscheidung allerdings in der Regel im Gegensatz zu manch anderen XY-DSDs eindeutig und zumeist weiblich.

Bei **pränataler Diagnose** wird durch Gabe von Dexamethason die Virilisierung weiblicher Feten verhindert.

Betroffene mit **nicht-klassischen AGS** werden nur therapiert, wenn sie aufgrund der Hyperandrogenämie symptomatisch sind. Vor der Pubertät werden Hydrokortison, ab der Pubertät Prednisolon oder Dexamethason angewandt. Bei Hirsutismus kommen auch antiandrogene kombinierte orale Kontrazeptiva in Frage. Aufgrund eines Risikos für Frühaborte sollte großzügig präkonzeptionell und in der Schwangerschaft therapiert werden [4, 11].

PATIENTINNENBERATUNG

Die Therapie bei AGS ist abhängig von der Nebennierenfunktion, dem Zeitpunkt der Diagnose und dem Ausprägungsgrad.
Der Nutzen einer psychologischen Mitbetreuung und Einbindung der Peer-Beratung sind hier in besonderem Maße erwiesen.

46,XX Mayer-Rokitansky-Küster-Hauser-Syndrom (MRKH)

Die sekundären Geschlechtsmerkmale sind unauffällig weiblich. Aufgrund einer meist kompletten Vaginalaplasie ist in der Regel eine konservative (Selbstdehnung nach Frank) oder operative Anlage einer Neovagina nötig, um ein normales Sexualleben zu ermöglichen. Für die operative Therapie sind international unterschiedliche OP-Methoden beschrieben. Endgültiger Konsens über die Methode der 1. Wahl besteht bislang nicht. Der Erfolg einer operativen Methode ist hier aufgrund der Seltenheit immer in besonderem Maße von der Expertise des Operateurs/der Operateurin abhängig. Eine in Deutschland und Europa weit verbreitete Methode ist die laparoskopisch-assistierte Anlage der Neovagina mit sehr niedrigen Komplikations- und guten Langzeiterfolgsraten [12–14].

Aufgrund einer normalen Ovarialfunktion mit vorhandenen Eizellen sind genetisch eigene Kinder durch Leihmutterschaft im Ausland oder, seit Kurzem, für ausgewählte Fälle und an wenigen Zentren international durch eine Uterustransplantation möglich.

PATIENTINNENBERATUNG

Eine im Vergleich zu Gleichaltrigen normale Sexualität und im Prinzip auch die Möglichkeit genetisch eigener Kinder sind bei MRKH-Patientinnen realistische Ziele.

4.1.8 Patientinnenberatung

Kristin Katharina Rall

PATIENTINNENBERATUNG

Ziel der Beratung und ggf. Therapie ist es, Betroffene mit DSD darin zu unterstützen, eine möglichst gute Lebensqualität und Akzeptanz ihres Körpers zu erreichen [1].

Allgemein

Die Beratung/das Therapiekonzept soll in einem Kompetenzzentrum interdisziplinär mit VertreterInnen aller beteiligten medizinischen/psychosozialen Fachbereiche erfolgen [1, 2]. Auf die Möglichkeit einer qualifizierten Peer-Beratung und Selbsthilfegruppen soll hingewiesen werden und ggf. eine entsprechende Vermittlung erfolgen [1].

Die Beratung und ggf. das Therapiekonzept sollen auf der Grundlage der genauen Diagnose, der anatomischen Gegebenheiten und den sich daraus ableitenden späteren Entwicklungsmöglichkeiten (spontane oder medikamentös induzierte Pubertätsentwicklung, Fertilität, Karzinomrisiko, soziokulturell-ethnische Lebensumstände) im interdisziplinären Team erfolgen [1].

Für das bestmögliche körperliche und seelische Wohlbefinden der Betroffenen sind die Wahrung der körperlichen Integrität und eine höchstmögliche Lebensqualität unter Beachtung relevanter Aspekte sowie freie Persönlichkeitsentwicklung und Selbstbestimmung naheliegende Voraussetzung. Eine optimale Eltern-Kind-Beziehung sollte zudem respektiert werden [1, 2].

Der Gesetzestext besagt, dass der Personenstand nach derzeitiger Rechtslage bei einer Diagnose aus dem Bereich der Varianten der Geschlechtsentwicklung offen gehalten werden soll (Personenstandsgesetz § 22 PStG) [1, 3].

Die Rechte und Pflichten der Eltern, im Interesse ihres Kindes zu handeln, und das Recht des nichtselbstbestimmungsfähigen Kindes auf Partizipation an der Entscheidung sollen beachtet werden.

Mitteilung der Diagnose

Die Aufklärung über die Diagnose ist ein längerer Prozess. Deshalb sollen mehrere Gespräche erfolgen, bis die Eltern bzw. die Betroffenen die Gesamtsituation erfasst haben. Vorher sollen insbesondere keine irreversiblen therapeutischen Entscheidungen getroffen werden [1].

Eine schwierige Aufgabe kann für Eltern die Zuordnung zu einem Erziehungsgeschlecht, die Namensgebung und der Umgang mit dem familiären und freundschaftlichen Umfeld sein. Hier können psychologische Unterstützung sowie der Kontakt zu anderen Betroffenen und deren Familien bzw. eine qualifizierte Peer-Beratung hilfreich sein [1].

Nicht selten spielt, v. a. bei der Mutter, ein zumeist unbegründetes Schuldgefühl eine Rolle.

Während in der Vergangenheit den Eltern geraten wurde, nur dem Erziehungsgeschlecht entsprechende Verhaltensweisen zuzulassen, werden den Betroffenen heute zunehmend mehr Entfaltungsfreiräume gelassen.

Auch das Ziel einer eindeutigen Geschlechtsidentität rückt zunehmend in den Hintergrund [1].

Geschlechtsrollenwechsel

Eltern sollten darauf hingewiesen werden, dass es zu einem Geschlechtsrollenwechsel kommen kann, wenn das betroffene Kind/die erwachsene Person das Gefühl hat, dass das eigene Empfinden nicht mit dem Erziehungsgeschlecht übereinstimmt. Ein Geschlechtsrollenwechsel sollte nicht als Versagen der Behandlung gewertet werden. Er sollte eher als individuelle Weiterentwicklung angesehen werden.

Die Begleitung durch einen erfahrenen Kinder- und Jugend-Psychotherapeuten ist zu empfehlen [1].

LEITLINIEN

Relevante Teile des Kapitels sind in modifizierter Form aus der S2k-Leitlinie 174/001: Varianten der Geschlechtsentwicklung aktueller Stand: 07/2016 übernommen worden [1].

4.2 Kinderwunsch und Familienplanung

Kernaussagen

- Eine Sterilität liegt vor, wenn innerhalb von 12 Monaten keine Schwangerschaft eintritt, trotz regelmäßigem, ungeschütztem Geschlechtsverkehr.
- Die Abklärung einer Sterilität muss immer bei beiden Partnern erfolgen.
- Die zunehmende Verschiebung des Kinderwunsches in ein „höheres" Alter führt zu einer Zunahme der ungewollten Kinderlosigkeit.
- Bei der Planung der Kinderwunschtherapie muss immer das Alter der Partnerin berücksichtigt werden.
- Als therapeutische Optionen können eskalierend Zyklusmonitoring, intrauterine Spermieninjektion, In-vitro-Fertilisation und ICSI (intrazytoplastmatische Spermieninjektion) angeboten werden.
- Ein wesentliches Kennzeichen des polyzystischen Ovarsyndroms (PCOS) sind Zyklus- bzw. Ovulationsstörungen, die häufig einen Sterilitätsfaktor darstellen.
- Bei bestehendem Kinderwunsch/nicht abgeschlossener Familienplanung muss eine Beratung über die Möglichkeiten des Fertilitätserhalts immer in ein onkologisches Therapiekonzept und ggf. vor Entfernung funktionsfähiger Gonaden eingeschlossen werden.

4.2.1 Infertilität – Allgemeines

Melanie Henes, Barbara Lawrenz, Thomas Strowitzki

Eine ungewollte Kinderlosigkeit, Sterilität, Infertilität oder auch Unfruchtbarkeit genannt, stellt ein zunehmendes Problem unserer Gesellschaft dar. Die Definition besagt, dass in einem Zeitraum von 12 Monaten keine Schwangerschaft eintritt, trotz regelmäßigem ungeschütztem Geschlechtsverkehr [1, 2]. Hierbei unterscheidet man die primäre Sterilität, das heißt die Patientin war noch nie schwanger, von der sekundären Sterilität, bei der die Patientin im Vorfeld bereits schwanger war unabhängig davon, ob sie ein Kind geboren hat.

Ein wichtiger Faktor für die Zunahme der Infertilitätsproblematik ist die Verschiebung des Kinderwunsches in ein höheres Alter. Nach Angaben des statistischen Bundesamtes (2019) betrug das mütterliche Alter bei Geburt des ersten Kindes 2019 30,1 Jahre, wohingegen dieses Alter 1970 etwa bei 24 Jahren lag. 3 % der Mütter waren sogar älter als 39 Jahre bei der Geburt ihres ersten Kindes. Des Weiteren zeigte sich, dass ca. 20 % der weiblichen Bevölkerung im Alter von 15–49 Jahren ohne ein leibliches Kind sind [3, 4]. Außer dem Alter gibt es zahlreiche weitere Gründe, die von der Frau, vom Mann oder auch von beiden ausgehen können. Manchmal lässt sich auch keine Ursache finden. In diesem Beitrag wird auf die Ursachen, die Diagnostik und die Therapie der Sterilität eingegangen werden.

Prädisponierende Faktoren und Ursachen

Die Ursachen für eine ungewollte Kinderlosigkeit können vielfältig sein. Des Weiteren gibt es sogenannte prädisponierende Faktoren, die das „reproductive Outcome" beeinflussen, wie das Alter mit der Verschiebung der Familienplanung, Lebensumstände mit Lifestyle-Faktoren von verminderter Bewegung, Über-, aber auch Untergewicht, Noxen wie Alkohol oder Nikotin, begleitende systemische Erkrankungen zum Zeitpunkt des Kinderwunsches (z. B. rheumatologische Erkrankungen). Aber auch genetische Ursachen können mitverantwortlich sein.

Überblick über mögliche Sterilitätsursachen

- Bei der Frau:
  - uterin/tubar/ovariell
  - endokrinologisch
- Beim Mann:
  - Erektions-/Ejakulationsprobleme
  - Einschränkungen des Spermiogramms/Azoospermie
- Beide Partner:
  - idiopathisch
  - chromosomale Störungen

Im Weiteren wird ein Überblick über Sterilitätsursachen gegeben.

Uterusmyome

Laut der FIGO-Klassifikation werden Myome in Abhängigkeit von ihrer Lagebeziehung zum Uteruscavum in submuköse (Typ 0–2) und andere Myome (Typ 3–7) unterteilt. Myome können im Vorfeld meist mit einer Vaginalsonografie lokalisiert und beschrieben werden, ggf. kann eine Hysteroskopie (HSK) ggf. in Kombination mit einer Laparoskopie (LSK) sinnvoll sein. Vor allem submukös gelegene Myome sollten vor einer Sterilitätsbehandlung entfernt werden.

Intrauterine Verwachsungen

Verwachsungen im Uteruscavum (z. B. Asherman-Syndrom) können einem Schwangerschaftseintritt im Wege stehen oder auch Aborte begünstigen und sollten bei unerfülltem Kinderwunsch entfernt werden.

Polypen des Cavum uteri

Corpuspolypen können eine Implantation negativ beeinflussen. Besteht der Verdacht auf einen/mehrere intrauterine Polypen, sollte eine HSK zur Diagnosesicherung und ggf. Entfernung erwogen werden.

Endometriose

Eine Endometriose bezeichnet das Vorkommen endometriumähnlicher Zellen außerhalb der Gebärmutterhöhle. Diese können z. B. in der Gebärmuttermuskulatur (sogenannte Adenomyose) oder auch im Bauchraum, bevorzugt im kleinen Becken auftreten. Eine Endometriose kann häufig in der reproduktiven Phase diagnostiziert werden und wird mit einer Prävalenz von 4–12 % angegeben. Man vermutet, dass diese bei Sterilitätspatientinnen noch höher liegt. Endometriosetypische Symptome sind Dysmenorrhö, Dyspareunie, aber auch chronische Unterbauchschmerzen. Stellt sich vor einer Kinderwunschtherapie der Verdacht auf eine Endometriose, sollte diese diagnostiziert und ggf. therapiert werden. Eine LSK mit histologischer Sicherung stellt bis heute den Goldstandard zur Diagnosesicherung dar.

Tubare Sterilität

Findet sich bei der Abklärung ein pathologischer Eileiterbefund, so ist die Konzeptionswahrscheinlichkeit deutlich vermindert. Mögliche Gründe für eine tubare Sterilität können Z. n. Adnexitis, z. B. mit Chlamydien, sein oder auch eine vorausgegangene Sterilisation oder Eileiterschwangerschaft. Eine tubare Sterilität, ggf. auch adhäsionsbedingt, kann auch bei Endometriose auftreten. Die Abklärung eines tubaren Faktors ist wichtiger Bestandteil der Sterilitätsdiagnostik.

Fehlbildungen

Typische Fehlbildungen sind der Uterus septus/subseptus, der Uterus duplex, Uterus unicornis/unicollis oder auch weitere Fehlbildungen wie das sogenannte Mayer-Rokitansky-Küster-Hauser-Syndrom (MRKH). Zur Diagnostik dieser angeborenen Fehlbildungen sollten nach Möglichkeit eine 3D-Sonografie und eine HSK ggf. in Kombination mit einer LSK durchgeführt werden. Auf dieses komplexe Krankheitsbild wird in einem gesonderten Kapitel des Buches eingegangen (s. ➤ Kap. 4.1).

Endokrinologische Ursachen

Hyperprolaktinämie

Eine Hyperprolaktinämie kann mit einer Oligo-/Amenorrhö vergesellschaftet und damit Ursache einer Sterilität sein.

Hypogonadotrope Ovarialinsuffizienz

Durch eine reduzierte GnRH-Sekretion ist die FSH- und LH-Ausschüttung der Hypophyse gestört. Folge können Zyklusstörungen mit Infertilität sein. Die Anamneseerhebung gibt hier häufig schon wichtige Hinweise. Häufig besteht eine Korrelation zu Essstörungen oder auch Leistungssport, aber auch Tumoren des zentralen Nervensystems (ZNS) können ursächlich sein.

Hypergonadotrope Ovarialinsuffizienz

Die Häufigkeit des sogenannten premature ovarian Failure (POF) wird mit etwa 1 % angegeben. Die Folge sind klimakterische Beschwerden und Sterilität. Aber auch eine Osteoporose kann durch ein POF bedingt sein.

Ursachen können genetische Faktoren sein, aber auch begleitende Autoimmunerkrankungen werden in der Literatur beschrieben [5].

Hyperandrogenämische Ovarialinsuffizienz/polyzystisches Ovarsyndrom (PCOS)

Ein PCOS ist mit einer Häufigkeit von ca. 10 % eine der häufigsten hormonellen Erkrankungen bei jungen Frauen in der reproduktiven Phase [6]. Der Diagnose liegen die sogenannten Rotterdam-Kriterien zugrunde, bei denen zwei der folgenden 3 Kriterien erfüllt sein sollten:

- Zyklusstörung,
- Hyperandrogenämie, egal ob klinisch (wie vorliegender Hirsutismus, Akne, Alopezie oder Seborhö) oder/und laborchemisch und
- sonografischer Nachweis von 20 oder mehr antralen Follikeln pro Ovar, < 10 mm.

Andere Gründe einer Hyperandrogenämie müssen vorab ausgeschlossen sein. Mit einem PCOS sind oft eine Insulinresistenz und/oder eine Adipositas, selten sogar schon ein Typ-2-Diabetes vergesellschaftet.

Auch andere endokrinologische Störungen, wie z. B. ein Diabetes mellitus können einen Schwangerschaftseintritt erschweren.

MERKE

Eine endokrinologische Erkrankung sollte vor einer Kinderwunschtherapie behandelt oder gut eingestellt werden, um die Schwangerschaftschance zu verbessern, aber auch, um die Risiken im Rahmen einer Schwangerschaft zu vermindern.

Andrologische Sterilität

Bei etwa 40 % der Kinderwunschpaaren liegt eine männliche Sterilität vor, und bei 10 % sind beide Partner betroffen.

MERKE

Jeder männliche Partner sollte vor einer Sterilitätstherapie urologisch/andrologisch abgeklärt werden.

Außer einer Anamnese mit körperlicher Untersuchung sowie ggf. zusätzlicher Untersuchung wie ein Hormonprofil oder weiterer Diagnostik ist ein Spermiogramm zur Therapiefindung wichtig. Bei einem Spermiogramm werden vor allem folgende Parameter untersucht:

- Konzentration der Spermien (Anzahl in Mio./ml); normal $\geq$ 15 Mio./ml.
- Gesamtmotilität der Spermien in %; wichtig: Hier gibt es Unterschiede zwischen der sogenannten progressiven Motilität (PR) und der nicht-progressiven Motilität (NP); normal $\geq$ 40 % für die Gesamtmotilität und $\geq$ 32 % für die PR.
- Spermienmorphologie: Normalformen in Prozent, normal $\geq$ 4 % [7].

Man spricht von einer Normozoospermie, wenn die Konzentration, die Motilität und die Morphologie unauffällig sind. Bei einer Oligozoospermie ist die Konzentration unterhalb des unteren Referenzwertes, bei einer Asthenozoospermie ist der Prozentsatz progressiv motiler Spermien erniedrigt, und bei einer Teratozoospermie ist der Prozentsatz morphologisch unauffälliger Spermien erniedrigt. Kombinationen sind möglich und werden dann z. B. als sogenanntes Oligo-Astheno-Teratozoospermie-(OAT-)Syndrom bezeichnet. Bei einer Azoospermie sind keine Spermien nachweisbar.

Diagnostik bei Sterilität

Ausführliches Anamnesegespräch

Eine Anamnese mit Hinweisen auf endometriosetypische Beschwerden und Hinweise auf Zyklusstörungen muss erhoben werden (Oligomenorrhö?, Menometrorrhagien? u. a.).

Gibt es gerade auch gynäkologische Voroperationen oder andere, die ursächlich für eine Sterilität sein könnten? Wurde eine Sterilisation durchgeführt? Gab es Entzündungen/Adnexitiden in der Vorgeschichte? Eine Graviditäts- und Paritätsanamnese sollte durchgeführt werden (Fehlgeburten, Eileiterschwangerschaften, Geburten). Gibt es Kürettagen in der Anamnese (Asherman-Syndrom?). Ganz wichtig ist auch die Sexualanamnese mit Erfragung der Frequenz und Durchführbarkeit des Geschlechtsverkehrs. Abfragen von Symptomen, die auf Vorliegen einer endokrinologischen Erkrankung hinweisen könnten, wie klimakterische Symptome (Hitzewallungen, Stimmungsschwankungen, depressive Verstimmung, Libidoverlust u. a.), Zeichen der vermehrten Androgenisierung oder auch Zeichen einer Schilddrüsenunterfunktion (Gewichtszunahme, Antriebslosigkeit, Müdigkeit). Des Weiteren Erhebung der Lifestyle-Gewohnheiten (Sport, Ernährung, Noxen), des Impfstatus und der Familienanamnese.

Viele Sterilitätsursachen scheiden so bereits nach dem ersten Beratungsgespräch aus.

Einen weiteren wichtigen Teil dieses Erstgespräches stellt die Beratung bezüglich der Lebensumstände dar, mögliche Gewichtsoptimierung durch eine Ernährungsumstellung und Aufnahme regelmäßiger Bewegung müssen angesprochen werden sowie auch eine regelmäßige Folsäureeinnahme. Auch eine Reduktion möglicher Noxen wie Nikotin, Alkohol, aber auch Vermeidung und Behandlung möglicher Essstörungen sollten besprochen werden. Ein erhöhter BMI über 30 kg/m^2 und ein erniedrigter unter 19 kg/m^2 können mit einer Oligo- oder Anovulation und damit einer Sterilität einhergehen [8].

Auch eine ausführliche Aufklärung über die individuellen Risiken und Chancen des zu beratenden Paares gerade in Anbetracht von Alter, erhobenen Befunden, Vortherapien oder Begleiterkrankungen sollte erfolgen.

Untersuchungen bei Sterilität

Neben dem Anamnesegespräch erfolgen eine gynäkologische Untersuchung und eine Sonografie des inneren Genitales, um Hinweise auf Myome, Zysten, Polypen, Endometriose oder weitere Befunde zu erhalten. Auch die ovarielle Reserve kann mithilfe des Ultraschalls und des sogenannten AFC (antral Follicle Count) eingeschätzt werden. Hierzu werden in der frühen Follikelphase alle Follikel in beiden Ovarien, die einen Durchmesser von 2–10 mm haben, zusammengezählt. Liegen Werte von 13 oder mehr vor, kann man ein gutes Ansprechen im Rahmen einer Stimulationstherapie erwarten [9].

Außerdem erfolgt ein Hormonprofil (idealerweise zwischen dem 3. und 5. Zyklustag). Hierbei werden das follikelstimulierende Hormon (FSH), das luteinisierende Hormon (LH), Östradiol, Testosteron, Prolaktin, der freie Androgenindex, das sexualhormonbindende Globulin (SHBG), Dehydroepiandrosteron-Sulfat (DHEAS) und das Anti-Müller-Hormon (AMH) bestimmt. Zusätzlich empfiehlt es sich, die Hormone der Schilddrüse zu bestimmen und auf eine euthyreote Stoffwechsellage zu achten.

Weitere Untersuchungen

Weitere Untersuchungen ergeben sich dann in Abhängigkeit von Anamnese und Ultraschallbefunden, so können eine 3D-Sonografie und/oder eine Hysteroskopie ggf. in Kombination mit einer Laparoskopie sinnvoll sein. Des Weiteren muss eine Tubenabklärung mittels Hysterokontrastsonografie (HyCoSy) oder zielführend mittels Laparoskopie gerade bei Endometrioseverdacht angesprochen werden. Gegebenenfalls sind auch weiterführende genetische Untersuchungen zu empfehlen.

Andrologische Untersuchung

Beim Mann sollten neben der urologischen Vorstellung eine andrologische Untersuchung und zwei Spermiogramme nach Vorgaben der WHO von 2010 [10] in einem Intervall von 8–12 Wochen erfolgen. Bei dem Vorliegen einer Azoospermie ist eine genetische Abklärung (Karyotypisiserung, YQ-Deletion) notwendig.

CAVE
Ohne vorliegendes Spermiogramm sollte keine Kinderwunschbehandlung erfolgen.

4.2.2 Sterilitätstherapien

Melanie Henes, Barbara Lawrenz, Thomas Strowitzki

Im Folgenden werden die möglichen Sterilitätstherapien vorgestellt und erläutert. Im Vorfeld sollten natürlich mögliche kausale Therapien durchgeführt werden. Haben die Untersuchungsergebnisse eine Endometriose, Myome, insbesondere submuköse Myome oder weitere Befunde ergeben, muss ggf. eine Sanierung erfolgen um so per se den Kinderwunsch möglich zu machen oder aber auch bessere Voraussetzung für einen Schwangerschaftseintritt zu erhalten.

Mögliche Formen einer Kinderwunschtherapie sind:

- Zyklusmonitoring mit oder ohne hormonelle Unterstützung.
- Inseminationstherapie mit Gabe aufbereiteter Spermien in die Gebärmutter zum Ovulationszeitpunkt im Spontanzyklus oder nach hormoneller Stimulation.
- IVF (In-vitro-Fertilisation-)Therapie mit Follikelpunktion und Embryotransfer nach kontrollierter ovarieller Stimulation oder im natürlichen Zyklus.
- ICSI (intrazytoplasmatische Spermieninjektion) mit Follikelpunktion und Embryotransfer nach kontrollierter ovarieller Stimulation oder im natürlichen Zyklus.
- Operative Gewinnung von Spermien aus dem Hoden oder Nebenhoden (FNA – Fine Needle Aspiration; TESE – testikuläre Spermienextraktion), MESA (mikrochirurgische epididymale Spermienaspiration) und nachfolgend bei Nachweis von Spermien Durchführung einer ICSI-Therapie.
- Kryokonservierung von Spermien mit der Möglichkeit einer späteren Inseminations-, IVF- oder ICSI-Therapie, Kryokonservierung von unbefruchteten Eizellen mit der späteren Möglichkeit einer ICSI-Therapie und von befruchteten Eizellen zur Planung eines Auftaus dieser Eizellen und folgendem Embryotransfer.

MERKE
Bei der Wahl der Kinderwunschtherapie müssen immer das Alter der Partnerin – aufgrund der Abnahme der ovariellen Reserve – und die Dauer der Sterilität einbezogen werden.

Zyklusmonitoring im natürlichen Zyklus

Typische Indikationen für diese Therapieform können, bei einem eigentlichen unauffälligen Zyklus, die Optimierung der Konzeptionswahrscheinlichkeit z. B. im Rahmen einer Fernbeziehung oder auch bei Kohabitationsproblemen sein. Diese Therapieform kann auch zum Einsatz kommen, wenn eine Stimulation kontraindiziert ist.

Bei einem Zyklusmonitoring wird in der Regel zwischen dem 8.–10. Zyklustag eine Ultraschalluntersuchung (US) durchgeführt und die Größe der Eibläschen und die Schleimhautdicke gemessen. Gegebenenfalls sind weitere Ultraschalluntersuchungen notwendig. Zeigt sich im Ultraschall ein Eibläschen von 20 mm und ein regelrechter Aufbau der Gebärmutterschleimhaut, kann mittels humanem Choriongonadotropin (hCG) der Eisprung ausgelöst werden. Beste Konzeptionschancen sind dann in den 48 h vor der Ovulation gegeben [11].

Eine Unterstützung der Gelbkörperphase kann mit Gelbkörperhormon durchgeführt werden. Dieses wird je nach Medikament vaginal, oral oder auch subkutan appliziert. Ist in der Folge der Schwangerschaftstest positiv, kann das Gelbkörperhormon weiter verabreicht werden, je nach Indikation bis zur 8.–12. Schwangerschaftswoche (SSW). Tritt keine Schwangerschaft ein, wird das Progesteron abgesetzt, und eine Blutung tritt ein, sodass ein erneutes Zyklusmonitoring wie oben beschrieben erfolgen kann.

Zyklusmonitoring mit hormoneller Stimulation

Liegt bei der Patientin eine An- oder Oligoovulation mit Oligo- oder Amenorrhö vor, so kann die Indikation zu einem Zyklusmonitoring mit hormoneller Stimulation gestellt werden. Typische endokrinologische Störungen, die mit einer Oligo- oder Amenorrhö einhergehen, können ein PCO-Syndrom, der hypogonadotrope Hypogonadismus, beispielsweise bei einer Essstörung, und weitere sein.

Wichtig hier ist es, die Stimulation so zu wählen, dass höchstens 1 oder 2 Leitfollikel heranreifen. Höhergradige Mehrlinge müssen unbedingt vermieden werden. Aus diesem Grunde ist der US essenziell. Mögliche Medikamente zur Stimulation können in Tablettenform, wie z. B. Clomifen® oder Letrozol®, oder auch subkutan verabreicht werden, wie dies für Stimulationsmedikamente, die FSH, FSH/LH oder hMG (humanes Menopausengonadotropin) enthalten, der Fall ist. Eine Stimulation in Tablettenform wird üblicherweise vom 3.–7. Zyklustag oder auch 5.–9. Zyklustag durchgeführt, während eine Stimulation mit FSH, FSH/LH oder hMG meist ab dem 2. oder 3. Zyklustag täglich verabreicht wird.

Wie oben beschrieben wird dann zwischen dem 7.–9. Zyklustag ein US durchgeführt und die Größe der Eibläschen und das Endometrium gemessen. Gegebenenfalls sind auch hier weitere US-Untersuchungen notwendig. Zeigen sich im US ein Eibläschen von 17–20 mm und ein regelrechter Aufbau der Schleimhaut, kann mittels hCG die Ovulation ausgelöst und der Rat zu GV gegeben werden. Auch hier kann eine

Unterstützung der Gelbkörperphase wie oben beschrieben durchgeführt werden.

Intrauterine Spermieninjektion (IUI)

Indikationen für eine IUI können vielfältig sein. Typische Indikationen sind: leichtgradiges OAT-Syndrom, Kohabitationsschwierigkeiten, Erektionsstörungen mit Ejakulationsproblemen, extreme Dyspareunie, egal ob von männlicher oder weiblicher Seite wie beispielsweise bei Vaginismus oder einem ausgeprägten Lichen sclerosus, aber auch bei massiver psychischer Belastungssituation.

Des Weiteren können Gründe für eine IUI Pathologien der Cervix uteri sein, wie sie z. B. nach einer Operation bei einem Zervixkarzinom oder seiner Vorstufen (Trachelektomie, Konisation) auftreten können. Aber auch nach mehreren Zyklusmonitorings ohne Schwangerschaftseintritt kann eine IUI angedacht werden.

Der Zyklus wird analog zum oben beschriebenen Vorgehen mit oder ohne Stimulation überwacht. Meist am Tag nach der Ovulationsinduktion wird das Ejakulat im Labor aufbereitet und mithilfe eines Katheters direkt in die Gebärmutterhöhle gegeben. Hierbei werden meist ca. 3–6 Millionen progressiv motile Spermien verwendet. Die IUI ist nicht schmerzhaft und wird ohne Narkose durchgeführt. Auch hier kann eine Unterstützung der Gelbkörperphase erfolgen. Die Schwangerschaftschance wird in der Literatur je nach Alter und Spermiogramm, aber auch je nach Indikation mit 17–21 % angegeben [12].

CAVE

Nach drei erfolglosen Inseminationstherapie nimmt die Erfolgschance für eine Schwangerschaft bei weiteren Inseminationsbehandlungen deutlich ab.

In-vitro-Fertilisation (IVF)

Typische Indikationen für eine IVF-Therapie sind ein- oder beidseitig verschlossene Eileiter, aber auch viele weitere wie: eine ausgeprägte Endometriose, ein langjährig unerfüllter Kinderwunsch gerade auch im höheren Alter, Zustand nach vorausgegangener Sterilisation, nach im Vorfeld durchgeführten Inseminationen ohne Schwangerschaftseintritt u. a.

Zur Optimierung der Chancen, dass ein Embryotransfer und damit ein Schwangerschaftseintritt stattfinden kann, wird eine kontrollierte Überstimulation durchgeführt. Dazu erhält die Patientin meist ab dem 2. Zyklustag höhere Dosen von Gonadotropinen, die täglich subkutan verabreicht werden. Ziel ist eine Heranreifung mehrerer Follikel. Da diese jedoch auch zu einem höheren Östrogenspiegel führen, ist eine Unterdrückung des endogenen LH-Anstiegs notwendig. Dies kann z. B., wie bei einem sogenannten Antagonistenprotokoll, ab dem 6. Zyklustag durch tägliche Gabe eines GnRH-Antagonisten zusätzlich zur Stimulation subkutan erreicht werden. Eine Alternative stellt das sogenannte Agonistenprotokoll dar, bei dem die Hemmung des endogenen LH-Anstiegs über eine bereits im Vorzyklus begonnene Gabe eines GnRH-Agonisten durchgeführt wird. Ein Vorteil des Antagonistenprotokolls ist das geringere Risiko für ein Überstimulationssyndrom.

Auch bei der IVF-Therapie werden meist ab dem 8.–10. Zyklus-/Stimulationstag alle 2–3 Tage Ultraschalluntersuchungen mit Messung des Endometriums und mit Erfassung von Anzahl und Größe der Follikel durchgeführt, ggf. erfolgen ergänzende Bestimmungen von Estradiol und/oder Progesteron. Sind die Follikel im Schnitt 17–20 mm groß, kann mittels hCG die Ovulation induziert und etwa 36–38 Stunden später die Eizellentnahme durchgeführt werden. Hierbei wird mittels einer Nadel transvaginal unter Ultraschallsicht jeder einzelne Follikel punktiert und die Flüssigkeit asserviert. Die Follikelpunktion wird meist in Vollnarkose, seltener in Analgosedierung durchgeführt. Bei einer Low Response (Heranreifung von wenigen Follikeln) kann die Eizellentnahme ggf. auch ohne Narkose erfolgen.

Die Follikelflüssigkeit wird ins Labor gegeben, es werden die einzelnen Eizellen separiert und in der Folge mit den progressiv motilen Spermien zusammengegeben. Pro Eizelle sind dies etwa 100.000 progressiv motile Spermien.

Im Anschluss werden die Eizellen und die Spermien in den Brutschrank gegeben und bei 37 °C weiterbeobachtet. Der Befruchtungsnachweis erfolgt am nächsten Tag. Dazu werden die Eizellen mikroskopisch evaluiert und in der Folge ein oder zwei befruchtete Eizellen weiterkultiviert.

Der Embryotransfer wird meist zwischen dem 2. und 5. Tag nach der Follikelpunktion durchgeführt. Dazu werden die oder der Embryo(nen) im Labor in einen flexiblen Katheter aufgezogen und unter sonografischer Sicht direkt in die Gebärmutterhöhle gelegt. Dies ist analog zur IUI relativ schmerzfrei und ohne Narkose möglich. Wurde im Vorfeld eine sogenannte Blastozystenkultur besprochen, so können die Embryonen bis Tag 5 kultiviert und erst dann transferiert werden, um die Schwangerschaftschancen zu erhöhen. Auch hier wird eine Unterstützung der Gelbkörperphase durchgeführt, meist beginnend am Tag der Follikelpunktion oder am Folgetag.

Zeigen sich am Tag nach der Follikelpunktion mehr befruchtete Eizellen, als zum Transfer vorgesehen sind, besteht die Möglichkeit, diese befruchteten Eizellen auf Wunsch des Paares einzufrieren. So kann/können, falls keine Schwangerschaft eintritt oder ein erneuter Kinderwunsch besteht, die befruchtete(n) Eizelle(n) aufgetaut werden und in einem natürlichen oder gering hormonell unterstützten Zyklus, ohne erneute hochdosierte Stimulation und Follikelpunktion, zurückgegeben werden.

Bestehen Kontraindikationen gegen eine hormonelle Stimulation oder gab es im Vorfeld häufiger eine No Response oder Low Response oder auch bei Wunsch des Paares kann eine IVF-Therapie auch im natürlichen Zyklus erfolgen. Hierbei wird analog zum Zyklusmonitoring eine Ultraschalluntersuchung meist zwischen dem 7. und 10. Zyklustag durchgeführt. Bei einem Leitfollikel ab 17 mm Durchmesser wird hCG appliziert und die Patientin nach 36–38 Stunden zur Follikelpunktion einbestellt, die meist ohne Narkose durchgeführt wird. Da hier weder stimuliert noch der endogene LH-Peak unterdrückt wird, kann es zu einer vorzeitigen Ovulation kommen, sodass keine Follikelpunktion durchgeführt werden kann. Da meist nur ein Follikel heranreift, ist auch das Risiko, dass keine Eizelle bei der Punktion gewonnen wird, höher; das Risiko für eine Fehl- oder Nicht-Befruchtung mit der Folge einer Unmöglichkeit eines Embryotransfers ist damit ebenfalls erhöht. Jedoch sind natürlich auch die Risiken, wie sie bei einer klassischen Stimulation zu nennen sind, deutlich geringer. Auf die Risiken wird im nächsten Abschnitt eingegangen werden.

MERKE

Kommt es bei einer IVF-Behandlung zu einem Fertilisationsversagen, so muss auf eine ICSI-Behandlung übergegangen werden.

ICSI (intrazytoplasmatische Spermieninjektion)

Bei einem hochgradigen OAT-Syndrom kann eine ICSI-Therapie indiziert sein. Weitere häufige Indikationen sind eine Azoospermie, wenn im Vorfeld durch eine MESA oder TESE Spermien gewonnen worden sind, wenn lediglich kryokonserviertes Samengut zur Verfügung steht, wie z. B. nach einer Fertilitätsprotektion bei einer Chemotherapie beim Mann in der Vorgeschichte, bei einer Sterilisation des Mannes in der Anamnese und erfolgreicher operativer Spermiengewinnung, nach ausbleibender Befruchtung bei einer IVF-Therapie und andere.

Der Unterschied zwischen einer IVF- und einer ICSI-Therapie besteht im Ablauf im Labor. Bei der ICSI-Therapie werden die bei der Eizellentnahme gewonnenen Eizellen zunächst vom Cumulus oophorus und der Corona radiata befreit. In der Folge wird in jede reife Eizelle unter dem Mikroskop ein Spermium gegeben. Das weitere Vorgehen erfolgt analog der oben beschriebenen IVF-Therapie.

Die Schwangerschaftschancen, Geburtenraten, aber auch die Abortraten nach einer IVF/ICSI-Therapie sind altersabhängig (➤ Abb. 4.3).

Über mögliche Risiken und Komplikationen bei einer IVF- bzw. ICSI-Therapie muss aufgeklärt werden. Es muss über eine No- oder Low-Response sowie auch über das Risiko eines Überstimulationssyndroms mit dem Risiko einer Thrombose und Embolie aufgeklärt werden. Auch über mögliche Verletzungen von Gefäßen, Nerven, Nachbarorganen, über vaginale und intraabdominelle Blutungen, Infektion oder eine Peritonitis sollte aufgeklärt werden, ebenso darüber, dass ggf. die Ovarien bei der Punktion nicht erreicht werden und somit keine Eizellen gewonnen werden können oder dass es zum Ausbleiben einer Befruchtung oder zum Ausbleiben einer Weiterentwicklung der befruchteten Eizelle/des Embryos kommen kann. Auch potenzielle Schwierigkeiten beim Embryotransfer sollten erwähnt werden. Außerdem muss über Aborte, Eileiterschwangerschaften, Fehlbildungen beim Kind und Mehrlinge aufgeklärt werden. Um dieses Risiko zu reduzieren wird immer mehr der Transfer eines und nur in Ausnahmefällen von 2 Embryonen favorisiert. Die Rückgabe von 3 Embryonen gilt als obsolet.

Auch eine ICSI-Therapie kann analog zu der oben beschriebenen IVF-Therapie im natürlichen Zyklus erfolgen.

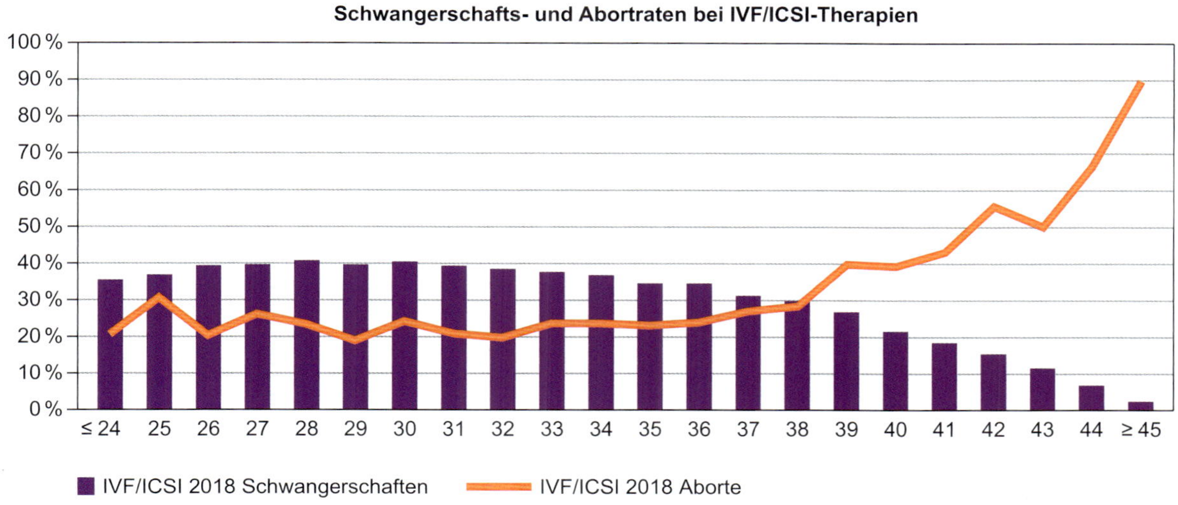

Abb. 4.3 Schwangerschafts- und Abortraten bei IVF/ICSI-Therapie (in %) in Abhängigkeit vom Alter der Frau (Daten vom Deutschen IVF-Register (D.I.R) [13]) [L231]

4.2.3 Möglichkeiten des Fertilitätserhalts

Melanie Henes, Barbara Lawrenz, Thomas Strowitzki

Ein weiterer wichtiger Vorstellungsgrund im Rahmen der Sterilitätssprechstunde ist die Beratung und Therapie bezüglich eines Fertilitätserhalts vor einer geplanten Chemotherapie. Während beim Mann vor allem eine Kryokonservierung der Spermien nach Masturbation favorisiert wird und nur in seltenen Fällen eine operative Spermiengewinnung erforderlich wird, gibt es bei der Frau mehrere Möglichkeiten, die im Folgenden dargestellt werden.

> **PATIENTINNENBERATUNG**
> Bei Patientinnen mit bestehendem Kinderwunsch/nicht abgeschlossener Familienplanung muss eine Beratung über die Möglichkeiten des Fertilitätserhalts immer in das onkologische Therapiekonzept eingeschlossen werden.

Gonadotropin Releasing Hormon (GnRH)-Analogatherapie

Die Beobachtung, dass eine zytotoxische Therapie vor Einsetzen der Pubertät einen geringeren Schaden an den Ovarien zeigte, veranlasste zu der Annahme, dass eine Chemotherapie bei herunterregulierten Ovarien seltener zu einem Funktionsverlust führt [14]. Jedoch ist die Stimulation der Primordialfollikel gonadotropinunabhängig, sodass sich dieser Effekt nicht abschließend erklären lässt [15]. Insgesamt ist die Datenlage zur Effektivität uneinheitlich.

Mögliche Nebenwirkungen können klimakterische Beschwerden sein. Die häufig einsetzende Amenorrhö kann onkologisch durchaus erwünscht sein, um starke Periodenblutungen in einer möglichen, Chemotherapie-induzierten, Aplasie zu vermeiden.

Das GnRH-Analogon wird ca. 5–7 Tage vor Beginn der zytotoxischen Therapie appliziert, da zunächst der sogenannte Flare-up-Effekt, eine Ausschüttung von FSH und LH, eintritt. Falls nötig, kann zusätzlich die Gabe eines GnRH-Antagonisten parallel zu Beginn der Therapie über 5–7 Tage erfolgen, falls der Chemotherapiestart zügiger erfolgen sollte. Die Therapie mit einem GnRH-Analogon sollte bis zu 2 Wochen nach der letzten Chemotherapie fortgesetzt werden.

Kryokonservierung von unbefruchteten oder befruchteten Eizellen

Eine weitere Option stellt die Kryokonservierung von befruchteten oder unbefruchteten Eizellen dar. Hierbei wird analog der oben beschriebenen IVF/ICSI-Therapie eine Stimulation, Follikelpunktion und dann Kryokonservierung der unfertilisierten oder fertilisierten Oozyten durchgeführt. Durch neuere Methoden der Kryokonservierung, die sogenannte Vitrifikation, können auch unbefruchtete Eizellen mit hohen Überlebens- und späteren Befruchtungsraten kryokonserviert werden [16]. Bei der Vitrifikation wird durch ein extrem schnelles Herunterkühlen die Kristallbildung beim Einfrierprozess und so eine Schädigung der Eizellen deutlich reduziert. Die Methoden der Kryokonservierung von Oozyten sind bereits etablierte Verfahren.

Ovargewebskryokonservierung

Bei der Ovargewebekryokonservierung wird meist mittels Laparoskopie vor Beginn der Chemotherapie Eierstockgewebe, in der Regel ca. ½ Ovar, entnommen und kryokonserviert. Kommt es in der Folge zu einem prämaturen Ovarversagen (POF) und besteht Kinderwunsch, kann das kryokonservierte Gewebe oder auch nur ein Teil mittels Laparoskopie retransplantiert werden. Das Gewebe kann in eine Peritonealtasche oder auf das Restovar transplantiert werden, so ist ein spontaner Schwangerschaftseintritt möglich.

Bei der Entnahme und auch bei der Retransplantation muss über die üblichen Operationsrisiken, die im Rahmen einer Laparoskopie auftreten können, aufgeklärt werden, die jedoch eher selten sind [17]. Vorliegende Arbeiten geben eine Geburtenwahrscheinlichkeit von 23–31 % an [18, 19]. Bei dieser Methode kommt es zu einer geringen Zeitverzögerung bis zum Therapiestart.

4.2.4 Polyzystisches Ovarsyndrom (PCOS)

Stephanie Hübner, Barbara Lawrenz, Thomas Strowitzki

Definition

Das polyzystische Ovarsyndrom (PCOS) ist ein komplexes Krankheitsbild, das durch endokrinologische, metabolische und auch psychologische Aspekte charakterisiert ist. Ein wesentliches Kennzeichen sind die Zyklus- bzw. Ovulationsstörungen, die häufig einen Sterilitätsfaktor darstellen [1, 7].

> **MERKE**
> Die Bezeichnung polyzystisches Ovarsyndrom stammt von dem typischen sonografischen Bild der Ovarien, das die meisten der betroffenen Frauen zeigen, nämlich eine Vielzahl an antralen Follikeln, die sich perlschnurartig unterhalb der Organkapsel darstellen.

Des Weiteren findet man beim PCOS klinische als auch laborchemische Zeichen einer Hyperandrogenämie sowie metabolische Veränderungen im Bereich des Kohlenhydrat- und Insulinstoffwechsels mit oder ohne begleitende Adipositas.

Die Kombination, aber auch die Ausprägung der klinischen und laborchemischen Befunde stellen sich bei den einzelnen Patientinnen durchaus unterschiedlich dar [1,6].

Aufgrund der Heterogenität des Krankheitsbildes und der vorhandenen Überschneidungen zu anderen Erkrankungen werden fortlaufend weitere Parameter, Tools und Klassifikationen zur Diagnosestellung und Erarbeitung einer personalisierten Therapie des PCOS entwickelt.

Epidemiologie, Pathophysiologie

Die Prävalenz des PCO-Syndroms liegt bei 8–13 % für Frauen in der reproduktiven Phase. Man geht davon aus, dass bis ca. 70 % der Betroffenen keine korrekte Diagnosestellung erfahren.

Aufgrund bestehender Überschneidungen zu anderen endokrinologischen und metabolischen Störungen kann die differenzialdiagnostische Trennung schwierig sein [1].

Die Pathogenese, die dem komplexen Krankheitsbild zugrunde liegt, ist noch nicht vollständig geklärt [1]. Typisch ist eine beeinträchtigte Follikelreifung aus dem Follikelpool mit Akkumulation antraler Follikel [10]. Untersuchungen zeigen Fehlregulierungen im ovariellen Androgenstoffwechsel. Diese wie auch eine Insulinresistenz sowie Veränderungen im Fettstoffwechsel scheinen über endokrine und parakrine Wirkungen die metabolischen und neuroendokrinen Achsen zu beeinflussen [8].

Das PCOS kommt familiär gehäuft vor, sodass sowohl genetische als auch epigenetische Faktoren eine Rolle spielen können. Des Weiteren ist anzunehmen, dass konstitutionelle Einflüsse sowie Lifestyle- und Umweltfaktoren an der Ausbildung des PCOS beteiligt sind [8].

Klassifikation und Einteilung

1990 wurde das PCOS erstmalig als eine Kombination aus Hyperandrogenämie und Ovulationsstörungen in einer Konsensuskonferenz des **National Institute of Health** (NIH) definiert.

Nach den **Rotterdam-Kriterien** der Konferenz der European Society of Human Reproduction and Embryology (ESHRE) und der American Society for Reproductive Medicine (ASRM) von **2003** kann dann die Diagnose des PCO-Syndroms gestellt werden, wenn *2 der 3 im Folgenden genannten Symptome vorliegen* und *andere Ursachen hierfür ausgeschlossen* wurden [15]:

- Zyklusstörungen mit Oligo-/oder Anovulation,
- Hyperandrogenämie oder Androgenisierungserscheinungen (Akne, Hirsutismus, Alopezie u. a.),
- sonografisches Bild der polyzystischen Ovarien, d. h. ein Ovar mit mindestens 20 Follikeln oder einem Ovarvolumen > 10 ml.

CAVE

Die Diagnose eines PCOS kann also auch vorliegen, wenn der typische polyzystische sonografische Befund nicht darstellbar ist.

Ergänzend wurde **2012 vom NIH** eine Unterteilung der Patientinnen mit PCOS nach *4 Phänotypen* empfohlen [5]:

- Hyperandrogenämie + ovulatorische Dysfunktion + Morphologie des polyzystischen Ovars (Phänotyp A).
- Hyperandrogenämie + ovulatorische Dysfunktion (Phänotyp B).
- Hyperandrogenämie + Morphologie des polyzystischen Ovars (Phänotyp C).
- Ovulatorische Dysfunktion + Morphologie des polyzystischen Ovars (Phänotyp D).

2018 wurde von der ESHRE eine **Leitlinie** publiziert, die die multifaktoriellen und multisystemischen Eigenschaften und die Bedeutung des PCOS im interdisziplinären Kontext zusammenführt [1].

Klinik

Die typische PCOS-Patientin beklagt ein zunehmendes, nicht beherrschbares Körpergewicht, Zyklusunregelmäßigkeiten im Sinne von deutlichen Verlängerungen der Zyklusabstände (Oligomenorrhö) bis hin zum Ausbleiben der Periode (Amenorrhö). Des Weiteren sind Androgenisierungserscheinungen des Haut- und Haarbildes typisch.

Die Zyklusstörungen gehen gehäuft mit anovulatorischen Zyklen einher und führen damit bei Frauen mit Kinderwunsch zur Sterilität. Somit hat das PCO-Syndrom eine große Bedeutung als Sterilitätsfaktor.

Zusätzlich finden sich bei PCOS-Patientinnen eine erhöhte Prävalenz an Angstzuständen, depressiver Stimmungslage und anderen psychischen Veränderungen. Irreguläre Zyklen, Veränderungen des Körperbildes durch Androgenisierungserscheinungen und Insulinresistenz sowie die Aspekte des unerfüllten Kinderwunsches können für die Betroffenen zudem psychische Belastungen darstellen [7].

Für die fertile Phase der Frau sind die Sterilität, aber auch eine erhöhte Abortneigung, insbesondere durch eine assoziierte Adipositas als auch Risikoerhöhungen für Schwangerschaftskomplikationen (Entwicklung eines Gestationsdiabetes bzw. einer Präeklampsie) von großer Bedeutung [1, 3].

Die von der Patientin wahrgenommenen Symptome sind teilweise nur die „Spitze des Eisbergs", und die Bedeutung des PCOS für die Entwicklung kardiovaskulärer und metabolischer wie auch onkologischer Erkrankungen (insbesondere das Endometriumkarzinom) sind immer mehr in den Fokus der Medizin gerückt. Somit ist das PCOS keinesfalls mehr als „rein" gynäkologisches Krankheitsbild zu betrachten, sondern besitzt eine große interdisziplinäre Bedeutung in allen Lebensphasen der Frau.

Diagnostik

Anamnese

Die Anamneseerhebung stellt eine wichtige Basis zur Diagnosefindung des PCOS dar.

Hierzu gehören die Erfassung des Zyklusgeschehens, der Ernährungs- und Bewegungsgewohnheiten, der Begleiterkrankungen sowie kardiovaskulärer und metabolischer Risikofaktoren, des Body-Mass-Indexes (BMI) sowie der Medikamenteneinnahme (z. B. exogene Steroidzufuhr).

Zyklus

Bei jungen Frauen nach der Menarche sind Zyklusunregelmäßigkeiten physiologisch und sollten nicht zu früh pathologisiert werden.

Allerdings ist bei einer hinweisgebenden Gesamtkonstellation die Verdachtsdiagnose im Auge zu behalten und regelmäßige Re-Evaluationen sind zu empfehlen [1].

Klinisches Bild

Androgenisierungserscheinungen sind typisch für das PCOS. Sie können anhand verschiedener Scores erfasst werden.

- Akne.
- Hirsutismus (z. B. modifizierter Ferriman Gallway Score [11]).
- Alopezie (Ludwig-Score [12]).
- Adipositas: Die Prävalenz der Adipositas liegt bei PCOS-Patientinnen bei ca. 49 % [13]. Die Adipositas ist Prädiktor für das Therapieansprechen im Rahmen einer hormonellen Stimulation und Ovulationsinduktion bei bestehender Sterilität. Je höher der BMI, desto höher ist das Risiko für eine non-response, d. h. ein ausbleibendes Ansprechen auf die Stimulationstherapie [14].

Der Phänotyp, die Ausbildung der Androgenisierungserscheinungen und der Einfluss des gestörten Insulin- und Kohlehydratstoffwechsels auf den BMI und metabolische Affektionen sind ebenso von ethnischen Unterschieden der Patientinnen geprägt und müssen Berücksichtigung finden [1].

FÜR DIE PRAXIS

Risikofaktoren für das PCOS

Anamnestisch, klinisch bzw. laborchemisch sollten folgende kardiovaskulären Risikofaktoren erfasst werden:

- Bewegungsmangel,
- Nikotinkonsum,
- Übergewicht und Adipositas,
- arterielle Hypertonie,
- Glukosetoleranzstörung,
- Insulinresistenz,
- Lipidstoffwechselstörungen.

Labor

Die laborchemischen Untersuchungen des Hormonprofils sind unter der Einnahme von oralen Kontrazeptiva nicht aussagekräftig. Erst nach mindestens 3 Monaten nach dem Absetzen der Hormongaben stellen sich insbesondere die Androgene und das sexualhormonbindende Globulin (SHBG) unbeeinflusst dar und lassen eine Interpretation der Befunde zu [1].

Androgene

Bei ca. 50–75 % der Frauen mit PCOS findet man erhöhte Androgenspiegel [8].

Mit der Bestimmung des Gesamttestosterons und des SHBG kann der freie Androgenindex ermittelt werden. Die Analyse der Androgene Androstendion und Dehydroepiandrosteronsulfat (DHEAS) kann insbesondere bei unauffälligem Testosteronlevel zur Differenzialdiagnose herangezogen werden.

CAVE

Zu beachten ist, dass es eine Vielzahl an Messmethoden und somit Referenzbereichen gibt, sodass die Werte unterschiedlicher Labore nicht direkt miteinander verglichen werden können [1].

Anti-Müller-Hormon (AMH)

Die Serumwerte des AMH können zur Diagnosestellung herangezogen werden, typischerweise haben Betroffene deutlich erhöhte Level. Allerdings sind diese nicht beweisend und haben noch keinen festen Stellenwert in der Praxis [1].

LH/FSH-Quotient

Laborchemisch zeigt sich typischerweise eine Verschiebung des LH/FSH-Quotienten, der physiologisch um 1 liegt, bei der PCOS-Konstellation jedoch durch einen erhöhten LH-Tonus > 2 sein kann [1].

Laborchemischer Nachweis einer Insulinresistenz

Bei entsprechendem Verdacht sollten ergänzend weiterführende Untersuchungen zum Ausschluss einer Insulinresistenz (bei ca. 50–70 % der Betroffenen nachweisbar) oder einer diabetischen Stoffwechsellage erfolgen [8]. Risikofaktoren sind eine positive Eigen- und Familienanamnese für diabetische Erkrankungen und ein hoher BMI.

Hierzu wird ein oraler Glukosetoleranztest 75 g (oGTT) mit Insulinbestimmung durchgeführt (nüchtern, nach 1 Stunde und nach 2 Stunden) bzw. die ergänzende Bestimmung des Homeostasis Model Assessment (HOMA)-Index und gegebenenfalls des HbA_{1c}.

Ultraschall mit Nachweis der typischen Morphologie polyzystischer Ovarien

Der transvaginale Ultraschall ist gut geeignet, um die Anzahl der antralen Follikel in den Ovarien wie auch das Ovarvolumen darzustellen.

Eine Follikelanzahl über 20 an mindestens einem Ovar und/oder ein ovarielles Volumen ≥ 10 ml sind Kriterien eines sonografischen PCOS-Befundes, der sich bei über 80 % der Frauen mit klinischem Verdacht auf ein PCOS finden lässt [9].

LEITLINIEN

Nach der Leitlinie der ESHRE ist ein solcher Ultraschall ab dem 8. Jahr nach Eintritt der Menarche ein geeignetes Instrument, vorher jedoch ist der sonografisch darstellbare Follikelpool physiologisch erhöht und kann zu einer Fehlinterpretation führen [1, 6].

Differenzialdiagnose

Differenzialdiagnose der Zyklusstörungen

- Schilddrüsenfunktionsstörungen,
- Hyperprolaktinämie,
- hypophysär/hypothalamische Ursache.

Differenzialdiagnose der Hyperandrogenämie bzw. Androgenisierungserscheinungen

- Kongenitale adrenale Hyperplasie/adrenale Hyperandrogenämie,
- androgenproduzierender Tumor,
- Cushing-Syndrom,
- konstitutionell.

Differenzialdiagnose der polyzystischen Ovarmorphologie:

- Sonstige zystische Veränderungen des Ovars,
- keine Diagnosestellung mittels Sonografie innerhalb der ersten 8 Jahre nach der Menarche empfohlen, da bei Adoleszenten die Ovarien physiologisch ein polyzystisches Bild zeigen [1].

Therapie

Die Therapie des PCO-Syndroms erfolgt in Abhängigkeit der Zyklusstörungen, der metabolischen Komponente, möglicher kosmetischer Aspekte und eines aktuellen oder prospektiven Kinderwunsches.

An erster Stelle steht insbesondere bei metabolischen Aspekten bzw. nachgewiesener Insulinresistenz als kausale Therapie eine Lifestyleoptimierung bezogen auf eine gesunde ausgewogene Ernährung und regelmäßige körperliche Betätigung.

PATIENTINNENBERATUNG

Bei PCOS-Patientinnen mit Adipositas wird eine Gewichtsreduktion von 5–10 % innerhalb von 6 Monaten empfohlen, hierdurch können Zyklusregulierungen erreicht werden, die wiederum die Fertilität verbessern [1].

Kein aktueller Kinderwunsch

Zur Zyklusregulierung als auch zur Behandlung der Androgenisierungserscheinungen werden kombinierte orale Kontrazeptiva nach Ausschluss von Kontraindikationen eingesetzt [1].

Aktueller bzw. unerfüllter Kinderwunsch

Ziel ist die Unterstützung der Follikelreifung und Ovulationsinduktion in Abhängigkeit von der Zyklusstörung.

Letrozol® im Off-Label Use gilt als First-Line-Therapie, hierbei wurde eine geringere Mehrlingsschwangerschaftsrate gegenüber Clomifen®, das als Second-Line-Therapie gilt, beobachtet. Bei Non-Response der Ovarien auf die genannte Medikation können auch Gonadotropine eingesetzt werden. Über den Einsatz eines Medikaments im Rahmen des Off-Label Use ist die Patientin aufzuklären.

MERKE

Vor einer hormonellen Stimulation sollte eine andrologische Fertilitätsstörung des Partners ausgeschlossen werden [2].

Die Stimulationsbehandlungen müssen mittels Ultraschallmonitorings überwacht werden, um ein multifollikuläres Wachstum zu erkennen und damit höhergradige Mehrlingsschwangerschaften zu vermeiden [2].

Wenn bei einer Patientin eine IVF- oder ICSI-Therapie indiziert ist, da die o. g. Interventionen nicht zum Schwangerschaftseintritt geführt haben oder führen können bzw. bei gleichzeitig vorliegender tubarer oder andrologischer Fertilitätsstörung, ist ein erhöhtes Risiko für ein ovarielles Überstimulationssyndrom (OHSS) zu berücksichtigen. Frauen mit einem PCOS haben eine gesteigerte Sensitivität der Ovarien gegenüber der Gonadotropinstimulation, insbesondere bei Vorliegen hoher AMH-Level und einer hohen Anzahl antraler Follikel (antraler Follicle Count, AFC).

Besteht ein langjährig unerfüllter Kinderwunsch oder haben die hormonellen Stimulationen nicht zum ovariellen Ansprechen geführt, kann auch ein laparoskopisches „ovarian Drilling" diskutiert werden [1]. Hierbei werden laparoskopisch mit Laser oder Strom 10–15 Löcher in jedes Ovar gesetzt. Die dadurch bedingte Reduktion von androgenproduzierendem Gewebe im Ovar kann zu einer Normalisierung des Zyklus mit Spontanovulationen führen.

Bei Nachweis einer Insulinresistenz

Der Off-Label Use von Metformin® kann hier erfolgen, die Dosierung ist BMI-abhängig. Metformin kann zur Regulierung des Menstruationszyklus und der metabolischen Stoffwechsellage führen [1].

Ohne Nachweis einer relevanten Insulinresistenz

Das Nahrungsergänzungsmittel Myoinositol kann als intrazellulärer Botenstoff die Insulinresistenz wie auch den Lipidmetabolismus und die Androgenspiegel positiv beeinflussen [1].

PATIENTINNENBERATUNG

- Frauen mit einem PCO-Syndrom zeigen häufig Störungen des Kohlenhydrat- und Insulinstoffwechsels. Sie tragen ein erhöhtes Risiko für die Entwicklung von Herz-Kreislauf-Erkrankungen, insbesondere wenn Risikofaktoren wie Adipositas, Nikotinkonsum, Dyslipidämie, arterielle Hypertonie, gestörte Glukosetoleranz oder ein Bewegungsmangel vorliegen. Hierzu sollten die Betroffenen beraten und zu einer Lifestyleoptimierung motiviert werden.
- Langfristig können so auch die erhöhten Risiken für eine Sterilität und Aborte reduziert werden [2,3].
- Schwangere Frauen mit einem PCO-Syndrom haben ein erhöhtes Risiko für einen Gestationsdiabetes sowie für das Auftreten einer Präeklampsie.
- Frauen mit PCOS haben ein 2- bis 6-fach erhöhtes Risiko für die Entwicklung eines Endometriumkarzinoms.

Prävention

Eine familiäre oder konstitutionelle Neigung zur Ausbildung des PCO-Syndroms kann durch eine Lifestyleoptimierung präventiv beeinflusst werden.

Aufgabe der betreuenden Ärztinnen und Ärzte ist es, die Patientin zu regelmäßiger sportlicher Aktivität sowie einer gesunden Lebensweise und Ernährung zu motivieren und damit kardiovaskuläre Risikofaktoren zu minimieren.

Mindestens 1 × pro Jahr bzw. häufiger, je nach kardiovaskulärem Risikoprofil, sollten Blutdruckkontrollen erfolgen. 3-jährlich oder häufiger, wenn ein erhöhtes Risiko besteht, wird die Erhebung der Parameter des Glukosestoffwechsels empfohlen.

Nach der aktuellen Leitlinie ist eine standardmäßige sonografische Endometriumkontrolle nicht gefordert. Bei Adipositas, irregulären Blutungen, persistierend hoch aufgebautem Endometrium und Amenorrhö sollte jedoch die Indikation zur histologischen Abklärung großzügig gestellt werden. Es wird empfohlen, bei Zyklusintervallen > 90 Tagen eine Zyklusregulierung mit monophasischen Ovulationshemmern oder Gestagenen vorzunehmen, um das Risiko einer Endometriumhyperplasie bzw. eines Endometriumkarzinoms zu senken.

Treten bei Patientinnen vermehrt Angststörungen und Depressionen auf, sollten die psychischen Aspekte der Erkrankung Berücksichtigung finden. Hierzu stehen Screening-Bögen, wie das speziell zur Erfassung der Lebensqualität bei Frauen mit PCOS verfasste „Polycystic Ovary Syndrome Questionnaire“, zur Verfügung [1].

LEITLINIEN

International evidence-based guideline for assessment and management of polycystic ovary syndrome 2018 auf der ESHRE-Website;
URL: https://www.monash.edu/__data/assets/pdf_file/0004/1412644/PCOS_Evidence-Based-Guidelines_20181009.pdf
Diagnostik und Therapie vor einer assistierten reproduktionsmedizinischen Behandlung (ART). Registernummer 015–085. Klassifikation S2k.Stand: 01.02.2019, gültig bis 31.01.2022;
URL: https://www.awmf.org/uploads/tx_szleitlinien/015-085l_S2k_Diagnostik-Therapie-vor-ART_2019-04.pdf
Diagnostik und Therapie von Frauen mit wiederholten Spontanaborten. Registernummer 015–050. Klassifikation S2k. Stand 01.02.2018 (in Überarbeitung), gültig bis 31.07.2021;
URL: https://www.awmf.org/uploads/tx_szleitlinien/015050l_S2k_Spontanabort_Diagnostik_Therapie_2018-12.pdf
Diagnostik und Therapie des polyzystischen Ovarsyndroms (PCOS) – Living Guideline. Registernummer 089–004. Klassifikation S2k. geplante Fertigstellung 12/2023;
URL: https://www.awmf.org/leitlinien/detail/anmeldung/1II/089-004.html

Die Literatur finden Sie online unter diesem Link: https://else4.de/mht

KAPITEL

5 Geschlechtsspezifische Besonderheiten zu ausgewählten Gesundheitsthemen

5.1 Herz-Kreislauf-Erkrankungen und Stoffwechselstörungen

Kernaussagen

- Die koronare Herzkrankheit (KHK) stellt weltweit die häufigste Todesursache bei Frauen dar, jedoch wurde ihre Bedeutung bei Frauen lange unterschätzt.
- Die Fehleinschätzung einer untypischen Symptomatik, die bei Frauen häufiger auftritt, trägt zu einem gegenüber Männern schlechteren Outcome bei.
- Die Revaskularisierung ist die Grundlage der bei Myokardinfarkt und koronarer Herzkrankheit.
- Die arterielle Hypertonie (aHT) hat bei Frauen eine andere Altersverteilung als bei Männern, kommt jedoch vergleichbar häufig vor.
- Für koronare Herzkrankheit und arterielle Hypertonie werden protektive Wirkungen von Estrogenen diskutiert.
- Frauen haben im Vergleich zu Männern physiologisch ein geringeres Risiko für Störungen des Glukosestoffwechsels und Diabetes mellitus, ihr Risiko für Folgeerkrankungen ist jedoch erhöht.
- Die Behandlung von Frauen mit und nach Gestationsdiabetes ist von besonderer Bedeutung, da nicht nur die Patientin selbst, sondern auch ihr Kind ein erhöhtes Risiko für spätere Störungen der Glukosetoleranz und Diabetes haben.

5.1.1 Koronare Herzkrankheit und Herzinfarkt

Elli Tavlaki, Meinrad Gawaz

Schon die alten Griechen erkannten das Herz (Genus feminin „η καρδια“) als zentrale Schaltstelle unseres Lebens. Die koronare Herzkrankheit (KHK) ist die häufigste erworbene Herzerkrankung im Erwachsenenalter und stellt weltweit die häufigste Todesursache bei Frauen dar, jedoch wurde ihre Bedeutung bei Frauen viele Jahre unterschätzt. Die KHK wurde traditionell als Männerkrankheit angesehen, und Frauen waren in der kardiovaskulären klinischen Forschung signifikant unterrepräsentiert. In den letzten Jahrzehnten wurde durch eine zunehmende Sensibilisierung bezüglich KHK bei Frauen und durch evidenzbasierte Therapien ein Rückgang der Sterblichkeit erreicht.

Das Verständnis der geschlechtsspezifischen Unterschiede in der Pathophysiologie der KHK, der kardiovaskulären Risikofaktoren, Manifestation und der Behandlung ist entscheidend für die frühe Erkennung und Optimierung der evidenzbasierten Empfehlungen und die Verbesserung der Behandlung von Frauen mit KHK [1].

Epidemiologie

Die Prävalenz der KHK ist bei Frauen unter 50 Jahren niedriger als bei Männern. Sie steigt jedoch nach der Menopause kontinuierlich an und erreicht im 7. Jahrzehnt fast die gleiche Häufigkeit wie bei Männern [2]. In den letzten Jahrzehnten hat die Inzidenz von akutem Myokardinfarkt (AMI) auch bei jüngeren Frauen im Zusammenhang mit der Zunahme der kardiovaskulären Risikofaktoren zugenommen. Im Vergleich zu Männern haben Frauen aufgrund von Komorbiditäten eine höhere Früh- und Spätsterblichkeit bei AMI [3].

Manifestation

Eine KHK kann sich als stabile KHK oder als akutes Koronarsyndrom (ACS) manifestieren. ACS umfasst sowohl instabile Angina pectoris als auch den Nicht-ST-Hebungsinfarkt (NSTEMI) und ST-Hebungsinfarkt (STEMI). Neben der typischen Angina-pectoris-Symptomatik weisen Frauen mit stabiler KHK oder ACS häufig atypische thorakale Beschwerden und Angina-äquivalente Symptome auf. Schmerzen im Rücken, Arm, Nacken und Kiefer sowie Müdigkeit, Atemnot, Übelkeit/Erbrechen oder Herzklopfen treten bei Frauen häufiger als bei Männern auf [1]. Die Unter- oder Fehleinschätzung dieser Symptomatik führt zu längeren Präsentations- und Behandlungszeiten und trägt plausibel zu einem verschlechterten Outcome bei [1].

Pathophysiologie

Die KHK ist durch einen obstruktiven atherosklerotischen Prozess in den epikardialen Koronararterien gekennzeichnet und wird durch diverse kardiovaskuläre Risikofaktoren begünstigt. Infolge der atherosklerotischen Plaquebildung kommt es zur Minderdurchblutung des Myokards [1].

Plaquebildung

Die Pathophysiologie des AMI unterscheidet sich zwischen Frauen und Männern in Bezug auf die Plaque-Charakteristiken. Plaque-Ruptur und Plaque-Erosion sind die beiden wichtigsten für thrombotische Koronarverschlüsse ursächlichen Mechanismen im AMI, wobei die Ruptur häufiger (75 %) bei STEMI-Patienten (ST-Hebungsinfarkt) auftritt. Bei Frauen wurde eine erhöhte Prävalenz der Plaque-Erosion im Vergleich zu Männern gezeigt [1], was auch erklären kann, warum Frauen sich im Vergleich zu Männern häufiger mit einem NSTEMI (Nicht-ST-Hebungsinfarkt) präsentieren.

Rupturierte Plaques zeichnen sich durch einen großen nekrotischen Kern und eine dünne fibröse Kappe aus, die durch schaumige Makrophagen, T-Zellen und Matrixmetalloproteasen zerstört und infiltriert wird. Dies führt zu einer Exposition des Gewebefaktors im Blut und zur Aktivierung der Gerinnungskaskade und Thrombusbildung. Plaque-Erosionen zeichnen sich durch ein fehlendes oder entblößtes Endothel aus, das über einer Plaque liegt, die durch reichliche Proteoglykane und stärkere Proliferation der glatten Muskelzellen als Inflammationszellen gekennzeichnet ist. Die Thrombusbildung entwickelt sich auf der dysfunktionalen Intima von Plaque-Erosionen [1].

Kardiovaskuläre Risikofaktoren

- **Arterielle Hypertonie (aHT):** Die aHT ist ein Hauptrisikofaktor für AMI bei Frauen. Das Risiko könnte um 36 % reduziert werden, wenn die aHT als Risikofaktor eliminiert würde. Frauen mit einem systolischen Blutdruck > 185 mmHg haben ein 3-fach höheres Risiko für Herztod im Vergleich zu Frauen mit einem Wert von ≤ 135 mmHg [1].
- **Dyslipidämie:** Ein erhöhter Gesamtcholesterin- und LDL-Spiegel korreliert mit Herztod bei Frauen jeglichen Alters. Ein reduzierter HDL- und ein hoher Triglyzeridspiegel sind starke Risikofaktoren für KHK bei Frauen [1].
- **Adipositas und Typ-2-Diabetes:** Adipositas erhöht das Risiko für AMI bei Frauen fast um das 3-Fache. Typ-2-Diabetes, der häufiger bei Frauen auftritt, beschleunigt die Atherosklerose und erhöht das Risiko für KHK auch bei jungen Frauen. Das Risiko für ACS wird um das 4- bis 5-Fache erhöht. Sowohl bei Männern als auch bei Frauen mit Typ-2-Diabetes ist die Mortalität nach ACS im Vergleich zu Nicht-Diabetikern signifikant erhöht [1].
- **Zigarettenrauchen:** Rauchen ist eine der Hauptursachen für AMI bei Frauen unter 55 Jahren. Es erhöht das Risiko für AMI um das 7-Fache und tritt häufiger bei jüngeren Frauen mit AMI auf [1].
- **Familiäre Prädisposition:** Eine familiäre Prädisposition ist ein wichtiger Risikofaktor, und eine Suche nach behandelbaren kardiovaskulären Risikofaktoren sollte erfolgen.
- **Psychosoziale Faktoren:** Es gibt zunehmend Hinweise darauf, dass insbesondere bei Frauen psychologische Faktoren und emotionaler Stress einen Einfluss auf den Beginn und klinischen Verlauf der KHK haben können [1].

Kardioprotektive Wirkung von Estrogenen

Es wird angenommen, dass die spätere Manifestation der KHK bei Frauen im Vergleich zu Männern auf die schützende Wirkung der Estrogene auf das Gefäßendothel zurückzuführen ist. Während der Menopause fällt der endogene Estrogenspiegel um 90 %. Die komplexen Mechanismen, durch die die Estrogene das KHK-Risiko beeinflussen, sind unvollständig verstanden. Zu den direkten Auswirkungen von Estrogenen auf das Gefäßsystem gehört eine erhöhte Freisetzung von Stickstoffmonoxid (NO) aus dem Endothel, was zur Vasodilatation und Regulierung des vasomotorischen Tons führt. Eine weitere schützende Rolle für das Endothel spielen die Estrogene durch Hochregulierung der Prostazyklinproduktion (PGI2) primär durch Regulation der COX-1- und COX-2-Expression [4]. Dadurch werden Vasodilatation, Hemmung der Thrombozytenaggregation und antiproliferative Aktivität erreicht [1].

Die Estrogene hemmen die Proliferation und Migration der glatten Muskelzellen von der Media in die Intima und verhindern die Plaquebildung auf dem Endothel [1, 5]. Darüber hinaus wirken Estrogene cholesterinsenkend. Durch Hochregulation der Expression von Low-Density-Lipoprotein (LDL)-Rezeptoren und Herunterregulation dieser von High-Density-Lipoprotein (HDL)-Rezeptoren wird die Aufnahme von zirkulierendem LDL verbessert, während der Spiegel des zirkulierenden HDL hochgehalten wird.

Estrogene hemmen die Serinprotease PCSK9, die den Abbau von LDL-Rezeptoren befördert. Hierdurch wird die LDL-Rezeptorexpression erhalten, und der LDL-Spiegel bleibt niedrig [6].

AUS DER FORSCHUNG

Endothelprotektion durch endogene Estrogene

- Freisetzung von NO
- Hochregulierung der Prostazyklinproduktion (PGI2)
- Hemmung der Proliferation der glatten Muskelzellen
- Hochregulierung der Expression von LDL-Rezeptor, PCSK9-Hemmung

Behandlung

Revaskularisierung

Die Revaskularisierung ist die Grundlage der Therapie bei Patienten mit AMI oder stabiler KHK mit hochgradigen Koronarstenosen. Diesbezüglich gibt es keine geschlechtsspezifischen Empfehlungen.

MERKE

Die primäre perkutane Koronarintervention (PCI) gilt als Goldstandard für die Behandlung des STEMI. Eine Fibrinolyse wird bei Patienten empfohlen, die voraussichtlich nicht innerhalb von 120 Minuten nach dem ersten medizinischen Kontakt eine PCI bekommen können.

Frauen haben nach Fibrinolyse eine höhere Morbidität sowie ein höheres Risiko für Blutungskomplikationen und Sterblichkeitsraten als Männer. Frauen mit NSTEMI und frühzeitiger PCI zeigen eine signifikante Reduktion von Tod und AMI nach 1 Jahr und ein niedrigeres Risiko für intrakraniellen Blutungen im Vergleich zu Frauen nach Fibrinolyse. Nach NSTEMI haben Frauen mehr Komplikationen als Männer, inklusive Blutungen, Herzinsuffizienz, Schlaganfall [1].

Medikamentöse Therapie

Eine optimale Einstellung aller behandelbaren kardiovaskulären Risikofaktoren ist zur Verlangsamung des atherosklerotischen Prozesses essenziell. Es wurden keine geschlechtsspezifischen Unterschiede im kardiovaskulären Outcome in Bezug auf primäre und sekundäre KHK-Prävention gezeigt.

- **Thrombozytenaggregationshemmer (TAH):** TAH sind von nachgewiesenem Nutzen und Sicherheit ohne geschlechtsspezifische Unterschiede sowohl bei primärer als auch bei sekundärer Prävention der KHK. Eine Metaanalyse von randomisierten, klinischen Studien mit Aspirin zeigt, dass Aspirin das Risiko eines kardiovaskulären Ereignisses um ca. 25 % in sekundärer Prävention verringert. P2Y12-Inhibitoren (Clopidogrel, Prasugrel, Ticagrelor) reduzieren das kardiovaskuläre Risiko im Vergleich zu Placebo bei Männern und Frauen signifikant [1].
- **Betablocker (β-Blocker):** Die β-Blockertherapie verbessert das kardiovaskuläre Outcome nach AMI und ist mit einer Verringerung der Mortalität um 21 % und einer um 25 % niedrigeren Rezidivinfarktrate verbunden [1]. Bei stabiler KHK werden β-Blocker zur Behandlung der Angina pectoris verwendet.
- **Kalziumantagonisten:** Kalziumantagonisten vom Dihydropyridin-Typ (z. B. Nifedipin) werden aufgrund der vasodilatativen Wirkung bei stabiler KHK als antianginöse Therapie verwendet.
- **Angiotensin-converting-Enzyme (ACE)-Hemmer und Angiotensin-II-Rezeptorblocker (ARB):** ACE-Hemmer senken die Sterblichkeit und tragen zur Verringerung des kardialen Remodelings nach AMI bei. ARBs sollten bei ACE-Hemmer-Unverträglichkeit nach AMI gegeben werden. Frauen sind in Studien zur Untersuchung von ACE-Hemmern und ARBs in der Post-AMI-Behandlung unterrepräsentiert [1].
- **Mineralkortikoidrezeptor-Antagonist (MRA):** MRAs sollten nach AMI verordnet werden bei Patienten mit eingeschränkter linksventrikulärer Funktion (Ejektionsfraktion < 40 %) und erhaltener Nierenfunktion (Kreatinin < 2 mg/dl bei Frauen) [7].
- **Cholesterinsenkende Therapie:** Die Statintherapie ist ein weiteres Standbein der Pharmakotherapie in der KHK-Prävention. Sie senken das LDL-Cholesterin um 25–30 %, erhöhen das HDL-Cholesterin um 5–9 % und verhindern sowohl bei Männern als auch bei Frauen kardiovaskuläre Ereignisse [1]. Bei Hochrisikopatienten mit insuffizienter Cholesterineinstellung unter maximaler Statintherapie oder unter Kombinationstherapie mit Ezetimib/Statinen oder Statinunverträglichkeit ist eine Therapie mit einem PCSK9-Inhibitor empfohlen [7]. Bei manifester KHK wird eine Senkung der LDL-Werte auf ≤ 55 mg/dl empfohlen.

Paradoxon der Kardiotoxizität durch Hormonersatztherapie (HET)

Postmenopausale HET, die jahrelang als Behandlung zur KHK-Prävention beliebt war, hat keine kardioprotektive Wirkung und wird daher derzeit nicht zur primären oder sekundären Prävention der KHK empfohlen. In den 1990er-Jahren zeigten zwei prospektive placebokontrollierte Doppelblindstudien, WHI und HERS, dass HET in postmenopausalen Frauen mit einer signifikant erhöhten Morbidität und Mortalität aufgrund von Myokardinfarkt, Schlaganfall und Thromboembolie verbunden war. Gemäß der Timing-Hypothese könnten diese Ergebnisse auf das höhere Alter der Studienteilnehmerinnen und die lange Dauer zwischen der Einstellung der Eierstockfunktion und der HET-Initiation zurückzuführen sein [8].

Sollte bei störenden postmenopausalen Beschwerden eine HET deutlich später als zum Beginn der Menopause initiiert werden, sollte vor Beginn der Therapie zur Risikostratifizierung für KHK und Schlaganfall ein Karotisduplex durchgeführt werden, da aufgrund des langen Östrogenmangels die Bildung atherosklerotischer Plaques zu erwarten ist [9]. Die Sensitivität des Karotisschalls für die Vorhersage einer stenosierenden KHK bei Karotisplaques mit Karotis-Intima-media-Dicke (CIMT) ≥ 3,5 mm beträgt 87 % [10].

5

5.1.2 Arterielle Hypertonie (aHT)

Elli Tavlaki, Meinrad Gawaz

Definition

Die neuesten ESC-Leitlinien (2018) definieren die aHT wie in ➤ Tab. 5.1 dargestellt [11].

Prävalenz

Die Prävalenz der aHT ist bei Frauen unter 45 Jahren niedriger als bei Männern. Ähnlich wie bei KHK steigt diese jedoch nach der Menopause an, sodass im Alter von 45–64 Jahren die Prävalenz für beide Geschlechter ähnlich ist, und danach liegt diese höher bei Frauen als bei Männern [12]. Auch hier könnte die kardioprotektive Wirkung der Estrogene eine Rolle spielen. Eine primäre (essenzielle) aHT (= ohne erkennbare Ursachen) tritt in 80–95 % der Fälle auf. Eine sekundäre aHT als Folge einer anderen Grunderkrankung tritt in ca. 5–20 % der Fälle auf [7].

Pathophysiologie

Das intravaskuläre Volumen, das autonome Nervensystem (adrenerge Reflexe, Regulation des Sympathikotonus), das Renin-Angiotensin-Aldosteron-System (RAAS) und die vaskuläre Compliance spielen eine entscheidende Rolle in der Pathophysiologie der aHT [7].

Risikofaktoren

- **Menopause:** Der Estrogenmangel und der Verlust der schützenden vaskulären Wirkung scheinen eine endotheliale Dysfunktion und ihre Folgekaskade zu begünstigen, die zu aHT führen. Es gibt Hinweise darauf, dass Estrogene die systemische arterielle Compliance direkt beeinflussen und die arterielle Steifigkeit verringern [13]. Zusätzlich scheinen Estrogene an der Regulation des RAAS beteiligt zu sein. Trotz erhöhter zirkulierender RAAS Komponenten kommt es aufgrund der durch Estrogen reduzierten Reagibilität des Gewebes auf diese Komponenten zu einer Blutdruckregulation in der Lutealphase [14]. Estrogene beeinflussen auch den Plasmagehalt an Katecholaminen[13].
- **Orale Kontrazeptiva (OCs)/Hormonersatztherapie (HET).** OCs sind thrombophil und prädisponieren für aHT [8]. Eine Metanalyse von 24 Studien zeigte, dass das aHT-Risiko unter OCs um 13 % zunimmt [15]. Die Anwendung von HET bei postmenopausalen Frauen ist mit einer um 25 % höheren Wahrscheinlichkeit für aHT verbunden[12]. Die synthetischen Estrogene und Gestagene, die in OCs verwendet werden, scheinen einen größeren Einfluss auf die Angiotensinogen-Stimulation zu haben und eine Natrium- und Flüssigkeitsretention zu induzieren als die natürlichen Estrogene, die bei HET verwendet werden [13].
- **Polyzystisches Ovarialsyndrom (PCOS).** Frauen mit PCOS haben in einem früheren Alter ein erhöhtes Risiko für die Entwicklung eines metabolischen Syndroms, viszerale Adipositas, Diabetes und aHT als Frauen ohne PCOS [15].
- **Schwangerschaft.** Hypertensive Störungen in der Schwangerschaft sind eine Hauptursache für Morbidität und Mortalität bei Müttern. Frauen mit Präeklampsie entwickeln 2,7-mal häufiger aHT und fast 2-mal häufiger KHK [12].
- **Adipositas.** aHT ist stark mit Adipositas assoziiert, und Gewichtsverlust senkt nachweislich den Blutdruck [15]. Viszeralfett, welches das typische männliche Fettverteilungsmuster ist, erhöht die Sympathikusaktivierung und trägt zu Endotheldysfunktion und Arteriosklerose bei [15]. Nach der Menopause zeigen sich bei Frauen eine Änderung des Fettverteilungsmusters und die Zunahme des Viszeralfettes.

Tab. 5.1 Definition der arteriellen Hypertonie (aHT) nach den ESC-Leitlinien (2018) [11]

Schweregrad aHT	Systolischer Blutdruck (SBP) (mmHg)	Diastolischer Blutdruck (DBP) (mmHg)
Optimal	< 120	< 80
Normal	120–129	80–84
Hochnormal	130–139	85–89
Stadium I	140–159	90–99
Stadium II	60–179	100–109
Stadium III	≥ 180	≥ 110
Isolierte systolische Hypertonie	≥ 140	< 90

Sekundäre aHT

Als Ursachen einer sekundären aHT wurden definiert: [7]

- **Renal:** Nierenerkrankungen, Nierentumoren.
- **Endokrin:** Hyperthyreose, Hyperaldosteronismus, Cushing-Syndrom, Phäochromozytom, Hyperparathyreoidismus.
- **Vaskulär:** Aortenisthmusstenose, Nierenarterienstenosen, fibromuskuläre Dysplasie (MKS), Vaskulitis, Kollagenosen.
- **Neurogen:** psychogen.
- **Obstruktives Schlafapnoesyndrom.**
- **Medikamentös:** hochdosierte Estrogene, Glukokortikoide, trizyklische Antidepressiva.

Folgen der aHT

Die aHT beeinträchtigt die Funktion von Herz, Gehirn, Niere und der peripheren Arterien und ist ein unabhängiger Risikofaktor für Herzinsuffizienz, KHK, Schlaganfall, Nierenerkrankung und periphere arterielle Verschlusskrankheit (pAVK). Die hypertensive Herzkrankheit führt zur linksventrikulären Hypertrophie, Herzinsuffizienz, Koronarsklerose, mikrovaskulären Schädigungen und Arrhythmien wie Vorhofflimmern (VHF) [7].

Das VHF ist aufgrund seiner hohen Prävalenz und des Zusammenhangs mit schwerwiegenden kardiovaskulären Komplikationen wie ischämischem Schlaganfall ein wesentliches Problem für die Gesundheitsversorgung. Die Prävalenz von VHF betrug 2017 weltweit 37,6 Millionen und nimmt mit dem Alter zu. VHF tritt bei Männern etwas häufiger als bei Frauen auf [16]. Frauen mit VHF haben im Vergleich zu Männern allerdings ein erhöhtes Risiko für Schlaganfall und Tod, schwerere Symptome und eine schlechtere Lebensqualität. Diastolische Dysfunktion, linksatriale Dilatation, Fibrose und erhöhter linksatrialer Druck sind die wesentlichen Determinanten für die Pathophysiologie des VHF [17]. Frauen zeigen ein schlechteres Outcome in der Schlaganfallprävention sowie bei Behandlung zur Frequenz- und Rhythmuskontrolle [16].

Therapie

MERKE

Gemäß der ESC-Leitlinie von 2018 sollte der tolerierte Zielblutdruck 130/80 mmHg oder weniger betragen.

Der Nutzen einer Blutdrucksenkung zur Reduktion kardiovaskulärer Ereignisse ist gut belegt. In der SPRINT-Studie wurde eine Reduktion der Mortalität um 27 % in der Gruppe mit intensiver blutdrucksenkender Behandlung (Ziel-SBP < 120 mmHg) im Vergleich zur Standardbehandlungsgruppe (Ziel-SBP < 140 mmHg) gezeigt [18]. Für ältere Patienten (> 65 Jahre) wird ein SBP-Zielbereich von 130–139 mmHg empfohlen [11].

Lebensstilmodifikation

Zur Prävention und Behandlung einer Adipositas sollte das tägliche Bewegungs- und Ernährungsverhalten (Kochsalzrestriktion) angepasst werden. Eine Gewichtsreduktion ist essenziell zur Behandlung der aHT und senkt zudem das kardiovaskuläre Risiko.

Medikamentöse Therapie

RAAS-Inhibitoren, wie ACE-Hemmer und ARB, und Kalziumantagonisten, β-Blocker und Thiaziddiuretika gehören zur grundlegenden antihypertensiven Therapie. β-Blocker sollten in Betracht gezogen werden, wenn eine bestimmte Indikation vorliegt (z. B. Herzinsuffizienz, Vorhofflimmern). Bei resistenter aHT sollte ein Mineralkortikoidrezeptor-Antagonist (MRA) oder ein α-Blocker hinzugefügt werden [11].

Es gibt keine leitliniengestützten, geschlechtsspezifischen Empfehlungen zur medikamentösen Behandlung der aHT. In einzelnen randomisierten Studien (RCT) wurde jedoch von geschlechtsspezifischen Unterschieden hinsichtlich des kardiovaskulären Outcomes bei Behandlung mit bestimmten blutdrucksenkenden Medikamenten berichtet. [18].

Eine Post-hoc-Analyse der ALLHAT, die größte RCT zur aHT-Behandlung, zum Vergleich von Lisinopril und Amlodipin zeigte unter Lisinopril eine höhere Schlaganfallrate bei Frauen als bei Männern [18]. Eine Untergruppenanalyse der VALUE-Studie, die die Valsartan- mit der Amlodipin-Therapie verglich, zeigte bei Frauen eine höhere kardiovaskuläre Morbidität/Mortalität im Vergleich zu Männern unter Valsartan [18]. In einer Untergruppenanalyse der LIFE-Studie, die die Auswirkung von Losartan und Atenolol verglich, wurde gezeigt, dass eine signifikante Reduktion des kardiovaskulären Outcomes bei Frauen im Vergleich zu Männern mit der Behandlung mit Losartan erreicht wurde [18].

CAVE

Für Schwangere besteht eine absolute Kontraindikation für eine Therapie mit ACE-Hemmern oder ARB aufgrund der assoziierten Teratogenität dieser Medikamente.

Es sollte berücksichtigt werden, dass Frauen mehr medikamentenbedingte Nebenwirkungen als Männer haben, wie ACE-induzierter Husten, durch Kalziumkanalblocker bedingte periphere Ödeme, durch α-Blocker induzierte Knöchelödeme oder diuretisch assoziierte Hyponatriämie oder Hypokaliämie[15]. Zu den Vorteilen der antihypertensiven Medikation für die älteren Frauen gehört die knochenprotektive Wirkung der Thiaziddiuretika (Reduktion der Hüft- und Beckenfrakturinzidenz) [18].

5.1.3 Diabetes und Diabetesfolgeerkrankungen

Louise Fritsche, Dorina Löffler, Andreas L. Birkenfeld

Frauen haben im Vergleich zu Männern physiologisch ein geringeres Risiko für Störungen des Glukosestoffwechsels und Diabetes mellitus. Dies ist besonders in jüngerem Lebensalter (prämenopausal) durch die insulinsensitivierenden Wirkungen der weiblichen Geschlechtshormone und die gynoide Fettverteilung bedingt. Ist ein Diabetes eingetreten, haben Frauen jedoch ein höheres Risiko für Folgeerkrankungen, besonders für kardiovaskuläre Komplikationen, bestimmte Formen der Demenz und Depression.

5

Geschlechtsspezifische Unterschiede sollten daher bei der Prävention und Behandlung von Diabetes mitberücksichtigt werden.

Die Behandlung von Frauen mit und nach Gestationsdiabetes ist von besonderer Bedeutung, da nicht nur die Patientin selbst, sondern auch ihr Kind ein erhöhtes Risiko für spätere Störungen der Glukosetoleranz und Diabetes hat.

Definition und Prävalenz

Diabetes mellitus ist eine Erkrankung des Glukosestoffwechsels, die sich durch eine chronische Hyperglykämie auszeichnet. Ursache kann entweder eine gestörte Insulinsekretion, eine gestörte Insulinwirkung oder eine Kombination aus beidem sein [1]. Nach Schätzungen der International Diabetes Foundation (IDF) leiden weltweit ca. 537 Millionen Menschen (10,5 % der Weltbevölkerung) über 20 Jahren an einer Diabeteserkrankung. Bei Personen mittleren Alters tritt Diabetes häufiger bei Männern als bei Frauen auf [2]. So lag ein Diabetes mellitus 2015 in Deutschland bei 7,0 % der Frauen und 8,6 % der Männer vor [3]. Jährlich können bis zu 6,7 Millionen Todesfälle weltweit auf Diabetes oder seine Folgeerkrankungen zurückgeführt werden. Damit ist Diabetes eines der am schnellsten wachsenden globalen Gesundheitsprobleme des 21. Jahrhunderts [4].

Klassifizierung

Typ-1-Diabetes mellitus ist eine Autoimmunerkrankung, bei der körpereigene Autoantikörper Bestandteile der pankreatischen Inselzellen angreifen. Durch einen Funktionsverlust kommt es zu einem absoluten Insulinmangel. Typ-1-Diabetes tritt häufig bereits im Kindesalter auf und kann nicht geheilt werden. Eine Insulintherapie ist obligatorisch.

Typ-2-Diabetes mellitus zeichnet sich durch eine Insulinresistenz aus. Mit zunehmender Dauer der Erkrankung kann es zudem zu einer verminderten Kompensation erhöhter Blutzuckerwerte durch die pankreatischen Betazellen (verminderte Insulinsekretion) und dadurch zu einem relativen Insulinmangel kommen. Die Ursachen sind multifaktoriell (Abschn. „Pathogenese und Risikofaktoren“ s. unten). 90 % der Diabetesfälle entfallen auf Typ-2-Diabetes.

Präventive Maßnahmen können oftmals eine Erkrankung verhindern oder hinauszögern. Eine Therapie mit Lebensstilumstellung oder oralen Antidiabetika ist möglich.

Andere spezifische Diabetesformen („Typ-3-Diabetes“) sind selten. Dazu gehören beispielsweise genetische Formen (z. B. MODY – Maturity Onset Diabetes of the Young), exokrine Pankreaserkrankungen oder ein medikamenteninduzierter Diabetes.

Prädiabetes liegt bei Blutzuckerwerten vor, die bereits über der Norm, aber unterhalb der diagnostischen Diabeteswerte liegen (➤ Tab. 5.2). Damit geht ein erhöhtes Risiko einher, einen manifesten Typ-2-Diabetes zu entwickeln. Es wird zwischen einem erhöhten Nüchternblutzuckerwert (**impaired fasting Glucose; IFG**) und einer gestörten Glukosetoleranz (**impaired Glucose Tolerance; IGT**) unterschieden. Frauen haben seltener IFG, aber häufiger IGT als Männer [5–7]. Diese Beobachtung lässt sich durch die geringere Körpergröße, eine niedrigere fettfreie Masse (u. a. Muskelmasse) und eine längere Glukosehalbwertszeit im Darm erklären [8, 9].

Pathogenese und Risikofaktoren

Die Entstehung des Typ-2-Diabetes ist ein multifaktorieller, durch Insulinresistenz und Insulinmangel gekennzeichneter Prozess, der auf dem Boden einer komplexgenetischen Prädisposition auch durch geschlechtsspezifische Unterschiede beeinflusst ist.

Physiologisch sind Frauen stärker vor nahrungsabhängigen Stoffwechselstörungen geschützt als Männer. Durch die sog. gynoidale Fettverteilung weisen prämenopausale Frauen eher subkutane Fettdepots an Hüfte und Oberschenkel auf, wohingegen Männer mehr viszerales Fett anlagern, welches metabolisch ungünstige Wirkungen hat [10]. Frauen genießen zudem durch das geschlechterspezifische Hormonprofil eine protektive Wirkung und weisen daher eine höhere Insulinsensitivität auf als Männer. So wirkt beispielsweise Östrogen über verschiedene Mechanismen positiv auf die Insulinsensitivität (zusammengefasst in [11]). Daher ist das 5-Jahres Risiko, an Diabetes zu erkranken, bei Männern fast doppelt so hoch wie bei Frauen [3].

Ein Östrogenmangel, wie nach der Menopause oder nach einer Ovariektomie, erhöht das Risiko, an Typ-2-Diabetes zu erkranken. Aufgrund des Mangels an weiblichem Geschlechtshormon werden die Lipolyse und Lipidoxidation vermindert – Folgen sind Gewichtszunahme und eine zunehmend androide Fettanlagerung. Damit nimmt auch der Anteil an viszeralem, stoffwechselaktivem Fett zu [12, 13].

FÜR DIE PRAXIS

Der Taillenumfang gilt bei Frauen als unabhängiger Prädiktor für ein höheres Diabetesrisiko [6].

Tab. 5.2 Grenzwerte zur Diagnosestellung von Typ 2 Diabetes [1] [M1190]

	Nüchtern BZ	oGTT-2-h-Wert	HbA_{1c} (%)
Prädiabetes	100–126 mg/dl 5,6–7,0 mmol/l	140–199 mg/dl 7,8–11,0 mmol/l	5,7–6,4 %
Manifester Diabetes	≥ 126 mg/dl ≥ 7,0 mmol/l	≥ 200 mg/dl ≥ 11,1 mmol/l	≥ 6,5 %

Im Gegensatz dazu sind hohe Testosteronspiegel, wie z. B. beim polyzystischen Ovarialsyndrom (PCOS, s. ➤ Kap. 4.2.4), mit einer inadäquaten Insulinantwort assoziiert [14]. Dadurch haben PCOS-Patientinnen ein 9-fach höheres Risiko für eine Diabeteserkrankung [15].

Der wesentlichste Risikofaktor für die Entstehung eines Typ-2-Diabetes ist jedoch Übergewicht bzw. Adipositas. Im Vergleich zu Männern sind Frauen ab einem mittleren Lebensalter häufiger von Adipositas betroffen [16, 17], die Diabetesdiagnose erfolgt aber vergleichsweise spät und erst bei höherem Body Mass Index (BMI) [18, 19]. Neben BMI ist v. a. das Alter ein wichtiger Risikofaktor für die Entstehung von Diabetes. Während in jugendlichen Jahren vorwiegend Männer erkranken, nimmt die Prävalenz unter Frauen besonders nach der Menopause zu [20]. Neuere Erkenntnisse deuten wiederum an, dass der Zusammenhang zwischen Übergewicht und Diabetes vor der Menopause stärker ist. Da im Fettgewebe Androgene zu Östrogenen aromatisiert werden, könnte ein höherer BMI – und damit höhere Östrogenspiegel – sich nach der Menopause positiv auswirken [21].

Zusätzlich zu den physiologischen Risikofaktoren spielen auch der Lebensstil sowie psychosoziale Faktoren eine Rolle. Neben ungünstiger Ernährung begünstigt auch Bewegungsmangel eine Diabeteserkrankung. Tendenziell sind Frauen körperlich weniger aktiv als Männer [22]. Auch die soziale Schicht, Schlafmangel und Schichtarbeit sind, bei Frauen stärker als bei Männern, mit einem höheren Diabetesrisiko assoziiert [6, 23, 24].

Diagnose

Die Diagnose erfolgt anhand des Nüchternblutzuckerwerts, eines oralen Glukosetoleranztests (**oGTT**) oder des Langzeitblutzuckers (➤ Abb. 5.1). Die Grenzwerte zur Diagnosestellung sind nach der DDG (Deutsche Diabetes Gesellschaft e. V.) – Praxisempfehlung in ➤ Tab. 5.2 aufgeführt.

Therapie

Wesentliche Ziele der Therapie sind ein Absenken der Plasmaglukose auf annähernd physiologische Normwerte, das Verhindern von Folgekomplikationen und die Erhaltung der Lebensqualität. Ein HbA_{1c}-Ziel von 6,5–7,5 % wird angestrebt [25]. Frauen erreichen dabei oft eine weniger adäquate glykämische Kontrolle als Männer [26–28]. Als Ursache wird vermutet, dass die bei Frauen im Vergleich zu Männern häufiger anzutreffende Kombination aus T2D, einer höhergradigen Dyslipidämie, höherem Blutdruck und höherem BMI im Vergleich die glykämische Kontrolle erschwert [29].

MERKE

Die Basistherapie bei Typ-2-Diabetes ist eine Lebensstilmodifikation. Dazu gehören eine Gewichtsreduktion, Ernährungs- und Bewegungsumstellung sowie Nikotinabstinenz.

Hier zeigt sich, dass Frauen eher von einer höheren Freizeitaktivität profitieren als Männer [30–32].

Lassen sich die Therapieziele innerhalb von 3–6 Monaten nicht erreichen, wird zusätzlich eine Pharmakotherapie mit oralen Antidiabetika in Mono- oder Kombinationstherapie begonnen. Metformin, ein Biguanidderivat, das unter anderem die hepatische Glukoseproduktion hemmt, spielt dabei seit Jahrzehnten eine zentrale Rolle. Liegt gleichzeitig eine klinisch relevante kardiovaskuläre Erkrankung vor, wird die zusätzliche Therapie mit einem SGLT2-Hemmer oder einem GLP1-Rezeptor-Agonisten empfohlen. SGLT2-Hemmer steigern die Glukoseausscheidung über den Harn, indem der

Test	Diabetes mellitus	Gestörte Glukosetoleranz (IGT)	Abnorme Nüchternglukose (IFG)
Nüchtern-Plasmaglukose (Fastenzeit 8–12h)	≥ 125 mg/dl *≥ 6,9 mmol/l*	100–125 mg/dl *5,6–6,9 mmol/l*	100–125 mg/dl *5,6–6,9 mmol/l*
	oder	und	aber
2-h-Plasmaglukose (75g oGTT)	≥ 200 mg/dl *≥ 11,1 mmol/l*	140–199 mg/dl *7,8–11,0 mmol/l*	< 140 mg/dl *< 7,8 mmol/l*
	oder		
HbA_{1c}	≥ 6,5 % *≥ 48 mmol/moll*	Prädiabetes 5,7–6,4 % *39–48 mmol/mol*	
	oder		
Gelegenheits-Plasmaglukose	≥ 200 mg/dl *≥ 11,1 mmol/l*		

Abb. 5.1 Diabetes mellitus – Diagnostik: Grenzwerte Plasmaglukose nach DDG-Leitlinie (angelehnt an [4]) [M1190/L231]

5

renale Glukosetransporter für die Glukoserückresorption (Sodium-Glucose Cotransporter-2, SGLT2) inhibiert wird. Bei GLP1-Rezeptor-Agonisten handelt es sich um synthetische Polypeptide, die, analog zum natürlichen GLP1 (Glucagon-like Peptide 1), an dessen Rezeptor binden und dadurch die Insulinsekretion stimulieren, während zeitgleich die Ausschüttung von Glukagon gehemmt wird. Bei weiterem Bedarf können glukosesenkende Medikamente auch kombiniert eingesetzt werden, z. B. Dipeptidylpeptidase 4 (DPP4)-Inhibitoren, die den Abbau von GLP1 hemmen, u. a. . [25].

Die Auswahl richtet sich neben dem kardiovaskulären und renalen Risikoprofil auch nach den Nebenwirkungen. Eine Therapie mit Insulin kann zusätzlich erfolgen. Bei Typ-1-Diabetes ist eine Insulingabe obligat, wohingegen orale Antidiabetika hier keine wesentliche Rolle spielen.

Von Nebenwirkungen unter antidiabetischer Medikation wird häufiger bei Frauen als bei Männern berichtet [33–35]. Insbesondere Kopfschmerzen bei GLP1-Rezeptor-Agonisten, Genitalmykosen und seltener Harnwegsinfektionen bei SGLT2-Inhibitoren, Ödeme bei Glitazonen sowie Hypoglykämien bei Insulin wurden gehäuft bei Frauen beobachtet [35]. Ob diese Unterschiede rein biologisch oder auf häufigere Meldungen unerwünschter Nebenwirkungen durch Patientinnen zurückzuführen sind, ist bislang unzureichend untersucht [36].

FÜR DIE PRAXIS

Für ein effektiveres Diabetesmanagement ist ein geschlechtsspezifisches Behandlungsprotokoll erforderlich, das die Unterschiede in den klinischen Merkmalen zwischen Frauen und Männern berücksichtigt.

Folgeerkrankungen und Komplikationen

Der biologische Vorteil, den Frauen bezüglich Glukosetoleranz und Insulinsensitivität haben, kehrt sich beim Übergang von Glukoseintoleranz zu einem manifesten Diabetes um [2]. Ist eine Diabeteserkrankung eingetreten, sind Frauen häufiger von bestimmten Komplikationen und Folgeerkrankungen betroffen als Männer.

Diabetes ist bei Frauen ein stärkerer Risikofaktor für vaskuläre Erkrankungen als bei Männern (Review in [37]). Zwei große Metaanalysen aus dem Jahr 2014 zeigten, dass Frauen mit Diabetes ein um 44 % höheres Risiko für eine koronare Herzerkrankung (gepoolte Relative-Risiko-Ratio 1,44 [95 %-KI 1,27; 1,64]) [38] und ein um 27 % höheres Risiko für einen Schlaganfall (gepoolte Relative-Risiko-Ratio 1,27 [95 %-KI 1,10; 1,46]) [39] haben als Männer. Die Ursachen für diese Diskrepanz zwischen den Geschlechtern sind nicht abschließend geklärt. Vermutlich handelt es sich um die Kombination zweier Faktoren [38]:

Zum einen kommt es bei Frauen zu einer wesentlich stärkeren Verschlechterung der kardiovaskulären Risikofaktoren vor einer Manifestation eines Diabetes. Zudem zeigt sich ein ohnehin chronisch erhöhtes kardiovaskuläres Risikoprofil, auch im prädiabetischen Zustand [40], welches auf den – gegenüber Männern – höheren BMI zurückzuführen ist. Darüber hinaus lässt sich vermuten, dass Frauen, v. a. älterer Generationen, seltener auf kardiovaskuläre Risikofakten untersucht und entsprechend auch seltener behandelt werden [41].

Während bei Männern die diabetische Nephropathie schneller voranschreitet [42], haben Frauen ein höheres Mortalitätsrisiko unter einer chronischen Dialysebehandlung [43], am ehesten aufgrund der hormonellen Unterschiede. Verschiedene Daten zeigen, dass Östrogene bei prämenopausalen Frauen die Progression der nicht-diabetischen Nierenkrankheit verlangsamen [44], wohingegen Anzeichen einer koronaren Herzerkrankung bei Männern oft frühzeitig erkannt werden [38].

CAVE

Gegenüber Männern haben Frauen, die an Diabetes erkrankt sind, ein 6 % höheres relatives Risiko (1,06 95 %-KI [1,03;10,9]) für jegliche Krebserkrankung [45].

Mehrere Metaanalysen wiesen nach, dass eine Diabeteserkrankung das Risiko für Demenz (vaskuläre und nichtvaskuläre Formen) um 50–70 % [46–48] erhöht. Auch hier zeigt sich eine geschlechtsspezifische Tendenz, wobei Frauen ein 19 % höheres Risiko für vaskuläre Demenz haben als Männer (1,19 [95 %-KI 1,08; 1,30]) [49].

Depression und Diabeteserkrankungen sind eng verwoben, wobei die Richtung der Kausalität zwischen Diabetes und Depression nicht eindeutig ist und von einem bidirektionalen Zusammenhang ausgegangen werden kann [50]. Diabetespatienten haben ein ca. 30 % höheres Risiko, eine Depression zu entwickeln [51]. In einzelnen Studien wird bei Frauen mit Diabetes von einer höheren Depressionsprävalenz als bei Männern (10 %–33 % vs. 8 %–14 %) berichtet [2].

Gestationsdiabetes (GDM)

Gestationsdiabetes mellitus (GDM) bezeichnet eine erstmals während der Schwangerschaft auftretende Glukosetoleranzstörung, die sich im Allgemeinen nach der Entbindung zurückbildet. Dabei ist auch die Erstmanifestation eines Diabetes miteingeschlossen. Die Diagnose erfolgt mittels eines oralen 75 g-Glukosetoleranztests, idealerweise zwischen der 24. und 28. Schwangerschaftswoche [52]. In Deutschland gelten die von der IADPSG erstellten und von der WHO adaptierten Grenzwerte (siehe ➤ Tab. 5.3, [53]). In Deutschland ist circa jede siebte Schwangerschaft von GDM betroffen [54].

Die Risikofaktoren für das Auftreten eines GDM sind denen des Typ-2-Diabetes gleich (Alter, BMI, familiäre Prädispositi-

Tab. 5.3 Grenzwerte zur Diagnosestellung von Gestationsdiabetes [52, 53]

Zeitpunkt	Plasmaglukose in mg/dl (mmol/l)	
nüchtern	≥ 92 mg/dl	(≥ 5,1 mmol/l)
oGTT-1-h-Wert	≥ 180 mg/dl	(≥ 10,0 mmol/l)
oGTT-2-h-Wert	≥ 153 mg/dl	(≥ 8,5 mmol/l)

on). Unter Einfluss der verschiedenen Schwangerschaftshormone, Zytokine und Adipokine sinkt die Insulinsensitivität im Verlauf der Schwangerschaft ab [55]. Wird diese Insulinresistenz nicht durch eine ausreichend erhöhte Insulinsekretion kompensiert, kommt es zu einem pathologischen Blutzuckeranstieg. Ohne Therapie können die Hyperglykämien bereits während der Schwangerschaft und der Geburt Folgen für Mutter und Kind haben:

- Die Mutter hat ein erhöhtes Risiko für Hypertonie, Präeklampsie und Geburtskomplikationen.
- Das Kind hat u.a. ein höheres Risiko für Makrosomie, postnatale Hypoglykämie und Anpassungsstörungen [56].

Auch wenn die Blutzuckerwerte nach der Entbindung häufig wieder Normwerte erreichen, wirkt sich ein GDM auch langfristig auf das Krankheitsrisiko der Frau aus [57]. Das kardiovaskuläre Erkrankungsrisiko verdoppelt sich [58], während das Risiko, an Typ-2-Diabetes zu erkranken, fast zehnmal so hoch ist wie bei Frauen ohne GDM [59]. Bei Kindern von GDM-Müttern kann die metabolische Gesundheit ebenfalls nachhaltig gestört und das Risiko für Übergewicht erhöht sein [60]. Daraus ergibt sich ein pathologischer Kreislauf über Generationen hinweg (transgenerationaler Diabetes).

Bei einem Großteil der betroffenen Mütter reicht eine Umstellung der Ernährungs- und Bewegungsgewohnheiten, zusammen mit einer regelmäßigen Blutzuckerselbstkontrolle, aus, um die Glukosewerte zu normalisieren und so das Risiko zu senken. Etwa in 20–30 % der Fälle muss mit Insulin therapiert werden. Nach 6–12 Wochen wird eine postpartale Kontrolle mittels Glukosetoleranztest empfohlen [52].

5.2 Unterbauchbeschwerden

Eva J. Tegeler, Christina B. Walter, Christian W. Gall

Kernaussagen

- **Akut auftretende, starke Unterbauschmerzen** stellen oftmals eine zeitliche und interdisziplinäre Herausforderung dar. Sie erfordern eine zielgerichtete effiziente Diagnostik und die schnelle interdisziplinäre Entscheidung über das weitere Vorgehen.
- Ist die Ursache der Beschwerden klar definiert, entscheidet das Behandlungsteam, ob eine operative Intervention erforderlich oder ob ein abwartendes, konservatives Vorgehen möglich und sinnvoll ist. Ist eine ursachengerechte Therapie eingeleitete worden, so wird sich der Zustand der Patientin in den meisten Fällen schnell verbessern.
- Bei akuten gynäkologischen Notfällen ist außerdem stets zu berücksichtigen, welche Auswirkungen die Erkrankung oder die Operation auf die Fertilität und die Ovarialfunktion der Patientin haben.
- Die **Ursachen des chronischen Unterbauchschmerzes** sind häufig sehr vielschichtig. Unterschiedliche Störungen in verschiedenen Organsystemen (weibliches Genitale, Dickdarm, Muskel-/Skelettsystem etc.) können zunächst das auslösende Moment für chronische Schmerzen sein.
- Die Ursachenklärung ist meist sehr zeitintensiv und stellt eine interdisziplinäre Herausforderung dar. Oftmals kommen zu den organischen Problemen (wie Endometriose, chronische Darmerkrankung u. a.) psychosoziale/psychosomatische Probleme und Funktionsstörungen hinzu. Verschiedene Ursachen können sich überlagern, es kann eine Chronifizierung resultieren.
- Eine effektive Therapie muss die individuelle Schmerzbiografie und die verschiedenen ursächlichen Faktoren, die bei der Patientin zusammenkommen, berücksichtigen. Moderne Therapiekonzepte bei chronischen Unterbauchschmerzen sollten heute interdisziplinär (Allgemeinmedizin, verschiedene fachärztliche Disziplinen, Physiotherapie, Psychologie etc.) und multimodal (operative/konservative Behandlung der Funktionsstörung, Schmerztherapie, Physiotherapie, Biofeedback, Psychotherapie etc.) ausgerichtet sein und mit den Betroffenen gemeinsam erarbeitet und reflektiert (Feedback) werden.

5.2.1 Die schwierige Differenzialdiagnose

Einleitung

Ursächliche Faktoren

Schmerzen und Beschwerden im Bereich des Unterbauches können bei Frauen sowohl in unterschiedlichen klinischen Ausprägungsformen (akute oder chronische Verlaufsformen) wie auch in unterschiedlichen Lebensphasen (Pubertät, Schwangerschaft, Wechseljahre/Klimakterium oder Postmenopause) gehäuft auftreten. Zum Teil sind die Ursachen der Beschwerden – wie beispielsweise beim Regel- oder Ovulationsschmerz, der Endometriose, der Eileiterschwangerschaft, aber auch bei den Infektionen des weiblichen Genitale – mit dem weiblichen Zyklus und/oder der sexuellen Aktivität kausal zusammenhängend und somit zeitlich auf die Spanne zwischen Menarche bis Klimakterium beschränkt. Andere ursächliche Faktoren für die Entstehung von Unterbauchbeschwerden beruhen oftmals auf dem Alter, der hormonellen Umstellung (Senkung des weiblichen Genitale) oder der altersbezogenen Tendenz zur Entstehung von nicht gutartigen Erkrankungen (Krebserkrankungen im Bereich der Gebärmutter bzw. des Eierstocks) [1].

Zeitpunkt und Dauer der Beschwerden

Die zeitliche Dynamik des Auftretens und der Dauer der Beschwerden (akut oder chronisch) lässt sich wiederum durch unterschiedliche Ursachen bzw. auslösende Faktoren (akute Schmerzen: z. B. bei Ruptur einer Eileiterschwangerschaft oder Stildrehung einer Ovarialzyste; chronische Schmerzen: z. B. durch eine Endometriose, Gebärmuttermyome, beim Ovarialkarzinom) erklären.

Topografie und Differenzialdiagnose

Der Unterbauch ist letztlich als Ausgangspunkt, aber auch als Projektionsfeld für verschiedene Funktionsstörungen oder Erkrankungen der in diesem Bereich gelegenen Organe (Dünn-/Dickdarm, Harnwegssystem, weibliche Genitale, etc.) anzusehen. Infektionen der Harnblase (Zystitis), der Gebärmutter (Endometritis), Eierstöcke (Adnexitis), des Dickdarms (Sigmadivertikulitis) führen zunächst zu regionären, klinischen Reaktionen (Entzündungen), welche meist zu typischen, auf diese anatomische Region oder dieses Organ bezogenen Schmerzen führen. Analog können sowohl gutartige (Myome, Zysten), aber auch bösartige Erkrankungen (Dickdarmkrebs, Eierstockkrebs) durch eine Größenzunahme an einer bestimmten Stelle des Unterbauches zunächst lokalisierte Schmerzen oder Beschwerden (Druckgefühl) auslösen. Bei der Klärung der Ursache und der zugrunde liegenden Erkrankung werden die o. g. Kriterien herangezogen:

- Ort der Beschwerden, Topografie der Organe in diesem Bereich,
- Dynamik der Beschwerden: akuter oder chronischer Schmerz,
- Alter und
- Geschlecht der erkrankten Person.

Akute Unterbauchschmerzen

Als akute Unterbauchschmerzen bezeichnet man plötzlich auftretende, starke abdominale Schmerzen. Der akute Schmerz hat in der Regel eine klar erkennbare Ursache oder einen definierten Ausgangsort. Die Schmerzen (als Symptom) sind nicht als eigenständiges Krankheitsbild zu werten, sondern stellen vielmehr eine Arbeitshypothese dar. Neben dem Leitsymptom können auch eine abdominale Abwehrspannung, Fieber, Kreislaufstörungen, Störungen der Magen-Darm-Passage (mit Meteorismus, Übelkeit und/oder Erbrechen) sowie ein reduzierter Allgemeinzustand vorliegen.

Differenzialdiagnostisch ist stets auch an Krankheitsbilder anderer Fachdisziplinen (Herz-Lungen-Erkrankungen) oder Stoffwechselerkrankungen (z. B. Ketoazidose oder Addison-Krise) zu denken [2].

Anamnese, Untersuchung, Diagnose und Differenzialdiagnose

Da dieser akute Krankheitszustand u. U. lebensbedrohlich sein kann, ist hier eine effiziente und strukturierte Anamnese und Diagnostik erforderlich (➤ Tab. 5.4). In der Regel ist die strukturierte Befunderhebung mit Anamnese, symptomorientierten Untersuchungen (z. B. gynäkologische Untersuchung), apparativer Bildgebung (u. a. meist Ultraschall) und Laboranalyse (Blutbild, CRP etc.) bei der Klärung der Ursache der Beschwerden zielführend [3].

MERKE

Da dieser akute Krankheitszustand u. U. lebensbedrohlich sein kann, gilt es, eine zügige Entscheidung zu treffen, ob im individuellen Fall eine sofortige operative Intervention erforderlich oder zunächst ein abwartendes Verhalten (ggf. mit supportiven Maßnahmen) möglich ist.

Gerade im Fall der gynäkologischen Ursachen ist zusätzlich zu bedenken, dass eine mögliche Intervention – oder das Unterlassen eben dieser – Auswirkungen auf die Fertilität der Patientin oder deren bestehende oder zukünftige Schwangerschaft(en) haben kann. Als Beispiel sei hier eine nicht erkannte Adnextorsion mit konsekutiver Nekrose des Ovars angeführt [4] (s. a. ➤ Kap. 5.2.2).

FÜR DIE PRAXIS

Bei akuten Unterbauchbeschwerden einer Frau mit regelmäßigem Zyklus kann die Durchführung eines Schwangerschaftstests richtungsweisend für die Klärung der Ursache sein. Ein positiver oder negativer Schwangerschaftstest hilft unmittelbar, bestimmte in Frage kommende Ursachen auszuschließen oder zu bestätigen (➤ Tab. 5.5).

In ➤ Tab. 5.5 sind unterschiedliche Ursachen für akute Unterbauchschmerzen nach gynäkologischer und nicht-gynäkologischer Ätiologie differenziert. Ergänzend können jeweils entzündliche Ursachen (Fieber, Leukozytose, CRP-Erhöhung etc.) von nicht entzündlichen Ursachen (Myome, Endometriose, Tumorleiden) unterschieden werden.

Tab. 5.4 Anamnese und Abklärungsschritte

Wesentliche diagnostische Maßnahmen beim akuten Abdomen mit vermuteter gynäkologischer Ursache. Es gilt, eine zügige Entscheidung zu treffen, ob im individuellen Fall eine sofortige operative Intervention erforderlich oder zunächst ein abwartendes Verhalten (ggf. mit supportiven Maßnahmen) möglich ist.	
Allgemeinanamnese	• Voroperationen • Erkrankungen • Medikamente • Unfalleinwirkung
Schmerzanamnese	• *5 S-Regel:* – Schmerzbeginn (wann?) – Schmerzstärke – Schmerzlokalisation (wo?) – Schmerzcharakter (wie?) – Schmerzdynamik
gynäkologische Anamnese	• letzte Regel • Blutungsstörungen • Fluor vaginalis • Kontrazeption • bestehender Kinderwunsch
klinische Untersuchung	• fokussiert auf Abdomen und Nierenlager • gynäkologische Untersuchung • vaginal • ggf. rektal
Mikrobiologie	• Nativpräparat • Zervixabstrich E & R (Erreger und Resistenzen)/PCR • insbesondere N. gonorrhoeae und Chlamydien
Apparative Diagnostik	• Vaginalsonografie • ggf. Abdominalsonografie
Schwangerschaftstest	• obligat im reproduktionsfähigen Alter
Urin-Stix	• bei entsprechender Symptomatik
Temperaturmessung	• axillar/rektal
Laborwerte	• Blutbild/(Blutgruppe) • Elektrolyte • Gerinnung • Leberwerte • CRP • ggf. quantitative β-hCG-Bestimmung
gegebenenfalls Konsile	• chirurgisch • urologisch • internistisch

Tab. 5.5 Differenzialdiagnose akute Unterbauchschmerzen

Gynäkologische Ursache	
Entzündliche Ursachen (weibliches Genitale)	
• **Salpingitis**	
• **Adnexitis**	
• **Tuboovarialabszess**	
• **Endomyometritis**	
• **Abort** (sehr selten entzündlich)	
Nicht-entzündliche Ursachen	
→ Schwangerschaftstest negativ	**→ Schwangerschaftstest positiv**
• **Tuben-/Ovarialtorsion**	**Extrauteringravidität**
• **Große Ovarialzyste** (auch rupturiert oder eingeblutet)	**Abort** (auch entzündlich als septischer Abort möglich)
• **IUD-Fehlplatzierung**	
• **Dysmenorrhö**	
• **Ovarielles Überstimulationssyndrom (OHSS)**	
• **Myome/Adenomyosis uteri**	
• **Fortgeschrittene Malignome** (z. B. Ovarialkarzinom, Endometriumkarzinom)	
Nicht-gynäkologische Ursachen	
Akut entzündlich	Appendizitis, Divertikulitis, Gastroenteritis, entzündetes Meckel-Divertikel
Akuter Schub bei entzündlichen Darmerkrankungen	Colitis ulcerosa, Morbus Crohn
Koliken	Gallenkolik, Nierenkolik
Ileus	Paralytisch, mechanisch
Trauma	Unfall, Sturz, Gewalteinwirkung
Verschluss von Abdominalgefäßen	Mesenterialinfarkt, ischämische Kolitis, Milzinfarkt
Verletzung oder Ruptur von Abdominalorganen	Leber, Milz, Aortenaneurysma
Hernien	z. B. inkarzerierte Leistenhernie/Femoralhernie
Malignome	z. B. Tumore des Kolons
Urologische Ursachen	Akuter Harnwegsverhalt (z. B. auch durch Descensus uteri), Pyelonephritis, Zystitis, Nephrolithiasis
Stoffwechselbedingt	Urämie, Addison-Krise, Ketoazidose, Bleivergiftung

Ursachenspezifische Vorgehensweise und Therapie

Der akute Verlauf der klinischen Beschwerden und gesundheitlichen Probleme sollte nach Klärung der zugrunde liegenden Ursache zügig weitere therapeutische Maßnahmen nach sich ziehen (➤ Tab. 5.6). Ein zeitnahes therapeutisches Handeln ist zumeist notwendig, um weitere Folgeschäden und Probleme zu vermeiden.

Die Art der Therapie orientiert sich an der jeweiligen Ursache. Liegt dem Beschwerdebild eine Infektion zugrunde, so ist eine antibiotische Therapie, welche zunächst sich bis zum Vorliegen eines Keimnachweises an den möglichen gängigen Keimspektren orientiert, notwendig. Im Fall eines definierten Organproblems (wie Stieldrehung des Ovars, Eileiterschwangerschaft etc.) ist eine operative Intervention durch die für dieses Organ oder bzw. die entsprechende Körperregion zuständige Fachdisziplin (z. B. Chirurgie, Frauenheilkunde) beispielweise per Laparoskopie angezeigt.

5

Tab. 5.6 Maßnahmen bei akutem Unterbauchschmerz

Konservative Maßnahmen	Operative Maßnahmen/Interventionen
i. v. Antibiotikatherapie (zielgerichtet)	Drainage/Punktion eines Abszesses
i. v. Schmerztherapie	Laparoskopie/Laparotomie mit z. B. • Entfernung der Eileiterschwangerschaft • Entfernung der eingebluteten Ovarialzyste • Entfernung des Blinddarms
Behandlung des Stoffwechselproblems	Endoskopie

Chronische Unterbauchschmerzen

Definition und klinisches Beschwerdebild

Chronische Unterbauchschmerzen stellen oftmals ein komplexes Beschwerdebild dar und werden in der Literatur unterschiedlich definiert. Meist bezieht sich der Begriff „chronische Unterbauchschmerzen“ auf Schmerzen, welche über mindestens 6 Monate persistieren, aber von unterschiedlicher Intensität und Qualität sein können. In der internationalen Literatur wird häufig auch der Ausdruck **chronic pelvic Pain Syndrome (CPPS)** verwendet. Die Prävalenz des CPPS schwankt in der Literatur von 5–15 %.

Bei bis zu 40–65 % der Frauen mit chronischen Unterbauchschmerzen wird zunächst keine spezifische Diagnose gestellt [5]. Wird eine Ursache gefunden, so handelt es im überwiegenden Anteil um eine gynäkologische Erkrankung (ca. 90 %), gefolgt von gastroenterologischen Problemen und seltener auch Erkrankungen des Bewegungsapparates (s. Übersicht).

FÜR DIE PRAXIS

Chronic pelvic Pain Syndrome (CPPS) – Klinik, Beschwerdemuster und Verlauf

- Klinik/Art der Beschwerden
  - Schmerzen, Stechen
  - Kribbeln, Brennen
  - Missempfindungen
  - Druck-/Krampf-/Verspannungsgefühl
  - Organfunktionsstörungen
- Dynamik der Beschwerden
  - anhaltende Beschwerden
  - Intensität der Beschwerden und Schmerzpunkt zum Teil wechselnd
  - persistierend trotz bereits erfolgter Therapie
- Ursache
  - zunächst oft monokausale Ursache/Auslöser
  - später häufig multifaktorielles Geschehen (➤ Abb. 5.2)
  - Entwicklung eines somatoformen Störungsbildes
- Verlaufsdynamik
  - zyklisch wiederkehrend
  - intermittierend-situativ
  - nicht-zyklisch chronisch
- Pathomechanismen
  - chronische Entzündung
  - dauerhafte Veränderungen in der Funktion der Nervenzellen
  - Zytokine/Prostaglandine
  - psychischer Stress/psychosomatische Überlagerung
  - abdominelle Reizungen/Verwachsungen

Als mögliche auslösende Faktoren und Ursachen der chronischen Beschwerden im Unterbauch kommen neben verschiedenen gynäkologischen Ursachen (z. B. Endometriose, Myome, Adenomyosis uteri) auch typische gastroenterologische (chronische Darmerkrankungen, Divertikulose etc.) oder urologische (Blasenfunktionsstörungen) in Frage (s. Infobox „Chronic pelvic Pain Syndrome [CPPS] – Klinik, Beschwerdemuster und Verlauf“). Systematische Recherchen und Analysen beschreiben zudem degenerative Veränderungen des Muskel-/Skelettsystems und in einem nicht unerheblichen Anteil (10–25 %) psychologische und psychosomatische

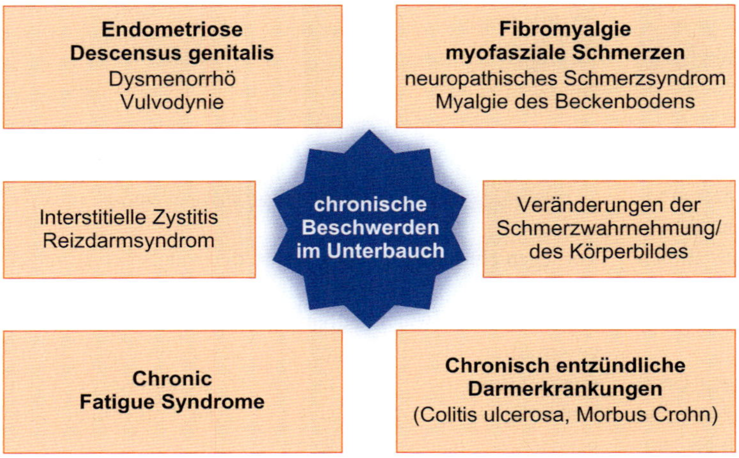

Abb. 5.2 Chronic pelvic Pain Syndrome (CPPS) – Ineinandergreifen von organspezifischen Ursachen und Ko-Faktoren. [L231]

Kofaktoren als Ursache für chronische Unterbauchbeschwerden [6, 7].

Den Schmerzen können somatische Störungen, jedoch – wenn nicht durch eine organbezogene Ursache erklärbar – auch nicht selten psychische Ursachen zugrunde liegen. Häufig sind die Beschwerden für betroffene Patientinnen mit einem hohen Leidensdruck verbunden. Dieser wird durch eine schwierige, verzögerte Diagnosestellung noch verstärkt.

Patientinnen mit chronischen Unterbauchschmerzen stellen für die behandelnden Ärztinnen und Ärzte sowohl aus diagnostischer wie auch aus therapeutischer Sicht eine Herausforderung dar [6].

Projektionsfeld unterschiedlicher Ursachen und Kofaktoren

Im Gegensatz zum starken, akuten Unterbauchschmerz, welcher meist einer definierten Ursache oder einem Organsystem zugeordnet werden kann, zeichnen sich die chronischen Unterbauchbeschwerden durch eine Vielzahl unterschiedlicher Symptome, einer zum Teil wechselnden Intensität der Beschwerden, aber auch durch die Neigung zum Wiederauftreten der Beschwerden (Chronifizierung) trotz einer eingeleiteten Therapie aus (s. o.: Übersicht und ➤ Abb. 5.2).

Wie weit das Feld der differenzialdiagnostisch in Betracht kommenden und in die Klärung einzubeziehenden Ursachen ist, spiegelt sich in ➤ Tab. 5.7. Überlagerungen mit anderen funktionellen somatischen, aber auch psychischen und psychosozialen Störungen, welche zeitlich simultan, aber auch später hinzukommen können, machen sowohl die Diagnose als auch die Therapie der Beschwerden oftmals sehr schwierig und komplex und verlangen nach einem multidisziplinären Vorgehen.

Diagnostik und Klärung

Die Klärung der möglichen Ursache(n) ist meist zeitaufwendig und erfordert oftmals die Zusammenarbeit im interdisziplinären Team (Allgemeinmedizin, Frauenheilkunde,

Tab. 5.7 Differenzialdiagnose chronische Unterbauchschmerzen

Gynäkologische Ursachen	• **Endometriose/Adenomyosis (Leitsymptom Dysmenorrhö)** [8] • Adhäsionen (nach Voroperationen oder Infektionen) • pelvic inflammatory Disease und deren Folgen (PID) • maligne gynäkologische Erkrankungen • Leiomyome • ovarian Retention Syndrome/ovarian remnant Syndrome (residual ovary Syndrome) • Fehlbildungen (besonders bei Adoleszentinnen zu beachten, z. B. akzessorische Ovarien, Uterus duplex [9], Müller-Gang-Malformationen [10], gynäkologische Atresien) • venöse Stauung im kleinen Becken (pelvine Varikosis – pelvic Congestion) • Aktinomykose [11]
Urologische Befunde	• interstitielle Zystitis (sehr selten) • Urethralsyndrom [12] • maligne urologische Erkrankungen • Blasenfunktionsstörungen • chronische Harnwegsentzündungen • Urolithiasis • chronisches Blasenschmerzsyndrom
Gastrointestinale und proktologische Erkrankungen	• chronisch entzündliche Darmerkrankungen: – **Morbus Crohn** [13] – **Colitis ulcerosa** [14] – **Zöliakie** [15] – **Morbus Whipple** [16, 17] • Divertikulose oder chronische Divertikulitis des Darms [18] • sonstige nicht-infektiöse Gastroenteritis und Kolitis, z. B. allergisch, alimentär, mikroskopisch [19], kollagen oder lymphozytär, toxisch, aktinisch • chronische Gefäßkrankheiten des Darms [20], z. B. chronische Mesenterialischämie, ischämische Darmstriktur • Reizdarmsyndrom (RDS) [21,22], Kurzdarmsyndrom • benigne und maligne Obstruktionen und Stenosen, z. B. Anal- oder Rektumstenose, Enterostenose, intestinale **Adhäsionen** (Briden) mit Obstruktion • chronische intestinale Pseudoobstruktion, sonstige funktionelle Darmstörungen [23] (z. B. chronische Obstipation [22]) • Proctalgia fugax • Chronische Rektum- und Analerkrankungen [24], z. B. chronische Analfissur, Analstriktur, Fisteln (Analfistel, Rektovaginalfistel, Proktitis, Vesikorektalfistel, Rektalfistel, Anorektalfistel)

Tab. 5.7 Differenzialdiagnose chronische Unterbauchschmerzen *(Forts.)*

Erkrankungen des Muskel-/Skelettsystems und des Bindegewebes	• Fibromyalgiesyndrom [25] • myofasziale Schmerzen [26] • chronische Rückenschmerzen/Diskusprolaps • Ileosakralgelenkprobleme • Neuralgien/neuropathisches Schmerzsyndrom [27] • Beckenbodendysfunktion/Myalgie des Beckenbodens • Narbenschmerzen • maligne Erkrankungen des Muskel-/Skelettsystems und des Bindegewebes • Nervenkompressionssyndrome • Hernien [28]
Psychische Probleme	• Essstörungen, z. B. Anorexie [29], Bulimie • somatoforme Schmerzstörung • anhaltende somatoforme Schmerzstörung • chronische Schmerzstörung mit somatischen und psychischen Faktoren • Somatisierungsstörung/undifferenzierte Somatisierungsstörung • somatoforme autonome Funktionsstörung des unteren Gastrointestinaltraktes bzw. des urogenitalen Systems • Schmerzen im Rahmen von dissoziativen Sensibilitäts- und Empfindungsstörungen • posttraumatische Belastungsstörung • andauernde Persönlichkeitsänderung bei chronischem Schmerzsyndrom • psychische Faktoren und Verhaltensfaktoren bei andernorts klassifizierten Krankheiten • chronische Schmerzstörung/Anpassungsstörungen • affektive Störungen/Schizophrene, schizotype und wahnhafte Störungen

Urologie, Chirurgie, psychosoziales Betreuungsteam). Eine ausführliche Anamnese mit Identifikation möglicher Kofaktoren, eine allgemeine Untersuchung (Hausärztin/-arzt), gefolgt von einer gynäkologischen Untersuchung (➤ Tab. 5.5) helfen bei der genaueren Eingrenzung der Ursache(n). Weitere diagnostische Verfahren, wie Laboruntersuchungen, Sonografie, ggf. Schnittbildgebung (CT oder MRT) werden fallspezifisch ergänzend eingesetzt.

Maßnahmen und therapeutisches Vorgehen

Konnte im Zuge der weiteren Abklärung das auslösende Moment bzw. die Ursache der Beschwerden eingegrenzt werden, so steht mittlerweile für viele dieser Probleme oder Erkrankungen ein multimodales Therapiekonzept zur Verfügung, bestehend aus ggf. operativer Intervention (z. B. Laparoskopie mit Endometrioseresektion oder Adhäsiolyse etc.), Physiotherapie, psychologischer/psychosomatischer supportiver und medikamentöser Therapie (z. B. Schmerz-/Hormontherapie) (➤ Abb. 5.3).

Während beim akuten Unterbauchschmerz die ursachenorientierte Therapie meist schnell zu einer Linderung der Beschwerden führt, sucht die Patientin bei einem chronischen Beschwerdebild oftmals schon lange nach einer Erklärung und Therapie für ihre Beschwerden und Probleme bzw. hat schon erfolglose Behandlungen hinter sich [5]. Moderne Behandlungskonzepte beziehen die Patientinnen bei der Planung und Realisierung einer auf ihre Situation zugeschnittenen Therapie aktiv mit ein (➤ Tab. 5.8).

5.2.2 Spezifika unterschiedlicher Lebensphasen

Bedeutung und Einfluss von Alter und Lebensphase (z. B. Pubertät, Schwangerschaft, Postmenopause) bei der Beurteilung der Bauchschmerzsymptomatik einer Frau verdeutlichen die nachfolgenden Beispiele aus der Praxis. Sie greifen häufige gynäkologische Krankheitsbilder auf und veranschaulichen richtungsweisende Erkennungsmerkmale und Besonderheiten, die bei der jungen und prämenopausalen Frau besonderer Beachtung bedürfen.

Tab. 5.8 An den Patientinnen orientierte Diagnose- und Therapieplanung (Stufenschema)

Entwicklung eines individuellen Störungs-/Krankheitsmodells	Eigenanamnese, Lebenssituation, Vorbehandlungen, Dauer und unterschiedliche Qualität der Beschwerden und Probleme prägen das individuelle Krankheitsmodell (somatische, psychosoziale und psychosomatische Komponente)
Erarbeitung eines multimodalen Therapieplans	Schwerpunkte (Säulen) und Phasen der Therapie erarbeiten und diskutieren
Einbezug der Patientinnen in die Behandlung und Therapieplanung	Gemeinsam Ziele definieren, Schwerpunkte und Phasen der Therapie definieren
Therapiebegleitung	Strukturierte Kontrollen, Feedback, Schmerzprotokoll

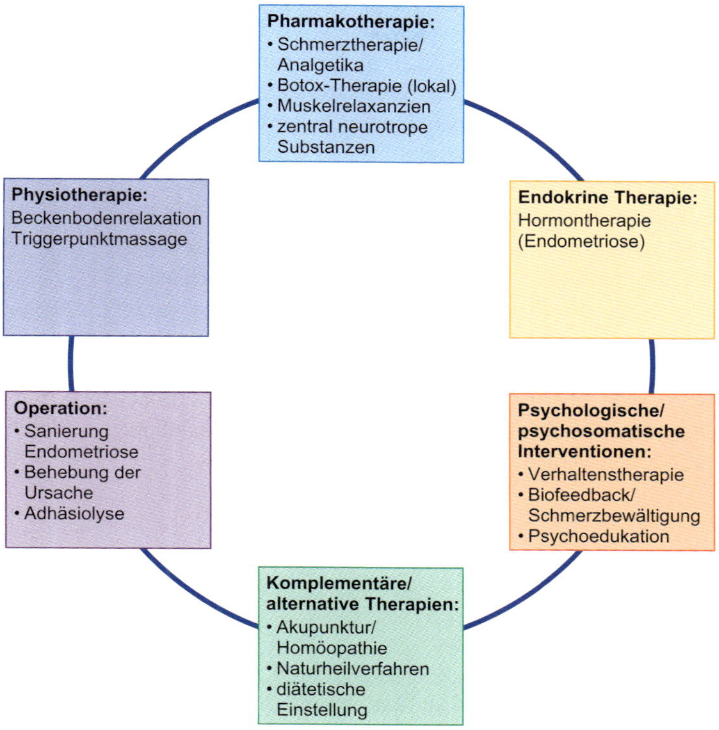

Abb. 5.3 Multimodaler Therapieansatz bei chronischen Unterbauchschmerzen: Bei der Behandlung chronischer Unterbauchschmerzen hat sich ein interdisziplinärer Therapieansatz, der alle an der Entstehung und Chronifizierung des Beschwerdebildes beteiligten Ko-Faktoren und Modulatoren einbezieht, als effektiv erwiesen) [L231]

Akute Unterbauchschmerzen

FÜR DIE PRAXIS

Fallbeispiel: Akute Unterbauchschmerzen

Im Rahmen einer Notfallsprechstunde wird eine 25-jährige Studentin vorstellig. Sie klagt über starke Unterbauchschmerzen seit dem Vortag. Die Patientin kann kaum aufrecht stehen und krümmt sich vor Schmerzen. Sie gibt zur Anamnese an, dass die Schmerzen zunächst schleichend begonnen hätten. Es gebe keine erkennbaren verstärkenden Faktoren. Routinemäßig werden ein kleines Blutbild mit CRP sowie ein Schwangerschaftstest durchgeführt. Zudem gibt die Patientin Urin zur Untersuchung ab. Die weiteren Angaben und erhobenen Befunde differenzieren das Beschwerdebild und das weitere Vorgehen in unterschiedliche Richtung:

Differenzialdiagnose Extrauteringravidität

Die Patientin beschreibt ihre Beschwerden als einseitige und stechende Schmerzen. Ferner gibt sie auf Nachfrage an, eine azyklische Schmierblutung vor ein paar Tagen gehabt zu haben. Die letzte reguläre Periodenblutung läge bereits 6–7 Wochen zurück. Des Weiteren sei sie wegen unerfüllten Kinderwunsches in einer Kinderwunschsprechstunde in Behandlung. Weitere Symptome wie Durchfall oder Erbrechen verneint die Patientin.
In der körperlichen und gynäkologischen Untersuchung werden ein Druckschmerz im Unterbauch sowie eine starke Abwehrspannung festgestellt. Laborchemisch zeigt sich ein positiver β-hCG-Test, ohne Infektkonstellation. In der Sonografie ist ein leerer, vergrößerter Uterus ohne Nachweis einer Fruchthöhle erkennbar, während sich im Bereich der rechten Tube eine ringförmige Struktur mit Randperfusion („*Ring of Fire*") zeigt. Zudem ist sonografisch freie Flüssigkeit im Douglas-Raum darstellbar.
Es wird die Indikation zur Laparoskopie gestellt, bei der zunächst versucht wird, die Schwangerschaftsanlage aus der Tube auszumelken bzw. abzusaugen, um die Tube zu erhalten. Ist die Schwangerschaftsanlage jedoch zu groß und eine einfache Entfernung der Anlage gelingt nicht, wird die Tube einseitig entfernt.

Differenzialdiagnose Adnexitis

In der Anamnese gibt die Patientin an, zu Hause erbrochen zu haben. Der Zyklus sei regelmäßig. Zuletzt habe die Patientin vor 5 Tagen ungeschützten Verkehr mit einem neuen Partner gehabt. Es besteht eine Temperaturerhöhung von 38,3 °C. Palpatorisch zeigen sich eine Abwehrspannung und seitenbetonter Unterbauchdruckschmerz sowie ein Portioschiebeschmerz. Es wird ein mikrobiologischer Abstrich zum Erregernachweis entnommen. In der transvaginalen Sonografie zeigen sich eine Adnexschwellung mit deutlich verdickten Tuben und vergrößerten Ovarien sowie freie Flüssigkeit im Douglas-Raum. In den Laboruntersuchungen sind eine Leukozytose sowie ein CRP-Anstieg auffällig, der β-hCG-Test ist negativ.
Es wird die stationäre Aufnahme der Patientin besprochen und die Einleitung einer intravenösen Antibiotikatherapie, beispielsweise mit einem Cephalosporin (z. B. Cefuroxim). Im Verlauf kann die Umstellung je nach Erregernachweis im Antibiogramm erfolgen. Bei leichter Symptomatik *ohne* Fieber oder pathologische Befunde bei Sonografie und Tastuntersuchung wäre eine ambulante Behandlung der Patientin mit oraler Antibiotikagabe möglich (nach sicherem Ausschluss einer Appendizitis als Differenzialdiagnose).

Operative Intervention bei Extrauteringravidität

Im Fall einer akuten Lebensgefahr und von hämorrhagischem Schock ist die Indikation zur Notfalllaparotomie gestellt. Bei Entfernung der Schwangerschaftsanlage unter Erhalt der Tube besteht ein erhöhtes Rezidivrisiko für eine Extrauteringravidität, sowohl auf der ipsi- als auch auf der kontrateralen Seite.

Postoperativ sollte die Patientin Laborkontrollen zur Bestimmung des β-HCG bis unter die Nachweisgrenze erhalten, um eventuelle Schwangerschaftsresiduen auszuschließen.

Medikamentöse Therapie bei Adnexitis

Bei sexuell übertragbaren Erregern (Chlamydien, Trichomonaden, Gonokokken) sollte auch die Partnerbehandlung besprochen werden.

Ovarialtorsion

FÜR DIE PRAXIS

Fallbeispiel: Ovarialtorsion

Im Rahmen einer Notfallsprechstunde wird eine 25-jährige Studentin vorstellig. Die Patientin klagt über Unterbauchschmerzen, die nach einer raschen Bewegung (beim Sport) eingesetzt haben und seitdem sehr stark und kolikartig sind. Der Zyklus sei regelmäßig. Es zeigen sich unauffällige Ergebnisse in den Laboruntersuchungen und beim Urinstreifentest sowie ein negativer Schwangerschaftstest. Von vaginal ist eine Resistenz im rechten Unterbauch palpabel, welche die Patientin als stark schmerzhaft beschreibt.
Transvaginalsonografisch zeigt sich eine glattwandige Raumforderung in der zugeordneten Adnexloge. Mittels Dopplersonografie wird eine fehlende Perfusion des Ovars rechts erkennbar. Es ist nun die sofortige Laparoskopie mit Detorquierung des Ovars notwendig, das durch eine Drehung um die eigene Achse die A. und V. ovarica abgeklemmt hat.

Oft berichten Patientinnen bei einer Ovarialtorsion über einen zeitlichen Zusammenhang mit Sport oder Geschlechtsverkehr.

CAVE

Ovarialtorsion – Gefährdung der Fertilität

Die besondere Gefahr einer Stieldrehung besteht in der hämorrhagischen Infarzierung und irreversiblen Nekrose des Ovars. Bei Nekrose muss ggf. die Indikation zur Ovar-/Adnexektomie gestellt werden.

Postpartale Unterbauchschmerzen

FÜR DIE PRAXIS

Fallbeispiel: Postpartale Unterbauchschmerzen

Endomyometritis

Die Patientin berichtet, vor einigen Tagen per Kaiserschnitt entbunden zu haben. Sie habe generell wenig Wochenfluss gehabt, seit 2 Tagen rieche dieser jedoch zunehmend übel. Neben einem allgemeinen Krankheitsgefühl seien auch stirnbetonte Kopfschmerzen aufgetreten. Die Patientin hat febrile Temperatur (38,5 °C) sowie erhöhte Infektparameter.
Palpatorisch zeigt sich ein Uteruskantenschmerz, es wird ein mikrobiologischer Abstrich aus der Zervix entnommen. Vaginalsonografisch ergibt sich der Verdacht auf Plazentareste im Cavum.
Mit der Patientin wird der Beginn einer intravenösen antibiotischen Therapie mit Cephalosporinen, z. B. Cefuroxim, oder Piperacillin/Tazobactam besprochen, im Verlauf kann die Umstellung je nach mikrobiologischem Erregerspektrum erfolgen. In Anbetracht von Plazentaresten wird auch die instrumentelle Nachtastung geplant.

CAVE

Endomyometritis

In seltenen Fällen kann es im Rahmen der Endomyometritis zu einer Keimaszension kommen mit Adnexitis bis zur Durchwanderungsperitonitis, welche unbehandelt in die Puerperalsepsis mit Gefahr eines septischen Schocks sowie eines Multiorganversagens führen kann.

Chronische Unterbauchschmerzen

FÜR DIE PRAXIS

Fallbeispiel: Chronische Unterbauchschmerzen

Vorstellig wird eine 36-jährige Frau, als Angestellte tätig, und berichtet über Unterbauchschmerzen seit knapp 8 Monaten. Die weiteren Angaben und erhobenen Befunde differenzieren das Beschwerdebild und das weitere Vorgehen in unterschiedliche Richtung:

Differenzialdiagnose Myome

Die Patientin berichtet zudem von Blutungsstörungen im Sinne von Zyklusunregelmäßigkeiten mit Zwischenblutungen, sowie sehr starken Periodenblutungen. Hin und wieder spüre sie auch Druck auf Blase oder Darm. Bei der vaginalen Tastuntersuchung zeigt sich ein deutlich vergrößerter, knolliger Uterus. Im Vaginalschall sind mehrere inhomogen-echoarme Tumore am Uterus darstellbar, an verschiedenen Lokalisationen, ohne Malignitätszeichen. Zu den Optionen der konservativen Therapie und operativen Maßnahmen s. ➤ Kap. 3.2.2 ("Myome und Blutungsstörungen").

Differenzialdiagnose Endometriose

Die Patientin gibt an, unter Menstruationsbeschwerden wie prä- und postmenstruellen Schmerzen sowie Zyklusstörungen zu leiden. Darüber hinaus habe die Patientin Beschwerden beim Geschlechtsverkehr. Diese belasten ihre aktuelle Beziehung sehr. In der transvaginalen Sonografie zeigt sich im Bereich des rechten Ovars eine homogen-echoarme, zystische Raumforderung von 5 cm. Aufgrund der Symptomatik und des sonografischen Befundes wird die Verdachtsdiagnose einer Endometriose gestellt. Zu den weiteren Maßnahmen, Optionen der konservativen Therapie und operativen Maßnahmen s. ➤ Kap. 3.2.3.

Beschwerden und Komplikationen könnrch Druck auf Nachbarorgane entstehen. Diese äußern sich in Obstipation oder Pollakisurie. Darüber hinaus kann es zu einer Blutungsanämie durch Hypermenorrhö sowie Sterilität durch Kompression des Cavum uteri kommen.

Myome

Beschwerden und Komplikationen können durch Druck auf Nachbarorgane entstehen. Diese äußern sich in Obstipation oder Pollakisurie. Darüber hinaus kann es zu einer Blutungsanämie durch Hypermenorrhö sowie Sterilität durch Kompression des Cavum uteri kommen.

CAVE

Vorsicht ist bei schnell wachsenden Myomen oder Malignitätszeichen (sonografisch zentrale Hyperperfusion, unscharfe Begrenzung) geboten, dahinter kann sich ein seltenes Sarkom des Uterus verbergen.

Endometriose

PATIENTINNENBERATUNG

Endometriose

Bei der Endometriose handelt es sich um eine Erkrankung, bei der Gebärmutterschleimhaut außerhalb des Uterus, intra- oder extragenital, zu finden ist. Die Endometriose kann auch in Peritoneum, Blase, Darm, Vagina, bis hin zu Zwerchfell, Lunge und Gehirn vorkommen und dort entsprechende Beschwerden auslösen. Häufig ist mit Rezidiven zu rechnen. Meist zeigt sich eine vollständige Symptombesserung in der Menopause, da Endometriose eine hormonabhängige Erkrankung ist. Komplikationen der Endometriose können Sterilität und Adhäsionen sein, die wiederum selbst chronische Unterbauchschmerzen hervorrufen können; ein Befall von Darm und Blase beispielsweise kann auch dort Symptome hervorrufen wie Obstipation oder Ileussymptomatik.

Oft ist eine rein somatische Behandlung für die Patientinnen nicht ausreichend. Als Komorbiditäten kommen gehäuft Depressionen sowie Suchterkrankungen vor. Eine ausführliche Anamnese und die Evaluation einer psychischen Mitbetreuung sind daher essenziell.

FÜR DIE PRAXIS

Online-Literaturempfehlungen (Zugang 21.02.2022)

Chronic Pelvic Pain Syndrome – Erfindung oder Realität?
URL:https://www.google.de/url?sa=t&rct=j&q=&esrc=s&source=web&cd=&cad=rja&uact=8&ved=2ahUKEwjAmtXz8tv1AhWtivOHHagJBqYQFnoECAwQAQ&url=https%3A%2F%2Ffrauenheilkunde-aktuell.ch%2Fde%2Ffachmagazin%2Fausgaben%2F2019-01%2Ffrauenheilkunde-aktuell-2019-01.pdf&usg=AOvVaw3Xqh_NxOZTw71LiIXSQOxO
Notfallmedizin in der Frauenheilkunde. Akuter Unterbauchschmerz. Vorgehen in der Praxis
URL:https://www.google.de/url?sa=t&rct=j&q=&esrc=s&source=web&cd=&ved=2ahUKEwiE4sHU89v1AhUrgP0HHS8ABsQFnoECAwQAQ&url=https%3A%2F%2Fwww.rosenfluh.ch%2Fmedia%2Fgynaekologie%2F2013%2F04%2Fakuter_unterbauchSERIEnotfallmedizin413.pdf&usg=AOvVaw0I6iw-liTvlQov-b3Et6Ah
Abklärung des rechtsseitigen Unterbauchschmerzes
URL: https://www.aerzteblatt.de/archiv/64648/Abklaerung-des-rechtsseitigen-Unterbauchschmerzes
Differenzialdiagnostik bei akuten Unterbauchschmerzen und bei akutem Abdomen in der Gynäkologie
URL: http://www.thieme-connect.com/products/ejournals/pdf/10.1055/s-2008-1076996.pdf

5.3 Harn(in)kontinenz

Christl Reisenauer

Kernaussagen

- Harninkontinenz kann die Lebensqualität der Betroffenen erheblich beeinträchtigen.
- Nach einer individualisierten Harninkontinenzdiagnostik kann eine Behandlung eingeleitet werden.
- Eine konservative Therapie der Harninkontinenz geht stets einer operativen Behandlung voraus.
- Individualisierte Therapieoptionen der Harninkontinenz stehen in jedem Lebensalter zur Verfügung.

5.3.1 Definition

Die Harninkontinenz ist definiert als jeglicher unfreiwilliger Urinabgang [1].

Es wird zwischen folgenden Hauptformen der Harninkontinenz unterschieden:

- Die **Belastungsinkontinenz** ist wird definiert als ein unwillkürlicher Urinverlust bei körperlicher Anstrengung (z. B. Husten, Niesen, Sport) ohne Harndrang.
- Die **Dranginkontinenz** ist definiert als ein unwillkürlicher Urinverlust, der von imperativem Harndrang begleitet ist oder diesem folgt.
- Die **Mischharninkontinenz** beinhaltet die Symptome sowohl der Belastungs- als auch der Dranginkontinenz [2].

5.3.2 Epidemiologie, Pathophysiologie, Risikofaktoren

Harninkontinenz führt zur Beeinträchtigung des sozialen, psychischen und beruflichen Wohlbefindens.

Epidemiologisch tritt die Belastungsinkontinenz mit einer Prävalenz von bis zu 57 % am häufigsten auf [3]. Die Dranginkontinenz macht zwischen 14 % und 26 % aus, der Anteil an gemischter Inkontinenz liegt zwischen 22 % und 55 % [3, 4]. Harninkontinenz kann in jedem Lebensalter auftreten, wobei die Prävalenz und das Ausmaß der Harninkontinenz bei Frauen mit zunehmendem Alter ansteigen [5].

Die Verteilung der verschiedenen Harninkontinenzformen unterscheidet sich mit dem Alter. Bei älteren Frauen dominiert die Mischinkontinenz und die überaktive Blase [3, 6, 7, 8], bei jüngeren dagegen die Belastungsinkontinenz [9, 10, 11].

Ursache für die Belastungsinkontinenz ist ein insuffizienter Verschlussmechanismus der Harnröhre. Bei intakter Anatomie gehören Blase und Urethra dem abdominopelvinen Gleichgewicht an. Neben der passiven Übertragung des intraabdominalen Druckes auf den proximalen Teil der Urethra kommt es unter körperlicher Anstrengung zu einer aktiven Kontraktion der quergestreiften Urethra- und Beckenbodenmuskulatur mit daraus resultierender Anhebung der Urethra. Der Harnröhrenverschlussdruck selbst setzt sich aus mehreren Komponenten zusammen: aus dem Tonus der quergestreiften und der glatten Muskulatur, der vaskulären Komponente und den elastischen und kollagenen Bindegewebskomponenten der Urethra und des Beckenbodens. Alle diese Komponenten sind Alterungsprozessen unterworfen.

Als Ursache für die Dranginkontinenz wird ein Ungleichgewicht zwischen afferenten stimulierenden (vesikalen) Impulsen einerseits und efferenten hemmenden (zentralnervösen) Impulsen andererseits angesehen.

Mögliche Risikofaktoren für die Entwicklung einer Harninkontinenz sind: Alter, Schwangerschaft, Parität, Menopause, kognitive Beeinträchtigung, erbliches Risiko etc. Übergewicht und Diabetes mellitus Typ 2 gelten als unabhängige Risikofaktoren für eine Harninkontinenz [12, 13, 14]. Es scheint, dass die Prävalenz der überaktiven Blase und auch die der Belastungsinkontinenz proportional mit dem BMI zunimmt [15].

5.3.3 Klinik

Bei der Belastungsinkontinenz handelt es sich um einen unwillkürlichen Harnverlust bei körperlicher Anstrengung ohne vorangehenden Harndrang. Eine intraabdominale bzw. extravesikale Drucksteigerung ist der Auslöser für den Urinverlust. Der Beginn der Inkontinenz ist allmählich, in relativ kleinen Mengen, hauptsächlich in Phasen besonderer Belastung und mit Remissionen.

Bei der Dranginkontinenz erfolgt der Harnabgang unabhängig von einer körperlichen Belastung mit Vorankündigung und in größeren Mengen. Provozierend wirken Genussmittel, kalte Getränke, Wassergeräusche, kalte Füße. Häufig schaffen es die Frauen beim Verspüren des Harndrangs nicht bis zur Toilette. Typisch sind tagsüber häufige Miktionen (stündlich oder sogar noch häufiger) und mehrere Blasenentleerungen in der Nacht.

5.3.4 Diagnostik

Die Erhebung einer **ausführlichen Anamnese** ist der grundlegende Schritt bei der Abklärung der Harninkontinenz. Die Anamnese soll Art, Auslösemechanismen, Zeitpunkt und Ausmaß des Urinverlusts erfassen. Die Erhebung der geburtshilflichen und gynäkologischen Anamnese, die Nachfrage nach relevanten Begleiterkrankungen, die Medikamentenanamnese sowie frühere Therapien sind unerlässlich. Der Grad der Beeinträchtigung der Lebensqualität der Betroffenen und somit der Leidensdruck sowie die erwarteten Therapieziele der Patientin sind zu erfragen [16].

Die **klinische Untersuchung** ist ebenfalls ein wichtiger Teil der Abklärung der Harninkontinenz. Im Rahmen der urogynäkologischen Untersuchung ist auf einen Urinaustritt aus der Harnröhre beim Husten zu achten. Veränderungen der Scheide (Östrogenstatus) und das Vorliegen einer genitalen Senkung (Deszensus, Prolaps) sollen ebenfalls Berücksichtigung finden. Eine Palpation der Beckenbodenmuskulatur mit Überprüfung der Kontraktionsfähigkeit ist eine essenzielle Untersuchung, die mithilfe des Oxford-Grading-Systems auch semiquantifiziert werden kann.

Das **Blasentagebuch** enthält Informationen zu Flüssigkeitsaufnahme, Zeiten der Miktion, Miktionsvolumen, Inkontinenzepisoden, Verwendung von Vorlagen, Ausmaß von Harndrang und Ausmaß von Harninkontinenz.

Im Rahmen der Abklärung bei Harninkontinenz soll eine **Urinuntersuchung** zum Ausschluss einer Infektion routinemäßig erfolgen.

CAVE

Das Vorliegen eines symptomatischen Harnwegsinfektes verschlechtert die Symptome einer Harninkontinenz.

Die **urodynamische Untersuchung** dient der Objektivierung und Quantifizierung des Beschwerdebildes, der Zuordnung von Symptomatik und Pathophysiologie sowie der Identifizierung von Risikofaktoren, die entscheidenden Einfluss auf den Therapieerfolg oder mögliche Komplikationen haben [17]. Allerdings ist eine Diagnosestellung allein durch die Urodynamik nicht möglich und bedarf der Beurteilung im Kontext mit Symptomen und klinischen Befunden.

Die **Urethrozystoskopie** stellt eine optionale Untersuchung bei der Abklärung der Harninkontinenz der Frau dar und gehört nicht zur Basis- bzw. Routineuntersuchung. Die Urethrozystoskopie sollte aber bei Patientinnen durchgeführt werden, welche Auffälligkeiten in der Anamnese bzw. der Basisdiagnostik zeigen oder bei denen die Erst- und Zweitlinientherapie der Harninkontinenz nicht erfolgreich war.

Der **Ultraschall** ist in der Diagnostik der weiblichen Harninkontinenz das wichtigste bildgebende Verfahren.

5.3.5 Differenzialdiagnose

Der unfreiwillige Urinabgang muss vom Schwitzen oder vaginalem Ausfluss unterschieden werden. Bei der **extraurethralen Harninkontinenz** findet sich ein stetiger vaginaler (und/oder rektaler) Urinverlust ohne Zusammenhang mit Drangsymptomen oder körperlicher Aktivität. Ursache sind hier Fistelbildungen oder ein ektop mündender Ureter.

5.3.6 Therapie

In der klinischen Praxis ist es üblich, dass nicht-chirurgische Therapien in der Behandlung der Harninkontinenz zuerst eingesetzt werden.

FÜR DIE PRAXIS

Bei Mischharninkontinenz sollte das subjektive Hauptsymptom der Patientin vorrangig therapiert werden.

Konservative Behandlung

Die konservativen Maßnahmen umfassen:
- Verbesserung von Begleiterkrankungen,
- Lebensstilveränderungen (z. B. Gewichtsabnahme),
- Blasentraining,
- Beckenbodentraining evtl. mit zusätzlicher Elektrostimulation,
- Pessare wirken durch die Stabilisierung der Urethra und eine Erhöhung des urethralen Widerstandes,
- medikamentöse Behandlung.

Antimuskarinika (z. B. Darifenacin, Fesoterodin, Solifenacin, Tolterodin, Trospiumchlorid, Propiverin und Oxybutynin) stellen mit eine der wichtigsten Optionen bei der medikamentösen Behandlung der Dranginkontinenz dar. Allen gemeinsam ist die inhibitorische Wirkung auf die muskarinischen Rezeptoren der Detrusorzellen. Die Häufigkeit des imperativen Harndrangs, die der täglichen und nächtlichen Miktionen wird signifikant reduziert und das Miktionsvolumen erhöht. Zu den Nebenwirkungen der Antimuskarinika zählen: Mundtrockenheit, Obstipation, Akkomodationsstörungen, kognitive Einschränkungen, Tachykardie und Fatigue. Generell haben IR (immediate Release)-Formulierungen höhere Raten an Nebenwirkungen als ER (extended Release)- oder transdermale Formulierungen.

Eine Therapie mit Antimuskarinika bei älteren Patientinnen ist aufgrund zunehmender Prävalenz der Dranginkontinenz mit höherem Alter von hoher klinischer Relevanz. Medikamentenverträglichkeit, -dosierung und Wechselwirkungen müssen daher sehr sorgsam berücksichtigt werden. Mit Ausnahme von Oxybutynin oral sind Antimuskarinika auch bei älteren Patientinnen mit Ko-Morbiditäten effektiv und sicher anzuwenden.

FÜR DIE PRAXIS

Aufgrund zahlreicher Ko-Medikamente mit anticholinerger Wirkung ist bei Polymedikation eine Prüfung der Medikamenteninteraktion unabdingbar, um die „anticholinerge Last" der Patientinnen nicht zu stark zu erhöhen.

Die β3-Adrenorezeptoren befinden sich vor allem in der glatten Muskulatur der Harnblase und induzieren dort bei Stimulation eine Relaxation desselben. β3-Adrenorezeptoragonisten (Mirabegron) sind gleichwertig mit Anwendungen von Antimuskarinika in der Verbesserung der Dranginkontinenz, jedoch ohne Beeinträchtigung der Blasenkontraktilität (Restharn). Als unerwünschte Nebenwirkung ist eine mögliche Blutdruckerhöhung zu beachten [18].

Eine längerfristige vaginale Östriolgabe wird bei postmenopausalen Frauen mit Harninkontinenz (insbesondere mit Dranginkontinenz) empfohlen.

Operative Behandlung

Die operative Therapie der Dranginkontinenz ist dann indiziert, wenn konservative Therapiemaßnahmen nach adäquater Therapiedauer nicht zum gewünschten Erfolg führen oder infolge von Nebenwirkungen abgesetzt werden müssen.

Injektionen von Onabotulinumtoxin A in die Harnblasenwand sind eine wirksame minimalinvasive operative Therapie der therapierefraktären überaktiven Blase. Es werden sowohl die Inkontinenz- und Drangepisoden als auch die Miktionsfrequenz am Tag und in der Nacht signifikant reduziert sowie die Lebensqualität insgesamt verbessert [18].

Weltweit ist nur Onabotulinumtoxin A zur operativen Therapie der überakiven Blase zugelassen. Die zugelassene Dosis liegt bei 100 Einheiten (U) Onabotulinumtoxin A. Die Wirkung setzt ca. 14 Tage nach Injektionen ein und hält im Mittel 6 Monate an.

Zur operativen Behandlung der überaktiven Blase werden neben den Onabotulinumtoxin A-Injektionen auch die sakrale Neuromodulation (Beckenbodenschrittmacher) oder die perkutane tibiale Nervenstimulation angewendet, mit denen das Ungleichgewicht von stimulierenden und hemmenden Kontrollsystemen der Harnblase durch direkte oder indirekte Beeinflussung der Funktion der Harnblasennerven behandelt wird [18].

PATIENTINNENBERATUNG

Jeder Operation sollte ein ausführliches Gespräch mit der Patientin vorangehen, in dem sie über die Gründe und Ziele des operativen Eingriffs, die Vorteile/den Nutzen und mögliche Eingriffskomplikationen informiert wird. Genauso wichtig ist die Besprechung der Vor- und Nachteile alternativer Therapieoptionen, sofern diese verfügbar sind.

Zu der operativen Therapie der Belastungsinkontinenz zählen:
- spannungsfreie suburethrale Bänder (z. B. TVT),
- Kolposuspension,
- autologe Faszienschlingen,
- Bulking Agents (Bulkamid) und
- der artifizielle Sphinkter [18].

Die meisten operativen Eingriffe sind im Rezidivfall weniger erfolgversprechend und gehen mit höheren Komplikationsrisiken einher.

AUS DER FORSCHUNG

Patientinnen sollen aufgeklärt werden, dass ein operativer Eingriff bei Mischharninkontinenz mit geringer Wahrscheinlichkeit so erfolgreich ist wie bei reiner Belastungsharninkontinenz und dass eine alleinige therapeutische Maßnahme bei Mischharninkontinenz nicht ausreichend sein könnte.

Prävention

Eine präpartale Physiotherapie wirkt präventiv in Bezug auf eine Harninkontinenz, die postpartal eintreten könnte [19, 20, 21].

Studienergebnisse zeigen schon seit Längerem eine niedrigere Prävalenz bzw. Inzidenz einer Harninkontinenz bei Frauen, die per Sectio entbunden worden sind. Eine elektive Sectio kann jedoch kein pauschales Instrument einer Beckenbodenprotektion und damit auch nicht einer Prävention der Harninkontinenz darstellen. Erstrebenswert ist die Identifikation eines Hochrisikokollektivs, um im Kontext aller maternalen und fetalen Risiken gemeinsam mit der werdenden Mutter eine Entscheidung bezüglich des Entbindungsmodus zu treffen [22, 23]. Ein erstes validiertes Tool hierzu ist bereits publiziert (UR-CHOICE) [24].

5.4 Osteoporose

Friederike Thomasius, Peyman Hadji

Kernaussagen

- Osteoporose gehört zu den häufigsten Erkrankungen im Alter > 50 Jahren.
- Östrogenmangel führt zu Knochenmassenverlust.
- Die postmenopausale Hormonersatztherapie (HRT) ist eine Form der Osteoporoseprävention und -therapie.
- Osteoporose ist eine chronische Erkrankung.
- Die Osteoporose kann auch Spätfolge einer Tumortherapie sein.
- Die Therapie mit Aromatasehemmer erhöht das Frakturrisiko.
- Neben der frakturrisikosenkenden Therapie sind die basistherapeutischen Maßnahmen:
  - ausreichende Versorgung mit Kalzium und Vitamin D,
  - Muskeltraining,
  - Beeinflussung reversibler Risikofaktoren.

5.4.1 Definition

Osteoporose ist eine systemische Skeletterkrankung, die durch eine niedrige Knochenmasse und eine mikroarchitektonische Verschlechterung des Knochengewebes charakterisiert ist [1]. Der Knochen hat weniger Substanz und Struktur, und beides erhöht die Frakturanfälligkeit. Diese Frakturanfälligkeit zu diagnostizieren ist Ziel der Osteoporosediagnostik. Die Frakturanfälligkeit erklärt sich aber nicht allein aus der Knochenmasse, die mittels einer Knochendichtemessung bestimmt wird. Messergebnisse der Knochendichte (BMD) sind mit dem Frakturrisiko assoziiert, aber trotz eines starken Zusammenhangs zwischen BMD und Frakturrisiko werden weniger als die Hälfte der frakturgefährdeten Patientinnen durch eine einzelne DXA-Messung (Dual-Energy-X-Ray-Absorptiometrie) identifiziert. Die Sensitivität der Methode Knochendichtemessung in der Frakturrisikobestimmung *allein* ist also gering [2,3].

Das Frakturrisiko, das die Osteoporose kennzeichnet, ist komplexer und von diversen Faktoren abhängig. Aus dieser Kenntnis wurden zur Vorhersage von Frakturen Risikomodelle entwickelt, mit denen unter Berücksichtigung von Alter, Geschlecht, DXA-Messergebnis und klinischen Risikofaktoren das Frakturrisiko für Wirbelkörperfrakturen (klinisch und radiologisch) und Hüftfrakturen vorhergesagt werden können.

MERKE

Osteoporose ist mehr als eine niedrige Knochendichte, sie ist eine multifaktorielle Erkrankung.

FÜR DIE PRAXIS

Das Frakturrisiko lässt sich nicht allein durch die Knochendichte vorhersagen.
Die Knochendichtemessung ist aber essenzieller Bestandteil der Osteoporosediagnostik.
Wichtig ist zusätzlich die Erhebung und Berücksichtigung von Risikofaktoren, die das Frakturrisiko individuell bei Vorliegen erhöhen.

5.4.2 Epidemiologie, Risikofaktoren, Pathophysiologie

Die Osteoporose gehört zu den häufigsten Erkrankungen im Alter > 50 Jahre. Jede zweite Frau erleidet nach dem Eintritt der Menopause bis zum Lebensende eine Fragilitätsfraktur [4]. Das Risiko, eine durch Osteoporose bedingte Fraktur nach der Menopause innerhalb eines Jahres zu erleiden, liegt damit höher als die Risiken für Myokardinfarkt, Schlaganfall und Mammakarzinom zusammengenommen [5].

Osteoporose ist aber keine auf Frauen begrenzte Erkrankung, auch Männer sind betroffen. Für Deutschland belegen Daten des Statistischen Bundesamtes, dass im Jahr 2019 insgesamt 688.403 Frakturen registriert wurden. Dies zeigt im Vergleich zu 2009 eine Zunahme der Inzidenz um 14 % auf 1.014/100.000 Einwohner. Frauen waren häufiger betroffen als Männer (64 %, 1.263/100.000 weibliche Bevölkerung gegenüber 36 %, 755/100.000 männliche Bevölkerung). 59 % aller Frakturen (3.059/100.000 Einwohner) traten bei PatientInnen im Alter von über 70 Jahren auf. Die höchste Inzidenz war bei Frauen in der Altersgruppe über 90 Jahre mit 10.286/100.000 weiblichen Einwohnern, gefolgt von Männern in der Altersgruppe über 90 Jahre mit 4.999/100 000 männlichen Einwohnern [6] zu verzeichnen.

Diese Entwicklung der zunehmenden Inzidenzen wurde bereits aus Krankenkassendaten 2013 prognostiziert, damals mit der Vorhersage, dass 885.000 neue Fälle pro Jahr in ganz Deutschland zu erwarten sind. Diese Vorhersage wurde ohne Berücksichtigung der nicht diagnostizierten und unbehandelten Fälle im damaligen Datensatz vorgenommen, sodass weiterhin oder heute noch mehr als vor 12 Jahren von einer hohen Dunkelziffer nicht-diagnostizierter Osteoporosepatienten auszugehen ist [7]. Derzeit sind weltweit 200 Millionen Menschen von Osteoporose betroffen.

Pathophysiologie der postmenopausalen Osteoporose

Der Eintritt der Menopause und das ansteigende Frakturrisiko sind im Leben einer Frau aneinandergekoppelt. Hierbei sind verbindende Glieder die versiegende Ovarialfunktion und das Absinken des Östrogenspiegels. Der Knochenstoffwechsel wird vornehmlich durch Sexualhormone reguliert und insbesondere durch Östrogen. Das Wirkprinzip von Östrogen auf den Knochen beruht darauf, dass es die Anzahl der Osteoblasten (knochenaufbauende Zellen), der Osteoklasten (knochenabbauende Zellen) und der Osteozyten (in die Knochenmatrix abgesenkte Osteoblasten mit koordinierender Funktion u. a. für die Sensibilität des Knochens auf mechanische Signale) moduliert.

Unter Einwirkung von Östrogen wird das gesamte Skelettsystems alle 10 Jahre erneuert. Jedoch wird die Osteoklastendifferenzierung durch das Absinken des Östrogenspiegels erhöht. Hierdurch wird das Gleichgewicht zwischen Knochenerneuerung und -abbau verschoben, sodass Knochenmasse verloren geht. Jede Frau verliert somit nach Eintritt der Menopause Knochenmasse, nur das Ausmaß des Knochenmassenverlustes ist individuell unterschiedlich.

In der Pathophysiologie der Osteoporose spielen zudem das Frakturrisiko erhöhende Faktoren eine wichtige Rolle. Verschiedene Erkrankungen, Therapien und eine genetische Prädisposition erhöhen das individuelle Frakturrisiko postmenopausal in unterschiedlichem Ausmaß. ➤ Tab. 5.10 zeigt die Risikofaktoren, die in der S3-Leitlinie zur Diagnostik und Therapie der postmenopausalen Osteoporose aufgeführt sind [8]; jeder einzelne Faktor erhöht das individuelle Frakturrisiko mindestens um den Faktor 2.

LEITLINIEN

Risikofaktoren, die in der S3-Leitlinie zur Diagnostik und Therapie der postmenopausalen Osteoporose aufgeführt sind [8]; jeder einzelne Faktor erhöht das individuelle Frakturrisiko mindestens um den Faktor 2.

Tab. 5.9 Frakturrisikofaktoren bei Frauen nach der Menopause nach DVO (Dachverband Osteologie e. V.; Leitlinie zur Diagnostik und Therapie der postmenopausalen Osteoporose, Kitteltaschenversion) [8] [W1205]

Frakturen	• Niedrigtraumatische singuläre Wirbelkörperfraktur 2. Grades oder multiple Wirbelkörperfrakturen 1. Grades, sofern andere Ursachen nicht wahrscheinlicher sind • Klinisch manifeste niedrigtraumatische singuläre Wirbelkörperfraktur 1. Grades mit Deckplattenimpression, sofern andere Ursachen nicht wahrscheinlicher sind (ohne Klinik: Einzelfallentscheidung) • Niedrigtraumatische nicht-vertebrale Frakturen (mit Ausnahme von Finger-, Zehen-, Schädel- und Knöchelfrakturen)
Endokrinologische Erkrankungen	• Cushing-Syndrom und subklinischer Hyperkortisolismus • Primärer Hyperparathyreoidismus • Wachstumshormonmangel bei Hypophyseninsuffizienz • Männlicher Hypogonadismus • Subklinische und manifeste Hyperthyreose • Diabetes mellitus Typ 1 • Diabetes mellitus Typ 2 • Hyperthyreosis factitia, sofern persistierend
Rheumatologische Erkrankungen	• Rheumatoide Arthritis • Spondylitis ankylosans • Systemischer Lupus erythematodes
Gastroenterologische Erkrankungen	• Zöliakie • Billroth-II-Magenresektion oder Gastrektomie

5

Tab. 5.9 Frakturrisikofaktoren bei Frauen nach der Menopause nach DVO (Dachverband Osteologie e. V.; Leitlinie zur Diagnostik und Therapie der postmenopausalen Osteoporose, Kitteltaschenversion) [8] [W1205] *(Forts.)*

Neurologische/ Psychiatrische Erkrankungen	• Epilepsie und Antiepileptika • Schizophrenie • Apoplektischer Insult • Alzheimer Erkrankung • Morbus Parkinson • Depression
Andere Erkrankungen	• Herzinsuffizienz • Monoklonale Gammopathie unklarer Signifikanz • Alkohol und alkoholische Lebererkrankung • Anorexia nervosa • Rauchen und chronisch obstruktive Atemwegserkrankung (COPD)
Frakturrisiken durch eine medikamentöse Therapie	• Hormonablative Therapie, männlicher Hypogonadismus anderer Ursache • Aromatasehemmer • Eine bestehende oder geplante Therapie mit Glukokortikoiden ≥ 2,5 mg/d Prednisolonäquivalent über mehr als 3 Monate • Hochdosierte Glukokortikoide inhalativ • Therapie mit Thiazolidindionen (Glitazonen) • Medikamente, die Stürze begünstigen • Antidepressiva • Antiepileptika • Opioide • Protonenpumpenhemmer bei chronischer Einnahme
Allgemeine Risikofaktoren	• Proximale Femurfraktur bei Vater oder Mutter • Multiple intrinsische Stürze oder hohes Sturzrisiko • Immobilität
Alter per se ab dem 70. Lebensjahr	
Anmerkung zur Kurzversion: Für alle Einzelheiten, Besonderheiten und Einschränkungen ist die Langfassung zu beachten (www.dv-osteologie.org). Die Leitlinie gilt für postmenopausale Frauen und Männer ab 50 Jahre, aber nicht bei Niereninsuffizienz mit GFR < 30 ml/min/1,73Ko. Bei sekundären Formen sind Besonderheiten zu beachten, die hier nicht dargestellt sind.	

Liegt einer dieser Frakturrisikofaktoren vor, so ist die Indikation zur Knochendichtemessung und Bestimmung der Knochendichte gegeben.

Zusätzlich hervorzuheben sind zudem Risikofaktoren, die speziell die Frauengesundheit betreffen, da sie Wirkung auf den endogenen Östrogenspiegel haben. Dies sind die verfrüht eingetretene oder therapeutisch bedingte Menopause, Chemotherapie, postmenopausale Aromatasehemmertherapie und prämenopausale Tamoxifen- und GnrH-Analoga-Therapie, da sie einen Knochenmassenverlust, teils auch stärkeren Ausmaßes, bedingen, was wiederum das Frakturrisiko erhöht.

Spezielle Risikofaktoren mit Blick auf die Frauengesundheit

Vasomotorische Symptomatik

Ein Frakturrisikofaktor, der in den osteologischen Leitlinien nicht genannt wird, der aber mit dem Östrogenmangel verbunden ist, ist die vasomotorische Symptomatik (VMS), die mehr als 60 % aller Patientinnen in der Perimenopause entwickeln. Dass ein Zusammenhang zwischen dem Grad der Ausprägung der vasomotorischen Symptomatik und der des Knochenmassenverlustes existiert, ist wissenschaftlich hinreichend untersucht. Studien belegen, dass die Frauen, die eine moderate bis stark ausgeprägte vasomotorische Symptomatik in der Perimenopause entwickeln, diejenigen sind, bei denen ein höherer Knochenmasseverlust im Bereich der Hüfte und der Wirbelsäule zu verzeichnen ist [11]. Ein Zusammenhang zwischen vasomotorischer Symptomatik und erhöht liegendem vertebralem Frakturrisiko konnte nicht nachgewiesen werden, jedoch zu einem erhöht liegenden Oberschenkelhalsbruchrisiko.

Daten der Women Health Initiative-Studie [12] belegen in einer Posthoc-Analyse, dass bei moderater bis schwerer vasomotorischer Symptomatik das Oberschenkelhalsbruchrisiko um den Faktor 1,78 erhöht liegt, also 78 % mehr Frakturen auftreten als ohne diesen Risikofaktor. Der zugrunde liegende Pathomechanismus für den Knochenmassenverlust ist wie bereits weiter oben ausgeführt im Absinken des endogenen Östrogenspiegels zu finden.

Tumorerkrankung

Mit zunehmender Überlebenszeit bei Tumorerkrankungen wächst die Zahl der Patientinnen an, die an einer Spätfolge der Tumortherapie erkranken wird. Eine Spätfolge kann das Auftreten einer Osteoporose sein, da Chemotherapie oder die therapeutisch bedingte Menopause den Knochenstoffwechsel nachhaltig angreifen. Der Knochen gehört deswegen in den Fokus der Nachsorge aller Tumorpatientinnen, auch in der Gynäkologie; deutlich wird dies am Beispiel Brustkrebs.

Allein die Diagnose invasiver Brustkrebs, unabhängig von der dann folgenden Therapie, ist mit einem konsekutiv erhöht liegenden Frakturrisiko verbunden. Dies trifft sowohl für prämenopausale als auch postmenopausale Frauen zu.

Chemotherapiebedingter Knochenmassenverlust

Der Effekt einer Chemotherapie auf den Knochenstoffwechsel ist sowohl tierexperimentell als auch in klinischen Studien vielfach untersucht worden. Neben den direkten Effekten der verschiedenen Therapien auf den Knochenstoffwechsel stellt vor allem die durch Chemotherapie bedingte, verfrüht eintretende Menopause einen Risikofaktor für den tumortherapiebedingten Knochenmassenverlust dar. Der Effekt einer Chemotherapie auf den Knochen scheint zudem stärker mit Versiegen der ovariellen Funktion zu sein, es gibt aber auch Anhaltspunkte dafür, dass der Einfluss einer Chemotherapie prämenopausal unabhängig von der ovariellen Funktion zum Knochenmassenverlust führt. Prämenopausale Frauen verlieren akzentuiert im Bereich der Lendenwirbelsäule an Knochenmasse. Die häufig parallel zur Chemotherapie notwendige Kortikosteroidtherapie beeinflusst zudem den Knochenstoffwechsel negativ. Auch wenn diese Therapien passager sind, ist der Effekt auf den Knochen nachhaltig.

Adjuvante endokrine Therapie

Zum Hintergrund Die endokrine Therapie verhindert den proliferativen Effekt von Östrogen auf das Brustgewebe. Hierbei bindet entweder der selektive Östrogenrezeptor-Modulator Tamoxifen kompetitiv an den Östrogenrezeptor, die Wirkung von Tamoxifen ist hierbei unabhängig vom zirkulierenden Östrogenlevel, oder die Östrogenkonzentration wird durch Blockierung der Aromatase vermindert. Aromataseinhibitoren (AI) werden in zwei Gruppen unterschieden:

- Typ I (Steroid-Analogon) – Exemestan, und
- Typ II (nicht-steroidal) – Anastrozol und Letrozol.

Alle erhöhen das Frakturrisiko, es besteht kein Unterschied zwischen Steroidanalogon und nicht-steroidaler AI hinsichtlich des Frakturrisikos.

Die Wahl der endokrinen Therapie richtet sich nach dem Menopausenstatus, der Tumorcharakteristik und bestehenden Kontraindikationen für eine Therapie. Prämenopausal liegen hohe Östrogenkonzentrationen vor, durch die bestehende Ovarialfunktion. Aus diesem Grunde kommen zur irreversiblen Senkung des Östrogenspiegels operativ die beidseitige Ovarektomie zum Einsatz, alternativ therapeutisch die GnrH-Analoga-Gabe zur Suppression der hypophysären Sekretion von Gonadotropinen in Kombination mit Tamoxifen. Postmenopausal zirkulieren sehr geringe Mengen an Östrogen, die dennoch einen proliferativen Effekt auf das Brustgewebe ausüben können. Aromatasehemmer blockieren die außerhalb des Ovars vorhandene Aromatase und senken so den endogenen Östrogenspiegel.

Auswirkungen einer endokrinen Therapie auf den Knochen

Prämenopausal erhöht Tamoxifen bei Brustkrebspatientinnen das Frakturrisiko, da es anstelle des endogenen Östrogens den Östrogenrezeptor am Knochen besetzt und dort eine geringere protektive Wirkung auf den Knochenstoffwechsel als endogenes Östrogen ausübt. Erfolgt die Tamoxifentherapie in Kombination mit einem GnRH-Analogon (z. B. Goserelin), so kommt es in > 95 % der Fälle zu einer Amenorrhö. Diese führt zu substanziellen Knochenmassenverlusten trabekulär und kortikal und zu Knochenstrukturveränderungen.

Postmenopausal führt die Gabe von Aromataseinhibitoren zu einer Erhöhung des Frakturrisikos. In einer 2011 veröffentlichten Metaanalyse [13] wurde diese Frakturrisikoerhöhung für eine klinische Fraktur mit 45 % beziffert, was einer Number needed to harm von 46 in der untersuchten Population gleichkam. Die Frakturrisikoerhöhung ist hierbei unabhängig davon gewesen, ob Aromataseinhibitoren „up front" oder nach einer primären Tamoxifentherapie verordnet wurden. Und Studiendaten belegen, dass selbst bei Patientinnen mit im Normbereich liegenden Knochendichtewerten ein Anstieg des Frakturrisikos auf 15 % innerhalb von 5 Jahren erfolgt (Daten aus Vergleich Placeboarm zu Denosumab) [14].

5.4.3 Klinik

Knochenmassenverlust verursacht per se keine Schmerzen, weswegen Osteoporose klinisch bis zum Auftreten der ersten Fraktur auch als „silent Disease" bezeichnet wird. Die Fraktur als klinische Ausprägung der Erkrankung verursacht die Schmerzen. Fragilitätsfrakturen bei älteren Frauen führen häufig zu funktionellen Funktionseinbußen, Behinderungen, verminderter Lebensqualität, chronischen Schmerzen und somit in der Summe zu einem erhöhten Morbiditäts- und Mortalitätsrisiko. Weil die meisten Hüftfrakturen bei oft fragilen Frauen im fortgeschrittenen Alter, in der Regel nach dem 80. Lebensjahr, auftreten, muss aufgrund der zunehmenden Gebrechlichkeit und des Funktionsverlusts nach der Hüftfraktur ein beträchtlicher Teil der betroffenen Frauen in ein Pflegeheim umziehen, was zu einem Verlust an Autonomie führt [9]. Deswegen ist Prävention des Knochenmassenverlustes, die Zeichen eines evtl. erhöht liegenden Frakturrisikos anhand der Risikofaktoren zu erkennen und eine Knochendichtemessung zu veranlassen, essenziell für die Knochen- und Frauengesundheit. Allerspätestens die postmenopausale Fraktur sollte Grund sein, einmal im Leben einer Frau die Knochendichtemessung vorzunehmen.

FÜR DIE PRAXIS

Frakturkaskade der postmenopausalen Frau

- Die Frau zwischen 50 und 60 Jahren erleidet am häufigsten eine distale Radiusfraktur, diese Fraktur sollte zu einer Knochendichtmessung führen.

- Im Alter zwischen 60 und Ende 70 Jahren treten die vertebralen Frakturen in den Vordergrund der Häufigkeit von Fragilitätsfrakturen. Akut einsetzende Rückenschmerzen auch ohne erkennbares oder erinnerliches Trauma können hierfür Zeichen sein. Die bildgebende radiologische Diagnostik sollte um eine Knochendichtemessung mittels DXA ergänzt werden.
- Ab dem Alter von 80 Jahren sind Hüftfrakturen neben Wirbelkörperfrakturen dominant, statistisch gesehen liegen bei Patientinnen mit Hüftfraktur prävalent bereits zwei vertebrale Frakturen vor, sie wurden nur nicht diagnostiziert. Im Umkehrschluss heißt dies: Zur Erfassung des klinischen Bildes einer Osteoporose ist nach einer Hüftfraktur eine Röntgenaufnahme der Wirbelsäule in zwei Ebenen empfohlen.

(nach [10])

PATIENTINNENBERATUNG

Erleidet eine postmenopausale Frau einen Knochenbruch, so sollte der Patientin eine Knochendichtemessung mittels dualer Röntgenabsorptiometrie (DXA) zur Abklärung einer möglicherweise bestehenden Osteoporose oder Knochendichteminderung im Sinne einer Osteopenie empfohlen werden, da diese häufig bei Frakturen vorliegen. Ausgenommen von dieser Empfehlung sind Frauen mit Finger-, Zehen-, und Schädelfrakturen.

5.4.4 Diagnostik

Die Diagnostik der Osteoporose beginnt bei der Anamnese. Liegt einer der in ➤ Tab. 5.9 genannten Frakturrisikofaktoren bei einer postmenopausalen Frau vor, so ist die Indikation zur Abklärung eines möglicherweise erhöht liegenden Frakturrisikos gegeben, da das Frakturrisiko bereits aufgrund des vorliegenden Risikofaktors über 20 % (10-Jahres-Frakturrisiko für vertebrale und Oberschenkelhalsfrakturen) liegt. Dies ist die Indikationsschwelle zur Knochendichtemessung, hierfür wird primär die Zwei-Spektren-Röntgenabsorptiometrie = duale Röntgenabsorptiometrie mittels DXA der Lendenwirbelsäule und des Oberschenkelhalses empfohlen.

Bei Hinweisen auf Wirbelkörperfrakturen wie Rückenschmerzen, Körpergrößenverlust von 5 cm ist ggf. eine radiologische Kontrolle der Wirbelsäule indiziert.

Bei Patientinnen > 70 Jahre ist die Abklärung eines möglicherweise erhöht liegenden Sturzrisikos zu erwägen. Hierfür wird ein geriatrisches Assessment empfohlen, spezifisch der „Timed-up and go-" oder „Chair-rising-Test" + „Tandemstand".

Eine grundlegende Labordiagnostik („Basislabor") zur Erfassung laborchemisch erfassbarer Risikofaktoren und sekundärer Osteoporosen sowie differenzialdiagnostisch in Frage kommender anderer Osteopathien und Kontraindikationen für eine medikamentöse Therapie ist essenziell vor Festlegung der Diagnose „postmenopausale Osteoporose".

Tab. 5.10 Basislabor nach DVO-Leitlinie [8] [W1205]

Parameter	Differenzialdiagnostik
Differenzialblutbild	Hinweise auf entzündliche und maligne Erkrankungen oder Zöliakie
Serumkalzium	↑ Primärer Hyperparathyreoidismus oder andere Ursachen einer Hyperkalzämie ↓ z. B. sekundärer Hyperparathyreoidismus, Malabsorption, Hypokalzämie als Kontraindikation für mehrere Osteoporosemedikamente
Serumphosphat	↑ Niereninsuffizienz Stadium IV ↑ sekundärer renaler Hyperparathyreoidismus ↓ Malabsorption
Alkalische Phosphatase (AP) (Serum)	↑ z. B. Osteomalazie ↓ möglicher Hinweis auf das Vorliegen einer Hypophosphatasie
γ-GT	Zur Differenzialdiagnose einer hepatisch bedingten AP-Erhöhung, Hinweis auf Zöliakie oder Alkoholabusus (Sturzrisiko)
BSG/C-Reaktives Protein	↑ Differenzialdiagnose entzündlicher Ursachen von Wirbelkörperdeformitäten, entzündlich-rheumatische Erkrankungen
TSH	Bei Werten < 0,3 mU/l Risikofaktor für Frakturen
Serum-Eiweißelektrophorese, ev. mit Immunfixation optional	Hinweise auf eine monoklonale Gammopathie oder Hypogammaglobulinämie als Hinweis auf MGUS (monoklonale Gammopathie unklarer Signifikanz) oder multiples Myelom bzw. auf eine systemisch entzündliche Erkrankung

FÜR DIE PRAXIS

- Osteoporosediagnostik beschränkt sich nicht auf die Zuweisung zu einer Knochendichtemessung mittels DXA.
- Die Diagnostik der multifaktoriellen Erkrankung Osteoporose schließt die Risikofaktorenerhebung sowie nach Diagnose einer Knochendichteminderung die laborchemische Differenzialdiagnostik der Knochendichteminderung ein.
- Essenziell sind das Erkennen der Risikofaktoren und die Zuweisung zur Osteoporosediagnostik, die Differenzialdiagnostik erfolgt häufig in Kooperation verschiedener Fachdisziplinen wie Innere Medizin, Endokrinologie, Orthopädie, Gynäkologie.

CAVE

Knochendichteminderungen sind nicht spezifisch für eine postmenopausale Osteoporose. Sie können auch bei einer Osteomalazie vorliegen oder einer schweren, sekundären Osteoporose. Deswegen ist die laborchemische Differenzialdiagnostik obligat sowohl vor Festlegung der Diagnose als auch dem Beginn einer Therapie.

5.4.5 Differenzialdiagnose

Da Knochendichteminderungen nicht spezifisch für eine bestehende Osteoporose bis zur erfolgten laborchemischen Differenzialdiagnostik sind, ist die o. g. laborchemische Differenzialdiagnostik von grundlegender Bedeutung. Liegen Faktoren vor, die das Frakturrisiko essenziell beeinflussen, wie Medikationen beispielsweise mit Kortikosteroiden oder entzündliche Erkrankungen, ist Voraussetzung für eine suffiziente Osteoporosetherapie (also eine bestmögliche Senkung des Frakturrisikos) die Minimierung des Einflusses des jeweils zugrundliegenden Risikofaktors. Dies bedeutet für die genannten Beispiele die bestmögliche Reduktion der Kortikosteroiddosierung bzw. die bestmögliche Therapie der entzündlichen Erkrankung. Zudem ist frühzeitig die Einleitung einer spezifischen Osteoporoseprävention notwendig, um das nicht modifizierbare Frakturrisiko zu senken. Eine Osteoporosetherapie wird aber nicht erfolgreich sein, wenn modifizierbare Risikofaktoren nicht verändert werden.

FÜR DIE PRAXIS

Essenzielle Bestandteile der Therapie einer Osteoporose sind die erfolgreiche Behandlung bestehender Grunderkrankungen, die das Frakturrisiko bedingen (z. B. Entzündungsaktivität bei Erkrankungen aus dem rheumatischen Formkreis) und die Beeinflussung modifizierbarer Medikationen (Beispiel Kortikosteroiddosierung oder Protonenpumpenhemmer) sowie allgemeiner Faktoren (Beispiel Untergewicht, Rauchen, kalziumarme Ernährung, Vitamin-D-Mangel).

5.4.6 Therapie

Spezifische Osteoporosetherapie

Bestätigt sich ein messbar erhöht liegendes Frakturrisiko, so ist eine spezifische Osteoporosetherapie nach Leitlinien des Dachverbandes deutschsprachiger Osteologen (DVO) indiziert [8]. Die hierzu geltenden Schwellenwerte der Knochendichtewerte sind in der aktuellen Leitlinie genannt, die aktuell empfohlenen Therapien sind in ➤ Tab. 5.11 aufgeführt und werden mit Ausnahme der Hormontherapie i. d. R. von OrthopädInnen, InternistInnen sowie Hausärztinnen und Hausärzten verordnet.

LEITLINIEN

Die medikamentöse Therapie der Osteoporose nach DVO-Leitlinie fasst ➤ Tab. 5.11 zusammen.

Tab. 5.11 Medikamentöse Therapie der Osteoporose nach DVO-Leitlinie 2017. Belegte Wirksamkeit bei Frauen [8] [W1205]

Frakturreduktion	Wirbelkörper	periphere Frakturen	proximale Femurfrakturen
Bisphosphonate			
Alendronat	A	A	A
Ibandronat	A	B	–
Risedronat	A	A	A
Zoledronat**	A	A	A
Selektive Östrogen-Rezeptor-Modulatoren			
Bazedoxifen	A	B	-
Raloxifen	A	-	-
Monoklonaler Humaner RANKL-Antikörper			
Denosumab	A	A	A
Parathormonderivat			
Teriparatid°	A	B	-
Hormontherapie			
Östrogene*	A	A	A

* Besondere Einschränkungen bei Zulassung beachten.
** Nach proximaler Femurfraktur Verabreichung nach Zeitintervall von 2 Wochen (A), Reduktion der Mortalität nach Femurfraktur.
° Effektivere Frakturreduktion gegenüber oralen Bisphosphonaten in Bezug auf Wirbelkörperfrakturen.
Die Zeichen (A, B, 0) geben den jeweiligen Empfehlungsgrad in Bezug auf den Evidenzgrad nach den SIGN-Kriterien (Therapie) bzw. den Oxford-Kriterien (Diagnostik) an. Einzelheiten siehe Dokument „Methodenreport der DVO-Leitlinie zur Prophylaxe, Diagnostik und Therapie der Osteoporose bei postmenopausalen Frauen und bei Männern" (http://www.dv-osteologie.org).

MERKE

Die Hormonersatztherapie (HRT) ist eine Form der spezifischen Osteoporosetherapie. Sie gehört zu den bestbelegten Therapieprinzipien zur Behandlung der postmenopausalen Osteoporose, in der Osteoporose-Leitlinie mit Evidenzgrad A, dem höchst möglichen Evidenzgrad, hinsichtlich der Senkung des Frakturrisikos für vertebrale, periphere und proximale Femurfrakturen bewertet.

Da eine Hormontherapie nur für einen begrenzten Zeitraum empfohlen wird und dieser dazu direkt nach der eingetretenen Menopause liegt, ist eine Vernetzung von OsteologInnen und GynäkologInnen notwendig, um Patientinnen optimal hinsichtlich ihres Frakturrisikos behandeln zu können.

Die Hormonersatztherapie kann Teil einer Sequenztherapie bei Osteoporose werden. Sie ist entsprechend der gynäkologischen Leitlinien zur HRT zeitlich begrenzt durchzuführen. Konkret betrifft dies die Gruppe der perimenopausalen Frauen und die, die von vasomotorischen Beschwerden nach Eintritt der Menopause verstärkt betroffen sind. Für diese Frauen stellte die HRT eine Sequenz der Osteoporosetherapie bei gleichzeitig erhöht liegendem Frakturrisiko dar, wodurch andere Medikamente für spätere Therapiezyklen gespart werden können.

Generell handelt es sich bei der Osteoporose bis auf wenige Ausnahmefälle um eine chronische Erkrankung, die osteologische Leitlinie hält hierzu fest: *„Bei der überwiegenden Mehrzahl der Patienten mit einer Osteoporose liegt eine chronische Erkrankung mit einem dauerhaft erhöhten Frakturrisiko vor."* Ferner *„Eine spezifische Osteoporosetherapie soll nach jeweils 3–5 Jahren Therapiedauer hinsichtlich Nutzen und Risiko reevaluiert werden."*

Die Medikamente, die in ➤ Tab. 5.11 genannt sind, wirken bis auf die Gruppe der Bisphosphonate reversibel, sodass die fortgesetzte Therapie über längere Zeit unter Abwägung von Nutzen und Risiken notwendig ist, um das Frakturrisiko zu senken.

5.4.7 Prävention

Frakturprävention – Therapie der postmenopausalen Osteoporose

Allgemeine basistherapeutische Maßnahmen Die Basistherapie der Osteoporose umfasst zum einen die adäquate Zufuhr von Kalzium und Vitamin D, zum anderen die Beeinflussung modifizierbarer Risikofaktoren und ein muskelerhaltendes Training.

- Osteoporoserisikofaktoren, die modifizierbar sind, gehören, wenn möglich, angesprochen und verändert. Hierzu zählen Nikotinkonsum, Untergewicht mit einem Body Mass Index < 20 kg/m^2 sowie modifizierbare Medikationen, die das Frakturrisiko erhöhen (s. Frakturrisikofaktoren).
- Eine adäquate Kalziumzufuhr liegt dann vor, wenn täglich 1000 mg Kalzium, im besten Falle mit der Nahrung, aufgenommen werden. Nur wenn die Aufnahme durch die Ernährung nicht gewährleistet werden kann, ist ein Supplement zusätzlich empfohlen.
- Vitamin D kann im Alter < 70 Jahre in den Monaten April bis Oktober durch 20- bis 30-minütige Sonnenexposition der Unterarme und des Gesichtes (ohne Sonnenschutz, ohne Erythem) in ausreichender Menge i. d. R. „zugeführt" werden. In den Monaten Oktober bis März ist dies wegen des Sonnenstandes nicht möglich. Deswegen ist eine generelle Empfehlung, Vitamin D in den sonnenarmen Monaten täglich mit 800–1000 IE Cholecalciferol zu supplementieren. Vitamin D sollte zu oder nach einer Mahlzeit eingenommen werden, da hierdurch die Resorption gastrointestinal optimiert wird. Ab dem Alter von 70 Jahren ist die durch Sonnenbestrahlung ausgelöste Synthese von Provitamin D auch in den sonnenreichen Monaten aufgrund der veränderten Hautpigmentierung nicht mehr gewährleistet. Deswegen ist eine ganzjährige Substitution mit 1000 IE Cholecalciferol täglich ab 70 Jahren empfohlen.
- Muskeltraining ist essenziell zum Erhalt der Knochengesundheit. Dieses Muskeltraining sollte dem jeweiligen Funktionsstand der Muskulatur angepasst sein und wenn möglich im Verlauf an Intensität gesteigert werden. Zusätzlich ist ein Sturzpräventionstraining im höheren Alter empfohlen.

PATIENTINNENBERATUNG

- Kalziumaufnahme: 1000 mg Kalzium mit der Ernährung zu sich zu nehmen, fällt i. d. R. nicht schwer. Kalzium ist nicht nur in Milchprodukten enthalten (neben der Milch in allen Milchprodukten, z. B. Joghurt, Quark, Käse und hier insbesondere Hartkäse). Auch alternative Milchprodukte aus Hafer oder Mandeln sowie Soja sind reich an Kalzium oder angereichert mit Kalzium. Eine weitere Kalziumquelle sind Gemüsesorten, insbesondere grünes Gemüse wie Bohnen, Brokkoli, Grünkohl, Spinat. Eine weitere Quelle stellen Mineralwasser dar mit teilweise 500 mg und mehr Kalzium pro Liter Mineralwasser.
- Muskeltraining: Wichtig ist ein regelmäßiges Training. Dies gelingt nur mit Sportarten, die den Patientinnen liegen. Tanzen, Yoga, Nordic Walking, Krafttraining – jede Art von Muskeltraining ist besser als kein Muskeltraining. Diese Botschaft ist entscheidend.

5.5 Augengesundheit

Karl Ulrich Bartz-Schmidt

Kernaussagen

- Veränderungen des Glaskörperkollagens zu Beginn der Menopause führen zu einem gehäuften Auftreten eines Makulaforamens.
- Die Symptomatik kann klinisch der einer altersabhängigen Makuladegeneration ähneln und bedarf der morphologischen Abklärung mittels optischer Kohärenztomografie (OCT).
- Das Makulaforamen ist operativ behandelbar.
- Die Vitrektomie mit Peeling der inneren Grenzmembran gefolgt von einer Gastamponade ist eine aussichtsreiche Behandlungsoption, medikamentöse Behandlungsansätze sind wenig erfolgversprechend.
- Ob auch das Partnerauge unter Risiko steht, im weiteren Verlauf ebenfalls an einem Makulaforamen zu erkranken, kann mittels optischer Kohärenztomografie erkannt werden.

Zu den häufigsten Augenerkrankungen, die einer operativen Behandlung zugänglich sind, zählen die Katarakt, das Glaukom, die altersabhängige Makuladegeneration (AMD), meist die endothelialen, aber auch die stromalen Hornhauterkrankungen, die Netzhautablösungen und die sogenannten Interfaceerkrankungen der Netzhaut, wie die epiretinalen Gliosen und das Makulaforamen. Während weltweit die diabetische Augenerkrankung noch eine der häufigsten Ursachen für einen schweren Sehverlust ist, konnte dieser in westlichen Ländern in den vergangenen 30 Jahren durch die Fortschritte in der internistischen Behandlung spürbar reduziert werden.

In Deutschland finden pro Jahr 20 Millionen augenärztliche Untersuchungen statt. Es werden mehr als 800.000 Patienten am grauen Star operiert und über 1 Million Patienten pro Jahr meist wegen Flüssigkeitseinlagerungen in der Makula durch intravitreale operative Medikamentenapplikationen (IVOM) behandelt.

Zwar betreffen die Augenerkrankungen beide Geschlechter meist in gleicher Weise. Berührungspunkte der Frauen- zur Augengesundheit gibt es dennoch, z. B. mit der Geburtshilfe, wenn es um die Entbindungsart geht. Patientinnen mit hoher Kurzsichtigkeit benötigen eine individuelle Beratung hinsichtlich des Risikos von Makulablutungen und/oder Netzhautablösungen, wenn eine spontane Geburt gewünscht wird. Auch müssen schwangere Diabetikerinnen wegen einer erhöhten Progressionsrate der Retinopathie während der Schwangerschaft auch postnatal augenärztlich kontrolliert werden, um sicherzustellen, dass es zu der üblicherweise eintretenden Regression der Veränderungen kommen wird. Onkologisch kann es in fortgeschrittenen Stadien der Metastasierung eines Brustdrüsenkarzinoms auch zu einer Absiedelung in der Aderhaut und dadurch je nach Lokalisation zu Sehstörungen kommen. Diese Befunde müssen erkannt, einer spezifischen onkologischen Therapie (ggf. Bestrahlung) zugeführt und auch augenärztlich begleitet werden.

Veränderungen im Hormonhaushalt der Frau haben vielfältige Einflüsse auf die Situation der Kollagene und der Hyaluronsäure im gesamten Körper [1]. Da der Glaskörper des menschlichen Auges durch diese beiden Moleküle Struktur und damit auch Funktion erhält, überrascht es nicht, dass bei Frauen eine besondere Ausprägung einer Interface-Erkrankung, das sogenannte Makulaforamen, typischerweise mit Beginn der Menopause häufiger auftritt.

5.5.1 Makulaforamen

5.5.2 Definition

Das Makulaforamen ist eine Diskontinuität der neurosensorischen Netzhaut genau im Zentrum der Sehgrube, meist ohne Verlust des umgebenden neuroretinalen Gewebes. Das idiopathische Makulaforamen entwickelt sich über einen Zeitraum von Wochen bis Monaten. Makulaforamina treten häufiger bei Frauen als bei Männern auf. Meist sind Erwachsene mit einem Lebensalter von über 55 Jahren betroffen. Der Durchmesser der zentralen Diskontinuität der Netzhaut nimmt unbehandelt im Verlauf zu. Mehr als 10 % der betroffenen Patienten entwickeln innerhalb von 5 Jahren auch am Partnerauge ein Makulaforamen. Als Ursache muss von einer pathologischen vitreoretinalen Traktion ausgegangen werden.

5.5.3 Epidemiologie, Risikofaktoren, Pathophysiologie

Basierend auf den Ergebnissen der Beijing Eye Study kann von einer Prävalenz von 1,6 pro 1.000 Chinesen ausgegangen werden [2]. Basierend auf einer bevölkerungsbasierten retrospektiven Querschnittsstudie in Olmsted County, Minnesota (USA) kann für eine überwiegend kaukasische Bevölkerung von einer Inzidenz für das Auftreten eines Makulaforamens von 8,69 Augen pro 100.000 im Jahr ausgegangen werden [3]. Frauen waren in dieser Analyse 3,3 × häufiger betroffen als Männer. Die Inzidenz lag somit für Frauen bei 12,21 pro 100.000 und für Männer bei 4.78 pro 100.000. In einer anderen US-Amerikanischen Fall-Kontrollstudie trat die Mehrheit (72 %) der idiopathischen Makulaforamina bei Frauen auf [4]. In mehr als 50 % der Fälle wurden die Foramina bei diesen Personen im Alter zwischen 65 und 74 Jahren gefunden.

Neben dem Alter und dem Geschlecht wird bei Frauen auch deren hormoneller Status diskutiert. Hormonelle Veränderungen um die Zeit der Menopause, frühere Hysterektomie und Hormonersatztherapie (HRT) werden als mögliche Risikofaktoren vermutet [5]. In einer kleinen Fallserie wurden bei betroffenen Patientinnen der Hormonstatus und die Knochendichte untersucht [6]. Bei postmenopausalen Frauen mit idiopathischen Makulaforamina waren *Serum-Östradiol* (E_2), die *Gonadotropine* LH und FSH und die Knochendichte vergleichbar mit denen, die bei Frauen derselben Altersgruppe ohne Makulaforamina gefunden wurden. Allerdings waren bei den Frauen mit Makulalöchern das *Growth Hormone* GH und der *Insuline-like Growth Factor* IGF-1 erniedrigt.

In einer anderen Untersuchung führten die Autoren eine postalische Umfrage bei Patientinnen durch, welche wegen eines Makulaforamens operativ behandelt waren [5]. Es wurden Fragen zu Hitzewallungen, dem Eintritt der Menopause, einer Hysterektomie ggf. mit Ovarektomie und einer HRT gestellt. Die Daten des Augenzentrums in London wurden mit Daten aus 3 großen gynäkologischen Arztpraxen aus dem gleichen Einzugsgebiet und aus der gleichen Altersgruppe abgeglichen. Hinsichtlich des Hormonstatus konnten in dieser Auswertung keine Unterschiede von Frauen mit Makulaforamen zur Kontrollgruppe gefunden werden.

MERKE
Dennoch bleiben das weibliche Geschlecht und der postmenopausale Zustand die stärksten bekannten Risikofaktoren.

Makulaforamina entwickeln sich typischerweise über einen Zeitraum von Wochen bis Monaten. Zu dieser Entwicklung kommt es infolge von Alterungsvorgängen der Kollagenstruktur des Glaskörpers. Der Glaskörper verflüssigt sich, und die aggregierten Kollagenfibrillen üben infolge der Mitbewegung mit der Glaskörperflüssigkeit Zug an der zentralen Netzhaut aus. Die Separation der Glaskörperrinde kann inkomplett sein und so über eine foveolare Traktion ein Makulaforamen hervorrufen.

Zu Beginn sind die Durchmesser der Makulaforamina meist noch klein (< 250 µm). Der größte am apikalen Rand zu messende Lochdurchmesser nimmt im natürlichen Verlauf zu, wir sprechen von mittelgroßen Foramina bei einem Lochdurchmesser zwischen 251 µm und 400 µm, Foramina über 400 µm werden als große Makulaforamina bezeichnet und gehen meist mit einer bereits vollständigen Separation der vitreomakulären Traktion einher.

5.5.4 Klinik

Symptomatisch werden Patienten mit idiopathischem Makulaforamen in der Phase der hinteren Glaskörperabhebung, in der es zu einer Veränderung der Kontur der inneren Netzhaut gegebenenfalls mit neurosensorischer Elevation der Sehgrube kommt. In dieser frühen Phase der Erkrankung werden vor allem die Patienten symptomatisch, bei denen das führende Auge betroffen ist. Im weiteren Verlauf mit Zunahme der Foramengröße und ggf. Elevation der Lochränder bemerken die Patienten am betroffenen Auge Metamorphopsien. Diese werden typischerweise als kissenförmige Einziehungen und nicht als positives Skotom wahrgenommen, weil der Netzhauteinriss zu einer Verlagerung der Photorezeptoren und meist nicht zu einem Ausriss von Netzhautgewebe führt.

5.5.5 Diagnostik

Die Diagnostik von Betroffenen umfasst die Spaltlampenbiomikroskopie der Makula und der vitreoretinalen Grenzfläche, eine indirekte periphere Ophthalmoskopie, einen Amsler-Gittertest und/oder den sogenannten Watzke-Allen-Test.

Beim Amsler-Gittertest bekommen die Betroffenen eine ca. 10 × 10 cm große Karte mit einem Gitter gezeigt. Sie sollen dort unter Fixation mit dem betroffenen Auge allein auf einen Punkt genau in der Mitte des Gitters schauen und die Zonen der Verziehungen der Gitterlinien auf der Karte einzeichnen.

Beim Watzke-Allen-Test wird im Rahmen der spaltlampenbiomikroskopischen Untersuchung des Augenhintergrundes der Lichtspalt maximal verjüngt auf die Netzhaut projiziert. Patienten mit großen Makulaforamina beschreiben dabei eine Unterbrechung des Lichtspaltes.

Die optische Kohärenztomografie (OCT) ist heute der Goldstandard in der Diagnostik und der Verlaufsbeobachtung des Makulaforamens (s. ➤ Abb. 5.4, ➤ Abb. 5.5, ➤ Abb. 5.6). Die OCT ist äußerst hilfreich und bietet detaillierte Informationen über die Anatomie der Makula, die Größe des Makulaforamens und das Vorhandensein einer vitreomakulären Traktion oder einer epiretinalen Membran. Auch die anderen Differenzialdiagnosen können damit erkannt werden. Die OCT ist auch bei der Patientenaufklärung hilfreich. Durchgreifende Makulaforamina sind allerdings schon mit der Spaltlampenbiomikroskopie des Augenhintergrunds leicht zu erkennen.

5.5.6 Differenzialdiagnose

Zu den Zuständen, die gelegentlich fälschlicherweise für die verschiedene Stadien des Makulaforamens gehalten werden, gehören das zystoide Makulaödem, die zentrale seröse Retinopathie, eine subfoveale Druse, das lamelläre Makulaforamen, die epiretinale Membran mit Pseudoloch und die solare Makulopathie. Grundsätzlich muss aber auch an eine traumatische Genese des Makulaforamens als Folge einer stumpfen Kontusionsverletzung des Auges gedacht werden. Rein von der durch Metamorphopsien gekennzeichneten Symptomatik müssen differenzialdiagnostisch aber auch andere Erkrankungen wie die exsudative altersabhängige Makuladegeneration bedacht werden.

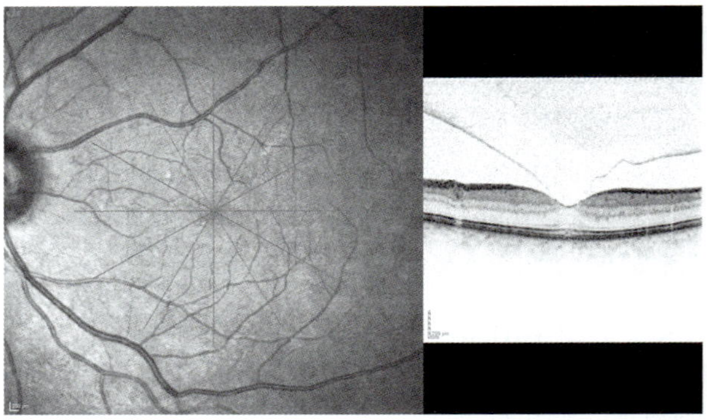

Abb. 5.4 Der zentrale Schnitt der optischen Kohärenztomografie (OCT) zeigt eine vitreomakuläre Adhärenz als Vorstufe zur Entwicklung eines durchgreifenden Makulaforamens, die Sehschärfe beträgt zum Zeitpunkt der Untersuchung „100 %" [M1174/T1271]

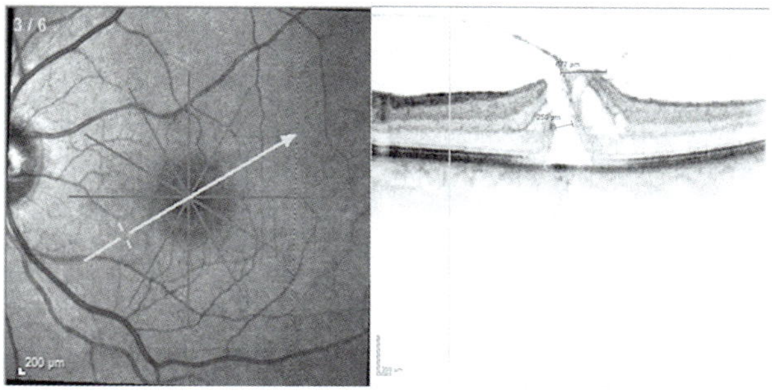

Abb. 5.5 Der zentrale Schnitt der optischen Kohärenztomografie (OCT) 2 Jahre später zeigt das Bild eines noch kleinen durchgreifenden Makulaforamens (250 µm) mit fokaler vitreomakulärer Traktion. Die Sehschärfe beträgt zu diesem Untersuchungszeitpunkt noch „40 %" [M1174/ T1271]

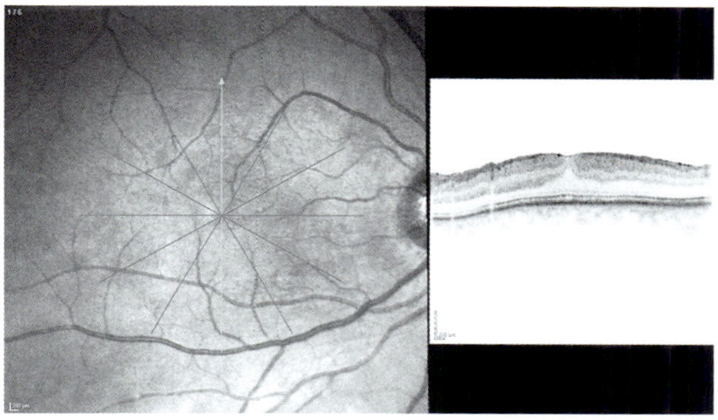

Abb. 5.6 Der zentrale Schnitt der optischen Kohärenztomografie (OCT) zeigt dasselbe Auge einen Monat später nach erfolgreicher Operation des Makulaforamens und Resorption der Gasblase. Hier besteht noch eine diskrete Elevation der foveolaren Einsenkung, ohne dass es in der äußeren Netzhaut zu auffälligen Veränderungen gekommen wäre. Die Sehschärfe beträgt zu diesem Untersuchungszeitpunkt wieder „100 %" [M1174/ T1271]

5.5.7 Therapie

Abwartendes Beobachten

Die frühen Stadien eines drohenden Makulaforamens können sich auch hinsichtlich der Symptomatik wieder vollständig zurückbilden. Die meisten Patienten, die sich mit guter zentraler Sehschärfe vorstellen, können beobachtet und gebeten werden, umgehend wiederzukommen, wenn sich die Symptome verschlechtern. Nur in etwa 50 % der Fälle entwickelt sich bei den Betroffenen aus einer persistierenden vitreomakulären Traktion ein durchgreifendes Makulaforamen. Eine prophylaktische Vitrektomieoperation zur Verhinderung eines durchgreifenden Makulaforamens hat nachweislich keinen Einfluss auf die Progressionsrate [7]. Gelegentlich kann es bei kleinem Makulaforamen nach vollständiger Separation der vitreomakulären Traktion wieder spontan zu einem Lochverschluss kommen.

Seit 2012 ist Ocriplasmin (Jetrea®) zur medikamentösen Separation der vitreoretinalen Adhärenz für Augen mit kleinen und mittleren Makulaforamen zugelassen. Aufgrund der schlechten morphologischen und funktionellen Ergebnisse wird diese Therapie heute allerdings nur noch sehr selten eingesetzt.

Operation

Standard in der Therapie durchgreifender Makulaforamina ist die 23-Gauge- oder 25-Gauge-trokargeführte Pars-plana-Vitrektomie. Vorzugsweise wird dieser Eingriff unter allgemeiner Narkose durchgeführt. Nach Vitrektomie des zentralen Glaskörpers wird durch aktiven Sog mit einem Saugschneideinstrument eine hintere Glaskörperabhebung erzeugt. Nach Aufarbeiten des Glaskörpers bis in die Peripherie wird die innere Grenzmembran der Netzhaut, die sogenannte *Membrana limitans interna* (ILM) mit einem heute meist blauen Vitalfarbstoff kurz angefärbt. Nach Ausspülen der Farbe kann dann mit speziellen Pinzetten die 2 µm dicke ILM über der Makula abgezogen werden.

Durch die Beseitigung der ILM sollen zentrifugale Traktionskräfte entlastet und eine gliale Proliferation angeregt werden, sodass es unter einer zusätzlich, zum Ende der Operation angelegten, vollständigen Gastamponade mit lang wirkenden Tamponadegasen (C_2F_6) und einer postoperativen *Kopf-nach-unten*-Lagerung zu einem induzierten Lochverschluss kommen kann.

Aus zahlreichen Publikationen und aufgrund der eigenen Erfahrungen dürfen wir bei dieser Vorgehensweise von einer morphologischen Erfolgsrate nach dem primären Eingriff von über 90 % ausgehen. Der Operationserfolg kann ca. 4–6 Wochen nach dem Eingriff mittels einer OCT überprüft werden. Dabei ist der morphologische Erfolg die Voraussetzung für eine funktionelle Erholung. Allerdings kommt es nur selten zur vollständigen funktionellen Restitution. Ursache ist eine in der OCT noch erkennbare Störung in der Organisation der äußeren Netzhaut, der sogenannten ellipsoiden Zone. Dennoch kommt es meist für die Betroffenen zu einer exzellenten funktionellen Verbesserung.

Bleibt der primäre morphologische Erfolg aus, kann nach 2–3 Monaten eine Revisionsoperation durchgeführt werden. Hierzu gibt es unterschiedliche Empfehlungen. Es gibt Gruppen, welche in diesen Fällen die Anwendung einer Silikonöltamponade empfehlen. Wir haben unsere Ergebnisse nach Applikation autologen Thrombozytenkonzentrats und Gastamponade unlängst publiziert. Bei 80 % der so revidierten Augen konnten wir einen vollständigen Lochverschluss erzielen [8].

5.5.8 Prävention

Derzeit gibt es keine bekannte Vorbeugung für die Entwicklung eines idiopathischen Makulaforamens. Die Erstuntersuchung sollte eine sorgfältige Beurteilung des Partnerauges beinhalten. Das Risiko, ein Makulaforamen zu entwickeln, ist für das Partnerauge höher, wenn eine eindeutige hintere Glaskörperabhebung nicht bestätigt werden kann. Das frühzeitige Erkennen eines Makulaforamens und die Intervention mit einer Vitrektomieoperation ist sowohl mit einer höheren Verschlussrate des Makulaforamens nach der Vitrektomieoperation als auch mit einer besseren postoperativen Sehschärfe assoziiert, möglicherweise aufgrund der geringeren Größe des Lochs und einer begrenzteren Dauer der Gefährdung der Makula.

PATIENTINNENBERATUNG

Aus diesen Gründen ist es wichtig, ein Makulaforamen so früh wie möglich zu diagnostizieren. Daher sollten die Betroffenen über frühe Warnzeichen wie Metamorphopsien oder Veränderungen des zentralen Sehens aufgeklärt werden.

Eine OCT der Makula des Partnerauges kann auch dabei helfen, gefährdete Augen zu identifizieren, die durch das Vorhandensein einer Glaskörpertraktion im oder nahe der Fovea erkennbar sind.

FÜR DIE PRAXIS

Das Makulaforamen ist inzwischen eine mit sehr guten Erfolgschancen behandelbare Augenerkrankung geworden. Die pathogenetischen Faktoren, welche zu einer Häufung dieser Erkrankung bei menopausalen Frauen führt, ist bisher noch nicht richtig verstanden und bedarf weiterer Studien.

LEITLINIEN

American Academy of Ophthalmology: Idiopathic macular hole preferred practice pattern. Ophthalmology 2019 [9].

PATIENTINNENBERATUNG

Das präoperative Gespräch sollte die folgenden Informationen enthalten:
Der natürliche Verlauf der meisten Augen mit einem unbehandelten Makulaforamen führt zu einem fortschreitenden Verlust der Sehkraft, die Sehschärfe geht bis auf Werte von 5 % zurück, ohne dass das periphere Gesichtsfeld dadurch beeinträchtigt wird. Je später im Verlauf eine operative Behandlung durchgeführt wird, um so geringer wird die funktionelle Erholung ausfallen können. Das Risiko der Entwicklung eines Makulaforamens am Partnerauge liegt zwischen 10 % und 15 %, wenn es noch nicht zu einer Separation der perifoveolären Glaskörperadhärenz gekommen ist. Es besteht allerdings auch eine kleine Chance für einen spontanen Verschluss mit funktioneller Besserung insbesondere bei kleinem Makulaforamen.
Auch nach operativer Behandlung mit erfolgreichem Lochverschluss kommt es nur selten zu einer vollständigen Restitution. Die Option einer intravitrealen operativen Medikamentenapplikation mit dem Wirkstoff Ocriplasmin (Jetrea®) sollte bei kleinen Foramina mit noch adhärentem Glaskörper diskutiert werden. Ferner ist es wesentlich, auch die Art der für den Eingriff erforderlichen Anästhesie zu besprechen. Hier sollte einer Operation in allgemeiner, lachgasfreier Narkose der Vorzug gegeben werden. Die Risiken, wie die Kataraktentwicklung und die Netzhauteinrisse mit Ablatio retinae, müssen ebenfalls angesprochen werden. Auch die Rolle der Positionierung postoperativ (mit Kopf-nach-unten-Lagerung) muss erklärt werden, ebenso wie die Möglichkeit eines postoperativen Anstiegs des Augeninnendrucks. Aus diesem Grunde ist ein stationäres Monitoring für 2 Nächte nach dem operativen Eingriff angezeigt.

CAVE

Wegen der erforderlichen Gastamponade des operierten Auges sind Flugreisen oder die postoperative Verbringung in Höhenlagen mit einem Höhenunterschied von mehr als 500 Metern so lang verboten, bis sich die Gasblase wieder vollständig aufgelöst hat. Anderenfalls kommt es mit Sicherheit durch die Expansion der Gasblase im Auge zu einer zur Erblindung führenden Augeninnendrucksteigerung. Aus gleichem Grunde dürfen, solange eine Gasblase noch im Auge vorhanden ist, keine weiteren Operationen in Lachgasanästhesie vorgenommen werden.

Schließlich ist das selbstständige Führen eines Pkws aufgrund gesetzlicher Vorgaben so lang nicht gestattet, bis sich die Gasblase wieder aufgelöst hat.

5.6 Rheumatologie

Jörg Henes, Ann-Christin Pecher

Kernaussagen

- Rheumatologische Erkrankungen betreffen häufig Frauen.
- Rheumatologische Erkrankungen können einen negativen Einfluss auf Fertilität, Sexualität und Schwangerschaft haben, daher sollten Patientinnen bei Kinderwunsch möglichst interdisziplinär von Rheumatologen sowie einem gynäkologischen Zentrum betreut werden.
- Vor Eintritt einer Schwangerschaft ist eine 6-monatige Remission unter schwangerschaftskompatibler Medikation empfohlen.
- Bei der Wahl der Verhütungsmethode ist eine rheumatologische Erkrankung zu berücksichtigen.

5.6.1 Definitionen und Formen

Entzündliche rheumatische Erkrankungen (RE) lassen sich nach ihrem vorrangigen Befallsmuster in verschiedene Gruppen einteilen (➤ Abb. 5.7): Rheumatoide Arthritis (RA) und Spondylarthritiden (SpA) betreffen v. a. Gelenke und Wirbelsäule. Kollagenosen – bekanntester Vertreter ist der systemische Lupus erythematodes (SLE) – sowie Vaskulitiden sind als Systemerkrankungen zu verstehen, die meist mehrere Organe betreffen können. Des Weiteren gibt es noch autoinflammatorische Syndrome, die sich als periodische „Fiebererkrankungen" äußern.

Je nach Erkrankung gibt es verschiedene Altersgipfel der Erstmanifestationen, viele RE treten bei jungen Frauen in der reproduktiven Phase auf. Grundsätzlich sind Frauen in fast allen Gruppen deutlich häufiger betroffen, so liegt das Geschlechtsverhältnis z. B. beim SLE bei fast 10:1. Hormonveränderungen wie im Rahmen von Schwangerschaft, Stillzeit oder Klimakterium haben einen Einfluss auf die Erkrankungen, sodass den weiblichen Hormonen eine wichtige Rolle beim Krankheitsverlauf zukommt.

5.6.2 Besonderheiten bei Frauen

Östrogene können sowohl eine proinflammatorische als auch antiinflammatorische Wirkungen haben, wohingegen Androgene und Progesteron primär antiinflammatorisch wirken [19]. Dies und die unterschiedliche Zusammensetzung des Mikrobioms sind diskutierte pathophysiologische Erklärungen für die Häufung von rheumatologischen Erkrankungen bei Frauen.

Sexualität

Ein negativer Einfluss von RE auf die Sexualität wurde für unterschiedliche Erkrankungen festgestellt [20, 21]. Dies kann sich in Form von Libidostörungen, Dyspareunie und häufig einer vaginalen Sicca-Symptomatik äußern und ist zusätzlich gehäuft mit Depressionen assoziiert.

Das Risiko für eine maligne Entartung im Bereich der Zervix ist bei Patientinnen mit SLE und RA erhöht [22, 23]. Höchstwahrscheinlich gilt dies auch für die anderen rheumatischen Erkrankungen, welche eine immunsuppressive Therapie notwendig machen. Somit sollte gerade diesen jungen Patienten (Frauen und Männern) zur HPV-Impfung geraten werden.

Verhütung

Patientinnen, die potenziell teratogene Substanzen einnehmen, müssen eine sichere Verhütungsmethode anwenden, d. h. ein orales Kontrazeptivum, eine Spirale (IUD) oder ggf. ein Progesteronimplantat. Einschränkungen gelten für folgende Gruppen:

- Eine Kupferspirale kann bei allen Patientinnen empfohlen werden; Einschränkungen für IUD: Nullipara
- Bei (hoch-)aktiven Kollagenosen (insbesondere, aber nicht nur SLE) oder bei Nachweis von Antiphospholipid-Antikörpern (aPL) sollten unabhängig davon, ob ein definiertes Antiphospholipid-Syndrom vorliegt, keine kombinierten Hormonpräparate (Östrogen plus Progesteron) zur Anwendung kommen. Auch bei reiner Gestagenpille oder Hormonspirale muss eine sorgfältige Risiko-Nutzen-Bewertung erfolgen.

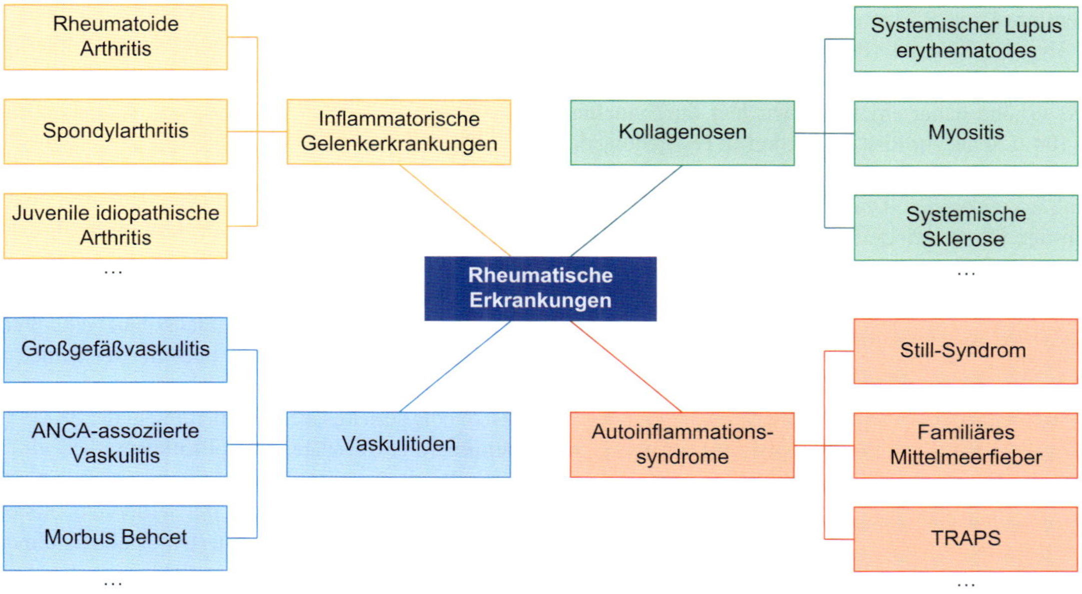

Abb. 5.7 Übersicht der Einteilung rheumatischer Erkrankungen [L231]

Fertilität

Die Fertilität – gemessen anhand der Zahl der Kinder – gilt bei Patientinnen mit RE allgemein als nicht reduziert. Dennoch zeigen einige Studien bei verschiedenen Erkrankungen eine reduzierte ovarielle Reserve (Höhe des Anti-Müller Hormons) im Vergleich zu gesunden Kontrollen [24]. Dies kann ein Hinweis auf einen negativen Einfluss der RE sein und sollte dazu führen, Patientinnen mit (unerfülltem) Kinderwunsch rechtzeitig an einem Kinderwunschzentrum mit entsprechender Erfahrung vorzustellen.

Kinderwunschtherapien sind auch bei RE möglich, wenn die Erkrankung in einer stabilen Remission ist. Wir empfehlen auch hier eine enge Absprache mit dem/der betreuenden Rheumatologen/Rheumatologin.

5.6.3 Besonderheiten in der Schwangerschaft

Rheumatische Erkrankungen spielen bei Kinderwunsch eine Rolle und können den Schwangerschaftsverlauf beeinflussen. Zudem sind nicht alle Medikamente mit einer Schwangerschaft zu vereinbaren. Eine gute Planung durch die betreuenden Fachdisziplinen Rheumatologie und Gynäkologie und Geburtshilfe im Vorfeld ist daher dringend anzuraten.

MERKE

Ziel ist eine stabile Remission für 6 Monate unter einer mit einer Schwangerschaft zu vereinbarenden Medikation. Dann ist das Risiko für Exazerbationen oder einen negativen Schwangerschaftsverlauf am geringsten.

Bei Patientinnen mit RE kommt es gehäuft zu Frühgeburtlichkeit, Hypotrophie und (Prä-)Eklampsie. Vor allem bei Vorliegen einer Kollagenose ist das (Prä-)Eklampsierisiko besonders erhöht, daher empfehlen wir hier die Einnahme von ASS 100–150 mg zur Risikoreduktion ab Feststellung der Schwangerschaft bis zur 36. SSW.

Manche Erkrankungen – vorrangig die RA und die SpA – neigen in der Schwangerschaft zu einer Verbesserung, und andere (z. B. der SLE) zu einer Verschlechterung der Krankheitsaktivität. Daher sollten die Kontrollen während der Schwangerschaft entsprechend einer Risikoeinschätzung angepasst werden (➤ Tab. 5.12).

Tab. 5.12 Einteilung der Risikoabwägung für Komplikationen während einer Schwangerschaft bzw. Kinderwunschtherapie. Jeweils das höchste Kriterium wird gewertet. Natürlich muss diese Risikoeinschätzung immer individuell erfolgen:

Niedriges Risiko	Intermediäres Risiko	Hohes Risiko
Gut eingestellte rheumatoide Arthritis (RA)	Autoinflammatorische Erkrankungen	Alle Kollagenosen oder auch alleiniger Nachweis von SSA/SSB-Antikörpern
Gute eingestellte Spondyloarthritiden (SpA)	Gut eingestellte RA oder SpA, aber Notwendigkeit einer Biologikatherapie bis zu Beginn oder während der Schwangerschaft	Antiphospholipid-Antikörpernachweis oder -syndrom
	Vaskulitiden	Alle Erkrankungen mit hoher Krankheitsaktivität (ungeplante Schwangerschaft)
		(Prä-)Eklampsie in der Vorgeschichte
		Pulmonalarterielle Hypertonie
		Vorbestehender Diabetes mellitus, arterielle Hypertonie, Niereninsuffizienz etc.
Kontrolle: 1 × im Trimester	**Kontrolle: 2 × im Trimester**	**Kontrolle: alle 4 Wochen**

Eine Besonderheit stellt der sogenannte neonatale Lupus dar. Hierbei kommt es durch diaplazentar übertragene Auto-Antikörper beim Kind noch während der Schwangerschaft oder auch postpartal zu Komplikationen. Zu nennen sind hier vor allem Exantheme, Zytopenien oder der sogenannte kongenitale Herzblock (AV-Block mit Bradykardie des Kindes), welcher bis heute mit einer hohen Morbidität und Mortalität verbunden ist. Gefährdet sind Kinder von Müttern mit SSA(Ro)- und SSB(La)-Antikörpern, welche typischerweise beim Sjögren-Syndrom und SLE zu finden sind. Das Risiko kann durch Einnahme des Antimalarikums Hydroxychloroquin reduziert werden.

Eine weitere (Begleit-)Erkrankung, welche gehäuft mit RE und insbesondere den Kollagenosen vergesellschaftet ist, ist das Antiphospholipidsyndrom. Diese autoimmunvermittelte Gerinnungsstörung erhöht das Risiko für thromboembolische Ereignisse und Aborte. Je nach anamnestischen Angaben und Laborkonstellation (Anti-Cardiolipin-, β_2-Glycoprotein-Antikörper und Lupusantikoagulans) muss eine Blutverdünnung in der Schwangerschaft und im Wochenbett erfolgen [25]. Zudem empfohlen wird bei den Patientinnen mit hohem Risiko eine gezielte Geburtseinleitung in der 38./39. SSW zur Minimierung von späten Komplikationen.

Die Beratung vor und die Betreuung während der Schwangerschaft von Patientinnen mit erhöhtem Risiko sollte möglichst an einem spezialisierten Zentrum durchgeführt werden.

AUS DER FORSCHUNG

Frauen, die über längere Zeit orale hormonelle Antikonzeptiva einnehmen, erkranken später seltener an einer rheumatoiden Arthritis [26]. Die Sicherheit von kombinierten hormonellen oralen Kontrazeptiva bei Patientinnen mit systemischem Lupus erythematodes ohne Antiphospholipid-Antikörper (aPL) wurde in randomisierten Studien gezeigt [27, 28].

FÜR DIE PRAXIS

- Rheumatologische Erkrankungen treten häufig bei jungen Frauen in der reproduktiven Phase auf.
- Diese Erkrankungen können einen negativen Einfluss auf die Sexualität und Fertilität der Frauen haben.
- Bei der Wahl des Verhütungsmittels muss die rheumatologische Erkrankung mitberücksichtigt werden.
- HPV-Impfung sind gerade auch für PatientInnen mit rheumatologischen Erkrankungen zu empfehlen.
- Das Risiko für Schwangerschaftskomplikationen ist abhängig von der Grunderkrankung.
- Wir empfehlen bei Kinderwunsch die Beratung vorab an einem entsprechenden Zentrum. Eine enge Absprache zwischen RheumatologInnen und GeburtshelferInnen ist notwendig, um ein niedriges Schwangerschaftsrisiko zu erreichen.

LEITLINIEN

- Götestam Skorpen C et al. The EULAR points to consider for use of antirheumatic drugs before pregnancy, and during pregnancy and lactation. Ann Rheum Dis 2016;75(5):795–810 [29]
- Sammaritano LR et al. American College of Rheumatology Guideline for the Management of Reproductive Health in Rheumatic and Musculoskeletal Diseases. Arthritis Care Res 2020;72(4): 461–488 [25]
- Andreoli L et al. EULAR recommendations for women's health and the management of family planning, assisted reproduction, pregnancy and menopause in patients with systemic lupus erythematosus and/or antiphospholipid syndrome. Ann Rheum Dis. 2017;76(3):476–485.

PATIENTINNENBERATUNG

Verschiedene Zentren in Deutschland bieten spezialisierte Sprechstunden für Kinderwunsch und Schwangerschaft bei rheumatischen Erkrankungen an.

5.7 Alzheimer-Krankheit und weitere Formen der Demenz

Isabella K. Wiesmeier, Gerhard W. Eschweiler

Kernaussagen

- Demenzen treten primär als neurodegenerative Erkrankung oder sekundär als Folge anderer Erkrankungen auf.
- Die Demenz bei Alzheimer-Erkrankung ist die häufigste primäre Demenzform.
- Klinisch zeigt sich ein fortschreitender Abbau kognitiver Leistungen und Alltagsfertigkeiten.
- Als Screeninguntersuchungen dienen häufig der Mini-Mental-Status-Test (MMST) und der Uhren-Zeichen-Test.
- Zur Therapie der Demenz bei Alzheimer-Erkrankung sind Acetylcholinesteraseinhibitoren und ein Glutamatrezeptormodulator zugelassen.
- Bei Frauen ist die Prävalenz von Demenzen zum Teil erhöht, außerdem sind sie als pflegende Angehörige besonders vom Risiko einer Depression in Form eines Burn-out oder von kognitiven Einschränkungen betroffen.

5.7.1 Formen der Demenz

Demenz (lat. dementia „Schwachsinn", ICD-10: F00-F03) ist ein komplexes klinisches Syndrom unterschiedlicher Ätiologie. Es wird zwischen primären und sekundären Demenzformen unterschieden. Sekundäre Demenzen treten als Folge einer neurologischen oder internistischen Grunderkrankung auf, z. B. Demenz bei Parkinson-Syndrom.

FÜR DIE PRAXIS

Wenige Demenzen sind behandelbar, weshalb bei erstmaligem Auftreten von Demenzsymptomen ein Ausschluss behandelbarer Ursachen durch zerebrale Bildgebung und laborchemische Untersuchungen erfolgen sollte.

Bei den primären Demenzen handelt es sich um neurodegenerative Erkrankungen mit fortschreitendem Abbau kognitiver Leistungen und Alltagsfertigkeiten. Der Abbau kognitiver Leistungen beinhaltet u. a. Störungen von Gedächtnis, Orientierung, Auffassungsgabe, Urteilsvermögen, emotionaler Kontrolle und Sozialverhalten. Als Screeninguntersuchungen dienen häufig der Mini-Mental-Status-Test (MMST) und der Uhren-Zeichen-Test. Die Symptomatik muss länger als 6 Monate anhalten, und ein Delir muss ausgeschlossen sein [1, 2].

Demenz bei Alzheimer-Krankheit (ICD-10: F00.-, G30.-)

Die häufigste Demenzform ist mit 60 % die Demenz bei Alzheimer-Krankheit. In der zerebralen Bildgebung (idealerweise eine cMRT) zeigt sich eine Atrophie des medialen Temporallappens, eventuell in Kombination mit einer generalisierten Atrophie der Hirnrinde, meist temporoparietal betont. Im Rahmen einer Lumbalpunktion können ein erniedrigtes $A\beta_{1-42}$, bzw. ein erniedrigter Quotient $A\beta_{1-42}/_{1-40}$ sowie erhöhte Tau-Proteine (phosphoryliertes Tau und/oder

5

Gesamt-Tau) nachgewiesen werden [3]. In Einzelfällen wird darüber hinaus das Vorliegen eines parietotemporalen Hypometabolismus in der FDG-PET oder von Amyloidablagerungen (Amyloid-PET) untersucht.

Zur Therapie der leichten bis mittelschweren Demenz vom Alzheimer-Typ sind Acetylcholinesteraseinhibitoren (Donepezil, Galantamin; Rivastigmin: meist als 24-h-Pflaster) zugelassen. Bei mittelschwerer bis schwerer Demenz ist Memantin als Glutamatrezeptormodulator zugelassen [2].

AUS DER FORSCHUNG

Histopathologisch finden sich Amyloidplaques aus falsch gespaltenen Amyloidproteinen (Amyloid β, Aβ) und Neurofibrillen aus hyperphosphorylierten Tau-Proteinen. Die Amyloid- und Tau-Ablagerungen können mittels PET dargestellt werden. TrägerInnen des Apolipoprotein E4 (APOE4)-Gens haben ein erhöhtes Erkrankungsrisiko und einen früheren Erkrankungsbeginn. Im Juni 2021 erhielt in den USA ein humaner monoklonaler Antikörper gegen Aβ (Aducanumab) die vorläufige Zulassung zur Behandlung der Demenz bei Alzheimer-Krankheit [2, 4, 5] (s. a. https://www.fda.gov/news-events/press-announcements/fda-grants-accelerated-approval-alzheimers-drug; Zugang 01.07.2021). Die Europäische Arzneimittelagentur (EMA) hat den Zulassungsantrag aufgrund eines ungenügenden Wirksamkeitsnachweises und möglicher schwerer Nebenwirkungen abgelehnt [2, 4, 5].

Vaskuläre Demenz (ICD-10 F01.-)

Als zweithäufigste primäre Demenz (15–25 %) fasst die vaskuläre Demenz makro- wie mikrovaskuläre Schädigungen des Gehirns zusammen. Klinisch stehen neben kognitiven Einschränkungen ein fluktuierender Verlauf, Gangstörungen mit häufigen Stürzen, Blasenstörungen und neuropsychiatrische Symptome wie Veränderungen von Antrieb und Affekt sowie Stimmungsschwankungen im Vordergrund [2].

FÜR DIE PRAXIS

Die zerebrale Bildgebung hat bei der Diagnostik der vaskulären Demenz einen hohen Stellenwert. Häufig finden sich gemischte Formen von Alzheimer- und vaskulärer Pathologie im Sinne einer gemischten Demenz (ICD-10: F00.2 Demenz bei Alzheimer-Krankheit, gemischte Form). Antidementiva sind weniger wirksam, bei gemischten Formen kann jedoch ein Therapieversuch entsprechend der Demenz bei Alzheimer-Krankheit erfolgen.

Frontotemporale Demenz (ICD-10: F02.0, G31.0)

Die frontotemporale Demenz (FTD, früher Demenz bei Pick-Krankheit) beginnt meist im mittleren Lebensalter und beinhaltet eine zunehmende Änderung der Persönlichkeit sowie Störungen des Sozialverhaltens und der Sprache. Die FTD wird klinisch in zwei Subtypen unterteilt:

- die behaviorale (Verhaltens-)Variante der FTD (bvFTD) und
- die primär progressive Aphasie (PPA) mit weiteren drei Unterformen.

Bei der bvFTD stehen fortschreitende Verhaltensauffälligkeiten im Vordergrund, z. B. enthemmtes oder stereotypes Verhalten oder Apathie. Je nach klinischer Präsentation wird die PPA in eine nicht-flüssige, semantische und logopenische Variante unterteilt. Im Verlauf der Erkrankung können die verschiedenen Subtypen ineinander übergehen. Im Liquor ist der axonale Destruktionsmarker NFL (Neurofilament light) meist erhöht [2,6].

Lewy-Körperchen-Demenz (ICD-10: F02.8, G31.82)

Hauptmerkmale der Lewy-Körperchen-Demenz sind optische Halluzinationen, Parkinson-Symptome und Fluktuation der kognitiven Leistungsfähigkeit, insbesondere von Wachheit und Aufmerksamkeit. Typisch sind außerdem Wahnvorstellungen, eine Neuroleptika-Überempfindlichkeit (s. u.), wiederholte Stürze und REM-Schlafverhaltensstörungen.

Histopathologisch sind Lewy-Körperchen eosinophile Einschlusskörperchen. Mittels SPECT oder PET kann eine reduzierte dopaminerge Aktivität in den Basalganglien festgestellt werden. Therapeutisch werden hier Acetylcholinesterasehemmer (Off-Label), L-Dopa und wenige atypische Neuroleptika (Quetiapin, Clozapin) eingesetzt [2].

CAVE

Neuroleptika wie Risperidon oder Haloperidol werden nicht vertragen und führen zu schweren Vigilanzstörungen und Parkinsonoid [2].

5.7.2 Besondere Betroffenheit von Frauen

Auf einigen Kontinenten (u. a. Europa, Lateinamerika) ist die Prävalenz der Demenzen bei Frauen um 20 % gegenüber Männern erhöht [7] – woran liegt das?

Da die Lebenserwartung im Vergleich zu Männern höher ist, zeigt sich eine signifikant erhöhte Inzidenz über alle Demenzformen bei Frauen ab dem 85. Lebensjahr. Dies wird vor allem auf eine Zunahme der Alzheimer-Demenz bei Frauen ab dem 80. Lebensjahr zurückgeführt [8]. Für Nicht-Alzheimer-Demenzen wurde bis zum 90. Lebensjahr kein signifikanter geschlechtsspezifischer Unterschied gefunden [9]. Die Inzidenz der Lewy-Körperchen-Demenz ist bei Frauen sogar niedriger als bei Männern [10].

Insgesamt lassen sich jedoch bei fast der Hälfte der Frauen über 85 Jahren klinisch messbare kognitive Einschränkungen ohne Einschränkungen der Alltagsfähigkeiten feststellen, entsprechend einer leichten kognitiven Störung (MCI) [11].

Zusätzlich zu höherem Alter und weiblichem Geschlecht wurde als Risikofaktor für die Entwicklung einer Demenz bei Alzheimer-Krankheit das APOE4-Gen identifiziert. Weibliche Trägerinnen haben ein bis zu 10 % höheres Lebenszeitrisiko zu erkranken als männliche [12].

Studien zeigen, dass Frauen mit Alzheimer-Demenz stärkere kognitive Einschränkungen haben als Männer in vergleichbaren Erkrankungsstadien, auch nach Korrektur für Alter und Bildungsgrad. Es wird spekuliert, dass der postmenopausale Hormonhaushalt, eine größere kognitive Reserve bei Männern oder der APOE4-Trägerstatus eine Rolle spielen [13].

Neue Analysen zerebraler Bildgebungen ergaben zudem eine stärkere Atrophie des Hippocampus bei weiblichen im Vergleich zu männlichen Alzheimer-Patienten [14].

Über den Zusammenhang zwischen weiblichen Hormonen und der erhöhten Inzidenz für Demenz, vor allem der Alzheimer-Demenz, wurde lange spekuliert.

Letztendlich fand sich kein protektiver Effekt der Hormonersatztherapie (HRT) auf das Risiko, an Demenz zu erkranken [15, 16]. Zudem konnte keine eindeutige Besserung der Kognition nachgewiesen werden. Die Ergebnisse einiger Studien deuten sogar auf ein erhöhtes Demenzrisiko nach längerfristiger Einnahme von Hormonpräparaten in der Menopause hin, sodass diese zur Behandlung kognitiver Einschränkungen nicht empfohlen werden [2, 17].

Auch wenn Frauen nicht selbst an einer Demenz erkranken, machen sie einen Großteil der Pflegenden von Demenzpatienten aus. Meist sind es weibliche Angehörige, die sich um die Erkrankten kümmern, mit Folgen für die eigene Gesundheit und ihre finanzielle Situation [18].

PATIENTINNENBERATUNG

Frauen sind besonders vom Risiko einer Depression in Form eines Burn-out oder von kognitiven Einschränkungen betroffen, da sie meist die pflegenden Angehörigen eines Menschen mit Demenz sind und sozial depraviert werden. Ihnen sollten Angehörigenschulungen und praktische Entlastungen wie Besuchsdienste oder Tagespflege angeboten werden [2, 19, 20].

LEITLINIEN

S3-Leitlinie Demenzen, Langversion – Januar 2016, Registernummer 038–013, Deutsche Gesellschaft für Psychiatrie und Psychotherapie, Psychosomatik und Nervenheilkunde e. V. (DGPPN), Deutsche Gesellschaft für Neurologie e. V. (DGN)

5.8 Interkulturelle Konstellationen

Alice Höller, Kristin Katharina Rall

Kernaussagen

- Häufig angeführte Gründe für weibliche Genitalbeschneidung sind unter anderem gesellschaftliche Zugehörigkeit und Tradition.
- Verbreitung insbesondere in Afrika und Teilen des Mittleren Ostens sowie Asien – aber auch in Deutschland.
- International als „Verletzung der Menschenrechte an Mädchen und Frauen“ geächtet und strafrechtliche Verfolgung.
- Die Letalität infolge des Eingriffes oder dessen unmittelbaren Folgen liegt bei 25 %.
- Langfristige gesundheitliche und psychische Folgen möglich.
- Psychologische Betreuung der Betroffenen.
- Operative Therapie an Zentren möglich.
- Prävention durch Aufklärung und Schutz vor geplanter genitalen Beschneidung!

5.8.1 Mutilationen

Definition

- Praktik der teilweisen oder kompletten Entfernung des äußeren weiblichen Genitale **ohne medizinischen Grund.**
- Synonyme: weibliche Genitalbeschneidung, Female genital Mutilation/Cutting (FGM/C), weibliche Genitalverstümmelung.
- Die WHO teilt die FGM/C in 4 Typen (➤ Abb. 5.8 und Infobox) ein. Die Klassifikation dient lediglich der groben klinischen Einschätzung, Ausprägungen können sich überlappen, die Durchführung von FGM ist nicht standardisiert.

FÜR DIE PRAXIS

Klassifikation der weiblichen Gentialbeschneidung nach WHO [1]

- Typ I: Partielle oder totale Entfernung der Klitoris und/oder des Praeputium citoridis
  - Typ Ia: Entfernung des Praeputium clitoridis
  - Typ Ib: Entfernung der Klitoris und des Praeputium clitoridis (komplette Klitoridektomie)
- Typ II: Partielle oder komplette Entfernung der Klitoris und der Labia minora, mit oder ohne Entfernung der Labia majora
  - Typ IIa: Entfernung der Labia minora

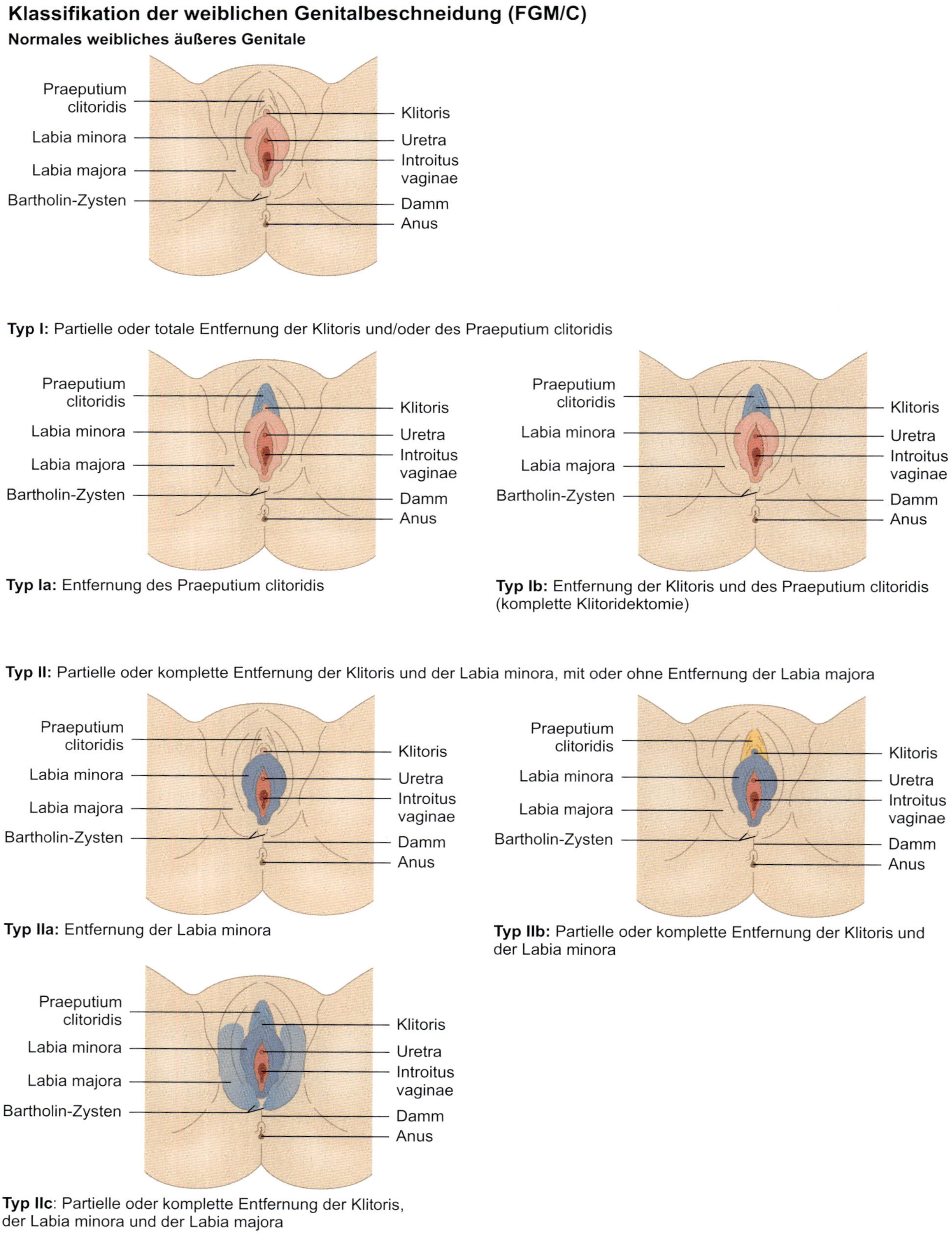

Abb. 5.8 Klassifikation der weiblichen Gentialbeschneidung (FGM/C); Einteilung der WHO in 4 Typen [1]. [L231]

Typ III: Einengung des Introitus vaginae, Entfernung Labia minora und/oder Labia majora, mit oder ohne Entfernung der Klitoris; ggf. Zusammennähen der genitalen Residuen, Ausheilung als Narbenplatte („Infibulation", „pharaonische Beschneidung")

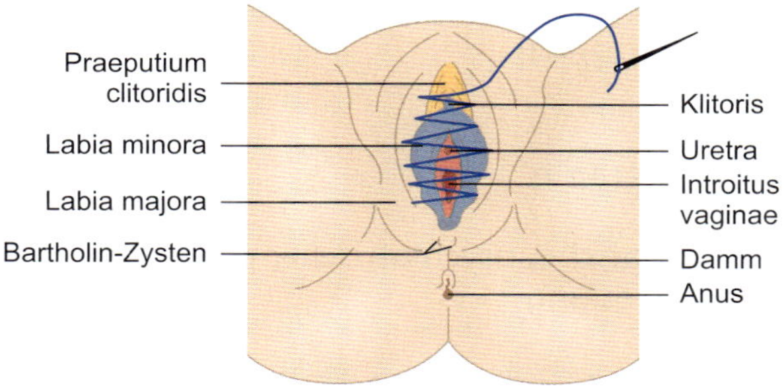

Typ IIIa: Entfernung und ggf. Zusammennähen der Labia minora mit oder ohne Entfernung der Klitoris

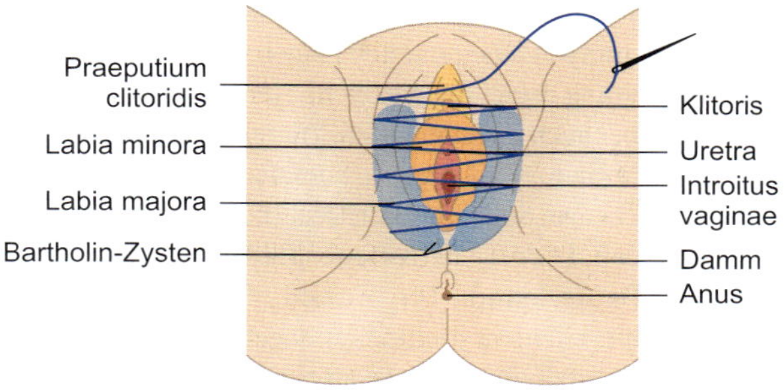

Typ IIIb: Entfernung und ggf. Zusammennähen der Labia majora mit oder ohne Entfernung der Klitoris und der Labia minora

Typ IV: Andere Formen der genitalen Verstümmelung, z. B. Einschneiden, Dehnen, Inzidieren, Ausschaben, Verbrennen, Verätzen u. a.

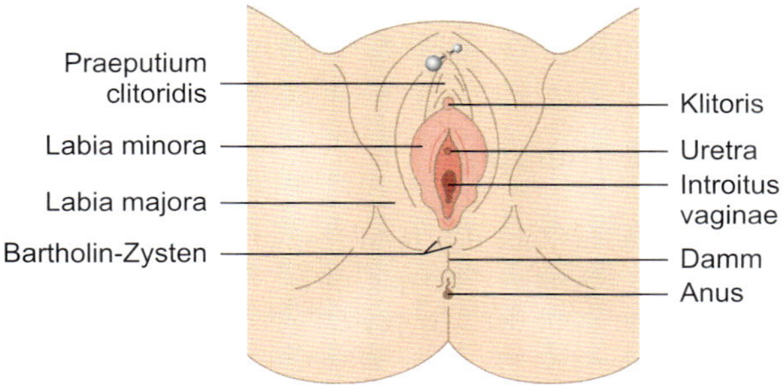

Abb. 5.8 (Forts.)

- Typ IIb: Partielle oder komplette Entfernung der Klitoris und der Labia minora
- Typ IIc: Partielle oder komplette Entfernung der Klitoris, der Labia minora und der Labia majora

- Typ III: Einengung des Introitus vaginae, Entfernung der Labia minora und/oder Labia majora, mit oder ohne Entfernung der Klitoris; ggf Zusammennähen der genitalen Residuen, Ausheilung als Narbenplatte („Infibulation", „pharaonische Beschneidung")
  - Typ IIIa: Entfernung und ggf. Zusammennähen der Labia minora mit oder ohne Entfernung der Klitoris
  - Typ IIIb: Entfernung und ggf. Zusammennähen der Labia majora mit oder ohne Entfernung der Klitoris und der Labia minora
- Typ IV: Andere Formen der genitalen Verstümmelung, z.B. Einschneiden, Dehnen, Inzidieren, Ausschaben, Verbrennen Verätzen, u. a.

Die weibliche Genitalverstümmelung wird international als „Verletzung der Menschenrechte an Mädchen und Frauen" geächtet und strafrechtlich verfolgt. In Deutschland gilt das seit 2015 auch für die Beschneidung von Mädchen im Ausland (§ 226 a StGB) [2, 3].

Gesellschaftliche Hintergründe

Die Tradition der FGM/C ist älter als die monotheistischen Religionen und wird von diesen abgelehnt. Die soziokulturellen, gesellschaftlich-traditionellen und religiösen Hintergründe der weiblichen Genitalverstümmelung sind komplex und vielschichtig und unterscheiden sich je nach Region und Tradition.

Häufig angeführte Gründe sind unter anderem:

- Gesellschaftliche Zugehörigkeit, Tradition, geschichtlich begründete Praxis.
- Sicherstellung der Jungfräulichkeit vor der Ehe, in einigen Kulturen Voraussetzung für die Hochzeit, und Gewährleistung der ehelichen Treue, vermeintlicher Schutz vor Vergewaltigung.
- Ästhetische Gründe, kulturell geprägte Vorstellungen von Reinheit.

FGM/C wird üblicherweise durch traditionelle Beschneiderinnen durchgeführt, welche gesellschaftlich häufig ein hohes Ansehen genießen. Die Beschneidung durch medizinisches Personal erfolgt eher selten [2, 4, 5].

Epidemiologie

Schätzungen zufolge lebten im Jahr 2018 weltweit 200 Millionen Frauen und Mädchen mit den Folgen von FGM/C. Besondere Verbreitung findet die weibliche Genitalverstümmelung in Afrika, aber auch in Teilen des Mittleren Ostens, und Asien (höchste Prävalenz in Ägypten, Somalia, Guinea, Djibouti, Mali, Sierra Leone, Sudan und Eritrea, Indonesien).

70.000 von FGM/C betroffene Mädchen und Frauen leben in Deutschland. Die Anzahl der minderjährigen Mädchen, die allein in Deutschland gefährdet sind, Opfer weiblicher Genitalbeschneidung zu werden, wird auf 17.700 geschätzt.

Zumeist erfolgt die Beschneidung zwischen dem Säuglingsalter und dem 14. Lebensjahr, allerdings werden teilweise auch spätere Beschneidungen durchgeführt [1, 3, 6, 7].

Gesundheitliche Komplikationen

FÜR DIE PRAXIS

Bei den gesundheitlichen Folgen sind akute von langfristigen und körperliche von psychischen Auswirkungen zu unterscheiden. Die Letalität als Folge der Mutilation liegt bei 25 %.

Akute Komplikationen

Häufig werden unsterile Instrumente verschiedener Art (z. B. Rasierklingen, Messer, Dornen o. Ä.) benutzt. Der Eingriff erfolgt meist ohne Betäubung und ist extrem schmerzhaft. Die Letalität infolge des Eingriffes oder dessen unmittelbaren gesundheitsbedrohlichen Folgen (u. a. hoher Blutverlust, Infektionen, Sepsis, Schock) liegt bei 25 % der Fälle. Knochenbrüche durch Fixierung während des „Eingriffes“ sind beschrieben [1].

Langfristige Komplikationen

- Schwere Traumatisierung, posttraumatische Belastungsstörung, Angststörung, Depression, Vertrauensverlust, Minderung des Selbstwertes.
- Schwere akute und rezidivierende Infektionen (Abflussbehinderung des Menstruationsblutes und Urins, Adnexitis, Sterilität, Sepsis, Schock).
- Übertragung von Infektionskrankheiten durch unsterile Instrumente (z. B. HIV, Hepatitis, Tetanus u. a.).
- Verletzung der Harnröhre oder des Rektums mit Fistelbildung, Stuhl- oder Harninkontinenz oder Harnverhalt durch Stenosierung der Harnhöhre.
- Chronische Schmerzen.
- Störung der Sexualität: Dyspareunie, reduzierte/fehlende Sensibilität, rezidivierende Verletzungen beim Geschlechtsverkehr, Apareunie.
- Ausbildung von großen, ggf. infizierten Retentionszysten möglich.
- Komplikationen während der Geburt und in der Schwangerschaft (s. u.) [4].

5.8.2 Therapie

Psychologische, psychiatrische, psychosomatische Betreuung

Zu betonen ist die Bedeutung der Betreuung betroffener Mädchen, Frauen sowie deren Familien im Sinne einer Begleitung und Therapie durch Psychologen/Psychologinnen, Psychiater/Psychiaterinnen und SozialarbeiterInnen. Die Anbindung an Selbsthilfegruppen und Betroffeneninitiativen ist unbedingt zu empfehlen. Diese Interventionen und Unterstützungsmaßnahmen sind häufig auf lange Sicht, wenn nicht sogar lebenslang notwendig und sinnvoll.

Operative Therapie

In einer großen Zahl der FGM-Formen niedrigeren Grades ist eine operative Therapie nicht indiziert bzw. nicht möglich. Hier steht der o. g. psychologische Ansatz klar im Vordergrund.

Synechiolysen

Bei verschiedenen FGM-Formen kann eine Synechiolyse im Labienbereich oder auch eine Dammplastik (Perineoplastik) bzw. Introituserweiterung notwendig werden. Ein individuelles Vorgehen ist hier angezeigt.

Defibulation

Diese Maßnahme ist empfohlen bei gesundheitlichen Komplikationen nach FGM Typ III (s. o.), geplanter oder bestehender Schwangerschaft.

In Vollnarkose wird die Narbenplatte, welche häufig den Introitus und die Urethra überdeckt, vertikal eröffnet, Introitus vaginae und Urethra werden freigelegt, Menstruationsblut und Urin können wieder abfließen. Obwohl es technisch häufig möglich wäre, den Eingriff in Lokalanästhesie durchzuführen, sollte eine kurze Vollnarkose oder Spinalanästhesie als Narkoseart gewählt werden, um einen Flashback bzw. eine Re-Traumatisierung zu vermeiden.

Bei 48 % der Patientinnen, bei denen eine Defibulation bei FGM Typ III durchgeführt wurde, zeigte sich unter der Narbenplatte eine intakte Klitoris [8].

Neoklitoris und Vulvarekonstruktion

Hierbei handelt es sich um sehr aufwendige und komplexe Verfahren, die an spezialisierten Zentren durchgeführt werden sollten. Die Datenlage ist noch begrenzt, und ein Erfolg kann nicht garantiert werden. O'Dey verwendet für die Rekonstruktion der Vulva und des Introitus eine gestielte Perforatorenlappenplastik aus der Leistenregion, eine Re-Innervation der Klitoris erfolgt durch die mikrochirurgische Reintegration der Nn dorsalis clitoridis. In der lückenlosen Nachverfolgung von 47 Patientinnen über 1 Jahr gaben alle Patientinnen an, dass die klitorale Empfindsamkeit und Fähigkeit zum Orgasmus zurückgekehrt waren [1, 9].

FÜR DIE PRAXIS

Neben der in bestimmten Fällen sinnvollen operativen Therapie haben die psychologische und psychiatrische Mitbehandlung und die Einbeziehung von Beratungsstellen und Selbsthilfegruppen einen hohen Stellenwert.

5.8.3 Geburtshilfliches Management

Es besteht ein erhöhtes Risiko für Totgeburten sowie schwere Geburtsverletzungen und postpartale Hämorrhagie. Die Rate an primären und sekundären Sectiones ist erhöht.

Bei FGM/C Typ III wird die Durchführung einer Defibulation vor der Schwangerschaft empfohlen. Sollte dies nicht erfolgt sein, empfiehlt sich die Defibulation im 2. Trimester in Spinalanästhesie. Aber auch die Defibulation in der Eröffnungs- oder Austreibungsperiode ist in einigen Ländern Routine oder wird notwendig, wenn die Betroffene im Vorfeld nicht in der Klinik vorstellig war [8, 10].

CAVE

Auch nach erfolgter Defibulation besteht bei vaginaler Entbindung die Gefahr höhergradiger Geburtsverletzungen. Die postpartale Wundversorgung sollte daher nur durch erfahrene GeburtshelferInnen bzw. Operateurinnen/Operateure mit einschlägiger operativer Expertise erfolgen.
Einem möglichen Wunsch nach postpartaler Re-Infundibulation darf in Deutschland per Gesetz nicht stattgegeben werden! (§ 226a, StGB).

5.8.4 Prävention

Zunächst müssen gefährdete Kinder bzw. Familien identifiziert werden. Erst dann kann Aufklärung zum Schutz der Mädchen und jungen Frauen erfolgen.

Zu den Hinweisen und Risikofaktoren, die auf eine stattgehabte oder drohende FGM hindeuten können, zählen die folgenden:

- Mutter oder Geschwister wurden beschnitten,
- Herkunftsland,
- (Urlaubs-)Reise in ein „Risikoland".

In dieser zentralen Rolle beim Erkennen von Gefährdung und Betroffenheit sind die niedergelassenen Kinderärztinnen und Kinderärzte, Frauenärztinnen und Frauenärzte sowie Hausärztinnen und Hausärzte in besonderem Maße gefordert (z. B. komplette körperliche Untersuchung im Rahmen der U- und J-Untersuchungen). Bei Auffälligkeiten sollte stets eine Expertin/ein Experte zu Rate gezogen werden (z. B. DESERT FLOWER CENTER Waldfriede [DFC] Berlin, Medizinische Hilfe und psychosoziale Betreuung für mehr Lebensqualität nach Genitalverstümmelung – Ganzheitliches Angebot und Selbsthilfegruppe für Frauen mit FGM im Krankenhaus Waldfriede, Berlin [URL: https://www.dfc-waldfriede.de/] o. a.).

CAVE

Trotz vorangehender körperlicher Untersuchungen ist es möglich, dass speziell das weibliche Genitale zuvor noch nicht untersucht worden ist. Bei der Klärung dieses Sachverhalts ist klinische Vorsicht und Empathie geboten. Teilweise können Beschneidungen auch sehr subtil und schwer zu erkennen sein und dem ungeschulten Blick entgehen.

FÜR DIE PRAXIS

An erster Stelle gilt es, ein Vertrauensverhältnis aufzubauen. Falls Mädchen noch nicht beschnitten sind, ist bei bestehenden Hinweisen gegebenenfalls den Eltern die Frage zu stellen, ob dies geplant ist. Nur dann können eine Aufklärung und Prävention erfolgen.
Es empfiehlt sich, mit den Betroffenen nicht von Genitalverstümmelung, sondern von genitaler Beschneidung (Cutting) zur sprechen. Der Begriff „Verstümmelung" kann als Wertung der Person missverstanden werden. Falls die Beschneidung von Eltern oder einer Vertrauensperson durchgeführt oder initiiert wurde, kann diese Begrifflichkeit emotionale Not auslösen.
Es ist ebenfalls möglich, dass sich die Mädchen/Frauen nicht an den Eingriff erinnern und nicht wissen, dass sie beschnitten sind.

Die Literatur finden Sie online unter diesem Link: https://else4.de/mht

KAPITEL

6 Besondere Lebenslagen

Elisabeth Simoes

Kernaussagen

- Das Geschlecht geht als bedeutsame Einflussgröße nicht nur in die ungleiche Verteilung von Gesundheitsproblemen und in die Gefährdung zu erkranken ein, sondern auch in die
  - Chancen, im Falle von Krankheit Hilfe und Unterstützung zu erlangen,
  - Aussicht auf Genesung,
  - Fähigkeit und Möglichkeiten, die sozialen Folgen von Krankheit bewältigen zu können.
- Ausnahmesituationen wirken sich für Frauen nur aufgrund ihres Geschlechts über alle Bereiche hinweg – u. a. Gesundheit, ökonomische Lage, Sicherheit, soziale Sicherung – anders und ungünstiger aus als für Männer *(„gendered impact“).*
- Lebenslagen nehmen Einfluss auf die Symptomatik, die Selbst- und Fremdwahrnehmung eines Beschwerdebildes, gehen ein in die Wahl/Ablehnung einer Therapieoption, in die Adhärenz, den Verlauf und begrenzen nicht zuletzt die Copingmöglichkeiten, die einer Frau in der jeweiligen Situation zur Verfügung stehen.
- Geschlechtsspezifisch zugeschriebene Aufgaben innerhalb von Gesellschaft und Familie stecken Verantwortungs- und Kompetenzbereiche ab, können vor dem Hintergrund sozialer Konventionen vielfach gezielt beansprucht und eingefordert werden und führen in der Konsequenz zu unterschiedlichen Anforderungen, Überforderungen bis hin zur Auslösung von Krankheiten oder Verletzungen. Frauen sind von solchen gesundheitsbelastenden Folgen besonders häufig betroffen.
- Die Weltgesundheitsorganisation zählt Gewalt, insbesondere häusliche Gewalt, zu den weltweit größten Gesundheitsrisiken für Frauen und Kinder; Institutionen des Gesundheitswesens sind häufig nicht nur erste, sondern einzige Anlaufstelle bei Verletzungen und gesundheitlichen Folgen von Gewalt.

Die demografische Entwicklung der letzten Jahre geht mit sich ändernden Familienstrukturen, der Zunahme von Single-Haushalten und einem gleichzeitig wachsenden Anteil chronisch kranker Menschen in der Gesellschaft einher [1]. Krisensituationen und Umwälzungen in Lebens- und Arbeitswelt betreffen mit ihren vielfältigen Auswirkungen Frauen besonders und schlagen sich für diese oftmals in einer gesundheitsgefährdenden Weise nieder.

Das Kapitel kann nur wenige Aspekte solchen Wandels und seiner Folgen aufgreifen und zielt daher darauf ab, beispielhaft aufzuzeigen, wie *unmittelbar die Frauengesundheit jeweils betroffen* ist. Das Erkennen der Bedrohungen und die Aufgabe, ihnen entgegenzuwirken, sind Handlungsfelder für Medizin – disziplinübergreifend – und Gesellschaft gleichermaßen.

6.1 Frauen haben andere Voraussetzungen

In die Ausprägung eines Krankheitsgeschehens fließen neben der Individualität der Betroffenen weitere Faktoren ein. Neben dem Wissen um den Einfluss von sozialen Determinanten wie etwa Bildung oder Einkommen auf Gesundheit und Krankheit ist der Blick auf *zusätzliche* Aspekte, die eine individuelle **Lebenslage** charakterisieren, wichtig. Dazu zählen passagere Belastungssituationen ebenso wie das gesamte weitere Leben beeinflussende Erfahrungen (z. B. Gewalt) und Behinderungen. Lebenslagen nehmen Einfluss auf die Symptomatik, die **Selbst- und Fremdwahrnehmung** des Beschwerdebildes [2].

Während der Begriff der Lebensphase auf bestimmte Altersabschnitte und Übergangsphasen mit Einfluss auf die Gesundheit verweist, nimmt das soziologische Lebenslagenkonzept die Gesamtheit der äußeren Bedingungen in den Blick, die das Leben von Personen beeinflussen. Das Konzept erfasst Unterversorgungslagen mehrdimensional und auch deren Wechselwirkungen. Individuelle Situationsmerkmale, die Handlungsspielräume begrenzen, sowie objektive als auch subjektive Dimensionen einer Lebenslage (z. B. Wahrnehmung und Verarbeitung der objektiven Lebensbedingungen) rücken ins Zentrum der Aufmerksamkeit [47]. Für die Praxis ist dieser Ansatz von besonderer Relevanz, weil sich nur unter Berücksichtigung dieser Komplexität personalisierte Ziele bzw. Zielgruppen für Gesundheitsförderung und Prävention angemessen definieren lassen.

Bei der ärztlichen Konsultation stellt sich die Patientin aus ihrer momentanen Lebenslage heraus vor. Die Frauen zur Bewältigung zu Gebote stehenden Ressourcen unterscheiden sich vielfach von denen der Männer und sind zudem von der jeweiligen Lebensphase der Frau abhängig [3]. Aus gesellschaftlichen Barrieren und Nachteilen können spezielle Gesundheitsprobleme und gesundheitliche Bedarfe erwachsen (z. B. Care-Situationen [4]) – einerseits der Häufigkeit des Betroffenseins geschuldet (z. B. im Falle häuslicher Gewalt), andererseits im Hinblick auf die Art und das Ausmaß der Belastung.

Das Robert Koch-Institut betont in seinem Bericht „Gesundheitliche Lage der Frauen in Deutschland" (2020), dass zur Entstehung gesundheitlicher Ungleichheiten nicht nur Unterschiede in der Verbreitung psychosozialer Risiko- und Schutzfaktoren und im Gesundheitsverhalten beitragen, sondern zudem sozial ungleich verteilte materielle und strukturelle Faktoren [5]. Austausch bzw. Leistung von sozialem Support ist ein Teil des sozialen Kapitals einer Gesellschaft mit besonderer Gesundheitsrelevanz. Allen nachfolgend aufgegriffenen Lebenslagen ist ein Mangel an Support gemeinsam.

Unterstützung baut auf dem Prinzip der Gegenseitigkeit (Reziprozität) auf. Entfällt die Fähigkeit zu einem eigenen Beitrag, führt dies zu einschneidenden Verschlechterungen der individuellen Situation [6]. Impulse, die solchen Entwicklungen entgegenwirken, werden insbesondere von der Gesundheitsversorgung erwartet, oft leider vergebens [3].

MERKE

Den Professionellen der Gesundheitsberufe, die meist *zu den letzten verbleibenden Kontaktpersonen* zählen, und ihrer Kompetenz zum Bahnen von Wegen hin zu (medizinischem und sozialem) Support in seinen unterschiedlichen benötigten Dimensionen kommt wesentliche Bedeutung dabei zu, die gesundheitlichen Folgen abzuwenden bzw. abzumildern.

6.1.1 Geschlechtsspezifische Wirkung von Ausnahmesituationen

Der *„gendered impact"* zeigt viele Facetten, wie das **Beispiel COVID-19-Pandemie** einmal mehr vor Augen führt: Der vielerorts als Antwort auf die Pandemie vollzogene Lockdown geschieht nicht genderneutral. Frauen fielen öfter in Arbeitslosigkeit, reduzierten ihre Berufsbindung und gleichzeitig oft ihre Karrierechancen, waren von sozioökonomischen Konsequenzen stärker betroffen, da sie mehrheitlich weniger verdienen, eher in unsicheren Arbeitsverhältnissen oder nahe an der Armutsgrenze leben [7, 8, 9]. Auch für Deutschland gilt: Die psychosozialen Auswirkungen mit ihren jeweils negativen gesundheitlichen Folgen treffen besonders Frauen [10].

Infolge der veränderten Allokation von Ressourcen und Prioritäten innerhalb der Gesundheitssysteme leidet auch die reproduktive Gesundheit. Nimmt die unbezahlte Sorgearbeit für Frauen zu – z. B. in der Kinderbetreuung, für ältere Angehörige und angesichts überlasteter Gesundheitssysteme –, zieht dies Langzeitfolgen im Hinblick auf Rentenausfälle, Altersarmut oder Gesundheitseinbußen nach sich, die schließlich die Gesellschaft insgesamt berühren. Im Kontext von ökonomischen und sozialen Belastungen, den Beschränkungen von Mobilität und Kontakten stieg in Lockdown-Situationen die Rate an häuslicher Gewalt gegen Frauen und Mädchen exponentiell [11, 12]. Verstärkt wirksam werden die Implikationen einer Ausnahmesituation im *Kontext von Fragilität, Konflikt und limitiertem Support,* wie sie die Lebenswirklichkeit von Frauen vielfach prägen [13].

6.1.2 Frauen erhalten weniger soziale Unterstützung

Soziale Netzwerke, Normen des Zusammenlebens, Strukturen des Zusammenhalts und der Kooperation – privat oder institutionalisiert – gehören zum sozialen Kapital einer Gesellschaft [14]. **Soziales Kapital** kann, wenn im positiven Sinn wirksam, Zugang zu Ressourcen des sozialen und gesellschaftlichen Lebens wie Unterstützung, Hilfeleistung, Anerkennung, Wissen usw. vermitteln; lebenspraktische Elemente („instrumental" [15] – wie etwa Hilfestellung im Alltag, Arbeitsleistung oder auch finanzieller Support), Information und Rat und nicht zuletzt emotionale Zuwendung zählen dazu. Sowohl formale als auch informelle Bezüge spielen eine Rolle für die Bewertung, wie viel an sozialem Kapital einem Individuum zu Gebote steht. Das Versorgungssystem zählt zu den formal unterstützenden Elementen, ebenso dessen Zugänglichkeit – darin geht auch das Wissen um dessen Leistungen, als Teil der Gesundheitskompetenz, ein.

Immer häufiger bedarf es in Bereichen, in denen bislang informelle Unterstützung vorherrschte, formalisierter, professioneller Lösungen (z.B. familienersetzende Funktion professioneller Pflege, s.u.) [2]. Die rasche Zunahme von Single-Haushalten stellt nur eine der in diese Richtung wirksamen Stellgrößen dar. Der Anteil der Einpersonenhaushalte erhöhte sich von 1991 bis 2019 von 34 % auf 42 %; bei den Frauen bildeten die 60- bis 79-Jährigen mit rund 34 % die größte Gruppe der Alleinwohnenden [16].

Gesundheitlicher Benefit aus einer guten Ausstattung mit sozialem Kapital, im Sinne supportiver Strukturen und Bezüge unterschiedlicher Art, ist international empirisch gut belegt: auf der Ebene des Gesundheitssystems beispielsweise für die Mortalität [17], auf individueller Ebene für die selbst berichtete Gesundheit [18, 19], für ein günstigeres Gesundheitsverhalten oder auch geringere Prävalenzen von Erkrankungen (z.B. Herzerkrankungen [20], Depression [21], Demenz [22]). Hinzu kommen Wirkungen auf Verlauf und Outcome – etwa nach einem Herzinfarkt oder Schlaganfall (s.u.) [23, 24].

CAVE

Frauen verfügen über weniger gesundheitsförderndes „soziales Kapital" als Männer, das zeigen Untersuchungen aus unterschiedlichen Lebensphasen und -bezügen gleichermaßen [5].

Insbesondere mit steigendem Alter finden sich Frauen aufseiten der von Stützung weniger bedachten Personen [6, 25]. Dieser Unterschied nimmt Einfluss beispielsweise auf Care-Arrangements oder auch auf Krankheitsverläufe, zu Ungunsten der Frauen: Der Verlust des persönlichen Netzwerks oder/und Mangel an sozialem Bezug beeinträchtigen das Potenzial zur Bewältigung von belastenden Lebenssituationen (Fähigkeiten zum Coping [26]) und resultieren in gesundheitlichen Einbußen bis hin zu geringeren Überlebenschancen [3]. Die Art und Weise, wie Menschen zusammenleben, hat Auswirkungen auf die Gesundheit. Belastende gesellschaftliche Zuschreibungen und Zwänge aus sozialen Gefügen (s.a. ➤ Kap. 6.3, ➤ Kap. 6.5) zählen oft zu den besonders für Frauen gesundheitlich negativ wirksamen sozialen Faktoren.

Mit den Mechanismen, welche an solchen Wirkungen beteiligt sind, befassen sich bislang insbesondere Hypothesen und Modelle. Das **Salutogenese-Modell** nach Antonovsky [27], als eines der bekanntesten, weist auf die gesundheitliche Bedeutung des sozialen Umfelds als Teil der sogenannten *„generalisierten Widerstandressourcen"* hin: Zu den Faktoren, die den konstruktiven Umgang mit Anforderungen ermöglichen, zählen gerade diejenigen, über die Frauen mit zunehmendem Alter oft in geringerem Maß verfügen, wie etwa

- funktionierende gesellschaftliche Netze,
- Selbstvertrauen,
- gute gesundheitliche Konstitution,
- Zugang zu Dienstleistungen und
- die dazu nötige Gesundheitskompetenz.

Kontext und Stimmigkeit haben für Patientinnen in einem Krankheits- und Genesungsprozess eine wichtige Bedeutung – nicht zuletzt für die Qualität der Krankheitsbewältigung und das Leben nach bzw. mit einer Krankheit, Behinderung oder kränkenden Erfahrung. Antonovsky fasst dies im Konstrukt *„Kohärenzgefühl" („sense of coherence", SOC)* zusammen. Die Gesundheitsrelevanz belegen Studien, die soziale Kohärenz als positiven Prädiktor für einen günstigen Verlauf beispielsweise bei kardiovaskulären und weiteren Erkrankungen zeigen: Für das (Über-)Leben nach Herzinfarkt sind hohe SOC-Werte assoziiert mit einer besseren Ausgangsbasis für die Genesung und die Bewältigung der Erkrankung bis hin zu deren Langzeitfolgen [28, 29]. In das Kohärenzgefühl gehen kognitive und emotionale Elemente ein: etwa die Überzeugung, dass für die Bewältigung einer Situation ausreichend Ressourcen zur Verfügung stehen (*Handhabbarkeit*). *Verstehbarkeit bzw. Verständlichkeit* gründen auf strukturierter Information. Das Erleben von *Sinnhaftigkeit* vermittelt Orientierung und ist ein wesentliches, weil auch motivationales [30] Element.

MERKE

Für professionellen Support gilt es Faktoren herauszuarbeiten, die das Verständnis und Wissen der Patientin zur Erkrankung stützen, aber auch das Erkennen mangelnder Kohärenz und das Anbahnen von geeigneten Unterstütungsleistungen.

Lebensphasenübergreifend verfügen Frauen über ein geringes Maß an Kohärenzgefühl als Männer [31, 32]. Emotionaler Support kann über die Stärkung von Selbstwirksamkeit – *„a sense of personal control"* – oder über die Reduktion von Stress wirksam werden. Krankheit wird im salutogenetischen Verständnis nach Antonovsky im Sinne eines Prozesses, als *„Ent-Gesundung" („dis-ease")* verstanden [38]. Geringes und/oder abnehmendes positives, gesundheitsförderndes soziales Kapital bedingt auch einen Mangel an Schutzfaktoren.

Neuere Modelle heben auf die **Balance von Risiko- und Schutzfaktoren** ab, die zu einem Charakteristikum von Gesundheit wird – als Stadium des Gleichgewichts, wenn die Bewältigung sowohl der inneren (körperlichen und psychischen) als auch äußeren (sozialen und materiellen) Anforderungen gelingt [33].

Risiko- und Schutzfaktorenmodelle dienen als Basis für viele Präventionsansätze: Entwicklung von Schutzfaktoren sowie Minimierung von Risikofaktoren [34]. Das Konzept der **Resilienz** greift den Dualismus auf, zielt jedoch auf Erkenntnisse zu Schutzfaktoren (synonym: Ressourcen, Protektivfaktoren, Resilienzfaktoren), zunehmend auch in Untersuchungen zu gesundem Altern [35, 36, 37]. Resilienz – die Widerstandsfähigkeit (Resistenz), Anpassungsfähigkeit (Konfiguration) und die Fähigkeit zur Regeneration umfasst – mindert auch über indirekte Effekte, etwa das Gesundheitsverhalten, die Wirkung externer gesundheitsschädigender Einflüsse [38, 39].

Diese vielfältigen Bezüge sozialen Kapitals zur Gesundheit bieten gendersensible Handlungsansätze.

6.1.3 Soziale Dimensionen einer Erkrankung

Geschlechtsspezifika beim Ineinandergreifen von biologischen und sozialen Dimensionen einer Erkrankung sollen am **Beispiel Schlaganfall** verdeutlicht werden. Der Schlaganfall zählt zu den 100 häufigsten Beratungsergebnissen in der hausärztlichen Sprechstunde [40]. Bei jedem Schlaganfall handelt es sich um eine Notfallsituation, jede Minute zählt [41]. Kann die Durchblutung des Gehirns rasch wiederhergestellt werden, sinkt das Risiko für bleibende Behinderungen oder Tod. Frauen erleiden auf die gesamte Lebenszeit bezogen häufiger einen Schlaganfall als Männer; geschlechtsspezifische biologische Besonderheiten, etwa hormoneller bzw. molekulargenetischer Natur, sind derzeit in der Forschungsdiskussion, doch nicht ausreichend geklärt [42, 43].

Besonderes Augenmerk verdient das Risiko von *jungen Frauen:* Die Inzidenz eines Schlaganfalls im Zusammenhang mit Schwangerschaft und Wochenbett wird auf etwa 30/100.000 Entbindungen geschätzt; 15 % aller maternalen Todesfälle sind auf Schlaganfälle zurückzuführen [44]. Mütterliche Schlaganfälle gehen mit einer signifikant erhöhten fetalen Morbidität und Mortalität einher [45]. Anwenderinnen oraler Kontrazeptiva tragen ein erhöhtes Risiko, eine Sinusthrombose zu erleiden, die einen Schlaganfall auslösen kann; besonders deutlich erhöht zeigte sich in einer Fall-Kontroll-Studie das Risiko bei adipösen Frauen, bei denen es beinahe 30-fach häufiger zu der an sich seltenen venösen Abflussstörung aus dem Gehirn kam [46]. Frauen aller Altersgruppen mit niedrigem Sozialstatus erleiden häufiger einen Schlaganfall [5].

Diese wenigen Daten verdeutlichen bereits, dass in die Gefährdung, die Krankheit zu erleiden, biologische und genderbezogene Faktoren, zudem soziale Differenzierungen (*„Differences within“*, s. ➤ Kap. 1 „Frauengesundheit“) eingehen. Unter *Intersektionalität* (engl. *„intersection“*, Kreuzung, Schnittpunkt) wird das Zusammenwirken verschiedener sozialer Differenzkategorien verstanden (z. B. Geschlecht, Bildung, Alter). Ihr Interagieren trägt nicht nur zu unterschiedlichen Inzidenzen, sondern auch zum *Verlauf von Krankheiten in der jeweils zu Tage tretenden Form* bei [47].

Auf wie vielen Ebenen sich Unterschiede zeigen, wenn es darum geht, *im Falle von Krankheit Hilfe zu erlangen,* verdeutlichen als Beispiele folgende Studienergebnisse zur Schlaganfallversorgung:

Die Wahrscheinlichkeit, binnen 3 Stunden nach Symptombeginn in ein Krankenhaus eingeliefert zu werden, ist bei Frauen um 10 % geringer. Schlaganfallregister aus unterschiedlichen geografischen Regionen dokumentieren: Bei Frauen mit akuten Hirninfarkten wird weniger häufig eine Thrombolysetherapie durchgeführt [48]. Verzögerungen sind im Verlauf der Notfallversorgung zu verzeichnen; zwar wird in diesem Zusammenhang die Rolle von „atypischen“ Konstellationen in der Symptomatik von Schlaganfällen bei Frauen diskutiert [49], in der Zusammenschau mit anderen Versorgungsbereichen fallen jedoch vergleichbare Muster von Ungleichbehandlung auf, die auf tiefergreifende Ursachen hindeuten. Unterschiede zu Ungunsten der Frauen sind nicht auf die Schlaganfallversorgung begrenzt, wie Untersuchungen zur Notfallrettung und Akut- bzw. Spezialversorgung bei Traumata zeigen [50, 51]. Ein weiteres Beispiel wirft gleichermaßen Fragen nach den Ursachen auf: Bei gleichartiger Symptomatik und Vorgeschichte wurde Frauen eine geringere Priorität in der (Notfall-)Versorgung bei einem **Herzinfarkt** zugemessen, insgesamt resultierte eine längere Ischämiezeit; obwohl Untersuchungen bereits Ende der 1990er-Jahre Unterschiede in der Sterblichkeit zulasten von Frauen beobachteten, zeigen aktuelle nationale Daten immer noch ein ungünstigeres Outcome besonders bei jüngeren Frauen [52, 194]. Die gesellschaftlich unterschiedliche Bewertung von Äußerungen (z. B. Person, die den Notruf tätigt, Stimmlage [53]) und die verinnerlichte Annahme sogenannter geschlechtsspezifischer Verhaltensweisen haben einen Anteil an diesen Outcome-relevanten Unterschieden, weitere Forschung scheint geboten.

Schließlich kommt den geschlechtsspezifischen Unterschieden dahingehend, *die sozialen Folgen bewältigen* zu können, bei zerebrovaskulären Erkrankungen – als häufigste Ursache für andauernde körperliche Behinderung und den Verlust an psychosozialen Kompetenzen im Erwachsenenalter – besondere Bedeutung zu [54]. Dies erfordert einen gesonderten Blick auf die Lebensphase *nach* einem Schlaganfall: Frauen weisen einen höheren Behinderungsgrad auf, sind danach häufiger auf Hilfe bei der Verrichtung von Aktivitäten des täglichen Lebens („Pflegebedürftigkeit“) angewiesen, werden seltener nach Hause und häufiger in eine Pflegeeinrichtung entlassen und weisen insgesamt eine geringere Lebensqualität nach Schlaganfällen auf als Männer [55]. Bei Frauen wird häufiger eine Post-Stroke-Depression diagnostiziert. Rehabilitationsmaßnahmen in hohem Alter werden eher Männern gewährt. In ihrer Wirkung zulasten des Outcome weiblicher Schlaganfallpatientinnen aller Altersgruppen potenzieren sich Komorbiditäten, die Behandlungschancen im Versorgungssystem, demografische und psychosoziale Faktoren; die zugehörigen Lebensumstände sind Teil der Gefährdung durch soziale Isolation [56].

Muss der Schlaganfall mit seinen Folgen auch als eine *„soziale Krankheit“* verstanden werden? Von Weizsäcker, der diesen Begriff prägte, verstand es als Aufgabe der

Gesundheitsprofessionen, die jeweilige Lebenssituation, die in der *„Form"* einer Erkrankung zum Ausdruck kommt, aufzudecken [57]. Begreift man den Verlauf nach einem Schlaganfall als **psychosoziale Transitionsphase** [58], welche die Chancen für den weiteren Lebensverlauf maßgeblich prägt, wird die immense Bedeutung von professionellem Support, der den geschlechtsspezifischen Risiken gezielt entgegenwirkt, offenkundig. Das Wissen um die soziale Dimension von Gesundheit und Krankheit hilft, Patientinnen besser zu verstehen und soziale und psychosoziale Belastungen zu erkennen, die *„dramatischer sein können als ein ‚ungesunder' Lebensstil"* [59]. Das Wissen bewahrt vor der Gefahr eines *„blaming the victim"* [60], wenn Barrieren der Annahme von Empfehlungen oder der Inanspruchnahme von Prävention entgegenstehen *(„Vorsorgen wollen vs. vorsorgen können"* [61]). Dem motivationalen Aspekt ärztlicher Beratung und Begleitung kommt im Kontext der sozialen Dimensionen einer Erkrankung eine besonders hohe Bedeutung zu.

6.1.4 Altersrisiken und Aspekte des Versorgungssystems

FÜR DIE PRAXIS

Push-Faktoren

Als solche gelten, im Kontext häuslicher Pflege, Situationen und Erfahrungen, die den Übergang in eine stationäre Pflegeeinrichtung auslösen, ohne dass die gesundheitliche Lage der pflegebedürftigen Person an sich dazu Anlass gegeben hätte; dazu zählen u. a. [2]:

- strukturelle Faktoren, wie das Wegbrechen von lokalen Versorgungsstrukturen (z. B. Arztpraxis, Einkaufsmöglichkeit, Poststelle),
- regionale Faktoren (z. B. Verkehrsanbindung, Busverbindung, Bergregion),
- Wohnsituation (z. B. Treppen, Siedlungsstruktur),
- Verlust des persönlichen Netzwerks,
- Einbuße sozialer Bezüge,
- limitierte finanzielle Ressourcen.

Ab einem Alter von 80 Jahren ist die Zahl der Alleinwohnenden bei Frauen fast 4-mal so hoch wie bei Männern [7]. Das soziale Umfeld von Frauen in höherem Alter ist oft durch Vereinsamung gekennzeichnet. Konstellationen, welche die Frauen in ihrem Widerstandsvermögen beeinträchtigen, überschneiden sich mit den sogenannten Push-Faktoren (ein Begriff aus der Migrationstheorie nach Everett S. Lee [193]; s. a. Infobox). Sie zählen zum sozialmedizinischen Feld der gesundheitsrelevanten Kontextfaktoren. Ihr Erkennen und In-Bezug-Setzen zur gesundheitlichen Situation der betroffenen Frauen ist insofern von praktischer Bedeutung, als sie Ansatzpunkte für gezielten Support markieren: Versagen der Kompensationsmöglichkeiten, Verlust und/oder Verknappung der Ressourcen beeinträchtigen auch die Fähigkeit zum Coping hinsichtlich gesundheitlicher Einschränkungen. Der Sense of Coherence (SOC, s. o.) als Schutzfaktor, bei Frauen ohnehin (s. o.) meist geringer ausgeprägt als bei Männern, bricht besonders ein bei akuten Belastungs-, Verlust- und Verknappungssituationen.

Im Rahmen des nordschwedischen MONICA-Projekts wurden 1.254 Personen 5 Jahre lang beobachtet. Dabei zeigte sich eine Verschlechterung der SOC-Werte im Laufe der Beobachtungszeit, die am stärksten bei Älteren abfiel, bei denen neue Krankheiten, eine schlechtere subjektive Gesundheit und Einschränkungen bei der sozialen Unterstützung aufgetreten waren. Frauen verfügen in der Regel über weniger Ressourcen für den Zukauf von Support. Pflegebedürftige Männer nehmen Hilfe früher in Anspruch, und sie wird ihnen eher gewährt. Männer in Pflegeverantwortung bauen gleichfalls rascher auf Unterstützung, sie wird ihnen zudem eher angeboten bzw. für sie geleistet [3].

Nicht wahrgenommen zu werden „kränkt". Mangelnde Betreuung wird von älteren Menschen oft als körperlicher Schmerz und Bedrohung erlebt – zulasten von Widerstandsvermögen, Hoffnung und Genesungspotenzial. Ähnlich wie verbale negative Mitteilungen wirken ungünstige Umgebungskonstellationen als negative Information, die zu Leistungseinbußen führen kann (zur Kommunikation s. ➤ Kap. 2). Offenbar bestehen Wechselwirkungen zu Copingkompetenzen, deren Wirkmechanismen bislang weithin unverstanden sind [62] und die weitere Forschung zum Niederschlag von „Erfahrungen" in Hirnstrukturen erfordern [163].

Zu den **Entwicklungspotenzialen** [64], die eine Gesellschaft zur Verfügung stellt, zählt auch die Gesundheitsversorgung. Inwieweit deren Potenziale zwischen den Geschlechtern (un)gleich verteilt sind, nimmt Einfluss auf die Genesungsbedingungen. Die grundlegenden Zielsetzungen des deutschen Versorgungssystems sind in § 70 des Fünften Sozialgesetzbuchs (SGB V) unter der Überschrift: *Humanität, Qualität und Wirtschaftlichkeit* festgeschrieben. Die **Gleichmäßigkeit der Versorgung** ist als Ziel explizit einbezogen – damit auch die Geschlechtergerechtigkeit. Eine bedarfsgerechte Versorgung schließt Aufgaben ein, die wahrzunehmen von jeher mit der medizinischen Versorgung untrennbar verbunden sind: Dazu zählen **Care-Elemente,** welche die Gesellschaft – in besonderer Weise angesichts des demografischen Wandels – verorten muss, wenn nicht vor allem ältere und gebrechliche, kranke Menschen, insbesondere Frauen angesichts ihrer ungünstigeren Voraussetzungen, in ein Versorgungsdefizit geraten sollen [65].

Die Auseinandersetzung mit dieser Ausblendung fürsorgender Anteile im Zuge einer zunehmenden Ausrichtung an Produktdefinitionen (s. ➤ Kap. 10 „Ausblick") ist ebenso geboten wie eine Beleuchtung der **Fragmentierung** der Versorgung [66]. Für Frauen mit geringerer funktionaler Gesundheitskompetenz (vgl. ➤ Kap. 1.1). entstehen daraus Hürden u. a. beim Zugang zu den vom sozialen Sicherungssystem gewährten Unterstützungsleistungen.

6

MERKE
Frauengesundheit profitiert von sozialmedizinischer Kompetenz [67].

Für Ärztinnen und Ärzte ganz unterschiedlicher Fachrichtungen sind es vermehrt gendersensible sozialmedizinische Kompetenzen, die sie im Praxis- und klinischen Alltag für ihre Rollen als VermittlerIn und AdvokatIn benötigen. Das Konzept **„Klinische Sozialmedizin“** [68] betont die Notwendigkeit von medizinischer Aus- und Weiterbildung in sozialmedizinischen Kompetenzen, *die auf die Versorgungspraxis zugeschnitten, an ihren Bedürfnissen orientiert und in ihr verankert* sind (z. B. auch an Einrichtungen der Akutmedizin).

6.2 Frauen im Beruf

Die **Erwerbs- und Karrierebiografien** von Frauen verändern sich zusehends. Geradlinige Wege zu Beruf und Karriere sind nicht mehr selbstverständlich, auch nicht bei guter Qualifikation. Brüche etwa durch Zeiten der Arbeitslosigkeit oder der Kindererziehung prägen mit ihren Weichenstellungen den weiteren Lebenslauf, oft hin zu Einbußen an sozialem Prestige und Umfeld bis hin zur (Früh-)Rente und Mangel an Auskommen im Alter [3]. Gesundheitliche Selbstsorge im Berufsleben und Karriereentwicklung stehen dann vielfach hintan.

6.2.1 Exposition gegenüber berufsspezifischen Risiken

Frauen sind den spezifischen gesundheitlichen Risiken ihres jeweiligen Berufs bzw. Arbeitsplatzes ausgesetzt. In Forschung und Medizin wird bislang dem Umstand noch zu wenig Beachtung geschenkt, dass die Exposition gegenüber bestimmten Faktoren infolge der biologischen und sozialen Voraussetzungen bei Frauen andere Wirkungen und/oder ein anderes Ausmaß an Betroffenheit nach sich ziehen kann als bei Männern [69]. Dies verdeutlichen die folgenden Beispiele: Emissionen durch Büromaschinen (u. a. durch Laserdrucker, Kopiergeräte) werden in Bezug zu gesundheitlichen Beeinträchtigungen gebracht, weswegen Schutzmaßnahmen bei der Arbeitsplatzgestaltung empfohlen sind [70, 71]. Die unter den Bedingungen der COVID-19-Pandemie gerade für Frauen verbreitete Homeoffice-Situation ist (nicht zuletzt) in Hinsicht solcher Risiken nicht ausgeleuchtet.

Die Exposition gegenüber Licht in der Nacht, ein Aspekt in der Diskussion um die gesundheitlichen Folgen von Schichtarbeit, wirkt sich geschlechtsspezifisch verschieden aus – so bisherige Forschungsergebnisse mit Fokus auf bestimmte Tätigkeitsfelder. Eine Arbeitsgruppe der International Agency for Research on Cancer (IARC) beurteilte 2019 Nachtarbeit als Gruppe-2A-Karzinogen: *„night shift work is probably carcinogenic to humans“* [72, 73, 74, 75].

Die umfangreichen Regelungen der Gesetzlichen Unfallversicherung sind im Siebten Buch des Sozialgesetzbuchs (SGB VII) festgehalten. Besteht in Einzelfällen der Verdacht auf ein besonderes Risiko am Arbeitsplatz, bieten der Anstoß eines Berufskrankheiten-Feststellungsverfahrens [76] und die zugehörigen arbeitsmedizinischen Begutachtungen die Möglichkeit zur Klärung, bei der alle persönlichen und Umgebungsbedingungen gewürdigt werden. Auch die Arbeitgeberseite ist in das Verfahren einbezogen.

6.2.2 Veränderte Stellung der Frau im Berufsleben

MERKE
Umwelt umfasst nicht nur die Gesamtheit physikalischer, chemischer, biologischer Faktoren, die den menschlichen Organismus umgeben. Das Umfeld prägen ebenso verhaltensbedingte und sozioökonomische Faktoren und Verhältnisse [77].

Die Diskussion um die Belastung durch Stoffe, die beispielsweise den endokrinen Disruptoren, sogenannte **Xenohormone,** zugerechnet werden und in das Hormonsystem der Frau schädigend eingreifen können, ist Forschungsgegenstand nicht zuletzt im an Bedeutung zunehmenden Feld von „Planetary Health“ (s. ➤ Kap. 10 „Ausblick“).

Psychosozialer Stress steht mit Blick auf die Frauengesundheit gleichfalls im Fokus. Während etwa dessen kardiales Risikopotenzial [78] und insbesondere die *indirekten* Zusammenhänge belegt erscheinen (wie u. a. Auswirkungen auf Lebensstil, gesundheitsbezogene Aktivitäten, Gebrauch von Noxen), werden zunehmend Bezüge im Sinne einer Risikoerhöhung zu hormonabhängigen Erkrankungen (benigne, maligne) gesehen, gerade auch bei jungen Frauen [79]. Hypothesen zu den Wirkmechanismen in Richtung einer Gesundheitsgefährdung reichen von einer prolongierten Dysregulation des Glukokortikoidsystems, Imbalancen des Östrogenspiegels mit schädigendem Einfluss z. B. auf das Brustgewebe bis hin zu Beeinträchtigungen des Immunsystems [80, 81].

Die im Zuge des gesellschaftlichen Wandels sich verändernde Stellung der Frau im Arbeitsleben kann mit besonderen biosozialen Stressformen verbunden sein, etwa in genderassoziierten Auseinandersetzungen, wenn durch das traditionelle Rollenbild [82] Führungspositionen zu interpersonellen Konfliktsituationen führen [83].

Brustkrebs – als Beispiel für eine hormonabhängige Erkrankung – ist in Deutschland die häufigste Krebserkrankung bei Frauen [5]. Eine Reihe von Risikofaktoren gilt als wissenschaftlich gesichert, dazu zählen Lebensalter, hormonelle Situation, reproduktiver Status, Lebensstilfaktoren sowie eine genetische Belastung. Patientinnen, die mit der Diagnose Brustkrebs konfrontiert werden, stellen sich in aller Regel die Frage nach einem Auslöser für das Entstehen der Krebserkrankung. Die Erfahrung zeigt, dass viele der erkrankten Frauen in unterschiedlich belastenden Umgebungssituationen leben und diese Eindrücke mit sich führen. Oft beziehen sich diese auch auf den Arbeitsplatz. In der Summe sind risiko- und verlaufsmodulierende Einflüsse durch psychosozialen Stress nach derzeitiger Datenlage nicht von der Hand zu weisen, auch wenn die wissenschaftliche Diskussion noch nicht abgeschlossen ist [84, 85].

Hinzu kommt in entsprechend gelagerten Fällen die Risikoerhöhung für Brustkrebs, die gesundheitsgefährdende Bewältigungsversuche (z. B. Rauchen, Alkoholkonsum, vgl. ➤ Kap. 8.3 „Substanzkonsum und substanzbezogene Störungen") mit sich bringen [86, 87]. Gespräche mit den Patientinnen ermöglichen es bei derzeitigem Kenntnisstand, *insbesondere* für die Phase nach der Primärtherapie und den Weg zurück in das Berufsleben, aus der Auseinandersetzung mit der als belastend erlebten Situation heraus die geeigneten unterstützenden psychosozialen Maßnahmen anzuregen und ggf. in die Wege zu leiten. Das Arbeitsschutzgesetz (ArbSchG) verpflichtet den Arbeitgeber, die Arbeitsbedingungen hinsichtlich der psychosozialen Belastungen zu minimieren (s. insbesondere §§ 3–5 ArbSchG).

6.3 Frauen in häuslicher Sorgeverpflichtung

Gender wirkt als soziale *Strukturkategorie* bestimmend – über das Individuum hinaus – in gesellschaftlichen Wertesystemen, in der institutionellen Praxis (z. B. Gesundheitssystem) und nicht zuletzt in Familien [88]. Frauen wenden pro Tag im Durchschnitt 52,4 % mehr Zeit für unbezahlte Sorgearbeit auf als Männer; dieser Unterschied wird als **Gender Care Gap** bezeichnet und stellt in Deutschland eine der Kennziffern dar, die den Stand der Gleichstellung von Frauen und Männern anzeigen sollen [89].

6.3.1 Sorgeverpflichtung – eine Genderproblematik

Die gesellschaftliche Zuschreibung für die Übernahme von häuslichen Sorgeverpflichtungen betrifft in allen europäischen Ländern vorrangig die Frauen [2]. Demografischer Wandel und Genderspezifika der gesellschaftlichen Aufgabenteilung machen die Thematik Pflege(bedürftigkeit) zu einem Thema der Frauen(-gesundheit) [90]. Für das Ausmaß der Belastung sensibilisieren die folgenden Daten: Werden auf der Basis von Daten des Sozio-ökonomischen Panels [91] jahresübergreifende Gender-Ratios für häuslich Pflegende berechnet, ergibt sich, dass der Anteil weiblicher Personen durchschnittlich 64 % beträgt und diese Verhältniszahl sich über die Jahre als etwa konstant erweist [1]. Frauen übernehmen familiäre Sorgeverpflichtungen *nicht nur häufiger, sondern oft unter ungünstigeren Voraussetzungen, pflegen zeitintensiver, früher in ihrem Lebenslauf und über längere Zeiträume* [3]. Die durchschnittliche Pflegedauer wird zwischen zwei und acht Jahren veranschlagt [92]. Unter denjenigen, die mindestens 2 Stunden pro Tag pflegen, sind über drei Viertel (77,2 %) Frauen [93]. 90 % der Pflegepersonen im Sinne des §14 SGB XI, mit mindestens 14 Stunden wöchentlicher Pflegetätigkeit, sind Frauen [94].

Der informellen Pflege kommt ein bislang nur in Schätzungen gefasster, jedoch erheblicher Anteil an der gesellschaftlichen Gesamtaufgabe zu. Deren Wert – nicht nur in finanzieller Hinsicht wenig beziffert – ist hoch [95]. 80 % der Langzeitpflege in Europa werden von informell Pflegenden geleistet und Schätzungen des ökonomischen Wertes dieser unbezahlten Sorgearbeit belaufen sich auf 50–90 % der Kosten von formaler/professioneller Langzeitpflege in Europa [96]. Der Aufwand beinhaltet direkte Kosten (z. B. für professionelle Leistungen) ebenso wie indirekte (z. B. entgangener Verdienst der Pflegenden). Hinzu kommt die gesellschaftliche Wertschöpfung, die sich aus der Stützung von Lebenswelten ergibt [97]. Frauen tragen die Hauptlast, nehmen dabei soziale Nachteile und nicht zuletzt gesundheitliche Einbußen in Kauf [1].

6.3.2 Gesundheitliche Implikationen

Die Situation der Pflegenden kennzeichnen Überlastung/Doppelbelastung, kaum Inanspruchnahme von Hilfeleistungen, tendenziell geringer Wissenstand über mögliche Hilfsangebote [2]. Die gesundheitlichen Auswirkungen, die sich aus der (Über-)Beanspruchung und den Besonderheiten des biologischen Geschlechts ableiten, überlagern sich in der Symptomatik, in der sich die Überforderung manifestiert. Die subjektive Gesundheitseinschätzung pflegender Angehöriger weicht negativ von derjenigen der gleichaltrigen Referenzbevölkerung ab [98]. Der ungünstige gesundheitliche Impact manifestiert sich länderübergreifend gleichgerichtet: **Selbstsorge ist gering,** Inanspruchnahme von Vorsorgeleistungen niedriger, selbst nötige Arztbesuche werden nicht wahrgenommen, medizinische Maßnahmen aufgeschoben, weniger auf eine gesunde Lebensweise geachtet bzw. die Risiken von Substanzusus in Kauf genommen [2].

Die gesundheitlichen Gefährdungen nehmen proportional zur Zeit, die mit Tätigkeiten der Pflege verbracht wird, zu; dies gilt in besonderem Maß für die kumulative Inanspruchnahme durch mehrere Pflegeverpflichtungen in Folge, bis hin zu Jahrzehnte langer häuslicher Pflegearbeit für wechselnde Personen des persönlichen Umfelds [99]. Sensibilität für die Wirkmechanismen, welche die Frauengesundheit im Kontext häuslicher Pflegeverpflichtungen beeinträchtigen, erschließt sich aus der Auseinandersetzung mit vorgetragenen – *und nicht von selbst vorgetragenen* – Beschwerden einer Patientin. Die Bereitschaft, über eine häusliche Care-Situation zu reden, ist sehr begrenzt. Werden Hausärztin und Hausarzt – so die Ergebnisse einer Online-Erhebung – noch am ehesten angesprochen (knapp 60 % der Antworten), geben weniger als 10 % der Betroffenen an, in der frauenärztlichen oder einer anderen fachärztichen Versorgung darüber zu reden [4]; niemand gab an, im Kontext einer Krankenhausaufnahme davon zu berichten. Etwa ein Drittel der Antworten belief sich auf: **„Ich rede mit niemandem."** Dieses erschreckende Schweigen ist ein Hinweis mehr darauf, wie problemhaft Care-Situationen erlebt und als Leben in einem Tabubereich empfunden werden [1].

AUS DER FORSCHUNG

Nur jede fünfte Person benannte in einer partizipativen Versorgungsforschungsstudie in Regionen Deutschlands und der Schweiz keine **Gesundheitsprobleme** infolge einer häuslichen Pflegeaufgabe, an erster Stelle standen Schlafstörungen gefolgt von Rückenproblemen, Konzentrationsstörungen, Ängsten, Kopfschmerzen, Gelenk-, Herzproblemen, Menstruations- sowie Sexualstörungen. Die Aussagen spiegelten zudem den Stellenwert einer **Balance zwischen Risiko- und Schutzfaktoren:** Befragt, ob sie wegen der übernommenen häuslichen Pflegeaufgabe weniger auf ihre Gesundheit geachtet haben bzw. achten konnten, als es ihres Erachtens nötig gewesen wäre, beschrieben Frauen neben Risiken (z. B. *massive Schlafstörungen, kann nicht abschalten, „mein Leben besteht nur aus Pflege"*) den zunehmenden Verlust an Aspekten, die zu den Schutzfaktoren zählen, als gesundheitliche Gefährdung, z. B.: *„fast keine schönen Unternehmungen, die Energie und Lebensfreude fördern und zurückbringen, keine Zeit, zu innerer Ruhe zu kommen", „soziale Kontakte verkümmern", „eigenes Sportprogramm reduziert, weniger Zeit für mich selbst"* [2].

Die gesundheitlichen Auswirkungen während der Pflegeverpflichtung *und auch danach* sind umfassender als bisher angenommen [3]. Oft treten Erkrankungen erst nach dem Ende einer Care-Situation auf, und eine Frau, die ihre Pflegetätigkeit beendet hat, wird zu einer **Sekundärpatientin.** Der Begriff bezeichnet in diesem Kontext eine Person, die aufgrund der Folgeschäden aus einer langfristigen Überbeanspruchung und einem mehrdimensionalem Stresserleben im Zuge der Pflege selbst krank bzw. betreuungsbedürftig wird [100].

Die Krankheitszeichen werden zu oft nicht als im Zusammenhang mit der vorangegangenen Belastungsphase stehend beurteilt und nur entsprechend der unmittelbaren Symptomatik eingeschätzt bzw. behandelt. Wird die „Sekundärpatientin" als solche nicht erkannt, kann die Behandlung für die Genesung wesentliche Aspekte, nicht zuletzt psychosoziale und emotionale Faktoren, übersehen und einer Chronifizierung Vorschub leisten.

Solche Phänomene haben bisher wenig Eingang in das Wissen seitens der Gesundheitsberufe und in die Versorgungspraxis gefunden. Es verbleibt erheblicher Forschungsbedarf, beispielsweise auch dahingehend, welche Faktoren bzw. Mechanismen zum erhöhten Risiko einer Demenz bei Frauen, die nahestehende Menschen mit Demenz gepflegt haben, führen [101] (vgl. ➤ Kap. 5.7 zum Thema Demenz).

Bei der Bewältigung der Prozesse in Verbindung mit dem *„Danach"* (s. u.) bedarf es professioneller Unterstützung im Wissen um die gesundheitlichen Gefahren aus *Re-Entry Stress* und assoziierten biosozialen Stressdimensionen wie etwa Trauer, Verlust, finanzielle Notlage.

Schließlich kann sich die berufliche Situation zu einem konfliktbehafteten Lebensbereich entwickeln: *Nach* einer Pflegeverpflichtung erweisen sich häufig Berufsausstieg, Modifikationen der beruflichen Situation oder Karriereeinbrüche als nicht mehr umkehrbar. Frauen mit geringerer Berufsbildung zählen zu den besonders gefährdeten Gruppen. Es beginnen Phasen von **Langzeitarbeitslosigkeit und die damit assoziierten Folgeerkrankungen** [102]. Pflegeverpflichtung in der Vorgeschichte von Langzeitarbeitslosigkeit gilt als ein schwierige Verläufe kennzeichnendes Charakteristikum [103, 104]. Die aus der Pflegeverpflichtung resultierende lückenhafte Erwerbsbiografie hat auch Auswirkungen auf eigene Rentenansprüche und erhöht das Risiko betroffener Frauen auf Altersarmut – ein eigenständiger Risikofaktor für eine Vielzahl von Erkrankungen. Zwar bekommen Pflegende unter definierten Umständen für die Zeit der Pflege Rentenbeiträge durch die Pflegeversicherung bezahlt (s. u.), diese berücksichtigen jedoch nicht die Beitragshöhe der vormaligen Tätigkeit und sind i. d. R. erheblich geringer [105].

Eingebunden sein in eine Sorgeverpflichtung ist in der Gesundheitsversorgung als ein Kontextfaktor mit prognostischer Bedeutung zu werten: Längst stellen häusliche Care-Verpflichtungen einen *verlaufs- und ergebnisrelevanten Faktor* für medizinisches Handeln dar, dessen Ausmaß für die Frauenheilkunde, aber auch für andere Fachgebiete bislang noch nicht eingeschätzt ist und zu oft unerkannt bleibt [106]. Die Erfassung besonders belasteter Lebensbereiche, z. B. im Rahmen der Anamnese, zeigt Ansatzpunkte für gezielte Unterstützung. Die Einschätzung der (gesundheitlichen) Belastung bei Frauen in Pflegeverpflichtungen und danach lebt einmal mehr vom *„Heraushören"*, aus der Aufmerksamkeit auch gegenüber dem Ungesagten. Zum Ausmaß der Betroffenheit von problemhaften Situationen, wie sie auch die nachfolgenden Abschnitte thematisieren, überwiegen die indirekten Hinweise.

6.3.3 Transitionsphasen: Übernahme und Re-Entry

Die Aufnahme einer Sorgeverpflichtung wie auch deren Ende sind als Prozesse zu begreifen und stellen für die Betroffenen jeweils Transitionsphasen dar, d. h. kritische Übergänge im Lebenslauf („Transition"), welche der besonderen Unterstützung bedürfen. Dies beginnt bereits bei der Wahrnehmung als solche. Das Gelingen einer Transition (oder deren Scheitern) stellt Weichen für das gesamte weitere Leben bzw. die Gesundheit lebenslang. Pflegende stufen das Erstgespräch mit einem professionellen Pflegedienst und das damit verbundene Assessment zu Recht als richtungsweisend für die gesamte Pflegesituation ein [4].

Häufig stürzt mit der Übernahme einer Pflegeverpflichtung ein gesamtes Lebenskonzept. Ein **Identifikationsprozess** [107] beginnt: Es benötigt Zeit, sich dem Selbstverständnis als und der Position einer Pflegeperson zu nähern und diese Teil der eigenen Identität werden zu lassen; Gründe hierfür reichen von mangelnder Zeit zur Reflexion über die Veränderungen bis hin zu inneren Widerständen. Erst nach Reflexion der neuen Situation jedoch eröffnet sich für die pflegenden Frauen die Sicht auf bewusst gewählte formelle Anpassungen (z. B. im Berufsleben, Bereitschaft für eine verbundene Pflege, Annahme von externem Support). **Unterstützung in diesem Prozess ist wenig gegeben.** Dies wird von den Betroffenen beklagt, besonders mit Blick auf die professionelle Seite (hausärztliche Versorgung, Begutachtungsdienste, Pflegeinstitutionen u. a.) [2]. Der Bedarf ist europaweit gleichermaßen hoch: Übereinstimmend wünschen sich Pflegende in ihrer Situation vorrangig *Erholung, Auszeiten, kompetente AnsprechpartnerInnen, Information und Beratung* [108].

Wenngleich häufig nach dem Ende einer Pflegesituation die unmittelbare Rückkehr zu vorigen Verhaltensweisen bzw. Tätigkeiten, im privaten wie im beruflichen Bereich, ganz selbstverständlich von den Frauen erwartet wird, stellt dies in vielen Fällen eine gesundheitsrelevante Überforderung dar. Wie weit der Rückweg in die vorige „Normalität" ist, verdeutlicht folgende Aussage zum Ende einer mit sozialer Isolation verbundenen Pflegeverpflichtung:

„Wie erträgt man die Einsamkeit … Schwer zu sagen, wie ich das ausgehalten habe, ich habe mich selbst irgendwie ausgeblendet, abgekapselt. Nach ihrem Tod aber musste ich die Schale dann wieder aufbrechen." [109]

Dass auch dieses Zurückkehren ein prozesshaftes Geschehen ist, in vielen Fällen noch geprägt von Elementen einer **Trauerarbeit** sowie Mangel an Belastbarkeit und Fähigkeit zu Reziprozität (s. o.), wird zu oft vergessen. Die **Phase des Re-Entry** – gestaltet sich daher zu einer weiteren Herausforderung, Belastungsprobe und möglicherweise *negativen Weichenstellung* – auch gesundheitlich – für das vormals pflegende Kollektiv. Ungünstigerweise gehört dieser Lebensabschnitt der betroffenen Frauen zu den Phasen, die am wenigsten erforscht sind [3] und zu denen auch in der Gesellschaft bislang wenig Verständnis erwachsen ist.

6.3.4 Isolation und ein Leben im Tabubereich

Zur vielfach diskriminierenden Sicht auf Pflegesituation(en) und Pflegende trägt nicht zuletzt die Geringschätzung von Sorgearbeit bei. Die **Erfahrung von Abwertung** [3] speist sich auch aus der **Vulnerabilität** von Frauen in der Zeit einer Sorgeverpflichtung und der hohen gesellschaftlichen Wertschätzung *gerade* für solche Lebens- und Verhaltensweisen, wie sie Pflegenden *häufig nicht (mehr) möglich* sind, wie etwa terminliche Selbstbestimmtheit und Mobilität [3, 110]. Die individualisierende Zuschreibung von Pflegeverantwortung, im Urteil von Betrieben, sozialem Umfeld, aber auch in der Rahmengesetzgebung, erschweren pflegenden Frauen die Teilhabe bzw. den Anspruch darauf im gesellschaftlichen und/oder Arbeitsleben.

Durchgängig belegen Studien: Pflegende Angehörige schränken immer weitergehend ihre zusätzlichen Aktivitäten (darunter auch Sport, Ehrenämter, Fort- und Weiterbildung oder die Unterhaltung privater Kontakte) zugunsten der Pflegetätigkeit ein; häufig wird die Erholungszeit, sei es in Form von täglicher Freizeit oder Urlaubstagen, der Pflegetätigkeit gewidmet [2, 111]. Ebenso gut dokumentiert ist der Verlust (von günstigenfalls nur Teilen) des sozialen Netzwerks bis hin zur Exklusion. Die Selbstwahrnehmung von Pflegenden zeichnet das Bild einer zunehmenden **Stigmatisierung** (s. Infobox „Aus der Forschung").

AUS DER FORSCHUNG

Die zur sozialen Isolation führende Entwicklung des Beiseitegestellt-Werdens, der Herabwürdigung und Vereinsamung wird schmerzlich erlebt. Das spiegeln Interview-Aussagen, welche die *Binnensicht* wiedergeben: *„Keiner hat das irgendwie angeboten. Der Hausarzt hat gesagt, das ist Ihr Problem."* (DL5PA; 127) – *„Geschwister lassen sich nicht mehr blicken groß."* (DL2P; 77) – *„Und seit wann haben Sie das Gefühl, dass sich die Freunde und Verwandtschaft und, ja, Familie abgewendet hat? B: Seit sie im Rollstuhl sitzt."* (DL4PA;102–103) [4].

Die Eindrücke von Professionellen in der Pflegeberatung bestätigten mit ihren Interviewaussagen [2]

- die Überforderung der Betroffenen,
- die fehlende (auch oft ärztliche) Unterstützung,
- dass die wenige Hilfe von außen im Verlauf einer Pflegeverpflichtung eher schwindet,
- dass Ängste, etwa das eigene Alter betreffend, aufkommen.

Besonders die Betreuung von Menschen mit psychischen Einschränkungen, wie z. B. Demenz, ist angesichts ständiger Verfügbarkeit in der Pflegesituation in besonderem Maß mit sozialer Isolation und Vereinsamung verbunden, die eine

6

emotionale Belastung und negative Stressfaktoren darstellen, verbunden mit sämtlichen stressassoziierten Gesundheitsrisiken [112]. Die hohe psychische Belastung (mehr als zwei Drittel fühlen sich körperlich *und emotional* belastet [113]) folgt einem Gradienten zu Ungunsten pflegender Frauen. In diese gehen auch die Effekte aus fehlender bzw. im Verlauf einer Care-Situation wegbrechender sozialer Unterstützung ein [3]. Hinzu kommen bei Langzeitpflegesituationen mit hohem Pflegebedarf zumeist finanzielle Probleme, die zum einen Sorge und Stress auslösen, zum anderen die Nutzung von Entlastungsstrategien begrenzen. Gerade die finanzielle Belastung ist ein Aspekt von Care-Situationen, der ein Tabuthema [114] darstellt – auch mit Blick auf Spielräume, die nachfolgenden Generationen nicht (mehr) zur Verfügung stehen (s. u.).

6.4 Die Sandwich-Generation

Immer häufiger sehen sich Erwerbstätige der Situation gegenübergestellt, *gleichzeitig* die Sorge für ältere Familienangehörige bzw. nahestehende Personen und für die Kindergeneration zu übernehmen. Nach einer Umfrage haben oder erwarten über die Hälfte in der Altersgruppe der 45- bis 59-Jährigen in naher Zukunft eine häusliche Care-Situation [115]. Mehrheitlich sind es die Frauen, die gleichzeitig die Rolle der Mutter, der häuslich Pflegenden für die Elterngeneration und als Erwerbstätige zu verbinden suchen.

6.4.1 Mehrfachbelastung und Rollenkonflikte

Zu den im Kontext einer Pflegeverpflichtung drohenden gesundheitlichen Einbußen (s. o.) kommen weitere infolge von Auswirkungen konfliktärer Mehrfachbelastung. Sorgeverpflichtungen und Beruf zu vereinbaren ist oft mit Schwierigkeiten verbunden. Rollenkonflikte zählen dazu, wenn es darum geht, der Balance zwischen den verschiedenen Aufgabenbereichen als informell Pflegende, als Person in Berufsbindung und weiteren Rollen in der Familie, Partnerschaft, persönlichem und gesellschaftlichem Umfeld gerecht zu werden.

Das Ausmaß der Belastung ist abhängig

- vom Geschlecht der pflegenden Person (zu Ungunsten der Frauen),
- vom Familien- bzw. sozialen Verbund und
- vom Ort der Care-Situation (Pflege im gleichen Haushalt, über Distanzen, Pflege im ländlichen/städtischen Raum u. a.) [116].

„Wem werde ich wie gerecht (Sohn, Mutter, Freund) und nicht zuletzt mir und dem übrigen Freundeskreis?“ [4] – eine Pflegeverpflichtung verknappt das Zeitbudget, es kommt zu **Konkurrenzsituationen** zwischen den verschiedenen Beanspruchungen, Ansprüche stellenden Personen und verschiedenen sozialen Bereichen.

Sorgeverpflichtungen für unterschiedliche Generationen mit sehr unterschiedlichen Bedürfnissen und Erwartungen potenzieren die Problematik und Rollenkonflikte der *„working sandwich generation women“*. Die Summation von Belastungen führt zu Stress, mit allen seinen gesundheitsbelastenden Folgen, zu denen auch eine Beeinträchtigung der mentalen Gesundheit zählen kann [117]. Zur Vereinbarkeitsproblematik im Hinblick auf die Berufsbindung überwiegen (noch) individualisierte Lösungsversuche, jedoch bedarf es letztlich gesellschaftlich gebahnter Wege (s. u.) [3].

6.4.2 Es betrifft alle: die Generationen übergreifenden Effekte

Auch minderjährige Kinder und Jugendliche unterstützen regelmäßig bei Pflegeaufgaben in der Familie. Etwa 5 % aller 12- bis 17-jährigen Jugendlichen in Deutschland sind in die Versorgung Angehöriger eingebunden, so das Ergebnis einer repräsentativen Befragung [118]. Die Care-Situation *„bezieht ein“*, etwa die Kinder alleinerziehender Mütter bei der Pflege der Großelterngeneration oder heranwachsende Jugendliche in Haushalten, in denen sich wie bei vielen Care-Situationen das Leben nach der erkrankten Person richtet [119].

Die mit einer häuslichen Pflegesituation einhergehende **Ausgrenzung,** der Verlust von sozialem Umfeld und Support, das **Leben in einer Tabuzone** betrifft – parallel zum Ausmaß der Bindung der Mütter in unbezahlte Pflegearbeit – die gesamte häusliche Gemeinschaft. Die gesundheitlichen, sozialen, sozioökonomischen und bildungsrelevanten Auswirkungen auf die Enkelgeneration Pflegebedürftiger dürfen nicht unerkannt bleiben. Aspekte wie etwa das emotionale, teils auch physische Belastungserleben der Heranwachsenden, Erschöpfung und Schuldgefühle bei den pflegenden Müttern oder die Beeinträchtigung familiärer Beziehungen zählen zu den weithin unbeachteten Gefährdungen.

Manche externe Hilfe wird aus verschiedenen Gründen nicht in Anspruch genommen. Das *„Weg-Schützen“* von Angehörigen beispielsweise, das in Interviewaussagen älterer pflegebedürftiger Frauen zu Tage tritt, die ihre Nächsten aus der Pflegesituation heraushalten wollen [2], weist auf einen verhängnisvollen Impact der Inanspruchnahme von Hilfe(n) hin: die Verstärkung des sozialen Shifts in Richtung eines Tabubereichs, in dessen Sog mit dem Einbezug in eine Pflegesituation auch die Kinder- und Enkelgeneration gerät [1]. Die Wahrnehmung von Unterstützungsangeboten aus dem betrieblichen Bereich wird oft aus Sorge um professionelle Reputation oder Verlust an Wertschätzung gemieden [3]. Für beide Bereiche weist die Zurückhaltung bei der Inanspruchnahme auch auf die in vielen Fällen mangelnde Passgenauigkeit bzw. einen Anpassungsbedarf bei den Unterstützungsangeboten hin.

Die Verantwortungen im Kontext eines Care-Arrangements erstrecken sich auch auf finanzielle Verpflichtungen – gegenüber der Elterngeneration z. B. über Unterstützungsleistungen, direkte und indirekte Pflegekosten, Rentenbeiträge, und für die Kinder z. B. für deren Ausbildung. Frauen erwarten mehrheitlich daraus finanzielle Engpässe [5, 120]. Pflegebedürftigkeit beinhaltet ein Armutsrisiko.

MERKE

Verschiebungen in der Einkommenssituation von Haushalten, die in einer Pflegeverpflichtung stehen, interferieren mit der gesamten Breite des Problemfelds **soziale Dislokation** bis hin zu Auswirkungen auf Alters- und Zukunftssicherung und die Finanzierbarkeit von Ausbildung und Qualifizierung nachfolgender Generationen [1].

Der Zusammenhang zwischen **Armut und Gesundheit** beeinflusst die gesundheitliche Chancengleichheit und zeigt sich auch mittelbar und längerfristig: Geringe gesundheitliche Selbstsorge beeinträchtigt die Gesundheit im Alter, den Erhalt der Erwerbsfähigkeit bzw. die Konstitution zum Aufrechterhalten einer Berufsbindung und beinhaltet die Gefahr einer Frühberentung. **Exklusion** im gesellschaftlichen und Arbeitsleben ist oft nicht reversibel. Betrifft die Erfahrung heranwachsende Kinder, können dadurch **Persönlichkeitsentwicklung** oder auch der schulische Bereich bis hin zu (Aus-)Bildungs- und Karrierechancen beeinträchtigt werden. Zu mangelnder zeitlich/räumlicher Flexibilität kommen finanzielle Restriktionen im Haushaltseinkommen hinzu, die Kinder- und Enkelgeneration bei der sozialen Teilhabe weiter ausgrenzen. Eingeengte Spielräume, parallel zur Wahrnehmung einer zunehmenden Isolierung, haben eine besonders hohe Brisanz für die Entwicklung von Kindern und Jugendlichen, die auf die Akzeptanz ihrer Peer-Gruppen bauen [1, 121].

6.4.3 Persönliche Bewältigungsstrategien

Zur Bewältigung setzen betroffene Frauen eine Vielzahl von **Anpassungsstrategien** ein, wie etwa die Anpassung des bestehenden Arbeitsverhältnisses an die Sorgeverpflichtungen (zeitlich, räumlich), Anpassung der Wohn- und Raumsituation bis hin zu individuellen **Copingstrategien.** Alle sind sie Ausdruck der umfassenden Anstrengungen, die formell und informell unternommen werden, um die Rollenbalance erhalten und die häusliche Struktur schützen zu können. Mit der Übernahme einer Care-Verpflichtung wird versucht, die durch die Pflegesituation irritierte Normalität des Alltagslebens zu (re-)stabilisieren [122].

Vielen Belegen für die nachteiligen Effekte aus Situationen der Mehrfachbelastung stehen, wenngleich seltener, positive Erfahrungen gegenüber. Dazu können eine erwachsende Resilienz, gelingende Bewältigungsstrategien oder auch die Wahrnehmung, dass sich eigene Fähigkeiten und Fertigkeiten erweitern, zählen [123, 124]. Voraussetzungen hierfür scheinen Schutzfaktoren zu sein, über welche betroffene Frauen jedoch in unterschiedlichem Maß verfügen [126]. Solche Faktoren sind noch wenig erforscht.

Vorrangig stellt sich die Suche nach protektiven Strategien zur Aufrechterhaltung der *Rollenbalance* dar, nicht zuletzt für die Entwicklung von Unterstützungsansätzen im Hinblick auf ein gesundheitlich möglichst günstiges Outcome für die Betroffenen [127]. Geschlechterunterschiede zu Ungunsten der Frauen im Vergleich zu Männern in vergleichbarer Rollenkombination sind bekannt [128].

Ein günstiges Outcome wird in der Forschungsliteratur sowohl mit der eigenen gesundheitlichen Situation wie auch mit funktionaler Selbstbestimmtheit in Verbindung gebracht [129, 130]. Die eigene Wahrnehmung als selbstbestimmt gilt als ein Link zwischen dem Ausmaß an resultierendem emotionalem Stress und den gegebenen (sozialen) Bedingungen. Die protektive Bedeutung von Selbstbestimmtheit findet auch Niederschlag in der wissenschaftlichen Literatur zu Stress im Beruf. Evans et al. [125] widmeten sich in einer Studie den *persönlichen Strategien zur Erhaltung der Rollenbalance.* Die an der Studie beteiligten Frauen setzten sie ein, um den unterschiedlichen an sie gerichteten Rollenerwartungen gerecht zu werden und den resultierenden Druck abzumildern. Die in der Studie erfassten Strategien kennzeichnen gleichzeitig Bereiche, in denen Entlastung wirksam werden kann. Ihre Kenntnis hilft beim Verständnis der Betroffenen und bietet für die Beratung Anhaltspunkte für die Ermutigung zum Aufbau eigener Konzepte (s. Infobox „Aus der Forschung").

AUS DER FORSCHUNG

Erreichen einer Rollenbalance: Strategien von und für Frauen der Sandwich-Generation (mod. nach [125]):

Rollenintern	*Rollenübergreifend*
• Leben nach den eigenen Maßstäben	• Acht auf die eigene Gesundheit und persönliches Wohlbefinden haben
• Das Best*mögliche* tun und sein	• Perfektionismus vermeiden
• Tun, was man gerne tut	• Haushalten mit der Zeit und der eigenen Energie
• Lieben, was man tut	• Verantwortlichkeiten und Aufgaben abgeben bzw. delegieren
• Das *Warum* im Auge behalten	• Soziale Beziehungen schützen
• Bewusst auf Zeichen von Erfolg und Hinweise für Anerkennung achten	• Gegenseitigkeit in den Beziehungen aufrechterhalten

6

Der Erfolg der unterschiedlichen Strategien erweist sich gleichwohl in hohem Maß *von Einflussfaktoren abhängig, die auch sonst die Ausgestaltung und Lebenswirklichkeit häuslicher Care-Arrangements prägen.* Einfluss auf die (Über-) Beanspruchung nehmen u. a.

- der familiäre bzw. soziale Verbund (Haupt- und Nebenpflegepersonen [2]),
- die sozioökonomische Lage des Haushalts (Möglichkeiten zur Aufgabendelegation, zum Outsourcing),
- die räumliche und Pflegesituation (e. g. Pflege im eigenen Haushalt, Art und Ausmaß des Pflegebedarfs) [131].

Auch aus Charakteristika der Berufstätigkeit (z. B. Selbstständigkeit, Homeoffice) und deren Zielsetzung (z. B. unerlässlicher Beitrag zum Haushaltseinkommen, Aufrechterhaltung von Expertise) können sich Limitationen für an sich wertvolle Strategien ergeben. Der Versuch, simultane Rollen als *Einzelperson* auszufüllen, ist ungleich schwieriger [132]. In 23 % der Pflegesituationen, aus denen in einer Online-Erhebung berichtet wurde, war keine weitere Person (professionell oder nicht professionell) beteiligt [2]. 2019 lebte, so das Statistische Bundesamt, in 17,6 Millionen (von insgesamt 41,5) deutscher Haushalte nur eine Person.

6

6.4.4 Sozialmedizinische Aufgaben

Immer häufiger wird die Vereinbarung einer familiären Pflegesituation mit einer Vollzeitbeschäftigung versucht. Vor diesem Hintergrund erwächst Bedarf an passenden Kombinationen von informeller Pflege und ergänzenden Leistungen professioneller Pflege, denen im Fall von Single-Haushalten zudem ein familienersetzender Charakter zukommt. Da die Bewältigung und Aufrechterhaltung von häuslichen Care-Arrangements mit *der Passgenauigkeit der Unterstützung* bzw. deren Fehlen steht und fällt, kommt der Beratung an der Schwelle zur Übernahme ebenso eine Schlüsselrolle zu wie beispielsweise der *Verlässlichkeit* der Unterstützung. Angebot und Umsetzung weisen – so das Erleben der betroffenen Frauen – derzeit Mängel auf, die nach einer strukturellen Weiterentwicklung der **Konzepte verbundener Pflege** als Versorgungsoption rufen. Verbundene Pflege (auch: Co-Pflege) bezeichnet eine von Angehörigen und weiteren Personen des persönlichen Umfelds getragene häusliche Pflege, bei der professionell Pflegende und gegebenenfalls weitere Professionen unterstützend einbezogen werden [2].

Ein **Fallmanagement,** etwa in Zusammenarbeit von und mit Pflegekassen und Medizinischen Diensten, könnte insbesondere bei Langzeitpflegesituationen mit hohem Pflegebedarf und finanzieller Belastung Wege zur Entlastung bahnen [133]. Zwar steht in Deutschland im europäischen Vergleich grundsätzlich eine Vielzahl von Angeboten für Personen in einer Care-Verpflichtung zur Verfügung [134]. Bekanntheit, Passgenauigkeit und Zulänglichkeit weisen jedoch Defizite auf [135].

Die geringere Gesundheitskompetenz vieler Frauen (s. ➤ Kap. 1 „Frauengesundheit“) spielt beim unzureichenden Wissen um ihnen zustehende (Unterstützungs-)Leistungen aus dem System der sozialen Sicherung eine wesentliche Rolle. Die Regelungen der Pflegeversicherung bei häuslicher Pflege (§§ 36–45 SGB XI) umfassen auch Leistungen, die der Entlastung der Pflegenden mit zugutekommen, wie beispielsweise pflegeerleichternde Anpassungen in den Wohnräumen (auch: Hilfe im Rahmen von Umzug, beim Umstellen von Mobiliar), Pflegehilfsmittel (§ 40), digitale Pflegeanwendungen (§§ 39a und 40a, b) oder der Einsatz des Entlastungsbetrags bzw. dessen Umwandlung (§ 45a).

Sozial- und Pflegeberatung an medizinischen bzw. geriatrischen Einrichtungen informiert über die Ausgestaltung einer (neuen) Pflegesituation, so beispielsweise im Rahmen des Konzepts *„Begleitete Entlassung“* (BegE) [136] – Beratung und Pflegetraining für Angehörige am Übergang zu einer häuslichen Pflegesituation. Lokales Wissen zu Angeboten und Pflegeberatung nach § 7a SGB XI halten die Pflegestützpunkte (https://www.pflegestuetzpunkte-deutschlandweit.de/ Stand 12.07.2022) vor. Alle diese Schnittstellen erfordern bei der Ausgestaltung einen individuellen Zuschnitt: Gerade die (haus-)ärztliche Kompetenz, Begleitung und Beratung ermöglichen die **Auswahl und Anpassung supportiver Strategien** an die Gegebenheiten der Care-Situation. Dazu gehört auch, das Bewusstsein bei Betroffenen, Angehörigen und in der Bevölkerung (weiter-) zu entwickeln, *wann (externe) Hilfe* in Anspruch genommen werden sollte [4]. Ergänzend den Bedarf an situationsspezifischen Rehabilitationsmaßnahmen wahrzunehmen, die Betroffenen selbst zum Erkennen des Bedarfs hinzuführen, Motivation aufzubauen [138] und Wege zur Nutzung der (gesetzlich) gegebenen Möglichkeiten zu eröffnen, gehört gleichfalls zu den ärztlichen Aufgaben. Das beinhaltet das *Mitführen des Rehabilitationsgedankens bei allen Konsultationsanlässen,* auch und gerade bei der Begutachtung von Arbeitsunfähigkeit oder im Kontext von Anträgen auf Leistungen der sozialen Pflegeversicherung. **Rehabilitationsangebote,** ausgerichtet auf die Belastungen in einer solchen Situation von Mehrfachbelastung und Vereinbarungskonflikten, halten in Ergänzung zu symptomspezifischen Maßnahmen (z. B. orthopädische Rehabilitation) Module mit Bezug zu Aspekten der Care-Situation vor. Inhalte, z. B. hinsichtlich des Identifikations- bzw. Copingprozesses, beim Erkennen von Stadien der Pflege, Selbstortung durch passagere Distanzierung von der Situation und das Erlernen von Selbstsorge sind Teil solcher Angebote, die in der Zunahme begriffen sind [139, 140].

PATIENTINNENBERATUNG

Gesetzlich verankerte Ansprüche und Leistungen zur Unterstützung häuslich Pflegender

In Betracht kommen, in Abhängigkeit von der Pflegesituation und den persönlichen Voraussetzungen, beispielsweise die folgenden Angebote [137]:

- *Information, Beratung* (§§ 7,7a-c SGB XI Aufklärung und Auskunft; Beratung, z. B. durch Pflegestützpunkte, Pflegekassen; Beratungseinsätze zu Hause nach § 37 Abs. 3 SGB XI)
- *Qualifizierungsmaßnahmen* für die Laienpflege (§ 45 SGB XI – Pflegekurse).
- *Finanzielle Leistungen:* Pflegeunterstützungsgeld als Lohnersatzleistung nach § 44a Abs. 3 SGB XI in Verbindung mit kurzzeitiger Arbeitsverhinderung nach § 2 Pflegezeitgesetz (PflegeZG); Pflegegeld (§ 37 SGB XI) und Entlastungsbetrag (§ 45b SGB XI) werden bei Anspruch an die zu pflegende Person gezahlt.
- *Entlastung im/vom Pflegealltag:* Nutzung von Verhinderungspflege (§ 39), Kurzzeitpflege (§ 42), Tages- und Nachtpflege (§ 41), Angebote zur Unterstützung im Alltag und zusätzliche Betreuungsleistungen/-möglichkeiten (§§ 45a-c), jeweils im Rahmen der Pflegeversicherung der pflegebedürftigen Person nach SGB XI.
- *Freistellung* (§§ 1–3 Pflegezeitgesetz – kurzzeitige Arbeitsverhinderung, Pflegezeit und sonstige Freistellungen).
- *Leistungen zur sozialen Sicherung* (§ 44 SGB XI Alterssicherung, Unfallversicherung, Arbeitslosenversicherung; § 44a SGB XI Zusätzliche Leistungen bei Pflegezeit und kurzzeitiger Arbeitsverhinderung, z. B. Zuschüsse zur Kranken- und Pflegeversicherung).
- *Steuerliche Erleichterungen.*

Der Anspruch auf Leistungen der Rehabilitation für pflegende Angehörige ist gesetzlich verankert (Pflege-Neuausrichtungsgesetz, PNG). Es handelt sich um eine **Leistung zur medizinischen Vorsorge nach § 23 und § 40 SGB V.** Wird die Stärke der Belastung in emotionaler, körperlicher und finanzieller Hinsicht gesondert erfragt, ergibt sich die für die Indikations- und Allokationskriterien nötige Differenzierung: Eine hohe physische Belastung resultiert beispielsweise aus der Notwendigkeit alltäglicher Hilfe bei Körperpflege, Ernährung und Mobilität. Eine frühzeitige Vermittlung von fachlichen Kenntnissen und Fähigkeiten in der Grundpflege kann den Erhalt körperlicher Gesundheit in diesen Fällen unterstützen. Bei hoher psychischer Belastung lassen ein Netzwerk mit weiteren Bezugspersonen, Gesprächskreise und Selbsthilfegruppen emotionalen Support erwarten.

Besonders bedeutsam sind spezifische Information zu Betreuungsleistungen und praktische Hilfen, die es den pflegenden Frauen ermöglichen, Zeit für sich selbst zu haben und anderen Tätigkeiten nachzugehen (vgl. ➤ Kap. 6.4.3) [141, 142]. Die **Erweiterung** des in eine Pflegesituation eingebundenen Kreises von Personen und Professionen stellt einen aus der Belastungsspirale für die Einzelperson herausweisenden Weg dar, der das häufige Dual von Pflegekonstellationen erleichternd aufbricht. Die Erweiterung ist als *„Projekt einer Familie"* (oder eines vergleichbaren sozialen Kontextes) ebenso denkbar wie als konzeptioneller gesellschaftlicher Ansatz [2,143].

Auf der Suche nach Vereinbarkeit von häuslichen Sorgeverpflichtungen und Berufsbindung wirken bestimmte **Charakteristika des Arbeitsplatzes** in gewisser Weise vereinfachend, dazu zählen etwa gleitende Arbeitszeitregelungen, ein selbstbestimmtes Zeitmanagement, Homeoffice, in besonders gelagerten Fällen auch Schichtarbeit und die Selbstständigkeit [2]. Gleichwohl bleibt die jeweilige Arbeitsplatzsituation in Bezug auf ihre gesundheitlichen (Aus-)Wirkungen individuell zu prüfen. Auf der Suche nach „Vereinbarkeit" überwiegen die durch die Betroffenen selbst gewählten/gesuchten Ansätze.

Nicht nur die Arbeitsplatzgestaltung zählt jedoch zu den Faktoren, die im Sinne von Stützung zudem in den gesellschaftlichen Fokus gehören (s. ➤ Abb. 6.1). Noch steht ein *individualisierendes Verständnis* von Pflegeverpflichtungen im Vordergrund und im Widerspruch zu § 8 SGB XI, Gemeinsame Verantwortung: *„(1) Die pflegerische Versorgung der Bevölkerung ist eine gesamtgesellschaftliche Aufgabe."* Die bisherigen Strukturen, das Gesundheitswesen inbegriffen, und das gesellschaftliche Selbstverständnis berücksichtigen dies unzureichend [144].

6.5 Gewalterleben

„Die Krankheit liegt zwischen den Menschen …" (v. Weizsäcker 1953 [145]) weist auf die Bedeutung zwischenmenschlicher Erfahrungen als Faktor für Gesundheit und Krankheit hin – ein Aspekt, der bei der Betrachtung von Gewalterleben im Besonderen Bedeutung erlangt; Gewalt, insbesondere häusliche Gewalt – so die WHO – zählt weltweit mit zu den größten Gesundheitsrisiken für Frauen und Kinder. *„Wir sind oft die ersten, die in Kontakt mit den Opfern kommen."* Professionellen der Gesundheitsberufe kommt eine Schlüsselrolle zu, wenn es darum geht, Beistand und Rat für betroffene Frauen bereitzuhalten [5, 177, 183]. Das Erkennen von Gewaltbetroffenheit erfordert ein hohes Maß an Sensibilität und Achtsamkeit.

6.5.1 Formen von Gewalt

Die Kenntnis der verschiedenen Formen von personaler Gewalt gegen Frauen, die auch in Paarbeziehungen und in Kombination auftreten, sensibilisiert für implizite Hinweise auf Gewalterleben [5]:

- *Körperliche Gewalt* betrifft Misshandlungen und körperliche Übergriffe jeder Art.
- *Sexuelle (oder sexualisierte) Gewalt* umfasst alle unerwünschten oder erzwungenen sexuellen Handlungen, von intimen Berührungen bis hin zur Vergewaltigung. *Sexuelle Belästigung* beschreibt sexuell belästigend empfundene

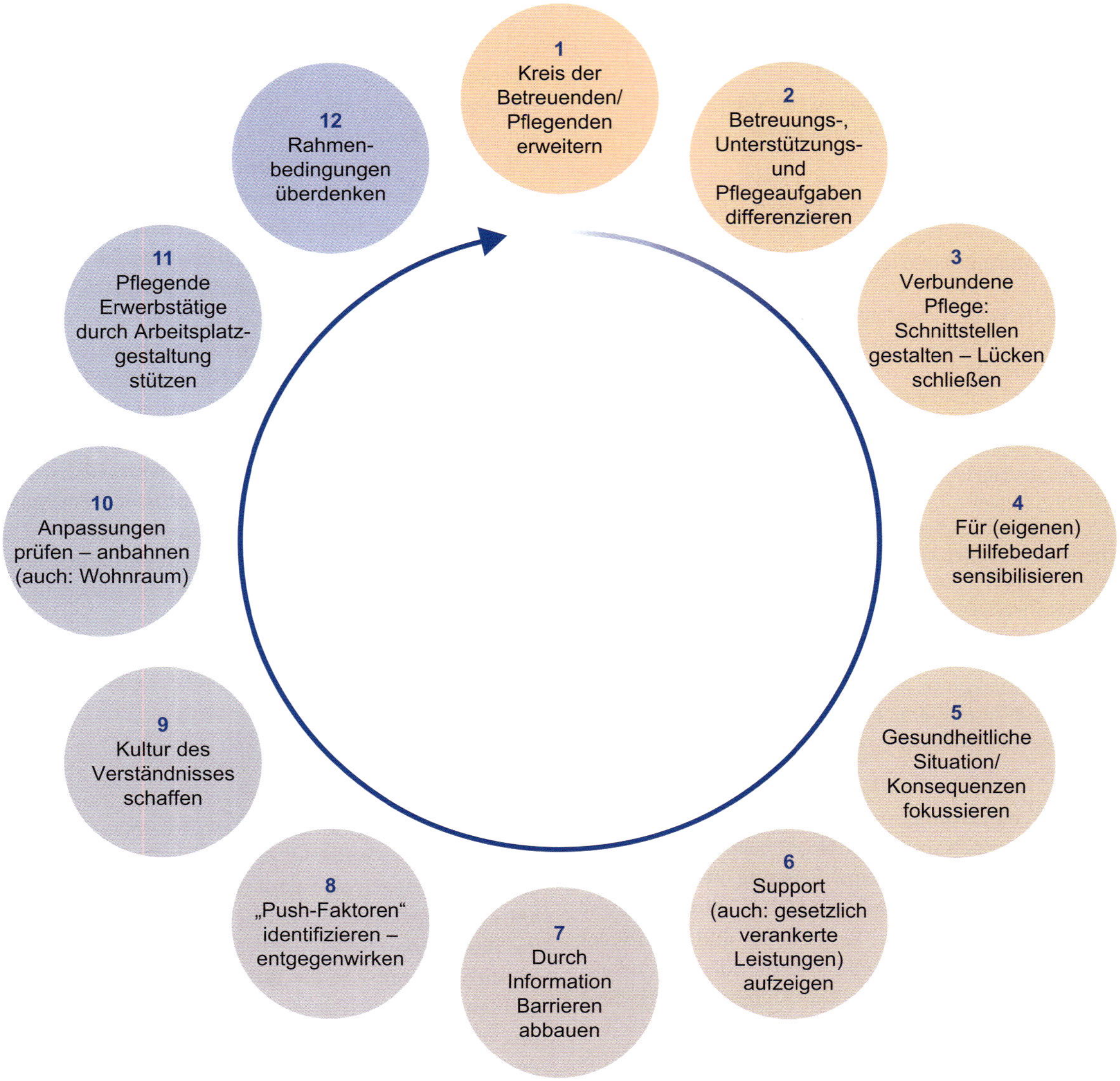

Abb. 6.1 Die Abbildung fasst Bereiche, Ansatzpunkte und Stellgrößen zusammen, die auf der Ebene der individuellen Gestaltung von Care-Arrangements wie auch bei der gesellschaftlichen Ausrichtung von Unterstützung nach § 8 SGB XI Hilfestellung zur Bewältigung der Aufgaben bieten. Werden die Bereiche jeweils im Sinne eines Deming-Zyklus gehandhabt, stellt deren regelhafte Berücksichtigung die Anpassung an die sich im Laufe einer Sorgeverpflichtung ändernden Anforderungen und Bedürfnisse sicher. Die Zusammenstellung ist nicht abschließend, skizziert jedoch einen Kreis der Unterstützung um die pflegende Frau, aus dem erste unmittelbar notwendige Elemente priorisiert werden können (mod. nach Simoes et al. [1]) [L231]

Handlungen (z. B. Bemerkungen, Belästigungen per Telefon oder Internet).

- Unterschätzt in seiner gesundheitlichen Wirkung und oft verharmlost ist das vielschichtige Feld *psychische Gewalt:* Dazu zählen u. a. Einschüchterungen, Anschreien, Demütigungen, systematische Kontrolle und Zwänge bis hin zur Isolierung. Eine besondere Form psychischer Gewalt ist die *ökonomische Gewalt:* Ökonomische Kontrolle wird ausgeübt, und/oder es werden Abhängigkeitsverhältnisse geschaffen (z. B. Wegnahme von Wertsachen, Zugriffsrechten, Verhinderung, dass eine Frau Geld verdient und/oder selbst verwaltet). *Stalking* bezeichnet Nachstellungen und das Erzwingen von Kontakt zu einer Person gegen deren Willen (auch: systematische Belästigung über Telefon, SMS oder E-Mails).
- Den Hintergrund für personale Gewalt bilden oft *Formen struktureller Gewalt:* Sie entstehen durch gesellschaftliche oder institutionelle Rahmenbedingungen, wertende Vorgaben und Diskriminierungen. Auch kulturell verankerte Zwänge zählen dazu; vor diesem Hintergrund verfolgt die Europäische Union im Rahmen eines EU-weiten Monitorings zur Gleichbehandlung der Geschlechter *„gender*

equality strategy") eine Strategie des Abbaus unterschiedlichster Formen von Gewalt (-androhung bzw. -ausübung) bis hin zur Abkehr von Geschlechterstereotypen mithilfe einer ganzen Dimension von Indikatoren (*„free from violence and stereotypes"*) [146, 147].

Der *Childhood Trauma Questionnaire* (CTQ), eines der am häufigsten eingesetzten Screeninginstrumente zur Erhebung von Misshandlungen im Kinder- und Jugendalter (bis zum 18. Lebensjahr), unterscheidet:

- emotionale Misshandlung,
- körperliche Misshandlung,
- sexueller Missbrauch,
- emotionale Vernachlässigung,
- körperliche Vernachlässigung.

Über Skalen wird das Ausmaß bewertet [148].

6.5.2 Die besondere Betroffenheit von Frauen

Gewalterleben ist in Häufigkeit und Ausmaß von einem Gradienten zulasten von Mädchen und Frauen gekennzeichnet, umfasst alle Lebensbereiche und -phasen, öffentliche wie private Räume. Kultureller und gesellschaftlicher Hintergrund sowie krisenhafte Entwicklungen prägen das Ausmaß mit. Physische und/oder sexuelle Gewalt erlebt etwa ein Drittel aller Mädchen und Frauen weltweit. Die auf die Lebenszeit bezogene Prävalenz von Gewalt, zugefügt durch den Intimpartner (*„intimate partner violence", IPV*), liegt in Europa und in anderen Ländern mit hohem Einkommen bei 22 % [149].

MERKE

Alle Formen und Muster von Gewalt gehen mit gesundheitlichen Belastungen einher, verletzten psychische und körperliche Unversehrtheit und speziell auch die reproduktive Gesundheit.

Die von der WHO veröffentlichten Zahlen sind wohl mit einer hohen Dunkelziffer behaftet [150], dennoch charakterisieren sie die weitreichende Gefährdung. Beispielsweise ist das Risiko für *gesundheitsgefährdende (Überlebens-)Strategien* wie Suchtverhalten bei betroffenen Frauen fast doppelt so hoch; die *negativen Folgen für die reproduktive Gesundheit* zeigen sich u. a. im Risiko für eine sexuell übertragbare Erkrankung (z. B. HIV, Syphilis, Chlamydien, Gonorhö), es beläuft sich auf das 1,5-Fache. 42 % der Frauen tragen Verletzungen davon, die zu den *körperlichen Folgen* zählen und bis hin zu Verbrennungen, inneren Organ- oder Gehirnverletzungen und auch dauerhaften Behinderungen reichen.

Ausdruck findet die Problematik zudem in eher unspezifischen *psychosomatischen Störungen* wie Schmerzsyndromen oder Magen-Darm-Störungen. *Psychische Folgen* umfassen u. a. Schlafstörungen, Panikattacken, Essstörungen [5]. Das Erleiden von Gewalt in der Partnerschaft erhöht das Risiko für Depressionen bei Frauen um ein Vielfaches [151]. Das erhöhte Risiko betrifft auch die postpartale Depression [152]. Frauen mit IPV-Erfahrung haben ein *verändertes Gesundheitsverhalten*, beispielsweise nehmen sie signifikant seltener Maßnahmen der Brustkrebs- und Darmkrebsvorsorge in Anspruch [153].

Die europaweite Studie der European Union Agency for Fundamental Rights (FRA-Studie) zur Gewalt gegen Frauen berichtet, dass im europäischen Durchschnitt 33 % der Frauen seit dem Alter von 15 Jahren körperliche und/oder sexuelle Gewalt erlebt haben, 43 % gaben Formen von psychischer Gewalt durch (Ex-)Partner, oft in Kombination mit körperlicher und/oder sexueller Gewalt, an [154]. In Deutschland liegen die Gewaltausmaße gegen Frauen weitgehend im europäischen Durchschnitt; psychische Gewalt (50 %) und Kontrolle durch (Ex-)Partner (40 %) sowie Stalking (24 %) und sexuelle Belästigungen (60 %) wurden von Frauen in Deutschland allerdings häufiger angegeben. In der Zusammenschau verschiedener Studien ergibt sich für Deutschland kein Hinweis auf einen Rückgang des Ausmaßes an Gewalt gegen Frauen [5].

FÜR DIE PRAXIS

Besondere **Lebenslagen** sind mit erhöhter Gefährdung verbunden:

- Ein besonders hohes Risiko besteht im Kontext von **Trennung und Scheidung** [155].
- Frauen mit **Behinderung** sind je nach Gewaltform und Behinderung 2- bis 4-mal häufiger von Gewalt betroffen als Frauen im Bevölkerungsdurchschnitt.
- Frauen mit **Gewalterfahrungen in der Kindheit und Jugend** haben ein erhöhtes Risiko, selbst Opfer von Gewalt zu werden [5].
- Der Kontext von **Migration und Flucht** vervielfacht das Risiko [156].

6.5.3 Gewalt in der Schwangerschaft und transgenerationale Folgen

CAVE

Eine besondere Risikosituation stellt auch die Zeit der Schwangerschaft dar.

Die Geburt des Kindes wird in 10 % aller Fälle häuslicher Gewalt als Zeitpunkt angegeben, an dem die Gewalt durch den Partner begonnen hat [157]. In einer britischen Studie waren beim Erstkontakt mit einer Hebamme 1,8 % der befragten Frauen von Gewalt betroffen, 10 Tage post partum betrug die Quote 5 % [158]. Besonders gefährdet sind junge Schwangere < 20 Jahre (RR 4,3 [95 %-KI 3,6–5,1]), unverheiratete Frauen

(RR 3,8 [95 %-KI 3,4–4,3]) und Frauen mit geringem Bildungsstatus (RR 4,7 [95 %-KI 4,1–5,5]) [159].

Frauen, die in ihrer Kindheit Zeuge von IPV werden (z. B. bei den Eltern), werden mit 1,29-fach höherem Risiko als Erwachsene selbst Opfer von IPV [160]. Sexuelle Gewalt, durch den Partner oder eine fremde Person, hat ungewollte Schwangerschaften zur Folge und verdoppelt die Wahrscheinlichkeit für einen Abort; die Neugeborenen sind bei der Geburt häufiger untergewichtig (aOR 1,16, 95 %-KI 1,02–1,29) [161].

IPV im Kontext einer Schwangerschaft hat **Folgen verschiedene Generationen übergreifend.** Mit Blick auf die Mutter reichen die nicht tödlichen Folgen von der Entwicklung von ungünstigem Gesundheitsverhaltens wie z. B. einer unzureichenden Inanspruchnahme der Schwangerenvorsorge oder Substanzgebrauch/-missbrauch bis hin zu unterschiedlichsten physischen und psychischen Folgen wie Depressionen oder Bonding-Defiziten gegenüber dem Kind. Auswirkungen auf das Outcome der Schwangerschaft kommen hinzu, wie eine erhöhte Rate von Geburtskomplikationen, Frühgeburtlichkeit oder Schwangerschaftsabbrüche unter riskanten Bedingungen [162] (➤ Abb. 6.2).

Über die Lebenszeit der betroffenen Frau hinaus reichen Langzeitfolgen, welche die Entwicklung des Kindes betreffen – beispielsweise über epigenetische Veränderungen [163]. Einflüsse auf die Reagibilität definierter Hirnstrukturen, die Beeinträchtigung damit verbundener mentaler Leistungen oder auch eine veränderte (pharmako- oder psycho-)therapeutische Beeinflussbarkeit von Erkrankungen (wie etwa einer Depression in späteren Lebensphasen) zählen dazu [164]. Mütterlicher Stress in der Schwangerschaft kann als transgenerationale Traumatisierung wirken und erhöht nach einer finnischen Studie das Risiko der Kinder für psychische Erkrankungen signifikant [165, 166].

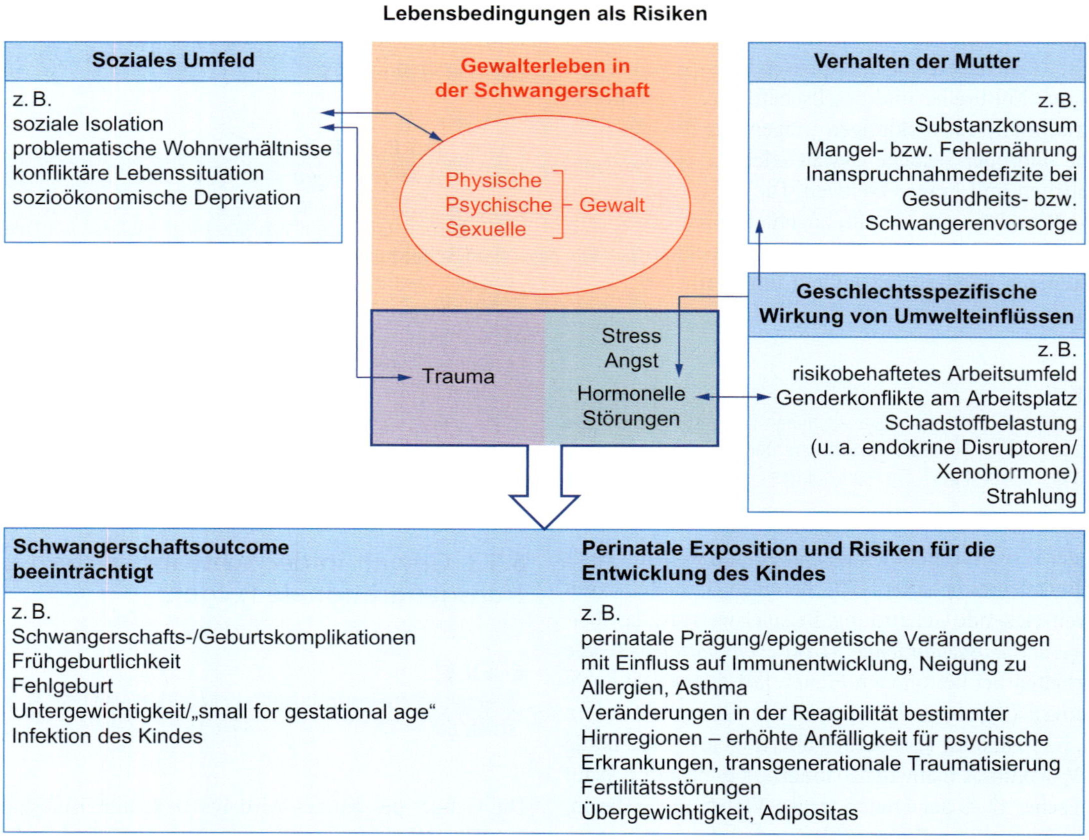

Abb. 6.2 Lebensbedingungen als Gesundheitsrisiken: Krisenhafte Entwicklungen betreffen Menschen in unterschiedlicher Intensität. Frauen leiden darunter in spezieller Weise, wie beispielsweise der Anstieg häuslicher Gewalt gegen Frauen unter den Bedingungen der COVID-19-Pandemie zeigte. Die negativen gesundheitlichen Folgen reichen über die Beeinträchtigung der Mutter hinaus in die folgenden Generationen hinein, wie am Beispiel von Gewalterleben vor und während einer Schwangerschaft in der Grafik skizziert ist. Umwelteinflüsse können die Effekte verstärken. Insbesondere während der sensiblen Phase der Schwangerschaft bzw. in der perinatalen Phase erhöhen sich in der Summe die Risiken für die Gesundheit des Kindes (mod. nach Simoes et al. [167]) [L231]

FÜR DIE PRAXIS

Bestimmte **Lebensbedingungen** schaffen Konstellationen, die im Zusammenwirken das Risiko für Gewalterleben erhöhen: wenn etwa das soziale Umfeld der Mutter von sozialer Isolation, mangelnder Kohärenz, Statusunsicherheit, problematischen Wohnsituationen oder einem risikobehafteten Arbeitsumfeld geprägt ist. Solche Lebensbedingungen sind vielfach gepaart mit gesundheitsgefährdenden Verhaltensweisen der Mutter (Drogenabhängigkeit, Substanzusus/-abusus, Mangelernährung). Die resultierende Risikoakkumulation reicht von einem beeinträchtigten Schwangerschaftsoutcome (u. a. Fehlgeburten, Frühgeburtlichkeit, Untergewichtigkeit, Geburtskomplikationen, perinataler Kindstod, erhöhtes Infektionsrisiko für das Kind) bis hin zu o. g. Langzeitfolgen für die Entwicklung des Kindes.

Die psychosozialen Belastungen und die Risiken eines ungünstigen Schwangerschaftsverlaufs sind bei *Gewalt im Kontext sexueller Dienstleistungen* insgesamt noch höher zu veranschlagen, gleichzeitig erweisen sich die Hürden, den gesundheitlichen Folgen nachhaltig entgegenzuwirken, aus vielen, nicht zuletzt in Systembedingungen verankerten Gründen als noch komplexer [167]; Ansätze zu Hilfestellung und Beratung zu gesundheitlichen Belangen im Rahmen der aktuellen Gesetzeslage bietet ein Informationsblatt des Bundesministeriums für Familien, Senioren, Frauen und Jugend [168].

Die Auswirkungen von Gewalt- und Missbrauchserleben in späteren Lebensphasen können unerwartet zu Tage treten. Potenzielle **Triggerreize** – wie etwa eine Tastuntersuchungen der Brust, der Kontakt mit Ultraschallgel, Anmerkungen in einer Untersuchungssituation (*„Es ist doch gleich vorbei…“*) oder im Wochenbett das sichtbare Fließen von Körpersekreten wie Milch und Lochien – können Flashbacks und psychische/körperliche Reaktionen auslösen, die einen Schwangerschafts- und Geburtsverlauf sowie die Stillzeit beeinträchtigen [169].

Die Problematik potenziert sich, wenn die Vorgeschichte nicht bekannt ist und/oder Anzeichen nicht rechtzeitig erkannt und bewertet werden.

6.5.4 Ärztliche Aufgaben, sozialmedizinische Aspekte und staatliche Rahmenbedingungen

Die genannten Daten, Erkenntnisse zu Risikokonstellationen und Hinweise auf das breite Feld der Folgen intendieren eine **Sensibilisierung:** Wie auch für andere Tabubereiche (s. o.) gilt im Kontext von Gewalterleben, dass die Bereitschaft zur Äußerung seitens der Betroffenen begrenzt ist und in Anbetracht der Vielfältigkeit der Symptome Hinweise nicht immer erkannt werden – *„Meist sehen wir sie nicht“* [170]. Wird auf der Ebene der Gesundheitsberufe Wissen zu Risiken und den Folgen von Gewalterleben vorgehalten, ergänzt dies staatlich bzw. institutionell etablierte Berichtswege, Hotlines und Unterstützungssysteme.

FÜR DIE PRAXIS

Gesprächsbereitschaft zu zeigen, eine Vertrauensbasis zu schaffen und Hilfestellungen über die medizinische Versorgung hinaus anzubieten, zählt neben Aufmerksamkeit hinsichtlich Hinweisen auf das Betroffensein zu den Voraussetzungen für die Erfassung von Gewalterleben.

Ärztliche und speziell sozialmedizinische Aufgaben sind in diesem Kontext vielfältig.

Anderen Professionen kommen gleichfalls spezifische Aufgaben zu: *Familienhebammen* werden beispielsweise tätig, wo Mütter im Alltag mit ihren Kindern eine verstärkte Unterstützung, beispielsweise vor dem Hintergrund häuslicher Gewalt, benötigen [171].

LEITLINIEN

- Die Weltgesundheitsorganisation (World Health Organization, WHO) veröffentlichte 2013 evidenzbasierte Leitlinien zum Umgang mit Gewalt in Paarbeziehungen und sexueller Gewalt gegen Frauen, die auch in die deutsche Sprache übersetzt wurden [172].
- Ergänzend steht ein von der WHO erarbeitetes Curriculum für Gesundheitsberufe zur Verfügung [173].
- Ein Konsensuspapier repräsentativer Expertinnen und Experten aus verschiedenen Fachbereichen gibt Empfehlungen zur Betreuung und Versorgung nach einer Vergewaltigung (2022) [188].
- Empfehlungen zur psychischen und psychosozialen Versorgung hält die AWMF-Leitlinie „Diagnostik und Behandlung von akuten Folgen psychischer Traumatisierung" vor [195].

Handreichungen aus dem Kontext des deutschen Versorgungssystems, die u. a. spezielle Bereiche von Gewaltereignissen wie sexualisierte Gewalt gegen behinderte Mädchen und Frauen, Gewalt gegen Ältere oder auch das dunkle Feld von Kindesmisshandlung und -vernachlässigung adressieren, stellen **praxisorientierte Handbücher** [174] **und Leitfäden** zur Verfügung. Diese werden in vielen Bundesländern von interdisziplinären (Interventions-)Projekten gegen häusliche und sexuelle Gewalt mit Unterstützung von Ärztekammern, Krankenkassen und Landesbehörden erstellt und zur Verfügung gestellt [5, 175]. Informationen dazu bieten beispielsweise das *Frauengesundheitsportal der Bundeszentrale für gesundheitliche Aufklärung* [176] sowie *die Koordinierungsstelle „Intervention im Gesundheitsbereich gegen häusliche und sexualisierte Gewalt“* S.I.G.N.A.L. e. V. [177]. Letztere offeriert auch Schulungsangebote, etwa zur gesundheitlichen (Erst-)Versorgung nach sexualisierter Gewalt. Weitere Handreichungen umfasst das Bundesmodellprojekt „Medizinische Intervention gegen Gewalt“ (MIGG), das besonders mit Blick auf die Versorgung in der niedergelassenen Praxis entwickelte curriculare Angebote enthält [178].

Ansprechen, auch wenn keine unmittelbaren Zeichen von Gewalt erkennbar sind, das Wissen um Hilfen zum Schutz und zur Beendigung der Gewalt bzw. deren Vermittlung, u. a. durch Zusammenarbeit und Vernetzung mit Hilfeeinrichtungen, örtlicher Polizei und Justiz, gehören zu den Grundzügen im professionellen Umgang mit Gewalterleben (s. Infobox „Für die Praxis").

FÜR DIE PRAXIS

Zentrale ärztliche Aufgaben im Kontext von Gewalterfahrungen und deren Folgen [179]:
- Erkennen/aktives Ansprechen,
- rechtssicheres Dokumentieren,
- Schutz gewähren,
- Aufklären,
- Weitervermitteln.

Zur rechtssicheren **Dokumentation** bei häuslicher Gewalt halten Ärztekammern Materialien zum Download vor (z. B. Landesärztekammer Baden-Württemberg [180], Ärztekammer Niedersachsen [181]). Die vertrauliche Spurensicherung bei Verdacht auf Missbrauch und sexualisierte Gewalt ist seit 01.03.2020 als eine Leistung der Gesetzlichen Krankenversicherung vorgesehen: *§ 132k SGB V Vertrauliche Spurensicherung* soll es den Opfern ermöglichen, Spuren auch ohne Anzeige sichern zu lassen. Die gesetzliche Regelung sieht vor, dass das Abrechnungsverfahren so zu gestalten ist, dass es die Anonymität der Versicherten gewährleistet; zu teilnehmenden Einrichtungen informieren kontinuierlich aktualisierte bundeslandbezogene Listen [182].

FÜR DIE PRAXIS

Vergewaltigung

Eine Vergewaltigung (lat. stuprum) ist ein medizinischer Notfall!
- Die Erstversorgung nach Stuprum besteht aus der medizinisch-gynäkologischen und der forensisch-medizinischen Untersuchung sowie der psychosozialen Versorgung.
- Eine polizeiliche Anzeige ist keine Voraussetzung für die Versorgung der Betroffenen. Es besteht für die behandelnde Ärztin bzw. den behandelnden Arzt keine Pflicht zur Anzeige – weder als Institution noch als Privatperson.
- Die Versorgung kann auf Wunsch der betroffenen Frau allein aus der medizinischen und psychosozialen Versorgung bestehen. Die medizinischen und psychosozialen Anteile der Versorgung sollten Betroffenen unabhängig von einer polizeilichen Anzeige oder Vertraulichen Spurensicherung (VSS) immer angeboten bzw. empfohlen werden [188].

Der Einsatz von Fragebögen kann die Erfassung von Traumata unterstützen (s. o., CTQ Childhood Trauma Questionnaire). Gebahnte Wege bereit zu halten – etwa für ggf. erforderliche weitergehende Diagnostik – oder auch die Vorhaltung von **Informationsmaterialen** bis hin zur **Vermittlung** von AnsprechpartnerInnen oder Einrichtungen, die Schutz gewähren, zählen als weitere Schritte zum professionellen Handeln im Kontext von Gewalt gegen Mädchen und Frauen. *„Den Gesundheitsberufen kommt hier eine Schlüsselrolle als Vermittler zu."* [183].

Nur 20 % der Frauen, die Gewalt erleben, wenden sich an Beratungs- oder Unterstützungseinrichtungen [184]. In Deutschland liegt die Zuständigkeit für Hilfe- und Unterstützungseinrichtungen, wie beispielsweise Frauenhäuser, bei den Ländern und Kommunen. Grundsätzlich stehen Frauenhäuser und Fachberatungsstellen *allen Frauen* unabhängig von u. a. ihrem Aufenthaltsstatus, von einer Behinderung oder ihrer familiären Situation offen. Länderbezogen informiert der Report *„GREVIO (GRoup of Experts on action against VIOlence against women and domestic violence) – Erster Staatenbericht der Bundesrepublik Deutschland 2020"* [185], der die Berichtspflicht gemäß der Istanbul-Konvention (s. u.) zur Grundlage hat. Dort finden sich auch weitere Hinweise, etwa zu Opferschutzregelungen. Eine bundesweite Bestandsaufnahme, einschließlich der einer Akutsituation nachgelagerten Second-Stage-Angebote, bietet ein „Bericht der Bundesregierung zur Situation der Frauenhäuser, Fachberatungsstellen und anderer Unterstützungsangebote für gewaltbetroffene Frauen mit ihren Kindern" [186].

Wissen zur *inhaltlichen* Ausgestaltung supportiver Ansätze kann helfen, Wege zur Bewältigung von Gewalterleben frühzeitig *aufzuzeigen*. Eine Übersicht hierzu findet sich in der deutschen Übersetzung der WHO-Leitlinien (s. o.). Handlungsleitend kann ein Hinweis aus dem Assessment- und Interventionsmodell nach Dutton dienen [187]:

„Von Misshandlung betroffene Frauen sind nicht krank, sondern befinden sich in einer ‚kranken Situation'".

PATIENTINNENBERATUNG

- Die zentrale, barrierefreie und mehrsprachige Hotline *„Hilfetelefon Gewalt gegen Frauen 08000–116 016"* ist auch per E-Mail oder Chat erreichbar (www.hilfetelefon.de).
- Jeder Anruf wird streng vertraulich behandelt. Ratsuchende müssen ihren Namen nicht nennen und können sich darauf verlassen, dass die Beraterinnen persönliche Informationen und Daten weder erfassen noch weitergeben. Die Rufnummer wird der Beraterin nicht angezeigt, und zur Sicherheit der betroffenen Frau wird die Rufnummer des Hilfetelefons nicht im Einzelverbindungsnachweis der Telefonrechnung ausgewiesen [184].
- Bundesverband Frauenberatungsstellen und Frauennotrufe. Frauen gegen Gewalt. URL: www.frauen-gegen-gewalt.de (Stand 15.07.2022).
- Beratungsstelle Frauen-Notruf Münster LUISA IST HIER! (https://luisa-ist-hier.de).
- Hilfe-Portal Sexueller Missbrauch. URL: www.hilfe-portal-missbrauch.de (Stand: 15.07.2022).
- Weißer Ring. Wir helfen Kriminalitätsopfern. Opfer-Telefon 116 006.

In der Bundesrepublik Deutschland erleben laut Prävalenzstudien mindestens 5 % aller Frauen in ihrem Leben eine

Vergewaltigung. Eine Vergewaltigung ist als medizinischer Notfall zu behandeln. Hilfestellung zum Vorgehen gibt ein interdisziplinäres Konsenspapier (s. Infobox "Für die Praxis") [188].

Die Kosten infolge von Gewalt gegen Frauen können nur ein marginaler Hinweis auf die Verwobenheit von individuellem Erleben und Systembezug sein: Die jährlichen Kosten – soweit bekannt – belaufen sich auf etwa 3,8 Milliarden Euro (Ausgaben für Güter, Dienstleistungen, Folgekosten). Darüber hinaus fallen Kosten an, denen kein unmittelbarer Geldwert zugeordnet werden kann, wie Arbeitsausfall/-unfähigkeit, Frühberentung, Verlust an Lebensqualität, Schmerzen, Angst. Auf einen Gegenwert von insgesamt 18 Milliarden Euro schätzt die erste deutsche Kostenstudie zu häuslicher Gewalt gegen Frauen diesen Bereich von Folgen [189].

Der Kontext des Versorgungssystems und die (gesundheits-)politischen Rahmenbedingungen prägen die Chancen auf einen die Gesundheit schützenden Umgang und die Bewältigung von Gewalterleben mit. Eine wichtige Grundlage stellt das „Übereinkommen des Europarats zur Verhütung und zur Bekämpfung von Gewalt gegen Frauen und häusliche Gewalt“ [190] aus dem Jahr 2011 dar: Die **„Istanbul-Konvention“** als völkerrechtlicher Menschenrechtsvertrag verpflichtet die Vertragsstaaten, umfassende Maßnahmen zur Prävention, Intervention, zum Schutz und zu rechtlichen Sanktionen gegen geschlechtsspezifische Gewalt zu ergreifen. Das beinhaltet auch, den verschiedenen Formen struktureller Gewalt (s. o.) den Boden zu entziehen. Den Gerichten obliegt es, das nationale Recht konventionskonform auszulegen. Die Konvention trat in Deutschland im Februar 2018 in Kraft. Inwieweit die Verpflichtungen des Abkommens eingehalten werden, überprüft auf Basis der Länderberichte (s. o.) die GREVIO-Kommission, ein unabhängiges ExpertInnengremium des Europarates.

Eine gesunde Gesellschaft ist charakterisiert durch eine ausgewogene Verteilung verschiedener Formen sozialen Kapitals, mit hohem Grad an Unterstützung, Informationsaustausch, Toleranz, Zugänglichkeit und Empowerment [191]. Um diese gesundheitsrelevante Balance für Frauen erreichen zu können – gerade auch in den beschriebenen besonderen Lebenslagen –, sind fach- und sachkundiger Rat, der um die Bedeutung der sozialen Dimensionen eines Krankheitsbildes weiß, sowie situations- und geschlechtersensibler Support, der Wege kennt und bahnt, vonnöten. Beide sind verankert in den besonderen sozialmedizinischen Aufgaben von Ärztin und Arzt [192].

Die Literatur finden Sie online unter diesem Link: https://else4.de/mht

KAPITEL

7 Psychische und sexuelle Gesundheit

Kernaussagen

- Die sexuelle Entwicklung beginnt frühkindlich und unterliegt im Laufe des weiteren Lebens vielfältigen Einflussfaktoren.
- Sexuelle Funktionsstörungen bei Frauen sind häufig und sollten bei Leidensdruck einer therapeutischen Hilfe zugeführt werden.
- Zuhören, interessiertes Nachfragen und empathisches Verständnis sind die ersten Schritte auf dem Therapieweg, unabhängig von der ärztlichen Fachrichtung.
- Ein Behandlungserfolg ist die Veränderung und Verbesserung der individuellen und partnerschaftlichen Sexualität und Zufriedenheit.

7.1 Sexualität

Sabine Hahn

FÜR DIE PRAXIS

- Eine Vielzahl von Einflüssen wirkt auf die Sexualität und ihre Entwicklung ein.
- Sexualität bietet neben der Möglichkeit, sich hierüber fortzupflanzen oder auch Lustgewinn auszuüben, so viel mehr Facetten, dass es sich immer wieder lohnt zu hinterfragen:
  - Was möchten wir über Sexualität ausdrücken?
  - Was erwarten wir, durch Sexualität zu bekommen?

7.1.1 Entwicklung

Sexualität beginnt längst vor Erreichen der Geschlechtsreife. Babys und Kleinkinder erfahren kindliche Sexualität mit allen Sinnen und mit der unverfälschten und spontanen Lust auf körperliches Wohlgefühl. Sie sind noch weit entfernt von gesellschaftlichen Sexualnormen und haben zunächst kein Schamgefühl. Wenn ein Kind im Gesicht der Eltern ablesen kann, dass das, was es gerade tut, normal und in Ordnung ist, kann es seinem Körper und seiner sich entwickelnden Sexualität eine positive Grundhaltung entgegenbringen.

Eine zentrale Figur zur Darstellung der sexuellen Entwicklung ist, trotz angebrachter Kritik und unter Berücksichtigung des historischen Kontextes, immer noch Sigmund Freud. Er geht in seinem Erklärungsmodell davon aus, dass der Mensch eine Lustmaximierung anstrebt und daher eine starke Triebsteuerung besitzt.

AUS DER FORSCHUNG

Erklärungsmodell nach Sigmund Freud [1]

Die zentrale Annahme von S. Freud besteht darin, dass Kinder im **1. Lebensjahr** vor allem ihre Umwelt über den Mund erkunden (orale Phase). In dieser Phase sind sinnliche Erfahrungen von grundlegender Bedeutung für die Kinder; der Mund dient als Lust- und Erkundungsorgan. Urvertrauen wird durch körperlich-emotionale Zuwendung zu den Bezugspersonen aufgebaut. Kindliche Bedürfnisse werden im Idealfall durch die Bezugspersonen richtig erkannt und angemessen beantwortet bzw. befriedigt.

Im **2. Lebensjahr** ist die Aufmerksamkeit auf die Entdeckung und das lustvolle Spielen mit den Genitalien gerichtet. Freud nennt diese Phase „phallische Phase", transferiert diese jedoch ins 4. Lebensjahr. Häufig beobachten Kinder die Eltern bei der Körperpflege und der Morgentoilette [2]. Der Mensch begreift, dass es verschiedene Geschlechter gibt, und ordnet sich diesen zu.

Im **3. Lebensjahr** setzt u. a. die Sauberkeitserziehung ein („anale Phase"). Ausscheidungsvorgänge werden als lustvoll erlebt, und gleichsam wird mit dem Ausscheiden Selbstwirksamkeit erkannt. Der Mensch realisiert, dass er die Möglichkeit besitzt, aktiv etwas zu produzieren und die Kontrolle darüber zu erlangen, wann dieses Produkt ausgeschieden wird. Des Weiteren bilden sich hier die Autonomiephase und die Äußerung des eigenen Willens aus. Bedürfnisse werden oftmals sehr bestimmt und klar geäußert.

Das **4. Lebensjahr** beinhaltet das Erlernen und Einfordern sozialer Regeln sowie gleichzeitiges Einsetzen der Körperscham. Durch Rollenspiele können die Kinder z. B. ein anderes Geschlecht oder auch eine andere Sichtweise einnehmen.

Im **5. Lebensjahr** werden gerne „Doktorspiele" als Rollenspiel ausgeführt. Auch das „Heiraten" oder kämpferische Spiele mit Spielfiguren oder Autos sind sehr beliebt. Die Kinder lernen, Nähe und Distanz zu regulieren, und nutzen aktiv Machtkomponenten, um sozial-emotionale Erfahrungen zu machen.

Das **6. Lebensjahr** ist geprägt durch das Bestreben, sich z. B. durch Kleidung oder Spielzeug konform der abgeschauten Geschlechtsrolle zu verhalten. Für die Kinder ist es besonders wichtig, dazuzugehören.
Die Zeit zwischen dem **7. Lebensjahr und der Pubertät** nennt Freud Latenz und beschreibt damit, dass zumindest vordergründig das sexuelle Interesse der jungen Menschen nachlässt. Grundsätzlich sind Kinder dieses Alters in der Lage, sich ihrem Geschlecht sicher zuzuordnen und sich konform in ihrer Geschlechtsrolle zu bewegen.

Die sexuelle Entwicklung im Jugendalter ist geprägt von der Akzeptanz des eigenen Körpers und der Zugehörigkeit zur Peer-Gruppe. Es werden Beziehungen zu Altersgenossen beiderlei Geschlechts aufgebaut und erhalten, und die emotionale Lösung bzw. Unabhängigkeit von Bezugspersonen treten in den Vordergrund. Gleichzeitig ist diese Lebensphase insofern vulnerabel, als mediale Einflüsse mit der Erschaffung von scheinbaren Normalitäten, aber auch Idealvorstellungen hinsichtlich Körperbild und Sexualität großen Druck auf die oftmals noch nicht gefestigte Persönlichkeit junger Menschen ausüben können.

Unter Berücksichtigung dieser komplexen Reifungsprozesse und Entwicklungen sowie äußerer erzieherischer, sozialer und erlernter Einflüsse ist es nicht verwunderlich, dass die Entwicklung und Ausübung von Sexualität ein durchaus störanfälliges Konstrukt sein kann mit zahlreichen unterschiedlichen Funktions- und Erlebenseinschränkungen.

7.1.2 Sexuelles Empfinden und dessen Störungen

Die Komplexität des Erlebens von sexuellem Empfinden und dessen Störungen spiegelt sich in den über die Jahrzehnte sich entwickelnden Strömungen und Ansätzen der Sexualtherapie wider.

Masters und Johnson schilderten 1970 mit ihrem bahnbrechenden Konzept des sexuellen Reaktionszyklus und ihrem nachfolgenden Therapiekonzept einen eher *symptomzentrierten funktionalen* Ansatz, in dem es darum ging, die Hindernisse zu identifizieren, die eine „effektive sexuelle Funktion" blockieren. Neuere Modelle fokussieren auf ein *störungs*orientiertes Vorgehen, decken immer wiederkehrende nicht funktionierende Handlungen und Verhaltensweisen (maladaptive Schemata) auf und fordern zwingend ein *erlebnis-* bzw. *emotions*orientiertes Vorgehen. Das heißt, dass nicht „über" Gefühle gesprochen wird, sondern diese Gefühle im Therapiegeschehen aktualisiert und „erlebbar" gemacht werden müssen, was für Patient und Therapeut „anstrengender" und belastender sein kann und daher nicht selten intuitiv gescheut wird [3].

Warum üben wir Sexualität aus?

Wenn man die verschiedenen Dimensionen und Motive der Sexualität zusammenfassen möchte, lassen sich folgende drei Kernsäulen herausstellen:

- **Fortpflanzungsdimension,**
- **Lustdimension,**
- **Beziehungsdimension.**

Sexualität birgt eine große Belohnungsoption, wobei im Sinne der Partnerbindung dopaminerge Belohnungssysteme und Neuropeptide wie Oxytocin eine entscheidende Rolle spielen. Oxytocin fungiert quasi als „Beziehungs-Weichmacher". Neben der Lusterfahrung werden über Sexualität auch Grundbedürfnisse nach Nähe, Sicherheit, Vertrauen und Bestätigung gestillt. Konflikte und Störungen in einer Partnerschaft können wiederum Ausdruck von unbefriedigten kindlichen Bedürfnissen und „unfinished Businesses" (unerledigten Themen) aus der Vergangenheit sein [4]. Verletzungen, Demütigungen und mangelnde Wertschätzung können, sofern sie nicht geklärt, bedauert und verziehen werden konnten, noch Jahre später auf die Sexualität einwirken.

7.1.3 Sexuelle Funktionsstörungen bei der Frau

FÜR DIE PRAXIS

Sexuelle Funktionsstörungen der Frau werden in drei große Gruppen aufgeteilt:

- **Störungen des sexuellen Interesses** bzw. **der Erregung,**
- **Orgasmusstörungen,**
- **genitopelvine Schmerz-/Penetrationsstörung (Dyspareunie/Vaginismus).**

Störungen des sexuellen Interesses bzw. der Erregung

Die verminderte oder fehlende Appetenz ist das häufigste Problem bei der Frau und gleichzeitig auch der häufigste Anlass für Frauen, professionelle Hilfe zu suchen. Eine Anfang der 1990-er Jahre an einer repräsentativen Stichprobe von 18- bis 59-jährigen US-amerikanischen Frauen und Männern durchgeführte Studie (NHSLS, National Health and Social Life Study) zeigte, dass 25–45 % aller Frauen vermindertes sexuelles Interesse als häufigstes Problem angaben (➤ Abb. 7.1).

In einer weiterführenden Unterteilung der Prävalenzzahlen für die sexuellen Probleme von Frauen in verschiedene Altersgruppen wird deutlich, dass mangelndes Interesse nahezu gleichermaßen über alle Altersgruppen hinweg besteht, also kein spezifisches altersgebundenes Problem darstellt.

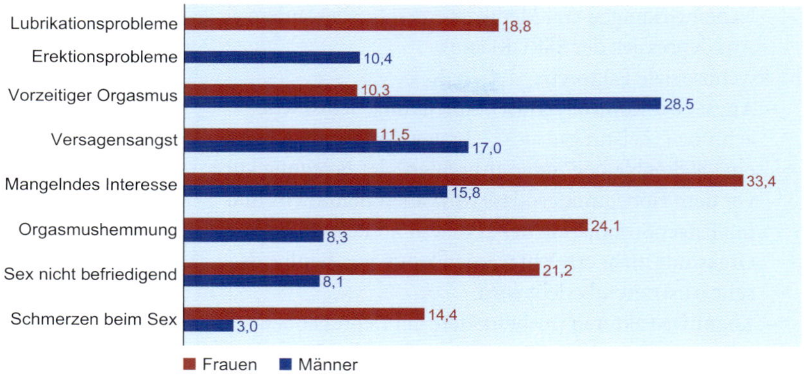

Abb. 7.1 Ergebnisse der NHSLS-Studie zur Prävalenz sexueller Probleme (nach Laumann et al. 1994 [5]) [G1204/L231]

Nicht alle sexuellen Probleme oder genannten Einschränkungen gehen allerdings mit Leidensdruck einher. Bezieht man zur sexuellen Störung auch den Leidensdruck mit ein, dann reduzieren sich diese Werte auf 12 % (Ergebnisse der PRESIDE-Studie, nach Shifren et al. 2008 [6]).

Ursachen von Lust- und Erregungsstörungen

a) Somatische Ursachen:
   - Hormonelle Faktoren.
   - Harn-/Stuhlinkontinenz.
   - Sensibilitätsstörungen bei neurologischen Erkrankungen oder nach nervenverletzenden Operationen.
   - Nebenwirkungen von Medikamenten (z. B. Psychopharmaka).

b) Psychosoziale Faktoren:
   - Überlastung, Stress, Müdigkeit.
   - Negative sexuelle Erfahrungen.
   - Probleme mit der eigenen Körperwahrnehmung.
   - Veränderungen durch Schwangerschaften/Geburten.
   - Mangelnde Stimulation oder erotische Atmosphäre.
   - Schwierige/fehlende Kommunikation bezüglich der eigenen Bedürfnisse oder Grenzen.
   - Partnerschaftskonflikte.
   - Sexuelle Probleme des Partners (sexuelle Dysfunktion, Paraphilien).
   - Überhöhte Idealvorstellungen von Lust und sexueller Performance.

Therapie von Lust- und Erregungsstörungen

Der Schlüssel zu allen Therapieoptionen besteht in dem genauen Zuhören, dem interessierten Nachfragen, dem empathischen Verstehen und dem Aufbau eines therapeutischen Vertrauensverhältnisses. Diese Grundvoraussetzungen ärztlichen Handelns sind unabhängig von der Fachrichtung oder einer möglicherweise vorhandenen psychotherapeutischen oder sexualtherapeutischen Ausbildung.

Einfache Maßnahmen können z. B. die Anwendung von Gleitgel oder östrogenhaltigen Lokaltherapeutika sein bei durch Hormonmangel bedingter Scheidentrockenheit. In die Tiefe gehen dann sexualtherapeutische Ansätze, die z. B. die folgenden Fragen aufwerfen und bearbeiten:

- Was brauchen Sie?
- Und was wollen Sie nicht, wenn Sie keinen Sex haben wollen?
- Wo liegen evtl. Verletzungen oder Enttäuschungen?
- Welche Bedürfnisse (z. B. nach Nähe oder auch nach Distanz) werden befriedigt und welche nicht?
- Wie gestaltet das Paar den Übergang von der Alltagswelt in die intime Welt?
- Wie kann Lust und Erregung wieder (auf)gespürt werden?

Orgasmusstörungen

Die vielen kleinen und fein aufeinander abgestimmten Faktoren, die überhaupt erst das Ablaufen eines Orgasmus ermöglichen, lassen nicht verwundern, dass dieses „Belohnungserlebnis" sexueller Aktivität ein durchaus störanfälliges System ist.

Bildgebende Untersuchungen mittels PET und MRT zum Orgasmuserleben zeigten, dass hemmende und kontrollierende Funktionen verschiedener Hirnareale während des Orgasmus vorübergehend aufgehoben oder deutlich herunterreguliert werden [7]. Sehr wahrscheinlich liegt darin die auch organisch darstellbare Enthemmung inklusive des sog. Kontrollverlustes, der im Zusammenspiel mit den Aktivierungen der Lust- und Belohnungszentren die rauschähnlichen Zustände des Orgasmuserlebens begründet.

Ursachen von Orgasmusstörungen

a) Somatische Faktoren (eher geringe Bedeutung):
   - Neurologische Erkrankungen oder Verletzungen.
   - Kardiovaskuläre Erkrankungen.

  - Nebenwirkungen von Medikamenten (insbesondere Antidepressiva der SSRI-Klasse).
- b) Psychosoziale Faktoren:
  - Angst (vor Kontrollverlust), Ablenkung, Selbstbeobachtung („Leistungsdruck"). Frauen beschreiben häufig ein „Stehenbleiben" oder „Abreißen" der Erregung kurz vor dem Höhepunkt, sodass trotz allen Bemühens und intensiver Stimulation der „Point of no Return" zum Orgasmus nicht erreicht werden kann, was häufig als sehr frustrierend erlebt wird.
  - Kognitive Faktoren (insbesondere bei Depressionen typische Abläufe wie die Neigung zum Grübeln, die leichte Ablenkbarkeit und die negative Erwartungshaltung).
  - Partnerschaftsfaktoren (z. B. Kommunikation über Sexualität).

FÜR DIE PRAXIS

Als Ursachen von Orgasmusstörungen sind auch Nebenwirkungen von Medikamenten (insbesondere Antidepressiva der SSRI-Klasse) in Betracht zu ziehen.

Therapie von Orgasmusstörungen

Wenn der Orgasmusstörung z. B. Erregungsprobleme zugrunde liegen, dann gilt es, zunächst diese in den Fokus der therapeutischen Bemühungen zu rücken. Elemente der Psychoedukation, die Vermittlung von Informationen über beispielsweise physiologische Abläufe und sexuelle Stimuli sowie die Bearbeitung von Kommunikationsdefiziten des Paares über eigene Bedürfnisse bilden weitere Therapiegrundlagen.

Durch die angeleitete Selbststimulation kann die Patientin über Körperselbsterfahrung die für sie angenehmsten Stimulationsmöglichkeiten herausfinden. Auch die Angst vor Kontrollverlust sowie die Selbstbeobachtung und der „Orgasmusdruck" sind sexualtherapeutisch aufzudecken und zu behandeln.

Genitopelvine Schmerz-/Penetrationsstörung (Dyspareunie/Vaginismus)

Das Erleben von Schmerz beim Geschlechtsverkehr ist eine einschneidende Erfahrung, die bei häufigerem Eintreten nicht selten zu Abwehr und Vermeidung sexueller Aktivität führt.

Die *Dyspareunie* beschreibt verschiedenartige, rezidivierende oder anhaltende schmerzhafte Missempfindungen während oder nach dem Geschlechtsverkehr.

Der *Vaginismus* äußert sich in einer Verengung des Scheideneingangs durch wiederkehrende oder anhaltende unwillkürliche Spasmen der Muskulatur des äußeren Drittels der Vagina, die eine Penetration unmöglich machen. Beim Vaginismus steht v. a. der Aspekt der Schmerzangst mit phobischer Vermeidung von Versuchen der Penetration im Vordergrund.

Ursachen von genitopelvinen Penetrationsstörungen (Dyspareunie/Vaginismus)

- Somatische Ursachen können sehr vielfältig sein (z. B. Infektionen, Östrogenmangel, Endometriose, Narben, Kondylome, Urethritis/Zystitis, vulväre Vestibulitis, chronische abdominelle Beschwerden, Neuropathie, anatomische Variationen usw.).
- Psychosoziale Ursachen können Begleiterkrankungen wie Depressionen oder Angststörungen, sexueller Missbrauch oder Traumata in der Vergangenheit sowie Partnerschaftsfaktoren sein. Viele Paare arrangieren sich in irgendeiner Form mit der Schmerzsymptomatik und suchen manchmal erst therapeutische Hilfe, wenn Kinderwunsch besteht oder die Beziehung akut gefährdet ist (z. B. durch eine Außenbeziehung oder „Bilanzsituation").

Therapie von genitopelvinen Penetrationsstörungen (Dyspareunie/Vaginismus)

Somatische Therapieoptionen

Grunderkrankungen sollten entsprechend lokal oder systemisch therapiert werden (z. B. Antiinfektiva, lokale Östrogengabe, Fettcremes/Feuchtigkeitscremes, operative Endometrioseentfernung usw.). Des Weiteren kommen topische Anästhetika (z. B. Lidocain) oder trizyklische Antidepressiva (z. B. Amytriptilin, Desipramin) sowie Antikonvulsiva (Gabapentin, Pregabalin) und Botulinumtoxin zum Einsatz. Allerdings muss kritisch angemerkt werden, dass letztgenannte Maßnahmen teilweise in placebokontrollierten Studien keine Überlegenheit gegenüber Placebo gezeigt haben. EMG-Biofeedback und Physiotherapie vervollständigen das Therapiemanagement sowie als Ultima Ratio eine Vestibulektomie (Entfernung einer dünnen Gewebsschicht rund um das Vestibulum und das hintere Hymen).

Sexualtherapie

Das sexualtherapeutische Vorgehen besteht in einem empathischen Verstehen der Schmerzen und ihrer Auswirkungen auf Sexualität und Beziehung. Erwartungen und Therapieziele werden geklärt sowie negative Interaktionszyklen und Kreisläufe aufgedeckt. Auch geht es um die Klärung, welche Bedeutung und Funktion die sexuelle Funktionsstörung hat (unerfüllte Bedürfnisse, Demütigungen, Ängste usw.). Darüber hinaus kommen psychoedukative Elemente sowie insbesondere beim Vaginismus die systematische Desensibilisierung und Unterbrechung der gelernten Verbindung von Angst, Penetration und sexueller Vermeidung zum Einsatz. Mithilfe der eigenen Finger oder z. B. mit Hegar-Stiften zunehmender Größe wird behutsam ein Nachlassen des unwillkürlichen Anspannungsreflexes vermittelt.

7.2 Störungen des Körperbildes: Anatomie versus Subjektivität

Kernaussagen

- Die Ursache für den Leidensdruck einer Patientin zu erkennen ist ärztliche Aufgabe. Eine Körperbild-/Wahrnehmungsstörung sollte nicht zu vorschneller chirurgischer Therapie führen.
- International ist eine Zunahme intimchiurgischer Eingriffe ohne medizinische Indikation zu verzeichnen.
- Größe und Form der Schamlippen wie auch der Vagina und der weiblichen Brust unterliegen einer hohen interindividuellen Spannbreite.
- Störungen des Körperbildes können durch die Sexualerziehung, bestimmte Erlebnisse in der Vergangenheit, begleitende körperliche und psychische Erkrankungen, die Paarbeziehung sowie viele weitere Faktoren beeinflusst werden.
- Lokale Maßnahmen sind oft hilfreich bei Schmerzen oder Scheidentrockenheit.
- Die weibliche Brust unterliegt, abhängig von der Lebensphase der Frau, ständigen Umbauprozessen. Dabei ist das Idealbild der weiblichen Brust abhängig von kulturellen, regionalen und historisch gewachsenen Einflussfaktoren.

7.2.1 Schamlippen

Katharina Schlammerl, Kristin Katharina Rall

Die Größe und Form der Schamlippen, insbesondere der kleinen Schamlippen (Labia minora), unterliegen einer hohen interindividuellen Spannbreite. So sind die Labia minora im Durchschnitt 6 cm lang, normal sind jedoch zwischen 2 und 10 cm. Ähnliches gilt für die Größe der großen Schamlippen (Labia majora) – hier liegt die mittlere Länge bei etwa 9 cm, mit einer Spannbreite von 7 bis 12 cm [1]. Die Grenzen des Normalen sind also fließend. Daher gibt es auch für die Labienhypertrophie, also die „krankhafte" Vergrößerung der kleinen Schamlippen, keine einheitliche Definition [2]. Zu große Labia minora können beim Sport und Geschlechtsverkehr als störend empfunden werden. Hier kann die operative Verkleinerung der Schamlippen (Labien-/Labioplastik) medizinisch sinnvoll sein [2].

FÜR DIE PRAXIS

Die Größe und Form der Schamlippen unterliegen einer hohen interindividuellen Spannbreite.

Obwohl davon auszugehen ist, dass sich die Größe der Schamlippen in den letzten Jahrzehnten im Mittel nicht verändert hat, nimmt die Zahl dieser Operationen in den letzten Jahren deutlich zu. 2015 wurden weltweit 95.000 Schamlippenverkleinerungen durchgeführt, bis 2019 stieg deren Zahl um 73,3 %. Allein im Jahr 2019 wurden 24,1 % mehr solcher Operationen durchgeführt als noch im Jahr 2018 [3]. Auch im deutschsprachigen Raum ist dieser Trend nachweisbar. So gehen Hochrechnungen von einer Verfünffachung der Eingriffe zwischen 2005 und 2011 aus [4, 5].

Bei der Betrachtung der Indikationen zur Schamlippenverkleinerung fällt auf, dass lediglich ein Drittel der Frauen den Eingriff aufgrund von funktionellen Beeinträchtigungen, wie beispielsweise Schmerzen, durchführen ließ. Der Großteil der Eingriffe wurde teilweise oder vollständig aus ästhetischen Gründen vorgenommen [6].

Mögliche Gründe für die Zunahme des Wunsches nach Intimchirurgie aus ästhetischen Gründen sind vielfältig. Diskutiert wird unter anderem die Intimrasur und die damit zunehmende Sichtbarkeit des weiblichen Genitale. Verbunden ist dies mit einer zunehmenden Sexualisierung von Mädchen und Frauen in der Gesellschaft [7]. Dadurch sind auch zunehmend Bildmaterialien von Schamlippen in den Printmedien und im Internet zu finden [7]. Diese transportieren das Ideal von kleinen Schamlippen, die nicht über die großen hinausreichen und den Scheideneingang vollständig verdecken.

Eine Exposition gegenüber chirurgisch veränderten, dem „Ideal" angepassten Schamlippen führt bei Frauen zur Annahme, dass diese die „Normalität" abbilden [8]. Das Alter von Frauen scheint keine Rolle für die Perzeption dieses Ideals zu spielen [9]. Frauen, die sich für eine operative Verkleinerung der Schamlippen entscheiden, hatten häufiger Abbildungen von Vulven im Internet und in der Werbung gesehen und diese auch eher als Ideal anerkannt als Frauen, die sich nicht für einen solchen operativen Eingriff entschieden [10].

Das Spannungsfeld der Intimchirurgie liegt also zwischen dem objektiv normalen und den subjektiven Beschwerden. In einer Querschnittserhebung zeigte sich, dass bei einem Großteil der Frauen *mit Beschwerden* messtechnisch, ausgehend von der Größe der Labien, normale Labien vorlagen. Insbesondere Frauen, die sich in der Vorgeschichte bereits plastischen Operationen unterzogen hatten, gaben Beschwerden an [11].

Die Intimchirurgie wird nicht nur mit kosmetisch-ästhetischen Aspekten beworben, sondern auch mit Verbesserungen in der Sexualität. Hierzu gibt es jedoch nur unzureichende Belege [12]. Das American College of Obstetricians and Gynecologists (ACOG) rät daher von operativen Eingriffen am Genitale zur Verbesserung der Sexualität explizit ab [12].

Darüber hinaus steht die Intimchirurgie in der Diskussion, da eine Abgrenzung zur „female genital mutilation" (FGM – die sog. „Beschneidung", vgl. ➤ Kap. 5.8.1) nicht sicher möglich ist. In beiden Fällen werden die Schamlippen bzw. das äußere weibliche Genitale ohne medizinische Notwendigkeit verändert [13]. Neben ethisch-gesellschaftlichen Aspekten geht es hier auch um rechtliche Grundlagen, da die FGM in einigen Ländern einen Straftatbestand darstellt [13]. In Deutschland ist die Verstümmelung der äußeren Genitalien einer weiblichen Person nach § 226a StGB ein Straftatbestand.

Zusammenfassend bewegt sich die operative Verkleinerung der Schamlippen in einem Kontinuum zwischen „medizinisch notwendig" und „ästhetisch gewünscht", wobei das Bild einer idealen Vulva in den öffentlichen Medien stark verzerrt dargestellt ist.

LEITLINIEN

Positionspapier des American College of Obstetricians and Gynecologists (ACOG): Elective Female Genital Cosmetic Surgery: ACOG Committee Opinion [12].

7.2.2 Sex und Vagina

Sabine Hahn

Der Begriff Vagina wird fälschlicherweise oftmals für das gesamte weibliche Geschlecht benutzt, und die Strukturen werden nicht näher bezeichnet oder differenziert. Überhaupt fällt es manchen Menschen schwer, ihre Geschlechtsorgane zu benennen, und es werden Umschreibungen oder Ersatzwörter benutzt (z. B. „da unten", „Muschi", „Mumu" usw.). Bereits in der kindlichen Entwicklung ist es für einen Jungen einfacher, sein Geschlechtsteil zu visualisieren und anzufassen. Für Mädchen bleibt die Scheide lange Zeit verborgen, bis z. B. die Menstruation einsetzt oder sexuelle Aktivität in Form von Masturbation oder Geschlechtsverkehr aufgenommen wird.

Die **Wahrnehmung** der Scheide mit ihrer Möglichkeit, das Menstruationsblut nach außen gelangen zu lassen, Scheidenfeuchtigkeit als natürlichen Ausfluss zu erkennen sowie auch unterschiedlichen Geruch und Konsistenz des Ausflusses wahrzunehmen, werden unweigerlich beeinflusst von der Sexualerziehung des Kindes und prägen schon zu diesem frühen Zeitpunkt das Körperselbstbild. Negative Wertungen von Eltern, Medien oder aus dem begleitenden Umfeld der Mädchen können beispielsweise zu übertriebenen Hygienemaßnahmen oder einer kritischen Selbstbeobachtung führen.

Definitionsgemäß ist die Vagina ein dehnbarer, etwa 8–10 cm langer Schlauch, der nach innen mit Schleimhaut ausgekleidet ist, aber auch Muskel- und Bindegewebe als Bestandteile der Scheidenwand aufweist. Die Scheide unterliegt wie die Vulva auch keinen normativen Maßstäben, sondern ist in ihrer anatomischen Gestaltung sehr vielfältig und extrem anpassungsfähig, wenn man allein an die Ausdehnung bei einer Geburt sowie an die Rückbildung schon wenige Wochen nach der Entbindung denkt.

MERKE

Im Laufe des Lebens allerdings unterliegt die Vagina auch deutlichen Veränderungen.

Entwicklungsbedingte Anlagestörungen bis hin zum Fehlen der Vagina (Mayer-Rokitansky-Küster-Hauser-Syndrom, MRKHS), organische/anatomische Veränderungen durch Entbindungen, Operationen, Östrogenmangel sowie psychisch bedingte Empfindungsstörungen können die Sexualität und eine Partnerschaft belasten.

Bei anatomischen und strukturellen Veränderungen, die zu Leidensdruck der Patientin führen, kann eine **operative Korrektur** (z. B. bei Deszensus oder überdehnter Scheide) indiziert und hilfreich sein.

Allerdings werden kosmetische Operationen an den weiblichen Genitalien immer populärer, und wir verzeichnen in den letzten 10 Jahren einen deutlichen Zuwachs dieser Eingriffe. In den meisten Fällen handelt es sich um Operationen im vulvären Bereich, aber auch G-Punkt-Unterspritzungen und Vaginalverengungen durch Fettinjektionen oder chirurgische Verengungen werben mit einer deutlichen Verbesserung der sexuellen Zufriedenheit, ohne dass hierzu teilweise in Studien belegte Ergebnisse vorliegen oder auch Risiken und Komplikationen explizit herausgearbeitet werden. Nicht selten spielen Unkenntnis über die normale Vielfalt der anatomischen Verhältnisse sowie auch psychische Konflikte eine Rolle, die durch einen Schnitt gelöst werden sollen.

Lokale Maßnahmen sind oftmals sehr erfolgreich, wenn z. B. aufgrund von Scheidentrockenheit Geschlechtsverkehr schmerzhaft wird. An dieser Stelle helfen vaginal applizierte Östrogenovula oder -cremes, Gleitgel sowie hyaluronsäurehaltige Ovula/Cremes z. B. bei Kontraindikationen für eine Östrogenanwendung. In den letzten Jahren ist das Therapiespektrum durch eine YAG-Laserbehandlung bei vulvovaginaler Atrophie erweitert worden, wodurch der lokale Stoffwechsel und die Kollagenproduktion angeregt werden.

Beckenbodengymnastik kann bei kräftigenden Übungen zu einer verbesserten Wahrnehmung der Genitalregion mit intensiveren Orgasmen sowie auch bei relaxierenden Übungen und Atemtechniken selbst im Moment des sexuellen Aktes zu Reduktion von Schmerzen und Angst führen.

Die eigene Kenntnis über die anatomischen Verhältnisse und Veränderungen im Laufe eines Lebens sowie das Erkunden, was sich genussvoll anfühlt und Erregung verschafft, und auch die Fähigkeit, mit dem Partner darüber zu kommunizieren, sind die Grundvoraussetzungen für Zufriedenheit in der Sexualität.

AUS DER FORSCHUNG

Anatomische Fehlbildungen im Bereich der äußeren und inneren Geschlechtsorgane können durch gezielte Operationen behandelt werden (z. B. Neovagina-Anlage bei MRKH-Syndrom) bis hin zur Uterustransplantation in spezialisierten Zentren.

FÜR DIE PRAXIS

Störungen des Körperbildes können durch die Sexualerziehung, bestimmte Erlebnisse, begleitende körperliche und psychische Erkrankungen, die Paarbeziehung sowie viele weitere Faktoren beeinflusst werden.

PATIENTINNENBERATUNG

Eine wertschätzende Arzt-Patientinnen-Beziehung und die offene Kommunikation über sexuelle Probleme ist die Basis für die Behandlung von sexuellen Funktionsstörungen.

CAVE

Vor einem operativen Eingriff sollte immer die genaue Eruierung der zugrunde liegenden Problematik sowie des eigentlichen Leidensdruckes stehen.

7.2.3 Brust

Markus Hahn

Die Brust ist das „weiblichste Organ“ von allen. Es unterliegt, abhängig von der Lebensphase der Frau, ständigen Umbauprozessen und ist dabei im Grunde nur eine hochspezialisierte Drüse.

Bereits am ersten Tag unseres Lebens ernährt uns dieses Organ und lehrt uns, verbunden durch Nähe bzw. Bonding, Urvertrauen zu einem unserer wichtigsten Menschen im Leben, unserer Mutter, aufzubauen. Später, im Anschluss an die Thelarche, zieht die Brust die Blicke der Männer auf sich. Die Brust dient dann dazu, die Auswahl des Partners zu beeinflussen. Die mechanische Manipulation an der Brust und die damit verbundene Steuerung der Ausschüttung von Oxytocin (über die hypothalamisch/hypophysäre Achse) resultiert in angenehmen bis lustvollen Gefühlen. Die Verbindungen zum Neugeborenen, aber auch zum Partner werden damit intensiviert.

Man könnte also annehmen, dass damit die Ansprüche an dieses Organ weit über denen der einfachen Milchproduktion liegen. Nähe, Urvertrauen und Lust, also Gefühle tiefster Befriedigung, fordern geradezu ein Idealbild dieses Organs heraus. Dabei sind die Form und die Größe der weiblichen Brust sehr individuell und meist nicht ganz symmetrisch. Die Brüste unterliegen im Leben einer Frau großen Schwankungen (Alter, Hormonstatus, Schwangerschaft, Menopausenstatus).

Im Gegensatz dazu scheinen die zuweilen recht unnatürlichen bis unechten Vorstellungen, die unsere Gesellschaft als äußeres Idealbild der Brust vorgeben, oftmals nicht erfüllbar. Das unnatürliche Bild der „perfekt“ gewachsenen oder geformten Brust ist abhängig von kulturellen, regionalen und historisch gewachsenen Einflussfaktoren. So kann man beobachten, dass in manchen Ländern eher kleine Brüste das Idealbild darstellen, während in anderen Ländern große Brüste als schön erachtet werden. Dazu kommt, dass sich die Brust „formen“ lässt, wie fast kein anderes Organ. Volumen, Symmetrie, Projektion, Ptosis, rund- oder eher tropfenförmig, Durchmesser des Areolarhofes, Größe und Beschaffenheit der Papille, all das lässt sich in und durch Kleidung beeinflussen oder aber operativ verändern.

Der BH hat keinen Einfluss auf die Brustkrebshäufigkeit und dient ausschließlich dazu, schwere, symptomatische Brüste zu stützen und/oder die Körpersilhouette zu formen. Operative Eingriffe, und darüber müssen die Frauen informiert werden, sind nicht immer für die Ewigkeit und erfordern, abhängig von der Primäroperation, Folgeeingriffe. Verkleinerung und Straffung können sekundäre Ptosen ausbilden, und Gewichtsveränderungen resultieren in einer veränderten Brustkontur. Setzt man Implantate operativ in die Brust ein, so sind Folgeeingriffe durch Materialalterung unausweichlich.

Diskutieren wir also in diesem Zusammenhang unsere ärztliche Verantwortung im Umgang mit formverändernden Operationen an der Brust und der Thoraxwand, die übrigens auch für formverändernde Operationen bei Männern gilt. Zunächst gibt es klare Indikationen wie wiederherstellende, rekonstruktive Eingriffe nach medizinisch-therapeutisch indizierten Eingriffen an der Brust. Das Gleiche gilt für Anlage- oder Deformitätsstörungen der Brust wie z. B. das Poland-Syndrom mit fehlender Ausbildung von Brust und/oder Pektoralismuskulatur, der tubulären Brustdeformität mit Herniation des Papillen-Areola-Komplexes (➤ Abb. 7.2) sowie dem Fehlen der unteren Quadranten, oder die Gigantomastie mit einem Brustgewicht, das zu sekundären Pathologien im Schulter-Arm Bereich führen kann. In all diesen Situationen liegt eine deutliche Einschränkung der Lebensqualität vor.

Andererseits kann aber auch ein völlig normales Körperbild als „nicht schön“ empfunden werden und zu hohem Leidensdruck führen. Insbesondere ein übermäßiges Konsumverhalten der Medien und Fehlinterpretation solcher Idealbilder sowie Gruppenzwänge führen zu Störungen, die sekundär in einer nicht notwendigen Operation enden könnten.

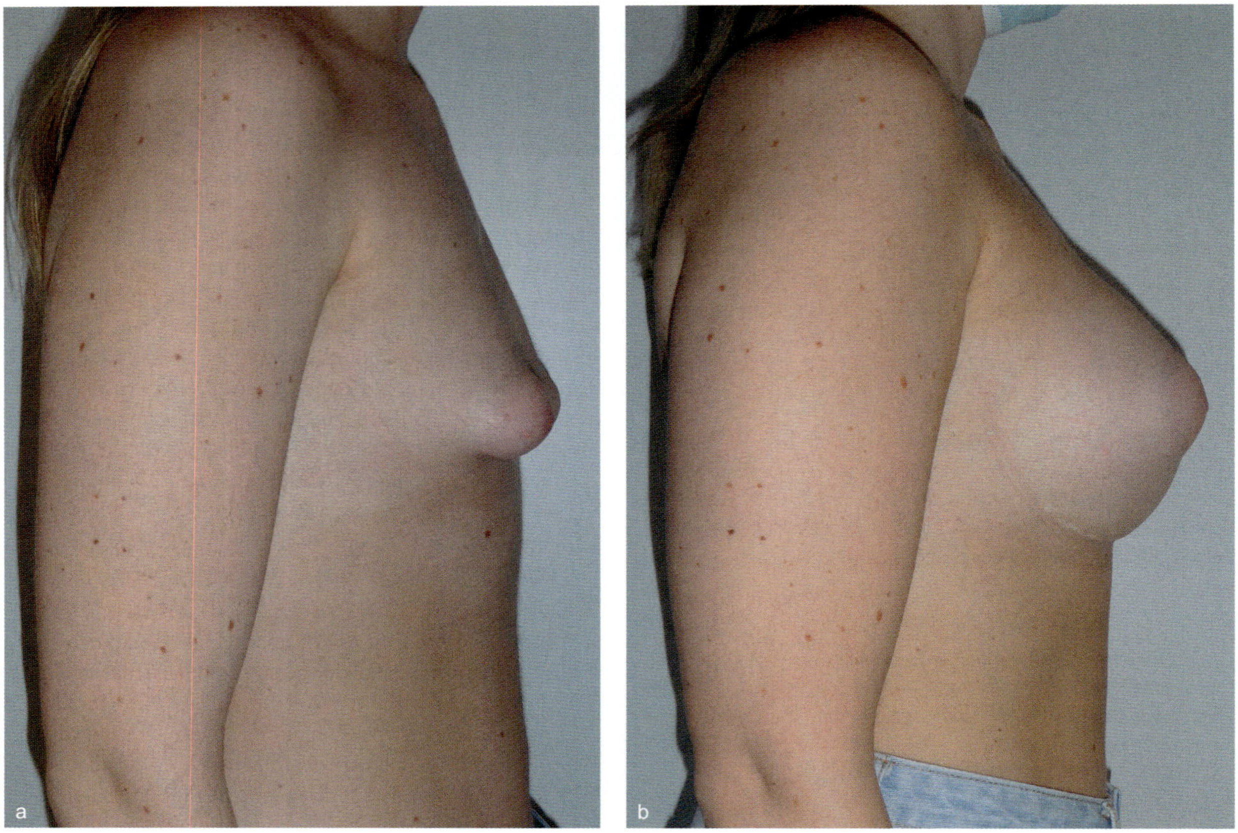

Abb. 7.2 Tubuläre Deformitätsstörung vor (a) und nach (b) operativer Korrektur (Expander gefolgt von Implantat) [M1175/ T1271]

Ärztliche Verantwortung zu übernehmen bedeutet also, die Ursache für diesen Leidensdruck zu erkennen. Es ist einerseits nicht sinnvoll, eine Wahrnehmungsstörung mit dem Skalpell zu therapieren, andererseits ist es aber auch nicht ratsam, eine Gigantomastie als Normvariante zu diagnostizieren oder gar mit Sprachtherapien erfolgreich behandeln zu wollen.

CAVE

Nicht unerwähnt bleiben sollte, dass jede Operation an der Brust zu Veränderungen in der Bildgebung führt, sodass Früherkennungsuntersuchungen erschwert durchführbar sein können.

Darüber hinaus führen Voroperationen dazu, dass Folgeoperationen durch verminderte Durchblutungsverhältnisse mit einem erhöhten Risiko für Liponekrosen mit persistierenden Schmerzen, Nekrosen der Haut bis hin zum Totalverlust des Papillen-Areola-Komplexes verbunden sind.

FÜR DIE PRAXIS

Es ist wie immer in der Medizin – das allumfassende Informations- und Aufklärungsgespräch, gepaart mit dem Angebot einer Zweitmeinung und der unabhängigen, nicht unter Zeitdruck stattfindenden Entscheidungsfindungsphase trägt wesentlich zur Zufriedenheit und postoperativ Lebensqualität bei.

7.3 Essstörungen

Gaby Resmark, Anna-Lena Weingärtner, Stephan Zipfel

Kernaussagen

- Essstörungen sind ernst zu nehmende psychische Erkrankungen. Von einer Essstörung spricht man dann, wenn eine Person ihr Essverhalten übermäßig stark einschränkt, kontrolliert oder die Kontrolle über das Essverhalten verliert.
- Die drei klassischen Formen von Essstörungen sind:
  - Anorexia nervosa (Magersucht),
  - Bulimia nervosa (Bulimie, Ess-Brech-Sucht),
  - Binge-Eating-Störung.
- Essstörungen werden durch bio-psycho-soziale Faktoren bedingt und beginnen meist in der Adoleszenz.
- Essstörungen sind häufig mit weiteren psychischen Störungen, Zyklus- und Fertilitätsstörungen vergesellschaftet.
- Psychotherapie stellt bei Essstörungen die Behandlung der Wahl dar.

7.3.1 Definition

Essstörungen sind ernst zu nehmende psychische Erkrankungen. Von einer Essstörung spricht man dann, wenn eine Person ihr Essverhalten übermäßig stark einschränkt, kontrolliert oder die Kontrolle über das Essverhalten verliert. Die drei klassischen Formen von Essstörungen sind:

- Anorexia nervosa (Magersucht),
- Bulimia nervosa (Bulimie, Ess-Brech-Sucht),
- Binge-Eating-Störung.

Neben den genannten Essstörungsdiagnosen gibt es weitere, sogenannte atypische Essstörungen. In diese Kategorie werden alle Essstörungen mit Krankheitswert eingeordnet, die die Kriterien der oben genannten Störungsbilder nicht bzw. nicht vollständig erfüllen.

7.3.2 Klinisches Bild und Diagnostik

FALLBEISPIEL

In die Frauenarztpraxis kommt die 18-jährige Lea, weil ihre Menstruation in den letzten 6 Monaten ausgeblieben ist. Sie hat ein Gewicht von 42 kg bei 1,65 m Körpergröße (BMI 15,4 kg/m^2). Die Menarche sei im 13. Lebensjahr eingetreten. Die Pille habe sie bisher nicht genommen, habe auch noch keine Partnerschaft gehabt. Lea berichtet auf Nachfrage, seit einem Jahr stark auf ihr Gewicht und ihre Figur zu achten. Zunächst habe sie Süßigkeiten weggelassen, dann irgendwann nur noch 500 kcal pro Tag gegessen. Erbrechen würde sie nicht, das finde sie eklig. Begonnen habe ihre strikte Diät im ersten Lockdown der Corona-Pandemie. Sie habe sich im Homeschooling sehr einsam gefühlt und durch die Konzentration auf den Körper Ablenkung von trüben Gedanken gefunden und das Gefühl bekommen, wieder etwas Kontrolle über ihr Leben zurückzugewinnen. Sie stelle sich nun eher auf Drängen der Mutter bei der Gynäkologin vor, habe aber doch eigentlich gar kein Problem.

Der charakteristischste Befund der Anorexia nervosa ist der reduzierte Ernährungszustand bei einem oft drastischen Gewichtsverlust (Body Mass Index [BMI] $\leq$17,5 kg/m^2). Letzterer wird erreicht durch Einschränkung der Nahrungszufuhr und übermäßige körperliche Aktivität, aber auch durch selbstinduziertes Erbrechen sowie die Einnahme von Laxanzien oder Diuretika. Auffällig ist, dass Betroffene den Gewichtsverlust selbst nicht adäquat wahrnehmen und verleugnen. Es besteht eine große Angst vor einer Gewichtszunahme.

Auch Betroffene mit Bulimia nervosa weisen häufig gewichtsphobische Ängste auf. Sie leiden an Essanfällen, bei denen sie in kurzer Zeit große Nahrungsmengen zu sich nehmen und dabei ein Gefühl von Kontrollverlust erleben. Um eine Gewichtszunahme zu verhindern, erbrechen Betroffene willentlich, nehmen Abführ- oder Entwässerungsmittel ein oder treiben exzessiv Sport. Viele schränken ihre Nahrungsaufnahme außerhalb der Essanfälle deutlich ein, was wiederum das Auftreten von Heißhunger begünstigt und ein Auslöser für erneute Essanfälle sein kann.

Menschen mit einer Binge-Eating-Störung („binge“: engl. für *Gelage* oder *Orgie*) haben ebenfalls wiederkehrende Essanfälle mit Kontrollverlust. Im Unterschied zur Bulimie ergreifen die Betroffenen jedoch keine regelmäßigen Maßnahmen, um einer Gewichtszunahme entgegenzuwirken, was meist zu Übergewicht oder Adipositas führt.

Im Bereich Essstörungen eignet sich als Screening-Instrument insbesondere der SCOFF-Fragebogen (s. Infobox) [1], welcher ursprünglich zum Einsatz in Hausarztpraxen und als Selbsttest entwickelt wurde. Falls von insgesamt 5 Fragen mindestens 2 mit ja beantwortet werden, besteht der Verdacht auf eine Essstörung, und es sollte eine weitere essstörungsspezifische Diagnostik erfolgen.

FÜR DIE PRAXIS

SCOFF-Fragebogen

- Übergeben Sie sich, wenn Sie sich unangenehm voll fühlen?
- Machen Sie sich Sorgen, weil Sie die Kontrolle über das Essen verloren haben?
- Haben Sie in der letzten Zeit mehr als 6 kg in 3 Monaten abgenommen?
- Finden Sie sich zu dick, während andere Sie zu dünn finden?
- Würden Sie sagen, dass Essen Ihr Leben dominiert?

Differenzialdiagnostik

Die Diagnose einer Essstörung ist nur selten eine Ausschlussdiagnose. In der westlichen Gesellschaft ist Anorexia nervosa die häufigste Ursache von ausgeprägtem Untergewicht in der Adoleszenz und im jungen Erwachsenenalter. Schwerer zu unterscheiden ist die Binge-Eating-Störung von einem nicht durch eine Essstörung bedingten Übergewicht [2].

Mögliche somatische Differenzialdiagnosen:

- bei Untergewicht:
  - Tumor-, endokrine, gastrointestinale und Infektionserkrankungen,
  - psychische Erkrankungen (Depression, Angst-, Zwangs-, Substanzkonsumstörung),
- bei Erbrechen:
  - Tumorerkrankungen des Gehirns,
  - endokrine und gastrointestinale Erkrankungen,
- bei Übergewicht:
  - ungünstiger Lebensstil (Bewegungsmangel, fehlende Essstruktur, schlechte Nahrungsqualität etc.),
  - Konsum appetitsteigernder Substanzen (z. B. Cannabis),
  - endokrine und neurologische Störungen,
  - genetische Syndrome.

7.3.3 Epidemiologie und Risikofaktoren

Verlässliche Aussagen über die Häufigkeit von Essstörungen sind aufgrund uneinheitlicher Stichproben, verschiedener Erhebungsinstrumente und Diagnosesysteme und einer vermutlich hohen Dunkelziffer schwer zu treffen. Die folgenden Angaben orientieren sich an einer Übersicht ausgewählter internationaler Studien, die im Rahmen der Erstellung der S3-Leitlinie zusammengetragen wurden [2].

Bei Anorexia nervosa und Bulimia nervosa liegen die Prävalenzzahlen der Frauen deutlich über denen der Männer. Die 12-Monats-Prävalenz für Anorexia nervosa liegt für Frauen im Hauptrisikoalter zwischen 15 und 35 Jahren bei ca. 0,4 %. Für Bulimia nervosa liegt die Prävalenz für erwachsene Frauen in Nordamerika bei ca. 1,5 %, während die Prävalenz für die männliche Bevölkerung etwa 10 × niedriger ist. Bei der Binge-Eating-Störung unterscheidet sich das Geschlechterverhältnis deutlich von dem der beiden anderen Krankheitsbilder. Hier liegt die 12-Monats-Prävalenz für erwachsene Frauen bei 1,6 %, die für erwachsene Männer bei 0,8 %.

In einer deutschen Längsschnittstudie wurde eine Lebenszeitprävalenz von klinischen Essstörungen von 2,9 % für Frauen und von 1.8 % für Männer ermittelt [3]. Da die befragten Personen 14–24 Jahre alt waren, ist davon auszugehen, dass die Lebenszeitprävalenz mit zunehmendem Alter steigt, da bei Frauen im mittleren Lebensalter eine erneute Zunahme essgestörten Verhaltens berichtet wird [4].

Essstörungen werden durch bio-psycho-soziale Faktoren bedingt. Individuelle psychologische (z. B. dysfunktionale Kognitionen, niedriger Selbstwert) und biologische Faktoren (z. B. genetische Faktoren) spielen eine genau so große Rolle wie das System Familie und das soziokulturelle Umfeld (z. B. Schönheitsideale) [5]. Häufig kommen Betroffene mit anstehenden Entwicklungsaufgaben nicht zurecht und fühlen sich unverstanden und ungeliebt. Die Essstörung dient dann als Copingstrategie, Spannung abzubauen und Emotionen zu regulieren. Selbstwertdefizite, ein hohes Kontrollbedürfnis, Perfektionismus und negative Emotionalität konnten als Risikofaktoren identifiziert werden [6].

Auch wenn Essstörungen nicht so häufig sind wie z. B. Depressionen, haben sie doch eine große klinische und gesellschaftliche Relevanz. Es erkranken fast ausschließlich junge Menschen, oft mit schwerwiegenden Auswirkungen für die körperliche und seelische Gesundheit. Durch den Erkrankungsgipfel im späten Jugendalter bzw. jungen Erwachsenenalter haben die Erkrankungen meist negative Folgen für den schulischen bzw. beruflichen Werdegang.

CAVE

Besonders die Magersucht stellt eine schwer zu behandelnde psychische Störung dar, die häufig chronisch wird. Durch die lebensbedrohlichen somatischen Folgen der Unterernährung sowie eine erhöhte Suizidrate haben Betroffene von Anorexia nervosa ein bis zu 10-fach erhöhtes Sterblichkeitsrisiko gegenüber der Normalbevölkerung [7].

7.3.4 Therapie und Prävention

Bei Essstörungen ist die Psychotherapie die Behandlung der Wahl. Während bei Bulimia nervosa und Binge-Eating-Störung eine essstörungsspezifische ambulante oder tagesklinische Behandlung zumeist ausreicht, ist für die Behandlung der Anorexia nervosa, vor allem bei einem BMI < 15 kg/m², in der Regel ein Klinikaufenthalt notwendig.

Patientinnen mit Anorexia nervosa sollten zügig an Behandlungszentren und PsychotherapeutInnen vermittelt werden, welche spezifische Kompetenzen in der Behandlung von Essstörungen haben. Häufig ist ein Gesamtbehandlungsplan mit verschiedenen Therapiephasen und BehandlerInnen sinnvoll. Die Ziele bei der Behandlung sind zunächst eine Normalisierung des Körpergewichts und des Essverhaltens sowie eine Mitbehandlung der körperlichen Folgen der Mangelernährung. Da vor allem Betroffene mit Anorexia nervosa einer Veränderung ihres Essverhaltens ambivalent gegenüberstehen, stellt die Stärkung der Therapiemotivation während des kompletten Behandlungsverlaufs einen wesentlichen Baustein dar.

FÜR DIE PRAXIS

Folgende Behandlungsziele können bei Essstörungen relevant sein:

- Ein gesundes Essverhalten erlernen und dauerhaft beibehalten.
- Eine Normalisierung und Stabilisierung des Körpergewichtes erreichen.
- Die psychischen Probleme oder Schwierigkeiten, die die Essstörung begünstigt haben oder aufrechterhalten, herausfinden und wirkungsvoll behandeln.
- Eventuelle begleitende Erkrankungen wie Depression, Angststörung etc. behandeln.
- Die körperlichen und seelischen Folgen der Essstörung behandeln.
- Unterstützung bei sozialen Problemen (Schule, Ausbildung, Arbeit, Wohnsituation, soziale Kontakte).
- Unterstützung bei Konflikten, z. B. mit den Eltern oder dem Partner.

LEITLINIEN

Die Arbeitsgemeinschaft der Wissenschaftlichen Medizinischen Fachgesellschaften (AWMF) hat auf ihrer Homepage zwei evidenzbasierte Leitlinien für ExpertInnen bzw. Betroffene und Angehörige veröffentlicht:

- https://www.awmf.org/uploads/tx_szleitlinien/051-026l_S3_Essstoerung-Diagnostik-Therapie_2020-03.pdf
- https://www.awmf.org/uploads/tx_szleitlinien/051-026p_Essstoerungen_2015-06_01.pdf

PATIENTINNENBERATUNG

Eine mögliche Anlaufstelle ist die Bundeszentrale für gesundheitliche Aufklärung (BZgA), die telefonisch (0221/89 2031) oder über ihre Essstörungshomepage (www.bzga-essstoerungen.de) Betroffene, aber auch Fachleute berät und informiert.

Die Stiftung Warentest adressiert in ihrer aktuellen Broschüre „Hilfe bei Magersucht & Bulimie" [9] speziell Angehörige und Freunde von Betroffenen.

Hinsichtlich der Morbidität und Mortalität von Essstörungen sowie der persönlichen und wirtschaftlichen Kosten besteht ein klarer Konsens bezüglich der Notwendigkeit wirksamer Präventionsprogramme mit Beginn im frühen Jugendalter. Beispielsweise wurde von den Bundesministerien für Gesundheit, für Familie sowie für Bildung und Forschung bereits 2007 die Initiative „Leben hat Gewicht" ins Leben gerufen. Ziel ist es, jungen Menschen ein positives Körperbild zu vermitteln und das Selbstwertgefühl zu stärken.

7.3.5 Essstörungen in der Frauenheilkunde

Essstörungen beginnen meist in der Adoleszenz. Dieser Lebensabschnitt fordert wichtige Entwicklungsschritte, wie z. B. die Ablösung vom Elternhaus und die Entwicklung einer weiblichen Identität. Mädchen und Frauen mit Essstörungen scheinen von diesen Entwicklungsaufgaben manchmal überfordert und suchen eine Lösung des bestehenden innerpsychischen Konflikts durch das symptomatische Verhalten. GynäkologInnen haben (neben HausärztInnen und PädiaterInnen) eine wichtige Rolle bei der Ersterkennung der Essstörung, da in dieser Phase meist auch der erste Kontakt zur Frauenheilkunde stattfindet. Im weiteren Verlauf können Zyklusstörungen, Empfängnisfähigkeit, Kinderwunsch und Schwangerschaft wichtige Themen in der gynäkologischen Versorgung sein.

Zyklusstörungen

Die ausgeprägte endokrine Störung der Hypothalamus-Hypophysen-Gonaden-Achse gilt bei Frauen mit Anorexia nervosa als wichtiges diagnostisches Kriterium und manifestiert sich häufig in einer primären oder sekundären Amenorrhö.

MERKE

Sowohl primäre als auch sekundäre Amenorrhö treten ab einem Gewichtsverlust von durchschnittlich 15 % des Normalgewichts auf.

Bei einem Fünftel der Betroffenen geht die (sekundäre) Amenorrhö dem Gewichtsverlust voraus. Hierfür können psychische Belastungen, übermäßige körperliche Aktivität und gewichtskontrollierende Maßnahmen ursächlich sein. Neben einem Ausbleiben der Regelblutung liegen bei Betroffenen von Anorexia nervosa auch andere Menstruationsstörungen wie eine verlängerte Follikelphase und eine gestörte Lutealphase vor.

Patientinnen mit Bulimia nervosa haben zwar meist ein normwertiges Körpergewicht. Dennoch liegen bei der Hälfte der Betroffenen Zyklusstörungen vor, bei 5 % eine Amenorrhö.

Meist tritt die Regelblutung innerhalb von 6–12 Monaten wieder ein, nach dem 90 % des Normalgewichts erreicht wurden. Bei 15–30 % bleibt die Amenorrhö jedoch bestehen. Es gilt:

MERKE

Je länger die Erkrankung besteht, desto höher das Risiko für eine persistierende Amenorrhö.

Bei Anorexia nervosa mit chronischem Verlauf kann es zur **Infertilität** kommen. Nach Überwindung der Essstörung, verbunden mit einer Normalisierung des Körpergewichtes und des Essverhaltens, können Frauen nach einer erfolgreichen Genesung mit Normalisierung der Menstruation grundsätzlich auf normalem Wege empfangen.

Schwangerschaft

Etwa 1 % aller Schwangeren haben eine Anorexia oder eine Bulimia nervosa in der Vorgeschichte. Bei manchen Patientinnen verbessert sich die Symptomatik bei Bekanntwerden der Schwangerschaft, da die Betroffenen sich zum Wohle ihres Kindes gesünder verhalten wollen. Die Veränderungen von Appetit, Sättigung und Körperformen (Wachstum von Bauch und Brüsten) können für Patientinnen mit Essstörungen jedoch auch eine schwere Belastung darstellen und zu einer Symptomverschlechterung führen.

Frauen mit Essstörung wird empfohlen, eine Schwangerschaft erst nach erfolgreicher Therapie oder Teilremission zu planen, da sich die Mangel- und Unterernährung negativ auf das ungeborene Kind auswirken kann. Anderenfalls muss eine engmaschige medizinische Betreuung erfolgen.

FÜR DIE PRAXIS

Im Allgemeinen sollten Schwangere mit Essstörungen (aktuell oder in der Vorgeschichte) als Risikoschwangerschaften betrachtet werden. Es sollte eine regelmäßige und engmaschige gynäkologische sowie psychosomatisch-psychotherapeutische Betreuung stattfinden, um für eine bestmögliche Gesundheit von Mutter und Kind zu sorgen. Auch die Hebamme sollte darüber informiert und in die Behandlung miteingebunden werden [8].

AUS DER FORSCHUNG

Obwohl eine orale Applikation von Östrogen-Gestagen-Präparaten bei der postmenopausalen Osteoporose seit Langem als Maßnahme etabliert ist und die Dauer der Amenorrhö in einer Reihe von Studien bei Patientinnen mit Anorexia nervosa einen Prädiktor für die Knochendichte darstellt, konnten bisherige Interventionsstudien mit dieser Substanzgruppe keine signifikanten Effekte erzielen. Östrogen-Gestagen-Applikation sollte daher insbesondere jenen Patientinnen mit Anorexia nervosa vorbehalten bleiben, bei denen nach Gewichtsrestitution die Regelblutung ausbleibt.

7.4 Depression und Suizidalität

Norbert Schäffeler, Stephan Zipfel

Kernaussagen

- Depression ist ein länger anhaltender (mindestens 2 Wochen) emotionaler Zustand, der durch mindestens 2 der folgenden 3 Hauptsymptome – bei schwerer Depression alle 3 – gekennzeichnet ist:
  - gedrückte Stimmung in ungewöhnlichem Ausmaß,
  - Verlust oder deutliche Minderung von Interessen oder Freude,
  - Antriebsminderung.
- Ferner müssen mindestens 2 weitere Begleitsymptome vorliegen.
- Risiko, an einer Depression zu erkranken, ist für Frauen deutlich höher als für Männer; dabei ist von einer multifaktoriellen Genese auszugehen.
- Bei akuter Suizidalität oder einer psychotischen Symptomatik ist eine akutpsychiatrische Behandlung indiziert.
- Das therapeutische Vorgehen erfolgt nach Schweregrad gestaffelt und umfasst ambulante oder (teil-)stationäre psychotherapeutische Behandlung, ggf. in Kombination mit antidepressiver medikamentöser Therapie.

7.4.1 Definition

Mit „Depression“ wird ein länger anhaltender (mindestens 2 Wochen) emotionaler Zustand bezeichnet, der durch mindestens 2 der folgenden 3 Hauptsymptome gekennzeichnet ist:

- gedrückte Stimmung in ungewöhnlichem Ausmaß,
- Verlust oder deutliche Minderung von Interessen oder Freude sowie
- Antriebsminderung.

Ferner müssen mindestens 2 weitere Begleitsymptome (s. unten) vorliegen.

7.4.2 Epidemiologie und Risikofaktoren

Im Laufe des Lebens erkranken 16–20 % der Bevölkerung an einer Depression (Lebenszeitprävalenz). Das Risiko ist dabei für Frauen deutlich höher als für Männer: Die 12-Monats-Prävalenz für eine unipolare Depression liegt mit etwa 11 % gut doppelt so hoch wie bei Männern [1, 2]. Während die zyklisch hormonellen Veränderungen für das erhöhte Risiko bei Frauen verantwortlich sein könnten, wird teilweise auch ein unterschiedliches Inanspruchnahmeverhalten psychosozialer Unterstützung von Frauen und Männern für diesen Unterschied verantwortlich gemacht. Dies scheint jedoch, wie vergleichende Untersuchungen zeigen, eher nicht ursächlich hierfür zu sein [3]. Gut die Hälfte aller Betroffenen erkrankt erstmalig vor ihrem 31. Lebensjahr.

Es ist im Sinne des bio-psycho-sozialen Modells psychischer Erkrankungen von einer multifaktoriellen Genese auszugehen. Epidemiologische Studien zeigen eine familiäre Häufung depressiver Erkrankungen, was auf eine genetische (Mit-)Ursache hinweist. Auch psychosoziale Belastungen und Stressoren werden als ursächlich für das Entstehen einer Depression angesehen. Hierbei scheint es wichtig zu sein, ob eine Belastungsquelle von der betroffenen Person als kontrollierbar oder nicht-kontrollierbar, als bewältigbar oder überfordernd erlebt wird. Ein gelingender Umgang mit den Belastungen (Coping) sowie ausreichend zur Verfügung stehende Ressourcen und deren aktive Nutzung haben eine schützende Wirkung [2].

Die Diagnose einer lebensbedrohlichen oder chronischen Erkrankung stellt ebenfalls einen Risikofaktor für die Genese einer Depression dar. So weist gut die Hälfte aller Menschen mit Krebserkrankung einen erhöhten Unterstützungsbedarf aufgrund psychischer Belastungen auf [4]. Etwa ein Drittel leidet an einer behandlungsbedürftigen psychischen Erkrankung – an einer komorbiden Depression 6,5 % (4-Wochen-Prävalenz) [5]. Steht bei den PatientInnen die Behandlung einer somatischen Erkrankung im Fokus, werden bereits depressive Entwicklungen (z. B. wenige psychosoziale Ressourcen, eine überfordernd erlebte Belastung oder Anpassungsstörungen) sowie depressive Episoden häufig nicht erkannt und bleiben unbehandelt.

7.4.3 Klinisches Bild und Diagnostik

Im diagnostischen Gespräch werden die Kriterien für das Vorliegen einer depressiven Episode geprüft. Für alle Symptome gilt, dass diese in einem Zeitraum von mindestens 2 Wochen in gut der Hälfte der Zeit vorhanden sein müssen. 2 der 3 Hauptsymptome müssen dabei zwingend vorhanden sein – für die Diagnose einer schweren Episode alle 3.

FALLBEISPIEL

Frau F. ist 31 Jahre alt, seit 3 Jahren verheiratet und hat einen knapp einjährigen Sohn. Nach dem Realschulabschluss absolvierte sie eine Ausbildung zur Zahnarzthelferin und arbeitete bis zur Geburt ihres Sohnes in einer Zahnarztpraxis. Die Berufstätigkeit habe ihr immer gefallen, und sie beschreibt ein nettes Team, das sie vermisse – dennoch seien die Tage lang und anstrengend gewesen. Ihr Sohn schlafe sehr unruhig, was auch ihren Schlaf beeinträchtige. Oft wache sie auch ohne Grund auf. Häufig kreisten ihre Gedanken dann lange um die Frage, ob sie angesichts der Müdigkeit und Erschöpfung, die sie seit der Geburt begleiten, überhaupt noch als Zahnarzthelferin arbeiten könne. Sie kenne das von früheren Stressphasen, wenn beispielsweise Kolleginnen krank waren. In diesen Nächten, die derzeit sehr häufig seien, finde sie Sie dann kaum mehr in den Schlaf und zweifle an ihren Fähigkeiten.

7

Sie müsse auch immer wieder tagsüber denken, sie sei eine schlechte Mutter, weil sich andere besser und irgendwie auch intensiver um ihre Kinder kümmerten als sie es könne. Manchmal weine sie grundlos, sei anhaltend gereizt und niedergeschlagen. In den letzten Monaten könne sie sich deutlich weniger über Einladungen zu Freunden freuen und trete selbst nicht mehr aktiv in Kontakt. Zu ihren Hobbys könne sie sich selten motivieren. So kenne sie sich gar nicht. Mit ihrem Partner streite sie sich häufig – insbesondere, weil er nicht verstehen könne, wie sehr sie das alles belaste. Er versuche oft, sie aufzumuntern und sei dann genervt, wenn sich ihre Stimmung trotz seiner Bemühungen nicht verbessere.

- Hauptsymptome:
  - gedrückte Stimmung in ungewöhnlichem Ausmaß, die für die meiste Zeit des Tages anhält und von aktuellen Umständen im Wesentlichen nicht beeinflusst wird,
  - Verlust oder deutliche Minderung von Interessen oder Freude,
  - Antriebsminderung und Aktivitätseinschränkung, teilweise mit sozialem Rückzug,
- weitere Symptome:
  - Konzentrations- und Aufmerksamkeitsminderung, teilweise Unentschlossenheit,
  - Minderung von Selbstwertgefühl oder Selbstvertrauen,
  - ausgeprägte unangemessene Schuldgefühle oder Gefühle von Wertlosigkeit,
  - negative und pessimistische Zukunftsperspektiven,
  - Schlafstörungen jeder Art (Ein- und Durchschlafstörung, vermehrter Schlaf),
  - verminderter Appetit, teilweise mit entsprechender Gewichtsveränderung,
  - wiederkehrende Gedanken an den Tod oder an Suizid, suizidales Verhalten.

Anhand der Anzahl der vorhandenen Symptome erfolgt die Unterteilung in

- eine leichte Episode (4 Symptome, F32.0),
- eine mittelgradige Episode (5–6 Symptome, F32.1) und
- eine schwere Episode (alle 3 Hauptsymptome plus 4 oder mehr weitere Symptome F32.2).

Im Rahmen einer schweren Episode kann begleitend eine psychotische Symptomatik auftreten (F32.3). Diese Wahnideen oder Halluzinationen stimmen dabei meist mit den depressiven Themen der Patienten überein (z. B. Idee, sich versündigt zu haben, zu verarmen oder einer bevorstehenden Katastrophe). In seltenen Fällen sind die wahnhaften Inhalte thematisch deutlich vom depressiven Thema der PatientInnen verschieden, oder es tritt ein depressiver Stupor auf.

Eine vollständige Remission der Depression ist häufig: Etwa 50 % aller Betroffenen mit unipolarer Depression weisen nach 6 Monaten eine vollständige Remission auf, nach 2 Jahren weisen knapp 80 % der Betroffenen keine oder eine substanziell verringerte und somit für die Diagnose nicht mehr ausreichende depressive Symptomatik auf [3].

Eine rezidivierende Depression (F33.0–3) liegt dann vor, wenn in der Vorgeschichte zumindest eine weitere Episode eruierbar ist, welche die oben genannten Kriterien erfüllt und von der aktuellen Episode im zeitlichen Abstand mehrerer Monate ohne eindeutige affektive Symptomatik getrennt ist. Ferner sollte bei der Anamnese darauf geachtet werden, ob in der Vorgeschichte eine manische oder hypomanische Phase mit übermäßig gehobener Stimmung und deutlich vermehrtem Antrieb vorlag. Dies zeigt sich meist in deutlicher Überaktivität, hohem Rededrang und vermindertem Schlafbedürfnis sowie überhöhter Selbsteinschätzung und Größenideen. In diesem Fall liegt eine bipolare affektive Störung vor (F31.x).

FÜR DIE PRAXIS

Ein wenig zeitaufwendiges und gleichzeitig sehr aussagekräftiges kurzes Screening auf das mögliche Vorliegen einer depressiven Erkrankung ist mit der Kurzform des Depressionsmoduls des **„Patient-Health-Questionnaire" (PHQ-2)** möglich. Mit 2 Items werden 2 der 3 Hauptsymptome depressiver Erkrankungen erfragt: Interessen- oder Freudeminderung sowie Niedergeschlagenheit, Schwermut oder Hoffnungslosigkeit. Ihre Intensität bzw. zeitliche Dauer wird auf einer 4-stufigen Skala eingeordnet. Wichtig ist es hierbei, den zeitlichen Bezug auf die letzten 2 Wochen zu beachten [10, 11].

Die Nutzung dieser Fragen im Patientengespräch ist gut möglich und erleichtert die Abwägung, ob eine weitere Diagnostik erfolgen sollte.
Liegen beide Symptome an mehr als der Hälfte der Tage vor oder eines täglich, sollte eine depressionsspezifische Diagnostik und ggf. Behandlung durchgeführt werden. Dies erfolgt ambulant durch die Überweisung zu einem niedergelassenen Psychotherapeuten (Fokus psychotherapeutische Behandlung) oder Psychiater (Fokus medikamentöse Behandlung). Bei ausgeprägter Symptomatik kann zur Bahnung einer (teil-) stationären Behandlung gegebenenfalls direkt die Vorstellung an einer wohnortnahen Klinik für psychosomatische Medizin und Psychotherapie bzw. Klinik für Psychiatrie erwogen werden.

Der Konsum psychotroper Substanzen kann eine depressive Episode auslösen oder negativ beeinflussen. Oft konsumieren PatientInnen Suchtmittel, um im Sinne einer Selbstmedikation die Symptomatik der Depression abzumildern oder weniger deutlich zu spüren. Bei anhaltendem und höhergradigem Suchtmittelmissbrauch ohne Abstinenzphase empfiehlt sich die Vorstellung in einer wohnortnahen Suchtambulanz. Eine psychotherapeutische Behandlung der Depression ist erst nach Entgiftung/bei Suchtmittelabstinenz indiziert.

Im Rahmen einer depressiven Erkrankung sind Gedanken an den Tod häufig. Entsprechend ist die Abklärung von Suizidgedanken oder Suizidideen zentraler Bestandteil des diagnostischen Gesprächs. Der Gedanke „es wäre besser, wenn ich nicht mehr da wäre oder sterben würde" ist häufig und belastet die Betroffenen. Meist finden sich im sozialen Umfeld keine GesprächspartnerInnen für diese belastenden Gedanken, und die Betroffenen geben frustriert auf und ziehen sich zurück.

MERKE

Deshalb ist es insbesondere im Kontext der ärztlichen Anamnese wichtig, Gedanken an den Tod und Suizidgedanken direkt anzusprechen und eine Gesprächsbereitschaft zu zeigen. Bei konkreten Suizidgedanken sowie dem Vorliegen weiterer Risikofaktoren (früherer Suizidversuch, Abschiedsvorbereitungen, Idee zur Wahl einer „harten" Suizidmethode, soziale Isolation/alleinlebend) sollte eine Einschätzung durch die KollegInnen der Psychiatrie und ggf. eine akutpsychiatrische Behandlung initiiert werden.

Manchmal befürchten PatientInnen, aufgrund einer Behandlung in einer psychiatrischen Klinik, Praxis oder Institution durch ihr soziales Umfeld stigmatisiert zu werden. Dies kann insbesondere in Krisensituationen dazu führen, dass die Betroffenen keine professionelle Hilfe aufsuchen. Hier mag die Information helfen, dass das 24/7 verfügbare Hilfesystem psychiatrischer Notfallambulanzen an den Kliniken eine wichtige Unterstützung in Krisensituationen ähnlich anderer Notaufnahmen darstellt und in den meisten Fällen ein supportives Krisengespräch und/oder eine unterstützende medikamentöse Behandlung in der Akutsituation als sehr entlastend und hilfreich erlebt werden. Die Sorge, „weggeschlossen" zu werden, ist unbegründet, solange die Person sich absprachefähig und eigenverantwortlich zeigt.

FÜR DIE PRAXIS

Die Sorge, die Patientin durch die Frage nach Suizidgedanken erst auf diese Idee zu bringen ist unbegründet. Vielmehr wird es von den Betroffenen als sehr entlastend erlebt, wenn aktiv nachgefragt wird. Es kann und muss zunächst keine Lösung für die dazugehörigen Probleme gefunden werden – ein Druck, dem sich viele aussetzen und der meist zu eher nicht hilfreichen Vorschlägen oder Aktionismus führt. Die Offenheit, zusammen mit der Patientin diese Belastung anzusehen und auszuhalten, ist das Hilfreichste in diesem Moment.

Nach Abklärung akuter Suizidalität sollte auf die verfügbaren Ressourcen fokussiert werden – z. B. mit der Frage „Was hilft ihnen, um durchzuhalten und weiterzuleben?" Mit Blick auf diese Ressourcen ist eine Fortsetzung des Gesprächs leichter möglich. Für den Fall, dass es hier keine Ideen gibt, kann auf das Bedürfnis nach Unterstützung eingehend eine (ggf. akutpsychiatrische) Behandlung angedacht werden – „Ich würde Ihnen sehr wünschen, dass sie hierzu jemanden zum Reden oder als Unterstützung haben. Wäre es für Sie denkbar, dies einmal auszuprobieren?"

Von einer **peri- oder postpartalen Depression** sind etwa 10–15 % aller Frauen im Verlauf einer Schwangerschaft bzw. nach Entbindung betroffen [3]. Die Rate liegt bei Erstgebärenden etwas höher. Auch wenn sich diese in der Symptomatik von einer depressiven Episode nicht unterscheidet, ist sie aufgrund der schleichenden Entwicklung sowie maskierenden Effekte der veränderten Lebenssituation mit einem Neugeborenen (insbesondere des veränderten Schlaf-Wach-Rhythmus und daraus resultierender nachvollziehbarer Müdigkeit oder Erschöpfung) teilweise schwer zu erkennen. Meist zeigt sich als zentrales Thema das schuldhafte Erleben der Betroffenen, eine schlechte Mutter zu sein. Dies deutet sich häufig bereits in der Schwangerschaft an.

Als Risikofaktoren für die Entwicklung einer postpartalen Depression werden neben psychischen Vorerkrankungen medizinische Komplikationen oder Erkrankungen in der Schwangerschaft angesehen (z. B. Hyperemesis gravidarum, hypertensive Schwangerschaftserkrankungen). Fehl- oder Totgeburt bzw. Schwangerschaftsabbruch in der Vorgeschichte wie auch psychosoziale Belastungsfaktoren; insbesondere fehlende Unterstützung und schlechte Beziehung zum Lebenspartner/zur Lebenspartnerin, stellen weitere Risikofaktoren dar [6].

FÜR DIE PRAXIS

Empfehlenswert ist das Buch von M. Johnstone „Mein schwarzer Hund: Wie ich meine Depression an die Leine legte" [10], in welchem die Symptome einer Depression, mit Bildern illustriert, auf sehr eindrücklich-nachvollziehbare Weise erläutert werden. Für Angehörige hält das Buch „Mit dem schwarzen Hund leben: Wie Angehörige und Freunde depressiven Menschen helfen können, ohne sich dabei selbst zu verlieren." [11] Ideen für den unterstützenden Umgang mit Betroffenen bereit.

7.4.4 Differenzialdiagnosen

Liegen einzelne Symptome einer Depression vor, die chronisch über mehrere Jahre anhaltend oder immer wiederkehrend vorhanden sind, aber insgesamt den Schweregrad einer depressiven Episode nicht erfüllen, wird differenzialdiagnostisch eine **Dysthymia** diagnostiziert. Die Betroffenen sind in der Regel im Alltag (Arbeit, soziale Interaktionen) nicht eingeschränkt und kommen mit den Anforderungen zurecht. Gelegentlich kann eine depressive Episode diese anhaltende Niedergestimmtheit mit intensivierter Symptomatik überlagern – dies wird als **Double Depression** bezeichnet.

Entwickeln PatientInnen depressive Symptome, nachdem sie einem belastenden Ereignis ausgesetzt waren (z. B. Trennungserlebnisse, Erkrankungen) oder aber Lebensereignisse, die einen Entwicklungsschritt mit größerer Veränderung des Alltags erfordern (z. B. Erreichen eines Ausbildungsabschlusses, Elternschaft, Ruhestand), wird dies zunächst im Rahmen einer **Anpassungsreaktion/-störung** diagnostiziert. Die Symptomatik kann dabei rein auf depressiv gefärbtes Erleben beschränkt oder mit Angstsymptomen gemischt sein. Sowohl die Dysthymia als auch die Anpassungsreaktion/-störung indizieren eine ambulante psychotherapeutische Behandlung.

Der umgangssprachlich häufig genutzte und bislang uneinheitlich konzeptualisierte Begriff eines „**Burnout**" beschreibt eine Anpassungsreaktion oder im Falle einer längeren Dauer bzw. intensiveren Symptomatik eine reaktive depressive Episode mit primärem Bezug zum Arbeitsleben und stellt als solcher keine eigenständige Diagnose im Rahmen des ICD-10 dar. Burnout kann mit dem übergeordneten Diagnoseschlüssel Z73.0 (Probleme mit Bezug auf Schwierigkeiten der Lebensbewältigung) als Zusatzdiagnose kodiert werden. Während Personen mit Depression eher dazu neigen, sich als Resultat einer für sie generell nicht kontrollierbaren und tendenziell gegen sie gerichteten Umwelt als unwirksam anzusehen und den eigenen Fähigkeiten nicht vertrauen (geringe Selbstwirksamkeit), überschätzen Personen mit Burnout-Symptomatik eher ihre Leistungsmöglichkeiten und überfordern sich anhaltend (geringe Selbstfürsorge). Eine Burnout-Symptomatik tritt daher primär arbeitsbezogen auf und wird insbesondere in helfenden Berufen beschrieben. Eine niedergeschlagene Stimmung ist häufig nicht eruierbar, und es stehen emotionale Erschöpfung, Antriebsminderung und Freudeminderung als Folge von zu wenig Zeit für Hobbys etc. im Vordergrund. Ein Scheitern wird mehr als persönliches Versagen und nicht als Folge unrealistischer Ansprüche an sich selbst oder mangelnder Work-Life-Balance erlebt [7]. Frauen berichteten im Rahmen der „Studie zur Gesundheit Erwachsener in Deutschland (DEGS1)" häufiger von Burnout – sie scheinen eine etwas höhere Lebenszeitprävalenz (5,2 %) als Männer (3,3 %) aufzuweisen [8]. Eine eindeutige Abgrenzung zu affektiven Störungen ist hierbei jedoch schwierig.

Im Rahmen hormoneller Schwankungen im weiblichen Zyklus werden oft auch affektive Stimmungsschwankungen berichtet, die im Falle regelmäßigen Auftretens als **prämenstruelle dysphorische Störung** bezeichnet werden. Diese sind in der Anzahl der vorliegenden Symptome sowie in ihrer Dauer jedoch nicht so ausgeprägt, dass die Diagnose einer depressiven Episode gerechtfertigt wäre. Die Leitsymptome sind erhöhte Effektlabilität, Gereiztheit, Depressivität und Angstzustände in der letzten Woche der Lutealphase, die innerhalb weniger Tage nach Einsetzen der Menstruation wieder abklingen. Bislang gibt es keine ausreichende Evidenz für eine medikamentöse Behandlung [3].

Der **Babyblues** tritt in 50–80 % aller Fälle am 3.–5. Tag nach Entbindung auf. Diese Stimmungsänderung ist nicht im Sinne einer psychischen Erkrankung zu verstehen und tritt als normale physiologische Folge der ausgeprägten Hormonumstellung nach Entbindung auf. Die Stimmungsänderung ist vorübergehend und bedarf keiner spezifischen Behandlung. Eine Aufklärung über die Möglichkeit einer solchen Entwicklung sollte bereits in der Schwangerschaft erfolgen. Besonders bei depressiven Episoden in der Vorgeschichte ist dies wichtig, da das emotionale Erleben in dieser Situation der Depression sehr ähnlich ist und die Befürchtung eines Rezidivs bei der betroffenen Frau wecken kann. Dies ist jedoch nicht besonders häufig, wenngleich in diesem Fall eine aufmerksame Betreuung angezeigt ist. Etwa um die 6. Woche nach Entbindung sollte eine Überprüfung hinsichtlich depressiver Symptomatik zum Ausschluss einer postpartalen depressiven Entwicklung stattfinden.

Insbesondere die Unterstützung durch die PartnerInnen wird von den Betroffenen in diesen Tagen als hilfreich erlebt. Diese sollten ebenfalls in der Schwangerschaftsbegleitung darüber informiert und entlastet werden: Einfaches Zuhören und gemeinsames Aushalten der Stimmungsschwankungen sind die beste Hilfe. Der Versuch, die Stimmung der Betroffenen aufzuheitern, scheitert nicht selten und verstärkt diese eher.

Eine **postpartale Psychose** weist im Vergleich zum eher schleichenden Beginn einer postpartalen Depression einen deutlichen, eher abrupten Beginn meist innerhalb eines Monats nach Entbindung auf. Inhaltlich unterscheidet sich das Leiden der Betroffenen: Während Frauen mit postpartaler Depression sich häufig als schlechte Mutter erleben und ängstlich ein komplettes Versagen befürchten, sehen sich die Betroffenen einer postpartalen Psychose als „Supermütter" und reagieren auf Unterstützung oder Kritik eher gereizt bis aggressiv [6].

Im **Übergang zur Menopause** treten vermehrt depressive Symptome auf. Diese führen jedoch nicht zwangsläufig zum Vollbild einer depressiven Episode. Beim Vorliegen weiterer psychosozialer Belastungen in dieser Lebensphase steigt jedoch das Risiko für eine depressive Erkrankung.

7.4.5 Therapie und Prävention

Im Falle einer akuten Suizidalität sowie einer psychotischen Symptomatik ist eine akutpsychiatrische Behandlung indiziert. Diese muss bei Selbst- oder Fremdgefährdung gegebenenfalls auch ohne Einverständnis der Patientin eingeleitet werden (Vorstellung in der Notaufnahme der nächstgelegenen psychiatrischen Klinik).

Bei auffälligem Screening auf Depression oder anderweitigen Hinweisen auf eine depressive Symptomatik sollte eine zeitnahe Information des Hausarztes/der Hausärztin zur Koordination der Behandlung erfolgen. Dies ist insbesondere bei längeren fachärztlichen Behandlungen (z. B. bei Krebserkrankungen) wichtig.

Bei einer leichten depressiven Episode kann (insbesondere bei Ersterkrankung) zunächst eine aktiv abwartende Begleitung über 14 Tage erfolgen. Bei weiter anhaltender Symptomatik besteht die Indikation für eine ambulante psychotherapeutische Behandlung *oder* antidepressive medikamentöse Behandlung. Untersuchungen zeigen eine gute antidepressive Wirkung von (regelmäßiger) sportlicher Betätigung [9]. Ferner können „Hausaufgaben" zur Fokussierung auf Ressourcen der Patientin sowie regelmäßige Spaziergänge eine deutliche Verbesserung erzielen. Bei mittelgradiger Episode besteht ebenfalls die Indikation für eine ambulante psychotherapeutische Behandlung *oder* antidepressive medikamentöse Behandlung, während bei schwerer Episode die Kombination von Medikation *und* Psychotherapie zum Einsatz kommen soll.

Eine teilstationäre oder stationäre Behandlung in einer psychosomatischen Klinik sollte bei biografischen Belastungsfaktoren und deutlichen Problemen in der Alltagsbewältigung oder fehlender Arbeitsfähigkeit erwogen werden.

Die Wirkung der antidepressiven Medikation soll regelmäßig überprüft werden – dies kann zunächst auch vom Hausarzt/von der Hausärztin mit einer Zusatzqualifikation in psychosomatischer Grundversorgung durchgeführt werden. Bei ausbleibender Besserung oder initial schwerer Symptomatik ist die Überweisung zum niedergelassenen Psychiater angeraten. Bei ausbleibendem Wirkungseintritt oder nicht tolerablen Nebenwirkungen sollte ein Wechsel oder ein Absetzen der Medikation erfolgen. Unter www.embryotox.de sind Informationen zu möglicher antidepressiver Medikation in Schwangerschaft und Stillzeit abrufbar.

CAVE

Bevor eine antidepressive Medikation begonnen wird, ist es wichtig, die Patientin über den oft gut 2–3 Wochen verzögerten Beginn der Wirkung aufzuklären. Oft brechen Patienten ohne diese Information die medikamentöse Behandlung ab, da sie initial nur Neben- und wenig Wirkung verspüren. Bei einem Einschleichen der Medikation mit einer niedrigeren Dosierung als der Zieldosis können Nebenwirkungen verringert und damit die Compliance erhöht werden.

Ein frühzeitiges Absetzen oder Wechsel der antidepressiven Medikation sollte möglichst vermieden werden. Das abgesetzte Medikament ist zumindest in der Wahrnehmung der Patienten, häufig auch in der Wirkung später nicht mehr nutzbar.

Präventive psychoedukative Interventionen zeigen laut einer Metaanalyse gute Effekte und können die Inzidenz deutlich senken [2]. Es existiert eine Vielzahl von Stresspräventionsprogrammen und Entspannungsübungen, die von den Krankenkassen sowohl in Form von Präsenzkursen wie auch als Online-Angebote häufig kostenfrei vorgehalten werden.

LEITLINIEN

Nationale S3-Versorgungsleitlinie „Unipolare Depression" (AWMF): DGPPN, BÄK, KBV, AWMF (Hrsg.) für die Leitliniengruppe Unipolare Depression. S3-Leitlinie/Nationale VersorgungsLeitlinie Unipolare Depression – Langfassung, 2. Auflage. Version 5. 2015 [abgerufen 21.07.2021]. doi: 10.6101/AZQ/000364. Im Internet: www.depression.versorgungsleitlinien.de.

PATIENTINNENBERATUNG

Im Fall einer Krise können sich Betroffene rund um die Uhr auch an die Telefonseelsorge unter der kostenfreien Rufnummer 0800–1110111 oder 0800–1110222 wenden (weitere Informationen unter www.telefonseelsorge.de). Einen Überblick über regionale Beratungsstellen sowie Selbsthilfegruppen halten häufig regionale Zeitungen bereit. In kirchlicher Trägerschaft sind Beratungsstellen in vielen Städten unter der Bezeichnung „Ehe-, Familie- und Lebensberatung" zu finden.

Einen Überblick über Hilfsangebote bietet die Deutsche Gesellschaft für Suizidprävention unter www.suizidprophylaxe.de. Für Jugendliche und junge Erwachsene existieren anonyme Online-Beratungsangebote (z. B. www.youth-life-line.de), in welchen ausgebildete jugendliche Peer-Berater als gleichaltrige Ansprechpartner eine niederschwellige Unterstützung anbieten können.

Die Literatur finden Sie online unter diesem Link: https://else4.de/mht

KAPITEL

8

Marek Glezerman, Annette Binder, Anil Batra

Medikamente, Noxen und Sucht

8.1 Geschlechterspezifische Pharmakologie

Marek Glezerman

Kernaussagen

- Die Funktionen sämtlicher Körpersysteme und Organe können bei Frauen Unterschiede gegenüber Männern aufweisen.
- Pharmakokinetik und Pharmakodynamik unterscheiden sich aufgrund biologischer Unterschiede zwischen Männern und Frauen zum Teil erheblich.
- Die Ausscheidung von Medikamenten und derer Metabolite erfolgt hauptsächlich über die Nieren und die Leber (Galle), aber auch über den Magen-Darm-Trakt. Diese Organe weisen geschlechterspezifische funktionelle Unterschiede auf.
- Da pharmakologische Studien vorrangig an männlichen Probanden durchgeführt werden, ist die pharmadynamische und pharmakokinetische Physiologie des Mannes zum sog. Goldstandard geworden, der in der Praxis auf beide Geschlechter angewendet wird.
- Aufgrund unterschiedlicher körperlicher Voraussetzungen benötigen Frauen jedoch teilweise höhere, teilweise niedrigere Dosierungen als Männer, um die erwünschte Medikamentenwirkung zu erzielen.

8.1.1 Sex oder Gender – wie heißt es nun?

Frauen unterscheiden sich von Männern nicht nur genetisch, sondern auch in der Größe und Zusammensetzung ihrer Körper, unterliegen noch vor ihrer Geburt und im Laufe ihres Lebens unterschiedlichen hormonellen Einflüssen, haben Menstruationszyklen und durchleben Schwangerschaften und die Menopause. Die Funktionen sämtlicher Körpersysteme und Organe können Unterschiede aufweisen, mitunter nur kleine, aber oftmals mit weitreichender Wirkung.

Nicht nur biologische Unterschiede zwischen Mann und Frau beeinflussen Gesundheit und Krankheit, sondern auch unsere Umwelt. Sitten und Gebräuche, wie wir uns definieren und wie die Gesellschaft, in welcher wir leben, uns definiert, sind für Gesundheit und Krankheit von großer Bedeutung. Diese nicht-biologischen Faktoren werden mit dem Begriff *„gender"* zusammengefasst. Sowohl „sex" als auch „gender" sind untrennbar miteinander verwoben und von entscheidender Bedeutung für die Funktionen unserer Körper. Sex und Gender sind keine streng binären Kategorien. Der Begriff „biologisches Geschlecht" („sex") ist nicht notwendigerweise nur durch das Bestehen oder die Abwesenheit eines X- und eines Y-Chromosoms bestimmt. Es gibt zwar selten, aber dennoch auch phenotypische Frauen mit nur einem X-Chromosom und phenotypische Männer ohne Y-Chromosom. Der Begriff „Gender" ist noch viel breiter und umfasst ein weites Spektrum von zum Teil nicht binären Definitionen [1].

Der am weitesten verbreitete Begriff „Gendermedizin" ist insofern nicht zutreffend, als er den biologischen Aspekt auszuklammern scheint. Im deutschen Begriff „geschlechtsspezifische Medizin" fließen Gender und Sex zusammen, was oft zu Verwirrung beim Verständnis führt.

Die aus diesen Erkenntnissen in den letzten beiden Jahrzehnten neu entstandene medizinische Disziplin sollte am besten und am genauesten als **„Gender- und Sex-bewusste Medizin"** oder „geschlechterbewusste Medizin" bezeichnet werden.

In Folgenden werde ich den Begriff „geschlechterspezifisch" benutzen und mich aber dabei ausschließlich auf biologische Aspekte beziehen.

8.1.2 Wie wirkt ein Medikament?

Die Wirksamkeit von Medikamenten auf einen lebenden Organismus ist primär von der Zusammensetzung, den physikalischen und den biochemischen Eigenschaften des Wirkstoffes, der Konstitution des Körpers und der in diesem aktiven metabolischen Systeme und der Ausscheidung bestimmt. Die Wirkung von Pharmaka auf den Organismus, egal ob bei Pflanzen, Tieren oder Mensch, wird unter dem Begriff **Pharmakodynamik** zusammengefasst. Bindung von Pharmaka an Rezeptoren oder Membrantransportern, rufen biochemische Zellprozesse hervor. Wirkungen und Nebenwirkungen eines Wirkstoffes sind typische Beispiele hierfür. Verallgemeinert ausgedrückt beschäftigt sich die Pharmakodynamik mit den Effekten von Pharmaka auf den Organismus.

Unter **Pharmakokinetik** indessen werden die Wirkungen des Organismus auf das Pharmakon verstanden und zwar vom Zeitpunkt der Einnahme bis zum Zeitpunkt der Ausscheidung. Pharmakodynamik und Pharmakokinetik sind eng miteinander verknüpft und bewirken gemeinsam Wirkungen und Nebenwirkungen von Medikamenten.

Die Pharmakokinetik folgt grundsätzlich dem **ADME**-Prinzip, einem englischen Akronym für die 4 Stadien der Einwirkung des Körpers auf den Wirkstoff:

- **A**bsorption (Aufnahme des Wirkstoffs).
- **D**istribution (Verteilung in den verschiedenen Körpergeweben).
- **M**etabolism (Metabolismus).
- **E**limination (Ausscheidung).

Noch vor den ADME-Prozessen muss die Freisetzung des Wirkstoffes erfolgen, welche nicht nur von seinen physikochemischen Eigenschaften und den ihm beigefügten Hilfsstoffen abhängt, sondern auch von der Art der Verabreichung, den vier **W**s:

- **Was** (Tabletten, Zäpfchen, Spray etc.).
- **Wann** (Dosierungsschemata).
- **Wie viel** (Dosierung).
- **Wie** (oral, verzögerte Freisetzung, intramuskulär, Transdermalpflaster etc.).

Wenn die Aufnahme über die Haut erfolgt, wird sie von den Hauteigenschaften beeinflusst, wie etwa Wassergehalt, Mikrozirkulation, Pigmentierung, pH-Wert und Dicke, welche geschlechterspezifische Unterschiede aufweisen und bei Männern und Frauen unterschiedlich sein können [2]. Die orale Aufnahme von Wirkstoffen hängt oft von den geschlechterspezifischen Eigenschaften des Magen-Darm-Trakts ab, und die Aufnahme über den intramuskulären oder intravenösen Weg hängt von Wasser- oder Fettlöslichkeit des Wirkstoffes und der prozentualen Verteilung der Anteile von Wasser, Muskeln und Fettgewebe im Organismus ab. Diese unterscheiden sich bei den Geschlechtern. Der weibliche Körper enthält bei einem in der Regel niedrigeren Körpergewicht und kleineren Organen relativ zum Wassergehalt mehr Fettgewebe als der männliche Körper. Das Plasmavolumen und die Organdurchblutung sind ebenfalls geringer [3], verändern sich zudem während des Monatszyklus und in der Schwangerschaft und sind vom Hormonprofil beeinflusst [4].

Selbst bei einem angenommenen gleichen Körpergewicht von 75 kg eines durchtrainierten Mannes und einer durchtrainierten Frau hat ein Mann etwa 20 % mehr Muskelmasse und die Frau etwa doppelt so viel Fettgewebe. Das Verteilungsvolumen (Vd, engl. „volume of distribution") für Medikamente unterscheidet sich demnach bei den Geschlechtern.

MERKE

Bei einem kleinen Verteilungsvolumen ist die Plasmakonzentration eines Pharmakons höher, bei einem großen Vd ist die Plasmakonzentration entsprechend niedriger, und es ist eine höhere Dosierung erforderlich, um eine gewünschte Plasmakonzentration zu erreichen.

Bei Frauen ist in der Regel das Vd für *fettlösliche (lipophile) Medikamente* wie Benzodiazepine und Opioide größer, die anfängliche Plasmakonzentration daher niedriger, aber die Wirkungsdauer, wegen der Anreicherung im Fettgewebe, länger. Dies kann bei Dauerbehandlung zu unerwünschten Erhöhungen der Plasmakonzentration führen.

Für *wasserlösliche (hydrophile) Medikamente,* wie etwa den in der Anästhesie verwendeten Muskelrelaxanzien hingegen, ist es umgekehrt: Das Vd ist kleiner, die unmittelbare Wirkung stärker, aber die Plasmahalbwertszeit niedriger. Praktisch bedeutet dies, dass, wenn eine kurze Narkosedauer angestrebt wird, eine Dosisreduktion bei Frauen notwendig ist [5, 6].

8.1.3 Was ist der Goldstandard?

Wenn im Weiteren über höhere oder niedrige Intensität von pharmakokinetischen oder pharmakodynamischen Prozessen gesprochen wird, stellt sich notwendigerweise die Frage: Höher oder niedriger *als was?* Ohne einen Goldstandard ist die Aussage, dass bei Frauen diese Messung oder beim Manne jene Messung höher bzw. tiefer ausfällt, eigentlich nichtssagend. Es gibt aber keine objektiven „Normalwerte", an welchen sich derartige Messungen ausrichten können. Da nun pharmakologische Studien, ob im Tierlabor oder beim Menschen, nach wie vor vorrangig an männlichen Probanden durchgeführt werden, ist die pharmadynamische und pharmakokinetische Physiologie des Mannes zum Goldstandard geworden, an denen sich auch wissenschaftliche Messergebnisse ausrichten, welche auf beide Geschlechter angewendet werden.

8.1.4 Verstoffwechselung und Ausscheidung von Medikamenten

Die Verstoffwechselung von Medikamenten spielt sich bei Frau und Mann in einem unterschiedlichen hormonellen Umfeld ab. Man denke nur an die zyklische Sexualhormonsekretion bei der Frau im gebärfähigen Alter und der zwar fluktuierenden, aber nicht-zyklischen Testosteronsekretion beim Mann. Dies kann in vielen Fällen die Wirksamkeit eines Medikaments beeinflussen.

Die wichtigsten Stoffwechselprozesse erfolgen in der Leber. Diese spricht, unabhängig von unterschiedlicher Organgröße oder Medikationsdosierung, bei Frauen empfindlicher auf gewisse Medikamente an als bei Männern. Mennecozzi et al. [7] haben im Laborversuch die Einwirkung von Diclofenac, Chlorpromazin, Paracetamol (Acetaminophen), Verapamil und Omeprazol auf Leberzellen von Männern und Frauen untersucht. Weibliche Hepatozyten wiesen größere Schädigungen der Mitochondrien, der Kernkondensation und der Permeabilität von Plasmamembranen auf.

Die Phase I der Modifizierung von Wirkstoffen in der Leber erfolgt vor allen Dingen über die Cytochrom-P450-Enzyme, die bis zu 80 % aller verschreibungspflichtigen Wirkstoffe metabolisieren und bei Frauen bis zu 50 % stärker wirksam sind als bei Männern [8, 9, 10], sodass etwa für Haloperidol oder Erythromycin auch nach Korrektur, bezogen auf das Körpergewicht, Frauen höherer Dosen als Männer bedürfen, um die gleiche Wirkung zu erreichen.

In der Phase II des Metabolismus werden in der Leber mithilfe verschiedener Enzyme polare Gruppen an den Wirkstoff angehängt, um die renale Ausscheidung zu erleichtern. Diese Prozesse laufen bei Männern schneller ab als bei Frauen. Frauen scheiden daher Medikamente, wie beispielsweise Paracetamol, Oxazepam oder Hydralazin, langsamer aus als Männer und haben demnach öfter verstärkte Nebenwirkungen.

MERKE

Die Ausscheidung von Medikamenten und derer Metabolite erfolgt hauptsächlich über die Nieren und die Leber (Galle), aber auch über den Magen-Darm-Trakt. Diese Ausscheidungsorgane weisen geschlechterspezifische funktionelle Unterschiede auf.

Die renale Durchblutung wie auch die glomeruläre Filtrationsrate sind bei Frauen um etwa 10 % niedriger als bei Männern [11]. Daraus folgt, dass bei Frauen die renale Ausscheidung (Clearance) von gewissen Medikamenten langsamer verläuft als bei Männern. Beispiele hierfür sind Digoxin, Gabapentin und Methotrexat.

AUS DER FORSCHUNG

Zucker und Pendergast [12] summierten aus etwa 5000 wissenschaftlichen Publikationen Daten über 86 von der U. S. Food and Drug Administration (FDA) zugelassene Medikamente, bei welchen sich signifikante geschlechterspezifische pharmakokinetische Unterschiede (PK) gezeigt hatten (größere Area under the Curve [Fläche unter der Kurve], höhere Maximalkonzentrationen, längere Eliminationsraten). Bei 88,4 % der 86 Medikamente waren die PK-Werte höher bei Frauen als bei Männern. Unabhängig vom Körpergewicht konnten bei Frauen in 88,1 % der 59 Medikamente mit klinischen UAW diese aufgrund der PKs vorausgesagt werden, bei Männern war dies aber nur in 29 % der Fall.

8.1.5 Forschungsbias in vorklinischen und klinischen Studien

Jede Zelle hat ein genetisches Geschlecht, welches auch im Labor deren Funktion beeinflussen kann. Dennoch wird nach wie vor das Geschlecht von Zellen, Geweben und Versuchstieren nicht routinemäßig in wissenschaftlichen Publikationen angegeben und zwar bei weniger als 40 % von Tierversuchen und bei nur etwa 25 % von Experimenten mit Zellkulturen [13].

Kurze Chronologie: Im Jahr 2000 veröffentlichten die National Institutes of Health (NIH) Richtlinien mit der Aufforderung zur geschlechtsstratifizierten Auswertung von Ergebnissen [14, 15], aber erst 2017 wurde dies zur Bedingung für den Erhalt von Forschungsgelder gemacht [16]. Erst im Jahr 2015 veröffentlichten die NIH bindende Richtlinien zur Identifizierung des Geschlechts von Zelllinien und Geweben [17].

Die Europäische Vereinigung von Wissenschaftlichen Herausgebern (EASE) veröffentlichte erst 2016 Richtlinien, welche die Einbeziehung von Sex und Gender in wissenschaftliche Veröffentlichungen zwingend notwendig machten [18].

Die FDA überwacht derzeit etwa 20.000 Medikamente, und seit ihrer Gründung vor fast 100 Jahren wurden etwa 1.500 neuartige pharmazeutische Wirkstoffe zugelassen, welche in keinem der zuvor zugelassenen Medikamente enthalten waren („new molecular entity" = NME) [19, 20]. Von diesen sind etwa zwei Drittel vor dem Jahre 2000 zugelassen worden, d. h. vor dem Inkrafttreten der Anordnungen, Frauen in klinische Versuche mit einzubeziehen. Mit anderen Worten:

MERKE

Der größte Teil der heute verwendeten Medikamente ist bei Frauen gar nicht untersucht worden.

AUS DER FORSCHUNG

Geller et al. [21] prüften 107 randomisierte kontrollierte Studien (RCTs), welche von den NIH finanziert und im Jahr 2015 in 14 führenden medizinischen Journalen veröffentlicht worden waren. Die Studien schlossen in der Tat fast 50 % Frauen ein, allerdings lag aber in der Hälfte dieser Berichte ihr Anteil bei weniger als 30 % und von diesen wiederum bei etwa der Hälfte um 7 %. Natürlich kann es nicht allein um den Einschluss von Frauen in klinische Studien gehen, sondern vor allen Dingen darum, die Ergebnisse geschlechtsbezogen zu analysieren. Dies aber wird erst ab 2001 zwingend verlangt. Nur in 28 der 107 von Geller et al. geprüften Veröffentlichungen (26 %) war Geschlecht ausdrücklich als Kovariante in die statistische Analyse eingeschlossen, oder es wurde über mindestens ein geschlechterspezifisches Ergebnis berichtet.

Die Situation in Deutschland scheint nicht sehr viel anders zu sein: Aldin et al. (2020; [22]) hinterfragten bundesweit bei 18 Förderinstitutionen im Gesundheitswesen die Berücksichtigung der Variable „Geschlecht" in den Antrags- und Förderungsrichtlinien. Nur bei 4 dieser 18 Institutionen war dies der Fall.

Es dürfte somit unfraglich sein, dass der bei Weitem größte Teil der derzeit von Frauen genutzten Medikamente entweder schon auf den Markt kam, bevor die Notwendigkeit, Frauen in klinische Studien einzubeziehen, überhaupt als notwendig erachtet wurde, oder aber auch später, ohne dass veröffentlichte Richtlinien hierzu ausreichend überprüft und eingehalten wurden bzw. werden.

8.1.6 Geschlechterspezifische Unterschiede im Magen-Darm-Trakt

Der bei Weitem größte Anteil der von Menschen eingenommenen Medikamente wird über den Magen-Darm-Kanal aufgenommen. Eine sehr wichtige pharmakokinetisch bedeutende Eigenschaft des Magen-Darm-Traktes ist die Durchlaufzeit. Diese ist sowohl für den Magen als auch für den Dickdarm bei Frauen signifikant länger. In der zweiten Zyklusphase, sowie auch in der Schwangerschaft, werden die Durchlaufzeiten im Dickdarm noch länger. Zudem ist der Dickdarm von Frauen länger als der des Mannes, und all diese Eigenschaften können die Aufnahme von Medikamenten beeinflussen [23, 24, 25].

Die erste Station eines geschluckten Medikaments ist der Magen. Schon hier werden biologische Unterschiede zwischen den Geschlechtern deutlich. Männer scheiden im Magen signifikant mehr Magensäure ab als Frauen. Des Weiteren ist, unabhängig von der Körpermasse, die muköse Auskleidung des Magens bei Frauen kleiner als bei Männern, und manche Verdauungsenzyme im Magen weisen geschlechterspezifische Unterschiede auf.

Die Konzentration des Enzyms Alkoholdehydrogenase im Magen und auch in der Leber des Mannes ist um nahezu 50 % höher als in dem der Frau, und noch vor Eintritt in den Blutkreislauf wird beim Mann bereits ein großer Teil des getrunkenen Alkohols abgebaut. Bei Frauen erreicht daher, bei gleichem Alkoholkonsum, eine größere Menge den Blutkreislauf mit den entsprechenden Konsequenzen [26].

PATIENTINNENBERATUNG

Für Medikamente, welche zur Absorption eine stärker gesäuerte Umgebung benötigen, wie etwa Ampicillin, wird die Einnahme auf nüchternen Magen empfohlen, da Speisen im Magen den dortigen pH-Wert erhöhen [27]. Da bei Frauen der Magen sich langsamer entleert als beim Mann, wäre es ratsam, die Zeitspanne vor Einnahme von Medikamenten, deren Bioverfügbarkeit von einem niedrigen pH-Wert abhängen, wie etwa Metoprolol oder Verapamil, über die üblicherweise empfohlenen 2 Stunden hinaus zu verlängern [28].

Nicht nur Alkohol wird schon vor dem Eintritt in den Kreislauf zum Großteil im Magen bei Männern stärker abgebaut. So ergeht es auch Medikamenten wie etwa Diazepam, Imipramin oder Propranolol. Bei anderen Substanzen führt gerade bei der oralen Aufnahme der enzymatische Metabolismus zu einer Verstärkung des Effekts, wie etwa bei Cannabis, oder zu einer fast vollständigen Neutralisierung der biologischen Aktivität, wie etwa bei dem COVID-19-Medikament Remdesivir, welches daher intravenös verabreicht wird.

Hinzu kommen geschlechterspezifische Unterschiede in der Zusammensetzung des Mikrobioms und auch in der Zusammensetzung der Gallensäuren [29], welche sich zudem noch im Laufe des Menstrualzyklus und in der Schwangerschaft verändern. All dies ist bedeutungsvoll für die Bioverfügbarkeit von Medikamenten [30].

Die renale Elimination ist vom pH-Wert abhängig, welcher in der Regel im Urin von Frauen im nicht-nüchternen Zustand basischer ist als bei Männern. Saurer Urin entsorgt alkalische Medikamente und Metabolite besser, nimmt aber saure Medikamente besser wieder auf. Mit alkalischem Urin verhält es sich umgekehrt: Saure Medikamente und Metabolite werden besser ausgeschieden und alkalische besser reabsorbiert.

8.2 Geschlechterspezifische Unterschiede bei ausgewählten Medikamenten

Marek Glezerman

Kernaussagen

- Bei vielen Medikamenten bestehen geschlechterspezifische Unterschiede in Pharmakokinese, Effizienz oder Nebenwirkungen.
- Sowohl Schmerzempfinden als auch Schmerzkommunikation und die Wirkung auf verschiedene Analgetika weisen große Unterschiede zwischen Frauen und Männern auf.
- Zur Therapie bei koronaler Pathologie sind orale Antithrombotika bei beiden Geschlechtern gleichermaßen effektiv, wobei Frauen jedoch stärker zu Blutungen neigen.
- Die Dosierung von Chemotherapeutika muss bei der Berechnung nach den etablierten Formeln mit einem kleineren Faktor nach unten korrigiert werden.
- Auch Antikonvulsiva und Antidepressiva unterscheiden sich in der Medikamentenwirkung zwischen Männern und Frauen.
- Unerwünschte Arzneimittelwirkungen (UAW) erleiden Frauen fast doppelt so oft, und dabei kommt es auch zu stärkeren UAW als bei Männern.
- Für Männer und Frauen sollten jeweils unterschiedliche Dosierungsempfehlungen angegeben werden, so die Hoffnung für die Zukunft.

Von 67 Wirkstoffen, welche in der Zeitspanne zwischen 2000–2002 von der FDA zugelassen wurden, zeigten 37,3 % geschlechterspezifische Unterschiede in Pharmakokinese, Effizienz oder Nebenwirkungen [31].

8.2.1 Analgetika

Opioide

Opioide gehören zu einer wichtigen Arzneimittelgruppe, welche in der Anästhesie und auch in der Schmerzbehandlung häufig Anwendung findet. Die Schmerzschwelle (die Zeitspanne bis zum Empfinden von Schmerz beim Eintauchen der Hand in kaltes Wasser) und auch die Schmerztoleranz (die Zeit, bis die Hand zurückgezogen wurde) sind bei Frauen niedriger als bei Männern [32], sie reagieren schlechter auf Schmerztherapien und kommunizieren Schmerz oft anders [33].

FÜR DIE PRAXIS

Frauen reagieren auf intravenöse Morphingabe langsamer, und die Wirkung verfliegt schneller. Dies ist besonders nach Operationen für den Anästhesisten von Bedeutung.

Morphin, als Beispiel für Opioide, bindet an spezifische Rezeptoren an den Nervenzellen von Rückenmark und Gehirn und blockiert so teilweise oder ganz die Signalwege für die Übermittlung eines schmerzhaften Ereignisses. Morphin und Derivate werden je nach ihrer Affinität für verschiedene Rezeptorvarianten mit δ- (Delta-), Κ- (Kappa-) und μ- (My-)Rezeptoren definiert. Im Tierversuch sind bei weiblichen Tieren Kappa-Opioide und bei männlichen My-Opioide wirksamer [34].

Nicht-steroidale Antiphlogistika

Die entzündungshemmenden Analgetika/Antirheumatika (NSAID) wirken in erster Linie über das periphere Nervensystem. Diese sehr verbreitete und zum großen Teil nicht verschreibungspflichtige Arzneimittelgruppe ist im Allgemeinen bei Männern wirksamer als bei Frauen, welche nach Einnahme von beispielsweise Ibuprofen öfters unter Nebenwirkungen wie Oberbauchschmerzen, Dyspepsie und hepatobiliären Störungen leiden [35].

Cannabis

Chronische Schmerzen werden zunehmend mit Cannabispräparaten behandelt, und auch hier finden sich geschlechtsbezogene Unterschiede in der Wirksamkeit.

Nach einer Studie von Cooper und Haney (2016) mit Cannabis-RaucherInnen verringerte beispielsweise bei Männern aktives Cannabis (3,56 -5,60 % THC) die Schmerzempfindlichkeit im Vergleich zu inaktivem Cannabis (0,00 % THC) erheblich ($p < 0{,}01$), bei Frauen war dies nicht der Fall [36].

Paracetamol (Acetaminophen)

Ein wichtiger Aspekt, den es bei Paracetamol, einem der wohl am meisten verkauften Medikament überhaupt, zu bedenken gilt, ist der relativ enge therapeutische Index (die therapeutisch noch wirksame Minimaldosierung liegt nahe an der toxischen Grenze). Dies trifft übrigens auch für Medikamente wie Warfarin, Theophyllin und Lithium zu. Bei diesen Medikamenten sind Frauen, und mehr noch Säuglinge und Kinder, einem erhöhten Risiko von Überdosierung ausgesetzt [37].

Da Frauen für Paracetamol ein kleineres Vd und eine geringere metabolische Clearance-Rate als Männer haben, sind die Plasmaspiegel bei ihnen in der Regel höher, was das Risiko von Nebenwirkungen steigert. Wenn auch selten, ist doch zu erwähnen, dass Paracetamol die wichtigste Ätiologie für akutes Leberversagen mit einer Sterblichkeitsrate von etwa 80 % ist, davon über 75 % bei Frauen [38, 39].

8.2.2 Antithrombotika und Aspirin

Zur Therapie bei koronaler Pathologie sind orale Antithrombotika bei beiden Geschlechtern gleichermaßen effektiv, wobei Frauen stärker zu Blutungen neigen [40, 41].

Die Behandlung mit Heparin trägt ein hohes Blutungsrisiko, insbesondere bei älteren Frauen, und die aktivierte partielle Thromboplastinzeit ist bei Frauen länger ist als bei Männern [42]. Bei einer in 2006 veröffentlichten Metaanalyse von 6 primären Präventionsstudien mit 95.456 Frauen und Männern war bei Frauen ein signifikant reduzierender Effekt von Aspirin auf ischämische Schlaganfälle, aber nicht auf Herzinfarkte, zu finden. Bei Männern hingegen zeigte sich eine signifikante Verringerung von Herzinfarkten, aber eher eine Erhöhung von ischämischen Schlaganfällen. Bei beiden Geschlechtern führte die Präventivbehandlung zwar zu einem um etwa 70 % erhöhten Risiko für schwere Blutungen, aber nicht zur Erhöhung der Gesamtmortalität. Aufgrund dieser und anderer Daten wurde die Präventivbehandlung mit niedrig dosiertem Aspirin weltweit routinemäßig eingesetzt [43].

Dieser langjährige Konsensus insbesondere bei Frauen geriet in den letzten Jahren ins Wanken. Eine Metaanalyse, welche 9 Studien mit insgesamt über 100.000 Männern und Frauen umfasste, kam zu dem Ergebnis, dass das etwa um 20 % verringerte Risiko für nicht-tödliche Myokardinfarkte in der Aspirinbehandlungsgruppe das um über 30 % erhöhte Risiko für ernsthafte Blutungen nicht aufwiegt [44].

LEITLINIEN

Die amerikanischen (Arnett et al. 2019 [45]) und die europäischen Leitlinien (Piepoli et al. 2016 [46]) empfehlen derzeit bei Menschen ohne kardiologische Vorerkrankung keine prophylaktischen

8

Gerinnungshemmer mehr, und die FDA [47] ist der Meinung, dass die ernsthaften Nebenwirkungen dieser Behandlung, vor allen Dingen Blutungen im Magen und im Gehirn, die Vorteile überwiegen.

8.2.3 Betablocker und Kalziumkanalblocker

In einer Metaanalyse von 11 Publikationen und 13.833 PatientInnen waren Betablocker bei Männern und Frauen gleichermaßen wirksam zur Reduzierung der Mortalität bei bestimmten Herzkrankheiten [48]. Bei Frauen führen Betablocker, insbesondere Metoprolol, bei Belastung zu einer stärkeren Senkung der Herzfrequenz und des systolischen Blutdrucks [49].

Bei standardisierter Dosierung sind, wegen der Unterschiede im Körpergewicht, bei den Sexualhormonen und anderer physiologischer und biochemischer Faktoren, Metoprololplasmaspiegel bei Frauen 40 % höher als bei Männern. Hinzu kommt ein weiterer Anstieg von bis zu 50 % der Plasmakonzentration bei Frauen, die orale Kontrazeptiva einnehmen [50]. Es sollte daher nicht überraschen, dass UAWs bei Frauen, die mit Metoprolol behandelt werden, viel häufiger auftreten als bei Männern.

AUS DER FORSCHUNG

Neuere Metaanalysen und Veröffentlichungen der letzten 15 Jahre haben gezeigt, dass es erhebliche geschlechterspezifische Unterschiede in der Pharmakokinetik von Metoprolol gibt. In seiner Studie aus dem Jahr 2016 zeigte Eugene, basierend auf pharmakokinetischen Modellierungen und Simulationen, dass Dosisanpassungen für Frauen zur Vermeidung einer unnötigen systemischen Exposition nötig sind. Wurden die geschlechtsbedingten Unterschiede in der Pharmakokinetik in Rechnung gestellt, ergaben sich in der Studie Hinweise, dass eine Reduktion der Dosierung von Metoprolol für Frauen um die Hälfte in Betracht kommen kann [51].

Für einige **Kalziumkanalblocker** wie Verapamil und Nifedipin wurden ebenfalls geschlechterspezifische Unterschiede beobachtet. Insbesondere ist wegen der langsameren gastrointestinalen Transitzeit bei Frauen die Absorption und somit die Wirkung von Verapamil stärker [52].

8.2.4 Chemotherapeutika

AUS DER FORSCHUNG

Davidson et al. [53] berichteten über 4 Chemotherapiestudien mit 1654 PatientInnen mit Karzinomen im ösophagogastralen Bereich. Schwere Nebenwirkungen wurden bei 16,7 % der weiblichen, aber nur bei 9,5 % der 1,328 männlichen Patienten beobachtet.

Carboplatin ist zur Behandlung von soliden Tumoren weit verbreitet und wird wegen der renalen Ausscheidung mit Rücksicht auf die glomeruläre Filtrationsrate und auf die Kreatinin-Clearance nicht nach Körpergewicht, sondern nach Körperoberfläche dosiert. Nach den zur Dosisberechnung angewendeten Formeln nach Calvert, nach Cockroft-Gault oder nach Jelliffe muss die Dosis zudem für Frauen mit einem kleineren Faktor nach unten korrigiert werden [54].

Einige Chemotherapeutika wie Adriamycin, Gemcitabin und Doxorubicin haben bei Frauen im Vergleich zu Männern eine reduzierte renale Clearance und vielleicht daher eine höhere Rate von UAW.

8.2.5 Antikonvulsiva und Antidepressiva

Gabapentin und Pregabalin sind Antikonvulsiva. Unter Einfluss von Alter und anderen zusätzlich eingenommenen Medikamenten sowie aufgrund der niedrigeren Clearance-Rate bei Frauen können sich Plasmaspiegel zwischen den Geschlechtern unterscheiden. Für Pregabalin etwa ist das Verhältnis zwischen durchschnittlicher Serumkonzentration und Dosierung bei Frauen um etwa 40 % höher als bei Männern [55].

Eine Reihe von Studien hat gezeigt, dass Männer besser auf trizyklische Antidepressiva ansprechen als Frauen [56, 57], wohingegen Frauen stärker auf selektive Serotonin-Wiederaufnahmehemmer (SSRI) ansprechen als Männer [58].

8.2.6 Unerwünschte Arzneimittelwirkungen (UAW), Wechselwirkungen und Implikationen

Das Auftreten von UAW darf nicht als notwendiges Übel abgetan werden. UAW können, neben der physischen und psychischen Belastung, dazu führen, dass PatientInnen auf die Einnahme von verschriebenen Medikamenten zeitweise oder ganz verzichten und somit eine Behandlung gefährden. Kurzum, Nebenwirkungen sind kein „Kavaliersdelikt“ von medikamentöser Therapie. Fast 7 % der hospitalisierten PatientInnen in den USA haben schwere UAW, und von diesen enden etwa 5 % mit tödlichem Ausgang [59].

Warum aber haben Frauen fast doppelt so oft und dabei auch stärkere Nebenwirkungen als Männer?

AUS DER FORSCHUNG

Manteuffel et al. [60] untersuchten den Medikamentengebrauch von etwa 29 Millionen Männern und Frauen. In allen Altersgruppen und für alle Medikamententypen war bei Frauen die Wahrscheinlichkeit für Polypharmazie (gleichzeitige und andauernde Einnahme mehrerer Wirkstoffe) signifikant höher als bei Männern (68 % vs. 59 %) und die Wahrscheinlichkeit geringer, dass sie ihre Medikamente wie angeordnet durchgehend einnahmen, die Medikation nicht frühzeitig abbrachen und sich an vorgegebene Richtlinien hielten. Dies war sehr wahrscheinlich auf die erhöhte Inzidenz von Nebenwirkungen zurückzuführen.

Die FDA hat 2012 zur Überwachung von UAW die Datenbank FAERS eingerichtet (Adverse Event Reporting System) eingerichtet, in welche UAW freiwillig von PatientInnen und verpflichtend vom medizinischen Personal und von pharmazeutischen Herstellern gemeldet werden. Bis zum 30.06.2022 wurden im FAERS mehr als 24 Millionen Berichte über UAW einschließlich 24.809.611 Todesfälle aufgrund von UAW registriert [61].

AUS DER FORSCHUNG

Yu et al. [35] führten mit den FAERS-Daten eine systematische Analyse der geschlechterspezifische UAW für die führenden 20 chronischen Behandlungsschemata durch. Bei 46 % der 668 untersuchten Medikamente und bei allen 20 Behandlungsschemata konnten geschlechterspezifische UAW nachgewiesen werden.
Zucker und Pendergast [12] zeigten für über 86 von der FDA zugelassene Medikamente signifikante geschlechterspezifische pharmakokinetische Unterschiede auf (detaillierte Darstellung s. ➤ Kap. 8.1.4).
De Vries et al. [62] berichteten über Daten der holländischen Lareb-Stiftung, welche die Nebenwirkungen von Medikamenten aus der täglichen Praxis verfolgt. Es fanden sich relevante Geschlechtsunterschiede bei 363 (15 %) der 2.483 beobachteten Medikament-Nebenwirkung-Kombinationen, wobei 88,7 % hiervon bei Frauen auftraten.

8.2.7 Generika

Bei etwa 80 % der derzeit verschriebenen Medikamente handelt es sich um generische Präparationen, d. h. es sind dies zwar die gleichen Wirkstoffe, welche nach ausführlichen Untersuchungen zugelassen wurden, aber nicht notwendigerweise die gleichen Hilfsstoffe (Arzneiträgerstoffe, Exzipienten) [63].

Im Gegensatz von Originalpräparaten setzt die Zulassung von Generika nicht die Prüfung des aktiven Wirkstoffes zwingend voraus, sondern es werden stattdessen Bioäquivalenzstudien gefordert. Diese werden meistens nur an erwachsenen jungen Männern durchgeführt und beinhalten im Wesentlichen die Bestimmung von maximaler Serumkonzentration, der Bindung des Wirkstoffes (Absorption) und die Ausscheidung [64].

Da die Hilfsstoffe als inert betrachtet werden, wird eine Untersuchung bei jeder neuen generischen Medikation als nicht notwendig erachtet. Sehr häufig kommt der Arzneiträgerstoff Polyethylenglykol 400 (PEG) zum Einsatz, so etwa bei Cipralex, Oxycontin, Ibuprofen, Penicillin und Zolpidem. Nun scheinen diese „inerten" Hilfsstoffe gar nicht so inert zu sein, und Frauen leiden häufiger als Männer unter deren Nebenwirkungen [65].

Ein Paradebeispiel ist Ranitidin, ein vielfach zur Reduzierung von Magensäure eingesetztes und zwischenzeitlich wegen Karzinogenverdacht aus dem Verkehr gezogenes Medikament. Als es sich zeigte, dass PEG die Bioverfügbarkeit von Ranitidin um über 60 % steigerte, verringerte der Hersteller den Anteil der aktiven Substanz entsprechend. Da das generische Medikament aber vorrangig bei Männern untersucht worden war, blieb unerkannt, dass bei Frauen PEG nicht zu einer Erhöhung der Bioverfügbarkeit von Ranitidin führt, sodass als Folge die Wirkung bei Frauen um über die Hälfte reduziert worden war [66].

8.2.8 Für eine gleichberechtigte Behandlung

Aufgrund der physischen und funktionellen Unterschiede zwischen den Geschlechtern dürfte es eigentlich selbstredend sein, dass Männer und Frauen auf Medikamente anders ansprechen können. Es bleibt daher unverständlich und nicht länger vertretbar, dass nach wie vor Frauen und Männern für die gleichen Krankheiten und Beschwerden dieselben Medikamente in denselben Dosierungen verschrieben bekommen. So kommt es zu einem erhöhten Risiko beispielsweise einer Überdosierung bei Frauen und erklärt, weshalb Frauen fast doppelt so häufig und schwerere Nebenwirkungen als Männer haben und die Adhärenz zur Einhaltung von Therapieschemata bei ihnen geringer ist. Hinzu kommt noch, dass bei Frauen Polypharmazie häufiger ist und sie somit auch öfter Wechselwirkungen von Medikamenten ausgesetzt sind [67, 68].

Der erste revolutionäre Schritt zur Lösung des Problems erfolgte im Januar 2013, als die FDA Pharmahersteller anwies, die Dosierung für das weitverbreitete Schlafmittel Zolpidem für Frauen zu halbieren und zwar unabhängig vom Körpergewicht. Eine ähnliche Anweisung folgte ein Jahr später für das Schlafmittel Flurazepam. Es ist zu hoffen, dass in Zukunft für viele weitere Medikamente unterschiedliche und gewichtsunabhängige Dosierungsempfehlungen für Männer und Frauen erfolgen und/oder dass unterschiedliche Medikationen für Männer und Frauen angeboten werden.

8

8.3 Substanzkonsum und substanzbezogene Störungen

Annette Binder, Anil Batra

Kernaussagen

- Es besteht die Gefahr, dass das erhöhte Gesundheitsrisiko durch Sucht bzw. Substanzkonsumstörungen bei Frauen nur unzureichend beachtet wird, Anzeichen für die Entwicklung einer Abhängigkeit leichter übersehen und betroffene Frauen einer stärkeren Stigmatisierung ausgesetzt sind, als dies bei Männern der Fall ist.
- Abhängigkeitserkrankungen/Suchterkrankungen entstehen aus multifaktoriellen Ursachen und sind als psychosoziale und neurobiologische Erkrankung einzuordnen.
- Frauen konsumieren seltener Alkohol, Tabak oder andere Drogen als Männer, wobei sich die Zahlen inzwischen annähern.
- Männer entwickeln häufiger eine substanzbezogene Störung als Frauen.
- Frauen haben ein höheres Risiko für negative gesundheitsbezogene Folgen eines Substanzkonsums als Männer.
- Obwohl Alkoholkonsum in der Schwangerschaft als bedeutsamster vermeidbarer Risikofaktor für angeborene Fehlbildungen oder geistige Behinderung beim Kind gilt, konsumieren einige Frauen auch in der Schwangerschaft weiter Alkohol.
- Auch der Tabakkonsum wird von einigen Schwangeren fortgeführt, obwohl die negativen Auswirkungen auf das Kind bekannt sind.
- Unterstützungsangebote zur Abstinenz sollten allen Patientinnen auf wertschätzende und unterstützende Weise geboten werden.

Der Konsum legaler psychoaktiver Substanzen wie Alkohol und Tabak zählt zu den fünf größten Risikofaktoren für die Entwicklung von Erkrankungen [1]. Alkoholkonsum verursacht negative Folgen für Gesundheit, Wirtschaft, Produktivität und soziale Aspekte [2]. Sucht bzw. Substanzkonsumstörungen werden häufig pauschal als „männliche" Erkrankungen attribuiert. Dies kann dazu führen, dass das erhöhte Gesundheitsrisiko durch Konsum bei Frauen nur unzureichend beachtet wird, Anzeichen für die Entwicklung einer Abhängigkeit leichter übersehen und betroffene Frauen einer stärkeren Stigmatisierung ausgesetzt werden. All dies kann zu Barrieren für die Inanspruchnahme von professioneller Hilfe führen. In diesem Kapitel wird auf die legal verfügbaren Substanzen Alkohol und Tabak fokussiert, da deren Konsum am weitesten verbreitet ist. Auf illegale Substanzen und Medikamente wird nur punktuell eingegangen.

8.3.1 Terminologie

Der Konsum (legaler oder illegaler) psychoaktiver Substanzen geht nicht zwingend mit einer Abhängigkeit einher. Ein „schädlicher Gebrauch" liegt laut ICD-10 dann vor, wenn das Konsumverhalten zu körperlichen oder psychischen Gesundheitsschäden führt. Um die Diagnose einer Abhängigkeit zu stellen, müssen innerhalb eines Jahres 3 der 6 Diagnosekriterien erfüllt sein (s. Infobox). Ein „riskanter Konsum" gilt zwar nicht als Krankheitsentität, ist aber als Vorstufe zu den o. g. Kategorien in ICD-11 aufgenommen worden.

ICD-10 DIAGNOSEKRITERIEN: ABHÄNGIGKEIT

Um die Diagnose einer Abhängigkeit zu stellen, müssen innerhalb eines Jahres 3 der 6 Diagnosekriterien erfüllt sein [3]:

- ein starker Wunsch oder eine Art Zwang, psychotope Substanzen zu konsumieren (Craving),
- verminderte Kontrollfähigkeit bezüglich Beginn, Beendigung und Menge des Konsums,
- ein körperliches Entzugssyndrom bei Beendigung oder Reduktion des Konsums,
- Nachweis einer Toleranz,
- fortschreitende Vernachlässigung anderer Vergnügen oder Interessen zugunsten des Konsums oder ein erhöhter Zeitaufwand zur Substanzbeschaffung oder um sich von den Folgen zu erholen,
- anhaltender Substanzkonsum trotz Nachweis eindeutig schädlicher Folgen.

8.3.2 Entstehung und Pathophysiologie

Die Ursachen für die Entstehung von Suchterkrankungen sind multifaktoriell. Zu den wichtigsten Faktoren gehören neben der Verfügbarkeit von Substanzen und der gesellschaftlichen Akzeptanz des Konsums individuelle genetische und soziale Verhaltens- bzw. Lernfaktoren sowie komorbide psychische Erkrankungen. Auch noch in der heutigen Zeit wird Suchterkrankungen eine deutliche selbstverschuldete Komponente zugesprochen. Dies führt zu Stigmatisierung der Betroffenen. Suchtkranke Menschen werden seltener als psychisch krank angesehen, sie werden häufiger und in stärkerem Ausmaß für ihren Zustand verantwortlich gemacht. Zudem rufen sie mehr soziale Ablehnung und negativere Emotionen hervor und sind einem besonderen Risiko ausgesetzt, strukturell diskriminiert zu werden [4].

Abhängigkeitserkrankungen sind vielmehr als psychosoziale und neurobiologische Erkrankung einzuordnen. In verschiedenen Studien wurde gezeigt, dass Substanzen wie Alkohol, Nikotin, Opiate etc. direkt oder indirekt die Dopaminfreisetzung im ventralen und dorsalen Striatum stimulieren [5]. Diese Strukturen sind Teil des Belohnungssystems und führen über verschiedene molekulare Kaskaden zu angenehmen Empfindungen bis hin zu Glücksgefühlen [6].

Über diesen Mechanismus wird der Konsum als belohnend empfunden, was den wiederholten Konsum fördert und bei gefährdeten Personen schließlich zur Abhängigkeit mit Kontrollverlust und Steigerung der Konsummenge führt.

Viele Menschen mit einer Abhängigkeitserkrankung zeigen ein unwiderstehliches Verlangen (Craving) nach der Substanz. In allen anerkannten Modellen zur Entstehung und Aufrechterhaltung von Abhängigkeitserkrankungen spielt Craving eine Rolle [7].

8.3.3 Epidemiologie

Frauen konsumieren seltener Alkohol, Tabak, Cannabis oder andere Drogen als Männer (➤ Tab. 8.1, ➤ Tab. 8.2, ➤ Tab. 8.3). Allerdings zeigte sich insbesondere bei Alkohol und Tabak in den letzten Jahren eine deutliche Annäherung der Konsummuster [8–10].

Tab. 8.1 Prävalenz von Alkoholkonsum

	Gesamt %	Frauen %	Männer %	Jahr	Quelle
Konsumprävalenz in den letzten 30 Tagen					
Abstinenz	29,0	34,2	24,2	2018	Seitz, N.-N. et al. (2019) [9]
Risikoarmer Konsum[1]	58,4	53,0	63,6		
Riskanter Konsum[2]	12,6	12,8	12,4		
Alkoholbezogene Störungen (Diagnosekriterien gem. DSM-IV)					
Missbrauch	2,8	1,5	4,0	2017	Atzendorf, J. et al. (2019) [11]
Abhängigkeit	3,1	1,7	4,5		

[1] Risikoarmer Konsum: < 12/24 g Reinalkohol pro Tag für Frauen/Männer.
[2] Riskanter Konsum: > 12/24 g Reinalkohol pro Tag für Frauen/Männer.

Tab. 8.2 Prävalenz von Tabakkonsum und Tabakabhängigkeit

	Gesamt %	Frauen %	Männer %	Jahr	Quelle
Rauchen	23,3	20,2	26,6	2018	Seitz, N.-N. et al. (2019) [9]
Tabakabhängigkeit (Diagnosekriterien gem. DSM-IV)	8,6	7,3	9,8	2017	Atzendorf, J. et al. (2019) [11]

Tab. 8.3 Prävalenz von Cannabiskonsum

	Gesamt %	Frauen %	Männer %	Jahr	Quelle
Cannabiskonsum	7,1	5,3	8,9	2018	Seitz, N.-N. et al. (2019) [9]

Insgesamt ist der Konsum von illegalen Drogen unter Männern weiter verbreitet als unter Frauen (Prävalenz für illegale Drogen außer Cannabis: Frauen 1,1 %; Männer 1,3 %) [11].

Bei Arzneimitteln mit Missbrauchs- und Abhängigkeitspotenzial ist insbesondere bei Benzodiazepinen auffällig, dass diese Medikamente älteren Frauen (in der Gruppe über 65 Jahre) mit 13,7 % deutlich häufiger verordnet werden als Männern derselben Altersgruppe (7,1 %) [12]. Bei Medikamentenabhängigkeit liegt die Prävalenz bei Frauen mit 0,7 % über der von Männern (0,3 %) [13].

Zeitliche Entwicklung und Trends

Die folgenden Entwicklungen und Trends beziehen sich auf den Zeitraum von 1995 bis 2018. Die Prävalenz des Alkoholkonsums zeigte in diesem Zeitraum bei beiden Geschlechtern einen rückläufigen Trend. Allerdings stieg die Prävalenz von Episoden mit starkem Alkoholkonsum bei Frauen an [9]. In den letzten 20–25 Jahren ist die Raucherquote bei beiden Geschlechtern deutlich zurückgegangen. Die Raucherquote bei Frauen nahm um 10 Prozentpunkte ab (bei Männern um 19 Prozentpunkte) [14]. Damit haben sich die Quoten sukzessive angenähert. Die Prävalenz des Cannabiskonsums zeigte bei beiden Geschlechtern einen steigenden Trend, wobei bei Männern eine stärkere Zunahme zu verzeichnen war als bei als bei Frauen [9]. Die Prävalenz des Konsums anderer illegaler Drogen war bei Männern konstant und nahm bei Frauen leicht zu [9].

8.3.4 Geschlechtsspezifische Unterschiede

Im deutschen umfasst der Begriff „Geschlecht“ sowohl die biologischen als auch soziokulturellen Aspekte, während im Englischen zwischen *„sex“* (biologische Ebene) und *„gender“* (soziokulturelle Ebene) unterschieden wird. Bei Substanzkonsum, Abhängigkeitserkrankungen und deren Folgen sollten sowohl die biologische als auch die soziokulturelle Ebene betrachtet werden, wenn geschlechterspezifische Unterschiede differenziert werden. Es liegt nahe, dass auf beiden Ebenen Unterschiede vorliegen [15], allerdings lassen sich die beiden Ebenen häufig nicht klar trennen.

8

Konsumbedingtes Gesundheitsrisiko

Unabhängig vom Risiko der Entwicklung einer Substanzkonsumstörung gibt es Geschlechterunterschiede in der Wirkung der Substanz und beim Risiko für die Entwicklung konsumbedingter Folgeschäden.

Alkohol

Beim Alkoholkonsum ist bei Frauen zu beachten, dass die Wirkung von Alkohol und teilweise auch die Risiken für Folgeschäden erhöht sind. Dies ist unter anderem auf Unterschiede in der Pharmakokinetik zurückzuführen. Frauen entwickeln bei gleicher Konsummenge höhere Blutalkoholspiegel [16]. Ein kleinerer First-Pass-Metabolismus aufgrund einer geringeren Enzymaktivität im Magen erhöht die Bioverfügbarkeit von Ethanol [17], ein geringeres Verteilungsvolumen bei der Ethanolverteilung trägt zu den höheren Blutalkoholspiegeln bei. Dem entgegen stehen eine schnellere Geschwindigkeit der Ethanoloxidation in der Leber und eine langsamere Magenentleerung von Alkohol, was die Unterschiede bei den Blutalkoholkonzentrationen zwischen Männern und Frauen abschwächt [17].

Schon beim täglichen Konsum eines Standardgetränks zeigte sich bei Frauen ein erhöhtes Risiko, eine Leberzirrhose zu entwickeln [18]. Außerdem scheinen Frauen eine höhere Empfindlichkeit gegenüber alkoholbedingten Herzschäden zu haben [19]. Zudem geht regelmäßiger Alkoholkonsum mit einem erhöhten Brustkrebsrisiko einher [20]. Eine zentrale Rolle scheint dabei die Östrogenerhöhung durch Alkoholkonsum zu spielen [21].

MERKE

Aufgrund dessen ordnet die Weltgesundheitsorganisation (WHO) bei Frauen deutlich geringere Konsummengen von Reinalkohol als risikoarmen Konsum ein als bei Männern (Frauen < 12 g Reinalkohol pro Tag, Männer 24 g Reinalkohol pro Tag). Empfohlen werden zudem mindestens zwei alkoholfreie Tage pro Woche [22].

Der durchschnittliche Pro-Kopf-Konsum in Deutschland liegt allerdings deutlich über den als risikoarm eingestuften Mengen und nimmt im europäischen Vergleich gemessen am Pro-Kopf-Verbrauch reinen Alkohols mit 10,8 l pro Jahr einen der Spitzenplätze ein [23]. In Deutschland liegt das mediane Sterbealter bei allen alkoholbedingten Todesfällen für Frauen 10–24 Jahre unter dem der weiblichen Allgemeinbevölkerung, bei Männern lediglich 7–15 Jahre unter dem der männlichen Allgemeinbevölkerung [24]. Damit ist die alkoholbedingte Verkürzung der Lebenserwartung bei Frauen drastischer als bei Männern.

Tabakrauchen

Frauen rauchen zwar seltener als Männer, haben aber ein hohes Risiko für Mortalität und Morbidität aufgrund des Rauchens [25]. Sexualhormone beeinflussen den Nikotinstoffwechsel. Der Nikotin- und Cotininstoffwechsel ist bei Frauen schneller als bei Männern [26]. Der beschleunigte Nikotinstoffwechsel scheint auf Östrogen zurückzuführen zu sein. Es ist anzunehmen, dass die geschlechtsbedingten Unterschiede im Nikotinabbau das Rauchverhalten beeinflussen. Dies kann zu einer erhöhten Anfälligkeit für Nikotinabhängigkeit beitragen und erklären, warum es für Frauen schwieriger ist, mit dem Rauchen aufzuhören [27].

Im Allgemeinen haben Frauen ein höheres Risiko für tabakassoziierte Erkrankungen als Männer [25]. Darunter fallen neben Herz-Kreislauf-, Atemwegs- und Krebserkrankungen auch Diabetes mellitus, Katarakt und Paradontitis. Nichtraucherinnen besitzen vor der Menopause durch Östrogene einen „natürlichen“ Schutz bezüglich der Entstehung kardiovaskulärer Erkrankungen. Bei Raucherinnen wird dieser Schutz durch die antiöstrogene Wirkung des Rauchens aufgehoben, sodass das Erkrankungsrisiko deutlich ansteigt [28].

Frauenspezifische Erkrankungen, deren Risiko durch das Rauchen erhöht wird, sind

- Gebärmutterhalskrebs,
- Brustkrebs [29, 30],
- postmenopausale Osteoporose,
- Unfruchtbarkeit [31] und
- ein erhöhtes Risiko für Schwangerschaftskomplikationen [32–34].

Außerdem weisen Raucherinnen eine höhere Inkontinenzrate auf als Nichtraucherinnen [35]. Unabhängig vom Geschlecht hatten die Patienten mit Inkontinenzsymptomatik signifikant höhere Cotininwerte im Urin, gaben eine höhere Anzahl von Pack-Years und stärkeren Husten an [36]. Der Mechanismus hinter dieser Beobachtung ist bisher nicht abschließend geklärt.

MERKE

Männer entwickeln häufiger eine substanzbezogene Störung, aber Frauen haben ein höheres Risiko für negative gesundheitsbezogene Folgen eines Substanzkonsums [37].

FÜR DIE PRAXIS

Trotz erheblicher Gesundheitsrisiken durch den Konsum sollte bei der Ansprache des Konsums keine einschüchternde Haltung eingenommen werden. Besser sollte versucht werden, die Motivation der Patientin zur Beendigung oder Reduktion des Konsums zu unterstützen. Das Motivational Interviewing bietet Techniken an, mit denen die Ambivalenz bezüglich des Konsums aufgelöst und die intrinsische Motivation der Patientin gefördert werden kann.

Unterschiede auf soziokultureller Ebene

Alkohol

Frauen beginnen zwar im Schnitt später, regelmäßig Alkohol zu trinken, entwickeln aber nach kürzerer Zeit eine Alkoholabhängigkeit [38]. Ein hoher Schulabschluss und eine bezahlte Erwerbstätigkeit sind bei Frauen mit einem erhöhten Risiko assoziiert, eine Alkoholabhängigkeit zu entwickeln [39]. Alkohol scheint für viele junge emanzipierte Frauen ein wichtiger symbolischer Bestandteil ihrer Identitäten zu sein [40]. Dabei scheint die Freiheit durch den Alkoholkonsum dazu beizutragen, eine positive Identität als Frau und Mutter zu konstruieren [40]. Frauen gaben an, unter Alkoholeinfluss eine optimistischere Lebenseinstellung zu haben, interpersonelle Probleme scheinbar leichter lösen zu können und ihren Gefühlen besser Ausdruck verleihen zu können [41]. Gleichzeitig unterliegen Frauen (noch stärker Mütter), die sich öffentlich intoxikierten, einer stärkeren sozialen Kontrolle als Männer [42]. Auch deshalb haben Frauen eher die Tendenz, allein zu trinken, insbesondere wenn komorbide Erkrankungen wie Depressionen, Angst und Panikstörungen vorliegen [43].

Tabakrauchen

Geschlecht und sozialer Status spielen eine Rolle für den Konsum von Tabakprodukten. Zahlreiche Studien weisen darauf hin, dass Menschen mit niedrigem sozialem Status häufiger rauchen [44]. In der GEDA-Studie von 2014/2015 lag in der Gruppe der Frauen zwischen 30 und 44 Jahren der Anteil der Raucherinnen bei Frauen mit niedrigem sozialem Status bei 40 %, während der Anteil der Raucherinnen bei Frauen mit hohem sozialem Status bei 16 % lag [45]. Ein geringer sozialer Status wird dabei über niedrige schulische und berufliche Bildung, eine niedrige berufliche Stellung oder ein geringes Haushaltseinkommen definiert.

Insgesamt sind die Raucherquoten neben der Gruppe der alleinstehenden Männer vor allem bei alleinerziehenden Frauen besonders hoch [46].

Neben sozioökonomischen Einflussfaktoren auf den Raucherstatus scheinen geschlechterspezifische Unterschiede bei Risikowahrnehmung und -abwägung und deren Einfluss auf die Rauchentscheidung eine Rolle zu spielen. Besonders interessant sind die Unterschiede in der Risikowahrnehmung bezüglich des Rauchens. Eine schwedische Studie zeigte, dass Mädchen das Mortalitätsrisiko durch Tabakkonsum höher einschätzten als Jungen, das Abhängigkeitspotenzial dagegen niedriger bewerteten [47].

Unterstützungsangebote

Im Suchthilfesystem werden Frauen deutlich seltener behandelt, als anhand der Prävalenzwerte zu erwarten wäre. Dies ist besonders bemerkenswert, da Frauen in der Regel medizinische Behandlungsangebote häufiger wahrnehmen als Männer [48]. Bei einer Auswertung von 17.438 Fällen aus 101 Einrichtungen im Bereich der (teil-)stationären Suchtbehandlung zeigte sich, dass lediglich 23,7 % der behandelten Personen Frauen waren [49]. Auch bei der Inanspruchnahme ambulanter suchtspezifischer Behandlungsangebote überwiegen bei den meisten Diagnosen männliche Patienten. Das Geschlechterverhältnis zwischen Männern und Frauen lag bei exzessiver Mediennutzung bei 10:1, bei Cannabinoiden bei 5:1, bei Alkohol und Stimulanzien bei 2:1, lediglich bei Sedativa bzw. Hypnotika lag ein leichtes Überwiegen (1:1,2) von weiblichen Betroffenen vor [50].

Eine mögliche Erklärung könnten die Stigmatisierung und Selbststigmatisierung der Betroffenen sein. Dies wird am Beispiel des Alkoholkonsums besonders deutlich: Alkoholkonsum ist in Europa gesellschaftlich etabliert und akzeptiert. Liegt eine Alkoholabhängigkeit vor, so werden die Betroffenen häufig stigmatisiert [4]. In Deutschland hat sich die negative Einstellung gegenüber Personen, die unter einer Alkoholabhängigkeit leiden, in den letzten Jahren nicht signifikant verändert [51]. Frauen scheinen besonders von Stigmatisierung und Selbststigmatisierung betroffen, da trotz zunehmender Emanzipation und Angleichung der Geschlechterrollen die Intoxikation bei Frauen eine doppelte Devianz darstellt [42]. Einerseits stellt die Intoxikation ein deviantes Verhalten dar, wenngleich der Alkoholkonsum in der Gesellschaft als Kulturgut integriert und akzeptiert ist. Andererseits wird Frauen, die sich intoxikierten, zusätzlich eine Abweichung von ihrer gesellschaftlich zugeschriebenen Rolle als Frau unterstellt, sodass es zu einer stärkeren Verurteilung des abweichenden Verhaltens kommt. Dies hat auch Auswirkungen auf die Inanspruchnahme und Wirksamkeit professioneller Unterstützungsangebote [52].

Studien legen nahe, dass alkoholabhängige Frauen, die sich in eine Behandlung begeben, andere Charakteristika aufweisen als Männer in derselben Situation. Beispielsweise liegen bei Frauen häufiger psychische Komorbiditäten wie Depression, posttraumatische Belastungsstörungen, Angsterkrankungen oder Essstörungen vor [53, 54]. Als Barrieren für den Zugang zum Hilfesystem benannten Frauen Angst vor Stigmatisierung sowie Sorgen bezüglich der Kinderversorgung bzw. Angst, das Sorgerecht zu verlieren [55]. Für Männer scheinen diese Befürchtungen weniger relevant zu sein.

Unterstützungsangebote bei der Tabakentwöhnung (z. B. Nikotinersatzpräparate, Raucherentwöhnungskurse) werden nur von einem kleinen Teil der Raucher und Raucherinnen genutzt. Bei einer Untersuchung stimmten Männer der Aussage „Hilfen sind unnötig“ stärker zu als Frauen [56]. Daraus kann man ableiten, dass Frauen eher einen Unterstützungsbedarf wahrnehmen, was sich mit der Beobachtung deckt, dass Raucherentwöhnungskurse von Frauen häufiger genutzt werden.

8.3.5 Besondere Lebensphasen

Schwangerschaft

Alkohol

Alkoholkonsum in der Schwangerschaft gilt als bedeutsamster vermeidbarer Risikofaktor für angeborene Fehlbildungen oder geistige Behinderung beim Kind [57]. Dennoch konsumieren einige Frauen auch in der Schwangerschaft weiter Alkohol. In einer europäischen Studie gaben 15,8 % der Befragten an, in der Schwangerschaft Alkohol konsumiert zu haben [58]. Andere AutorInnen schätzen die Prävalenz in Europa auf 25,2 % [59]. Eine qualitative Studie zeigte, dass das verinnerlichte Mutterbild Einfluss auf die unterschiedlichen Konsummotive hat. Als mögliche Gründe für die Fortführung des Konsums wurden folgende Motive/Gründe identifiziert [60]:

- fehlendes Wissen im Allgemeinen und die Annahme, dass der Konsum in der Frühschwangerschaft oder in geringen Mengen kein Risiko birgt,
- soziale Anlässe, bei denen Alkohol konsumiert wird,
- Konsum als dysfunktionale Strategie, um mit Konflikten und negativen Emotionen umzugehen,
- Autonomiebestreben und Genuss,
- Alkoholabhängigkeit.

Abhängig von den Konsummotiven variiert auch der Unterstützungsbedarf. Insbesondere Scham und Selbstabwertung bei Konsum trotz Abstinenzwunsch [60] oder die Sorge vor einer paternalistisch-vorwurfsvollen Haltung von medizinischem Personal können Gründe für ein Nicht-Ansprechen der Thematik bei den Vorsorgeuntersuchungen in der Schwangerschaft sein. Zudem sind schwangere Frauen, die Alkohol konsumieren, in besonderem Maße Stigmatisierung ausgesetzt [61, 62], sodass anzunehmen ist, dass der Konsum eher nicht offen thematisiert wird bzw. dass nicht um professionelle Unterstützung gebeten wird.

Tabakrauchen

Tabakkonsum in der Schwangerschaft hat große Auswirkungen auf die Gesundheit des ungeborenen Kindes. Das Risiko für eine Fehlgeburt steigt mit der Anzahl der pro Tag konsumierten Zigaretten [32, 63]. Auch bei Passivrauchbelastung steigt das Risiko für Fehlgeburten [63]. Raucherinnen haben ein höheres Risiko für Plazentakomplikationen wie Plazentaablösung oder Placenta praevia [64], außerdem ist die Plazenta häufig kleiner als bei Nichtraucherinnen [65]. Zudem tritt häufiger eine intrauterine Dystrophie auf, sprich, die Kinder sind zu klein für die Gestationswoche [34, 66].

Aktives und passives Rauchen in der Spätschwangerschaft hat auch negative Auswirkungen auf das Gewicht des Kindes und erhöht zudem das Risiko einer Frühgeburt [33]. Das Risiko für Totgeburten ist ebenfalls erhöht [67]. Auch nach der Geburt können Kinder unter den Folgen des Tabakkonsums während der Schwangerschaft leiden. Kinder von Raucherinnen weisen höhere Hospitalisationsraten aufgrund von respiratorischen und nicht-respiratorischen Infektionserkrankungen auf [68]. Zudem scheinen Kinder von Raucherinnen ein höheres Risiko für Asthma bronchiale zu haben [69].

Frauen beenden ihren Tabakkonsum während einer Schwangerschaft häufiger als zu anderen Zeiten [70], allerdings gelingt dies nicht allen Schwangeren. In einer europäischen Studie gaben 26,2 % der Frauen, die vor der Schwangerschaft rauchten, an, in der Schwangerschaft weiterhin geraucht zu haben. Frauen, die einen niedrigen sozioökonomischen Status hatten, bei denen die Schwangerschaft ungeplant war, Frauen, die allein lebten oder bereits Kinder hatten, führten den Konsum besonders häufig in der Schwangerschaft fort [71].

Unterstützungsangebote

Bei einer Untersuchung zu Barrieren in der Thematisierung von Substanzkonsum in der Schwangerschaft durch Frauenärztinnen und -ärzte wurde deutlich, dass neben strukturellen Barrieren wie Zeitmangel auch Unsicherheiten im Umgang mit der Thematik sowie Angst vor Stigmatisierung oder der Verschlechterung der Arzt-Patientin-Beziehung eine Rolle spielen [72].

FÜR DIE PRAXIS

Sowohl Alkohol- als auch Tabakkonsum sollte im Rahmen der Schwangerschaftsvorsorge regelmäßig thematisiert werden. Es ist zu empfehlen, eine wertschätzende und unterstützende Haltung einzunehmen, statt pauschale Verbote auszusprechen.

Um Schwangere erfolgreich und gezielt unterstützen zu können, ist es wichtig, zunächst herauszufinden, welche persönliche Haltung die Schwangere zum Konsum hat und was Ursachen hierfür sein könnten. Anhand dessen kann der persönliche Unterstützungsbedarf (Information, Motivation, Umsetzung des Abstinenzwunsches) der Schwangeren eingeschätzt werden. Es kann sinnvoll sein, auf Informationsmaterial, wie beispielsweise von der BZgA oder von Krankenkassen, zu verweisen. Zudem kann auf anonyme Online-Unterstützungsangebote wie die IRIS-Plattform (s. Infobox) oder persönliche Unterstützungsangebote wie Raucherentwöhnungskurse etc. (zu identifizieren über die Seite www.anbieter-raucherberatung.de) hingewiesen werden.

PATIENTINNENBERATUNG

IRIS

IRIS (www.iris-plattform.de) steht für Individualisierte, risikoadaptierte internetbasierte Intervention zur Verringerung des Alkohol- und Tabakkonsums bei Schwangeren.
IRIS bietet:

- Begleitung der Teilnehmerinnen durch alle Phasen der geplanten Abstinenz: von der Aufklärung und Motivation bis hin zum Konsumstopp.
- Informationen für Schwangere, deren Partner und Angehörige rund um das Thema Alkoholkonsum (sowie Tabakkonsum) in der Schwangerschaft.
- Erarbeitung der eigenen Motivation zur Abstinenz.
- Interaktive Übungen, die bei der Umsetzung des Abstinenzvorhabens unterstützen.
- Informationen und Übungen zu weiterführenden Themen wie Entspannung, Achtsamkeit oder Umgang mit negativen Gefühlen.
- Bei Bedarf persönliche Unterstützung durch erfahrene PsychologInnen (in Form von schriftlichen Kontakten).
- Nutzung auf vielen verschiedenen Endgeräten (Handy, PC usw.).
- Anonyme und kostenlose Teilnahme.

CAVE

Liegt eine Alkoholabhängigkeit vor, so muss die Entgiftung ärztlich überwacht werden, da sonst ein hohes gesundheitliches Risiko für die Schwangere und das ungeborene Kind besteht.

Die Literatur finden Sie online unter diesem Link:
https://else4.de/mht

8

KAPITEL

9 Prävention und Gesundheitsförderung

9.1 Definitionen und Ansätze

Joachim Graf

Kernaussagen

„Prävention und Gesundheitsförderung werden neben Kuration, Rehabilitation und Pflege als „vierte Säule" des Systems der Gesundheitssicherung bezeichnet."

Prävention und Gesundheitsförderung werden neben Kuration, Rehabilitation und Pflege als „vierte Säule" des Systems der Gesundheitssicherung bezeichnet, die vor dem Hintergrund der zunehmenden Bedeutung von chronischen Leiden (z. B. Diabetes mellitus Typ 2, DM 2), aber auch zu Verhinderung von akuten Erkrankungen für die Frauengesundheit von hoher Relevanz sind [1, 2, 3]. Dieser Beitrag skizziert die begrifflichen und theoretischen Grundannahmen von Prävention und weist forschungsbezogen auf relevante Implikationen für die Frauengesundheit hin.

Prävention: Begriffsbestimmung und Ziele

Der Begriff der *Krankheitsprävention* verweist auf eines der Kernanliegen von Public Health bezogen auf die Gesunderhaltung der Bevölkerung, ist jedoch auch individualmedizinisch von Bedeutung:

MERKE

Mit der Krankheitsprävention sind alle Maßnahmen verbunden, die das Ziel verfolgen, die Krankheitslast zu verringern, Herausforderungen sind daher die Identifizierung, Zurückdrängung sowie ggf. auch Beseitigung von Risikofaktoren, die den Erkrankungen zugrunde liegen [4].

Als Public Health-Strategie dient die Krankheitsprävention dazu, durch geeignete Maßnahmen die Krankheitslast in einzelnen Bevölkerungsgruppen zu senken, bezogen auf die Frauengesundheit also z. B. die Implementierung von Screeningmaßnahmen zur Früherkennung von Brust- oder Gebärmutterhalskrebs [5]. Auf individualmedizinischer Ebene soll den identifizierten Risikogruppen dann der Zugang zu den entsprechenden präventionsmedizinischen Maßnahmen ermöglicht werden, z. B. indem im Rahmen der frauenärztlichen Betreuung eine direkte Risikoabschätzung erfolgt und individuell über die Krankheitsentstehung und mögliche Präventionsmaßnahmen aufgeklärt wird [6]. Darüber hinaus soll durch Prävention auch die Mortalität von Erkrankungen mit hoher epidemiologischer Bedeutung gesenkt werden, da u. a. durch die organisierte Krebsfrüherkennung mehr Krankheitsfälle in einem frühen Stadium, in dem eine kurative Behandlung angestrebt werden kann, identifiziert werden können (s. ➤ Kap. 9.2.3 zur organisierten Krebsfrüherkennung) [7].

MERKE

Der gelegentlich genutzte Begriff der *Gesundheitsprävention* versteht sich zumeist zwar synonym zu den hier dargelegten definitorischen Besonderheiten der *Krankheitsprävention,* aufgrund der Gefahr von Missverständnissen sind die korrekten Bezeichnungen Gesundheitsförderung bzw. Krankheitsprävention vorzuziehen [8].

Die Förderung der Prävention korrespondiert mit den WHO-Gesundheitszielen, die darauf abzielen, die Gesundheit der Bevölkerung während der gesamten Lebensspanne zu fördern und zu schützen sowie die Inzidenz der wichtigsten akuten und chronischen Erkrankungen zu verringern [9].

Der WHO-Forderung folgend haben die Gesundheitssysteme vieler Industriestaaten die Rolle der Prävention innerhalb der primären Gesundheitsversorgung v. a. bei nicht-übertragbaren Krankheiten gestärkt, wobei Bewertung und Management von Risikofaktoren zielgruppenspezifisch zusätzliche Fokussierung erhielten [10]. In Deutschland trat vor diesem Hintergrund 2015 das Präventionsgesetz (PrävG) in Kraft, das die Förderung von Prävention und Gesundheitsförderung in gleich 5 Bänden des Sozialgesetzbuches (SGB V–VIII und SGB IX) verankerte [11].

Da sich geschlechtsbezogene Unterschiede hinsichtlich der Verteilung von Risikofaktoren sowie des Risiko- und Gesundheitsverhaltens (wie etwa der Inanspruchnahme von Vorsorgemaßnahmen) zeigen, muss Prävention auch genderspezifisch gedacht und umgesetzt werden [12]. Vor diesem Hintergrund verweist der Präventionsgedanke im Kontext von Frauengesundheit insbesondere auch auf die Notwendigkeit der Stärkung der Gesundheitskompetenz von Frauen in allen Lebenslagen, was eine entsprechende Sensibilisierung von allen mit der Frauengesundheit befassten Berufsgruppen – Frauenärzte und -ärztinnen, aber auch z. B. Hebammen, die durch die Akademisierung als evidenzbasiert tätige Gesundheitsexpertinnen und -experten für Frauen im gebärfähigen Alter fungieren sollen [13, 14] – voraussetzt und Prävention auch als relevantes Paradigma der Gendermedizin erscheinen lässt [15].

Ohnehin sind für die erfolgreiche Durchführung von Präventionsmaßnahmen Kenntnisse über milieuspezifisches Gesundheitsverhalten notwendig, das gesundheitliche Ungleichheit (re)produziert, von der v. a. Frauen betroffen sind [16, 17]. Das PrävG soll daher ausdrücklich auch dem Ziel dienen, die geschlechtsbezogene Ungleichheit von Gesundheitschancen zu vermindern [18].

AUS DER FORSCHUNG

Studienergebnisse weisen darauf hin, dass die mangelnde Inanspruchnahme von Schwangerschaftsvorsorge durch bestimmte soziale Gruppen gesundheitliche Ungleichheiten verstärkt. Insbesondere Frauen mit niedrigem sozioökonomischem Status nehmen signifikant seltener Termine der Schwangerenvorsorge in Anspruch. Bei Schwangeren, bei denen im Mutterpass das Schwangerschaftsrisiko „besondere soziale Belastung" hinterlegt ist, besteht ein fast 12-fach so hohes Risiko für unzureichende Vorsorge [19, 20].

Handlungsebenen der Prävention

Wenn über Prävention gesprochen wird, können unterschiedliche Ebenen unterschieden werden, je nachdem, ob nach dem Zeitpunkt der Prävention, der Zielgruppe oder dem Ansatzpunkt der Intervention differenziert wird.

Bezogen auf den **Zeitpunkt der Prävention** unterscheidet die WHO zwischen primärer, sekundärer und tertiärer Prävention [21].

- Bei der *primären Prävention* werden Maßnahmen vor Beginn der Erkrankung ergriffen, um den Ausbruch der Erkrankung zu verhindern [22]. Als Beispiel hierzu kann verwiesen werden auf die HPV-Impfung bei Mädchen, die zum Ziel hat, innerhalb dieser Gruppe das Risiko für die Entstehung von Gebärmutterhalskrebs bzw. anderen HPV-assoziierten (Krebs-)Erkrankungen zu verringern [23]. Auch Maßnahmen zur Raucherentwöhnung und zur Reduktion des Alkoholkonsums bei noch gesunden Personen gehören zur Primärprävention [24].
- Hingegen setzt die *Sekundärprävention* im Frühstadium einer Erkrankung ein, mit der Zielsetzung, durch Früherkennung Progredienz oder Chronifizierung aufzuhalten oder zu verlangsamen. Zu den Maßnahmen der Sekundärprävention gehört z. B. der der orale Glukosetoleranztest als Bestandteil der Mutterschafts-Richtlinien: Frauen mit erhöhtem Risiko für die Entwicklung eines DM 2 im weiteren Lebensverlauf sollen frühzeitig identifiziert und zur Lebensstiländerung motiviert werden, um die Risikoreduktion zu unterstützen [25].
- Die *tertiäre Prävention* schließlich verweist auf Maßnahmen, die darauf abzielen, bei bereits Erkrankten ein Voranschreiten der Erkrankung zu verlangsamen und/ oder die Lebensqualität zu verbessern. Beispielsweise werden Ernährungs- und Bewegungsinterventionen eingesetzt bei Frauen mit bereits manifestem DM 2, u. a. um der Entwicklung von Komplikationen (z. B. Nephropathie) entgegenzuwirken [26].

In den letzten Jahren wurde die Trias um die der Primärprävention vorangestellte primordiale Prävention und die quartäre Prävention ergänzt:

- Die *primordiale Prävention* zielt darauf ab, Risikofaktoren zurückzudrängen, also z. B. bei normalgewichtigen Schwangeren bzw. Frauen im gebärfähigen Alter Ernährungs- und Bewegungsprogramme zu implementieren, um die Entwicklung von Übergewicht als Hauptrisikofaktor für GDM zu verhindern [27]. Primordiale Präventionsmaßnahmen könnten beispielsweise auch darauf ausgerichtet werden, (schwangere) Frauen wirkungsvoll vor häuslicher Gewalt (Intimate Partner Violence = IPV) zu schützen, die u. a. als Risikofaktor für Frühgeburtlichkeit [28] und Wochenbettdepression gilt [29] (vgl. ➤ Kap. 6.5.3).
- Auch die schon angesprochene HPV-Impfung bei Mädchen stellt streng genommen eine Maßnahme der primordialen Prävention dar mit dem Ziel, eine HPV-Infektion als Risikofaktor für die Entwicklung des Zervixkarzinoms zu verhindern.
- Ziel von Maßnahmen der *quartären Prävention* ist schließlich die Verhinderung von Überversorgung resp. Übermedikamentierung ohne erkennbaren Nutzen, also die Identifizierung von medizinischen Maßnahmen, die dem Primat des *primum non nocere* gleich doppelt widersprechen, da sie (im Sinne der Vorgaben der evidenzbasierten Medizin) nicht nur keinen Nutzen bringen, sondern aufgrund möglicher Nebenwirkungen sogar potenziell schädlich sein können [30]. In dieser Hinsicht stehen beispielsweise Operationshäufigkeiten oder der Einsatz bestimmter Medikamente im interregionalen/-nationalen Vergleich in der Diskussion [31].

MERKE

Bedeutsam ist, dass auf einer gedachten Skala von primordialer bis tertiärer Prävention die Zielgruppe immer weiter verkleinert wird: Während die primordiale Prävention die Gesamtbevölkerung im Blick hat, richtet sich die Primärprävention an das Teilkollektiv der RisikomerkmalsträgerInnen, die sekundäre Prävention an besonders gefährdete Personen aus der Gruppe der RisikomerkmalsträgerInnen und die tertiäre Prävention schließlich an das Subkollektiv der bereits Erkrankten.

Zielgruppenbezogen kann zwischen der universellen, selektiven und indizierten Prävention unterschieden werden, wobei sich breite Überlappungen zur Zeitpunkt-bezogenen Prävention zeigen.

- Die *universelle Prävention* spricht prinzipiell die gesamte Bevölkerung bzw. große Populationen an, beinhaltet also

Maßnahmen der primordialen und primären Prävention – z. B. Impfempfehlungen oder Beratung zur Ernährung.
- Die *selektive Prävention* interveniert bei umschriebenen Zielgruppen mit einem bekannten und/oder vermuteten, eventuell überdurchschnittlichen Risiko, nimmt also Bezug zur sekundären Prävention (Beispiel: Mammographie-Screening bei 50- bis 69-jährigen Frauen).
- Die *indizierte Prävention* richtet sich an Hochrisikogruppen, z. B. Maßnahmen zur Gewaltprävention oder zur Prävention von sexually transmitted Infections (STI) bei (schwangeren) Prostituierten, und beinhaltet Maßnahmen der tertiären Prävention, fokussiert also z. B. Schwangere mit manifestem DM 2.

Bezogen auf den **Ansatzpunkt der Intervention** wird schließlich zwischen der Verhaltens- und der Verhältnisprävention unterschieden:
- *Verhaltenspräventive* Maßnahmen andressieren direkt einzelne Individuen und deren Gesundheitsverhalten, mit dem Ziel, die individuelle Gesundheitskompetenz zu stärken und Verhaltensänderungen anzuregen.
- *Verhältnisprävention* setzt hingegen auf übergeordneten Ebenen an und hat das Ziel, den Gesundheitschancen beispielsweise durch Verbesserung der Lebens- und Arbeitsbedingungen zu dienen, weswegen als Zielgruppe nicht bestimmte Personen, sondern die Gesellschaft fungiert.

Von Relevanz ist, dass Verhältnis- und Verhaltensprävention miteinander verwoben sind: So ist das Mammographie-Screening als ein Baustein der Krebsvorsorge eine verhältnispräventive Maßnahme, da sie als Leistung der Krankenversicherung in Deutschland allen Frauen der definierten Altersgruppe angeboten wird. Die gezielte Förderung der Nutzung etwa durch Sensibilisierung im Rahmen einer ärztlichen Konsultation zielt dann auf das Inanspruchnahme*verhalten* ab (Verhaltensprävention) [32].

Theoretische und gesundheitspolitische Abwägungen

Durch die WHO-Empfehlungen und die Umsetzung in nationales Recht (in Deutschland u. a. durch das PrävG) wird Prävention zu einem allgegenwärtigen Paradigma, das viele Bereiche des Gesundheitswesens berührt und für eine Verknüpfung des Gesundheitssystems mit vielfältigen weiteren Lebensbereichen bzw. der Gesundheitspolitik mit anderen Policy-Feldern Sorge trägt: Bezüge bestehen z. B.
- zum Bildungssystem (z. B. zur Generierung und Förderung von Gesundheitskompetenz im Lebensverlauf),
- dem Sozialsystem (Mindeststandards der sozialen Sicherung, um jedem Menschen ein gesundheitsförderliches Leben zu ermöglichen), oder
- dem Wirtschaftssystem (bezogen z. B. auf Arbeitsschutz und die Eindämmung von berufsbezogenen Gesundheitsrisiken).

Die Zurückdrängung der Krankheitslast durch Maßnahmen der Prävention dient dabei sowohl dem Individuum (durch Verringerung der Morbidität, Erhöhung der Lebenserwartung und Verbesserung der Lebensqualität) als auch der Gesellschaft (u. a. bezogen auf die Verringerung von Kosten) [33].

Das zugrunde liegende Konzept der WHO „*Health in all policies*" dient dem Abbau von gesundheitlichen Disparitäten durch Schaffung einer gesundheitsförderlichen Lebenswirklichkeit [34]. Der Präventionsgedanke folgt dabei der salutogenetischen Perspektive des Gesundheits-Krankheits-Kontinuums (G-K-K), das den Gesundheitszustand des Individuums zwischen den zwei gedachten Polen der völligen Gesundheit und völligen Krankheit verortet (s. ➤ Kap. 9.4.2) [35].

Der Erfolg von Maßnahmen der Verhaltensprävention – zu allen definierten Präventionszeitpunkten (primäre, sekundäre Prävention etc.) – ist in deutlicher Weise von der *Gesundheitskompetenz* des Individuums abhängig, die bei mehr als der Hälfte der deutschen Bevölkerung als eingeschränkt gilt [36].

Aufgabe von Ärztinnen und Ärzten sowie anderen mit der Betreuung von PatientInnen befassten Berufsgruppen ist vor diesem Hintergrund zu einer Stärkung der Gesundheitskompetenz beizutragen und die Art der Vermittlung von Gesundheitsinformationen an das Niveau der bestehenden Gesundheitskompetenz anzupassen. Voraussetzung ist eine Arzt-Patienten-Kommunikation auf Augenhöhe, die sich an den Maßgaben des *Shared-Decision-Making* orientiert unter Berücksichtigung von gender- und milieuspezifischen Besonderheiten und Rollenerwartungen (s. ➤ Kap. 2).

AUS DER FORSCHUNG

Bei 49,6 % der 15- bis 29-jährigen Frauen und bei 47,8 % der 30- bis 45-jährigen Frauen in Deutschland und damit bei knapp der Hälfte der Frauen im gebärfähigen Alter besteht eine eingeschränkte Gesundheitskompetenz [37]. Studienergebnisse weisen darauf hin, dass eine schlechte Gesundheitskompetenz sowohl mit ungesunden Verhaltensweisen in der Schwangerschaft (z. B. Nikotinabusus) [38] als auch mit ungünstigeren Geburtsoutcomes assoziiert ist [39], während sich eine hohe Gesundheitskompetenz positiv auf die reproduktive Gesundheit auswirkt [40].
Eine belgische Studie weist darauf hin, dass Ärztinnen und Ärzte die Gesundheitskompetenz ihrer PatientInnen deutlich überschätzen [41], was eine zielgerichtete Vermittlung von Gesundheitsinformationen zur Förderung von Präventionsmaßnahmen erschwert, da die beratenen Personen die vermittelten Inhalte nur ungenügend erfassen.

Die Erhöhung der Gesundheitskompetenz ist auch deswegen von Relevanz, um die Wirkung des *Präventionsparadoxons* zu mindern. Dieses besagt, dass präventive Maßnahmen mit großem Nutzen für die Bevölkerung (bei entsprechend hoher Inanspruchnahme) dem einzelnen Individuum häufig nur sehr wenig Benefit erbringen, insbesondere, weil präventive Maßnahmen dem Einsetzen von erkrankungsspezifischen Beschwerden zuvorkommen sollen [42]. Dies zeigt sich z. B. bei der Impfskepsis, die besonders verbreitet ist bei Personen mit niedrigem sozioökonomischem Status, geringem Bildungsniveau und geringer Gesundheitskompetenz [43].

Implikationen für die Frauengesundheit

Prävention stellt ein bedeutsames Thema für die Frauengesundheit dar, da durch unterschiedliche Maßnahmen versucht wird, die Gesundheit von Frauen in allen Altersgruppen durch frühzeitige Reduzierung von Risikofaktoren zu verbessern. So hat das flächendeckende Screening eine sinkende Mortalität des Zervixkarzinoms bewirkt [44] und die Einführung der HPV-Impfung eine verringerte Inzidenz [45]. Prävention ist in der Frauengesundheit allgegenwärtiger Bestandteil des therapeutischen Managements: Auch die Empfehlung des regelhaften Besuchs der gynäkologischen Sprechstunde für Mädchen ab Beginn der Monatsblutung folgt dem Präventionsgedanken zur Reduzierung von Risikofaktoren. In der Schwangerschaft wurde zur Risikoreduktion ein ausgefeiltes System der Schwangerschaftsvorsorge implementiert, das darauf ausgerichtet ist, eine Risikoschwangerschaft frühzeitig zu erkennen und ihr präventiv zu begegnen (Mutterschafts-Richtlinien) [46]. Die Relevanz ergibt sich u. a. daraus, dass im Berichtsjahr 2019 bei ca. 80 % aller Schwangeren im Mutterpass dokumentierte Befunde während der Schwangerschaft bestanden [47].

AUS DER FORSCHUNG

Die Wirksamkeit von Prävention ist in mannigfaltigen Studien belegt. So konnten z. B. Brand et al. in einer Kohortenstudie mit n = 8.621 Geburten nachweisen, dass bei Frauen, die im 1. Trimester mit dem Rauchen aufhören, sich der fetale Wachstumsverlaufs dem bei Frauen annäherte, die niemals geraucht haben, während bei Frauen, die bis zur Geburt weiterhin rauchten, ein signifikant höheres Risiko für ein verringertes fetales Wachstum bestand [48].

FÜR DIE PRAXIS

Durch Maßnahmen der Krankheitsprävention kann die Gesundheit von Frauen in allen Lebenslagen verbessert werden. Die Tätigkeit von Frauenärztinnen und -ärzten, Hebammen und allen anderen Berufsgruppen mit Bezug zur Frauengesundheit ist daher (schon aufgrund expliziter rechtlicher Vorgaben) dem Primat des Präventionsgedankens zu unterwerfen. In allen Altersgruppen müssen Frauen über bestehende Screening-Angebote und sonstige präventiven Maßnahmen informiert und ihnen eine Teilhabe ermöglicht werden und zwar unter Berücksichtigung der konkreten Lebenswirklichkeiten bezogen u. a. auf Bildungsstand, Ressourcen und Gesundheitskompetenz.

Aufgrund geschlechtsspezifischer Unterschiede in Häufigkeit, Symptomatik und Wahrnehmung vieler psychischer und somatischer Beschwerden ist die genderspezifische Identifizierung von Risikofaktoren von hoher Relevanz u. a. auch für die hausärztliche Sprechstunde, um zum Abbau der geschlechtsbezogenen gesundheitlichen Ungleichheit beizutragen.

LEITLINIEN

Die Bedeutung der Prävention spiegelt sich mittlerweile auch wider in den meisten Leitlinien mit Bezug zur Frauengesundheit, z. B. in der S3-Leitlinie „Diagnostik, Therapie und Nachsorge der Patientin mit Zervixkarzinom" (März 2021), mit Ausführungen zur Primärprävention (HPV-Impfung), Sekundärprävention (Zervixkarzinomfrüherkennung in Deutschland) und Patientinnenaufklärung/-beratung [49].

9.2 Die frauenärztliche Versorgung generationsübergreifend vom Mädchen zur Greisin – aus der Sicht eines Frauenarztes

Volker Heinecke

Kernaussagen

- Die Arbeit in der Frauenarztpraxis ist generationsübergreifend und ganzheitlich ausgerichtet, um das Ziel der Frauengesundheit zu erreichen.
- Viele Beschwerden der jungen Frau resultieren aus der individuellen Entwicklung, haben keinen Krankheitswert, und die Befunde sind als normal zu bezeichnen. Trotzdem müssen sie ernst genommen werden.
- Verhütungswunsch ist häufig der erste Kontakt einer jungen Patientin mit der Frauenarztpraxis. Zu einer antikonzeptionellen Beratung gehören natürlich nicht nur die oralen Kontrazeptiva, sondern auch das ganze Potpourri an nicht hormonellen Verhütungsmitteln. Dies gilt für die jugendliche genauso wie für die erwachsene Patientin.
- Beratung zur Frauengesundheit umfasst darüber hinaus auch die Themen Lifestyle (Alkohol, Tabakkonsum, Gewichtskontrolle etc.).
- Impfungen sind primäre Prävention und damit ein Kernbestandteil einer frauenärztlichen Vorsorgepraxis. Die Impfquotenziele des nationalen Impfplans zu erreichen sollten alle praktizierenden Ärzte und Ärztinnen bestrebt sein.
- Die gut begleitete Patientin mit Kinderwunsch sollte die vergangenen Jahre genutzt haben, um die Voraussetzungen für eine glückliche Schwangerschaft zu legen, etwa hinsichtlich Impfstatus, Ernährung, Körpergewicht etc.
- In der (Post-)Menopause muss sich die Frau mit den Folgen des Östrogenmangels auseinandersetzen. Dabei sind die vasomotorischen Beschwerden (Hitzewallungen!) am offensichtlichsten, es gibt aber zahlreiche schleichende Veränderungen an den Gefäßen, den

Knochen, der Blase und der Haut, die es in der frauenärztlichen Praxis zu beachten und anzusprechen gilt.
- In der frauenärztlichen Praxis sprechen wir in jedem Lebensabschnitt Empfehlungen aus, die darauf hinauslaufen, dass die Patientin im Alter geistig und körperlich beweglich und gesund ist.

9.2.1 Einleitung

In Deutschland besteht ein flächendeckendes Netz von knapp 12.000 ambulant tätigen Frauenärztinnen und Frauenärzten, die sich um ca. 42 Millionen Frauen kümmern. Dabei steht den Frauen nicht nur die medizinische Kompetenz im Krankheitsfall zur Verfügung, sondern auch eine Vielzahl an Vorsorge- und Früherkennungsuntersuchungen. Aus dieser Kombination hat sich die frauenärztliche Praxis zu einer modernen Präventionspraxis entwickelt, in deren Mittelpunkt die Gesundheit der Frau steht.

Eine weitere Besonderheit der frauenärztlichen Praxis ist der Umstand, dass sie offen ist für jedes Lebensalter. Sicherlich sind Kleinkinder eher selten in der Praxis zu sehen, aber über eine gute Stillberatung und Ernährungsempfehlungen von Mutter und Kind in den ersten gemeinsamen Monaten erreichen wir Kinder von der ersten Stunde und können gute Grundsteine für ein gesundes Leben legen. Gar nicht selten kommt die Mutter mit der heranwachsenden Tochter in die Praxis, und im Wartezimmer wartet die Großmutter auf ihren Termin. Alle drei Frauen haben spezifische Fragestellungen und Bedürfnisse und für alle gibt es eine Anlaufstelle und eine Vertrauensperson. So ist die Arbeit in der Frauenarztpraxis generationsübergreifend und ganzheitlich ausgerichtet, um das Ziel der Frauengesundheit zu erreichen.

Die nachfolgenden Abschnitte wollen das Lebensalter einer Frau in der frauenärztlichen Praxis darstellen. Dabei wäre es nicht sinnvoll, eine Einteilung nach Jahren vorzunehmen. Mir scheint eine Kombination aus Lebensabschnitt und den altersentsprechenden Bedürfnissen sinnvoll zu sein.

9.2.2 Das Mädchen

Erste nennenswerte Kontakte von jungen Mädchen mit der Frauenarztpraxis finden ab einem Alter von 16 Jahren statt. Dabei kommen sie in aller Regel in Begleitung der Mutter und haben Fragen zu ihrem Körperbild, zu monatlichen Beschwerden oder zur Verhütung.

Vor dem Alter von 16 Jahren sind die Kontakte eher selten. Seit der Empfehlung, Mädchen und Jungen ab einem Alter von 9 Jahren gegen das HP-Virus zu impfen, kommen auch Mütter mit ihren Kindern (auch Jungen) ganz bewusst in die Praxis. Diese Mütter wurden meist während des eigenen Besuches über die Notwendigkeit der Impfung gegen Gebärmutterhalskrebs (HPV-Impfung) aufgeklärt und schätzen die fachliche Kompetenz der Praxis. Oftmals hört man auch, dass die HPV-Impfung eine gute Gelegenheit ist, um die Mädchen an eine frauenärztliche Praxis heranzuführen und sie davon zu überzeugen, dass es sich hierbei um eine ganz „normale" Arztpraxis mit ganz „normalen" Ärztinnen und Ärzten handelt.

Die Entwicklung des weiblichen Körperbildes

Die Fragen sind vielfältig. Sie betreffen meist die Größe und Form der weiblichen Brust, ob diese nun symmetrisch ist oder nicht, und das äußere Genitale. Hier gilt es eine ruhige vertrauensvolle Atmosphäre zu schaffen und zunächst ganz allgemein über die körperliche Entwicklung zu sprechen. Im Allgemeinen ist damit eine gute Basis für eine Inspektion geschaffen. Diese ist erforderlich, denn nur so kann dem Wunsch nach Abklärung und Beurteilung ernsthaft nachgekommen werden. Allerdings passiert es gelegentlich, dass die junge Frau bereits nach mündlicher Beratung zufrieden ist und ganz bewusst auf eine Inspektion verzichtet. Diese jungen Frauen kommen dann Wochen oder Monate später allein in die Praxis und wünschen z. B. eine Verhütungsberatung. Der Besuch mit der Mutter mit dem Thema Körperbild muss dann als „Einstiegskarte" in die Frauenarztpraxis angesehen werden, und Ärztin und Arzt sowie das Praxisteam wurden „getestet", ob sich die junge Frau hier mit ihren Bedürfnissen gut aufgehoben fühlen kann.

Die weibliche Brust

Die weibliche Brust ist in unserer Gesellschaft mit so vielen Attributen und Vorstellungen besetzt, dass ihre Entwicklung unter „besonderer Beobachtung" der Frau und ihres Umfeldes stattfindet. Da die Ausprägung so vielfältig ist wie es Personen gibt, muss zunächst auf die normale Variabilität hingewiesen werden (s. a. ➤ Kap. 7.2.3). Dies entspricht nicht nur den Tatsachen, sondern soll auch die junge Frau darin bestärken, ganz „normal" zu sein. Es muss vermittelt werden, dass das Wachstum vor dem 18.–20. Lebensjahr nicht abschließend beurteilt werden kann und dass Form und Größe keinen Mangel, sondern eher ein Teil der individuellen Entwicklung sind.

Neben der Form wird oftmals von den Müttern vorgetragen, die Tochter habe einen „Knoten" in der Brust. Dabei ist die junge Frau deutlich gelassener als die Mutter, die vielleicht in ihrem Umfeld mit einer bösartigen Brustveränderung konfrontiert wurde. In aller Regel handelt es sich bei diesen „einseitigen Knoten" um einen geschwollenen Drüsenkörper, der sich nach einigen Monaten der anderen Seite angeglichen hat und sich gut in das Körperbild eingefügt hat.

Das äußere Genitale

Im weiteren Verlauf der körperlichen Entwicklung verändern sich auch die kleinen Labien. Größe, Form und Symmetrie sind individuell sehr verschieden. Auch hier gilt es aufzuklären, zu beruhigen und damit die junge Frau in ihrer Individualität zu stärken. Korrekturwünsche werden meist jenseits des 20. Lebensjahres geäußert und sind äußerst zurückhaltend zu bewerten (vgl. ➤ Kap. 7.2.1.–7.2.2).

Das äußere Genitale mit der primären Genitalbehaarung unterliegt nun bereits seit etlichen Jahren einer öffentlichen Aufmerksamkeit und „Verschönerungs-"Industrie. Bereits junge Mädchen finden Haare im Genitalbereich „eklig" und meinen, sie müssten entfernt werden. Die Industrie stellt dafür zahlreiche Produkte oder Methoden zur Verfügung, die dazu führen, dass eine vermehrte Aufmerksamkeit dem Äußeren geschenkt wird und unweigerlich Vergleiche zu „Vorbildern" gezogen werden. Daraus folgt häufig eine Wertung und Bewertung, die wiederum zu einem Gefühl des Mangels oder der Unvollkommenheit führen können. Auch hier gilt es, Ruhe zu bewahren, das Individuelle zu stärken und den normalen Menschenverstand walten zu lassen.

In diesem Zusammenhang muss auch auf die vielen Produkte der Körper- bzw. Genitalhygiene hingewiesen werden. Vorausgesetzt sie werden regelrecht angewendet, so werden sie bestenfalls nicht schaden. Es besteht aber die Gefahr, dass zu viel gewaschen, gecremt oder gesprüht wird. Wenn dann zuvor eine Rasur stattgefunden hat und die Haut gereizt ist, besteht die Möglichkeit, dass es zu Infektionen kommt. Manchmal erntet man ungläubiges Staunen, wenn man vermittelt, dass pH-neutrale Seifen im Genitalbereich zwar nicht verboten sind, aber Wasser für eine normale Körperhygiene grundsätzlich völlig ausreichend ist.

9.2.3 Die Menstruation wirft Fragen auf

Die erste Menstruation ist sicherlich ein besonderer Moment in der Geschlechtsentwicklung der Frau, da sie den funktionellen Reifungsprozess offensichtlich demonstriert. Der Zeitpunkt der Menarche ist variabel und liegt zwischen dem 11. und 15. Lebensjahr, er kann aber auch früher oder später sein. Damit stellen sich Fragen, die sich aus dem Vergleich mit Gleichaltrigen ergeben. „Warum kommt meine Blutung so früh?" oder „Warum ist sie noch nicht da, und ist mit mir alles in Ordnung?"

Auch bei den Fragen zur Menstruation muss auf die individuelle Variabilität hingewiesen werden und dies als Zeichen der persönlichen Entwicklung gewertet werden. Es ist kein Mangel oder Fehler, wenn die Blutung früher oder später als bei Gleichaltrigen kommt. Es ist eher ein Ausdruck der persönlichen Entwicklung und etwas Einzigartiges im Leben der jungen Frau. Es gilt positive Akzente zu setzen und auch die Mutter zu beruhigen. So kann der Druck von der jungen Frau genommen werden, und sie hat Zeit, sich so zu entwickeln wie ihr Körper es plant.

Ebenso besteht gar nicht so selten die Ansicht, dass die Blutung nach der Menarche nun monatlich kommen müsse und jede Abweichung als unnormal bewertet wird. Dabei werden diese Vorstellungen häufig von der Mutter, die einen 28-tägigen Pillenzyklus gewohnt ist, auf die Tochter übertragen und Abweichungen zum Anlass genommen, den Arzt zu befragen. Diese wohlgemeinte Sorge ist völlig überzogen, baut nur Druck bei der jungen Frau auf, und der Besuch in der frauenärztlichen Praxis wird ganz zu Recht als lästig und überflüssig empfunden.

PATIENTINNENBERATUNG

Im Laufe einer Beratung kann allerdings die Chance genutzt werden, ganz allgemein über die Bedeutung des Körpergewichts, des Alkohol- oder Nikotinkonsums oder auch der körperlichen Betätigung zu sprechen. Dabei ist darauf zu achten, dass das Gespräch immer die Stärkung der jungen Frau im Blick hat und nicht mit dem „erhobenen Zeigefinger" argumentiert wird. Von ärztlicher Seite lohnt sich Großzügigkeit und Verständnis einerseits, aber auch eine klare Ansage in Sachen Lifestyle und Konsum.

Die schmerzhafte Menstruation

Monatsbeschwerden sind anfänglich eher selten. Gelegentlich werden sie durch die Mutter aus eigener Erfahrung berichtet, und die Tochter übernimmt die Erwartungshaltung der Mutter. Hier gilt die klare Ansage, dass eine Menstruation nicht grundsätzlich Schmerzen bereiten muss. Es können leichte Beschwerden auftreten, die durch Ruhe oder Wärmeapplikation im Beckenbereich gelindert werden können. In Ausnahmefällen kann auch mal der Einsatz von Analgetika sinnvoll sein. Jedoch immer dann, wenn ein „Beschwerdeprogress" mit einer Eskalation der therapeutischen Maßnahmen folgt, müssen organische Ursachen ausgeschlossen werden. Dabei ist durch aktives Zuhören der Stellenwert der Beschwerden zu eruieren. War es ein einmaliges Ereignis oder anlässlich einer Belastungssituation oder ist eine kontinuierliche Steigerung der Beschwerden festzustellen?

Sonderfall: Verdacht auf Endometriose

Sollte sich tatsächlich der Verdacht auf eine Endometriose (s. a. ➤ Kap. 3.2.3) ergeben, so ist zunächst ein analgetisches Angebot zu machen, verbunden mit einem Beschwerdekalender. Wobei der Beschwerdekalender auch in vielen anderen Situationen gut eingesetzt werden kann, wie z. B. bei Blutungsunregelmäßigkeiten, Miktionsbeschwerden oder eben Monatsbeschwerden. Dabei erfüllt er nicht nur die Aufgabe einer Dokumentation, sondern gibt der Frau die Möglichkeit, aktiv an der Abklärung ihrer Beschwerden mitwirken zu können. Zusätzlich zeigt die Dokumentation, wie wichtig der Frau das Beschwerdebild ist. Es reicht von peniblen Excel-Tabellen bis hin zu Schmierzetteln oder „Habe ich vergessen". Auf jeden Fall gibt es dem Arzt die Gelegenheit zu zeigen, dass ihm die Beschwerden seiner Patientin wichtig sind, dass er sich kümmert und er seine Anweisungen ernst nimmt und deren Befolgung einfordert.

Die Verdachtsdiagnose Endometriose muss nicht sofort geäußert werden. Erst wenn die Beschwerden und die zeitliche Entwicklung, evtl. mit einem Beschwerdekalender, den Verdacht erhärten, sollte man darauf hinweisen, dass es eine grundsätzlich gutartige, aber chronische Krankheit gibt, deren Leitsymptom monatliche Schmerzen sind. Hier hat es sich bewährt, durchaus den Namen Endometriose zu erwähnen, aber man muss auch ein therapeutisches Angebot machen und je nach Entwicklung der Beschwerden eine operative Abklärung ins Spiel bringen.

MERKE

Dabei ist dem Therapieversuch bei V.a. Endometriose bei der jungen Frau immer der Vorzug vor einer diagnostischen Bauchspiegelung zu geben.

Dieses Vorgehen hat den Vorteil, dass der Arzt zum Zeitpunkt der manifesten Beschwerdeschilderung die Diagnose Endometriose dokumentiert hat, dass eine grobe Aufklärung über das Krankheitsbild erfolgt ist und dass ein gezielter Therapieversuch eingeleitet wurde.

Die Bauchspiegelung als Instrument der Diagnosesicherung wurde angesprochen. Der Zeitpunkt ist bewusst variabel gewählt, um der jungen Frau die individuelle Entscheidungsfreiheit zu gewähren. Es zeigt sich, dass die Frauen die Entscheidung für eine operative Abklärung selbst bestimmen und einen Zeitpunkt wählen, der für sie passt – nach dem Abitur, vor einer Lehre oder nach einem beruflichen Abschluss. So wird die Diagnose frühzeitig angesprochen, die Abklärung nicht verzögert und damit unnötige Operationen mit Organverlust vermieden.

9.2.4 Was haben wir gelernt?

Viele Beschwerden der jungen Frau resultieren aus der individuellen Entwicklung, haben keinen Krankheitswert und sind als normal zu bezeichnen. Trotzdem müssen sie ernst genommen werden. Die ärztliche Aufgabe besteht primär im Zuhören, Betrachten und im verständnisvollen Empfehlen. Dabei gilt es, Unsicherheiten zu beseitigen und die individuelle Entwicklung der jungen Frau zu stärken. Mütter dürfen die Erfahrung machen, dass sie zwar als primäre Vertrauensperson wichtig sind, aber nicht alle überbrachten Meinungen übertragen müssen. Für uns Ärztinnen und Ärzte werden Grundsteine des Vertrauens gelegt, die helfen können, präventive Signale zu geben und Weichen für eine gesunde Entwicklung zu stellen.

9.2.5 Die Jugendliche mit Verhütungswunsch

Mit der Einführung der Pille vor 60 Jahren ist sicherlich ein wichtiger Schritt getan worden, um der Frau die Möglichkeit zu geben, angstfrei ihre Sexualität ausleben zu können. Dabei haben die oralen Kontrazeptiva über die Jahre eine Entwicklung genommen, die sie zu einem sehr sicheren Arzneimittel werden ließen. Trotzdem gibt es Risikofaktoren und Gefahrenzustände, die beachtet und kommuniziert werden müssen. Bei einem seriösen fachlichen Herangehen ist immer klar, dass jedes wirksame Medikament auch nennenswerte Nebenwirkungen hat. Eine unkritische Betrachtung ist fehl am Platz. Hier hat die frauenärztliche Praxis die entscheidende Aufgabe, die bekannten Risiken zu benennen, sie aber auch im Kontext der Lebenswirklichkeit der Frau einzuordnen.

Zu einer antikonzeptionellen Beratung gehört natürlich nicht nur die Beratung über orale Kontrazeptiva, sondern auch das ganze Potpourri an nicht hormonellen Verhütungsmitteln. Weitere Methoden wie Kondom, Diaphragma oder spermizide Suppositorien sollten erwähnt werden, um auf die anwenderabhängige Sicherheit hinzuweisen.

Welche Verhütungsmethode schließlich zur Anwendung kommt, ist von verschiedenen Dingen abhängig. Dabei spielt unter anderem das Alter der Anwenderin, die Praktikabilität, die Verhütungssicherheit und der prospektive Kinderwunsch eine Rolle. Grundsätzlich gilt: eine Verhütung, von der die Frau nicht überzeugt ist, wird nicht funktionieren, auch wenn sie aus medizinischen Gründen noch so sinnvoll erscheinen mag. Aus Gründen der Übersicht werde ich bereits an dieser Stelle auf die üblichen Verhütungsmittel eingehen.

Das Kondom

Sexualität darf, nein soll, spontan, emotional und überraschend sein, nur vielleicht nicht gerade beim ersten Mal! Trotzdem findet der erste Verkehr oft genug ganz ohne Verhütung statt, oder es wird ein Kondom verwendet. Ich halte das Kondom nicht für ein probates Verhütungsmittel, sondern bestenfalls für einen Infektionsschutz. Trotzdem darf sich der Partner um ein Kondom bemühen und es auch anwenden. So hat er die Chance, Verantwortung zu zeigen und seinen Teil der Partnerschaft beitragen. Da aber bekanntlich die Frau schwanger wird, sollte sie für sich die Sicherheit wählen, die sie wünscht. Die Verhütung in die Verantwortung des Mannes zu legen ist zumindest mit einem gewissen Risiko verbunden. Darüber muss sich die Frau im Klaren sein.

Die Pille

Die Methode der Wahl im Erstgespräch bei einer jungen Frau ist die Pille, zumindest vorausgesetzt, es bestehen keine gravierenden Kontraindikationen. Die Pille hat den großen Vorteil der einfachen Anwendung, einer unschlagbaren Sicherheit und positiven „Nebenwirkungen" auf die Zyklusstabilität, die monatlichen Beschwerden und nicht zuletzt auch auf die Haut.

Trotzdem hat die Pille ein „Imageproblem", weil unsere Gesellschaft es geschafft hat, das Verhältnis von Risiken zu Nutzen so zu verzerren, dass Risiken scheinbar zum Regelfall und der Nutzen kaum beachtet einfach so mitläuft. Gar nicht so selten wird das Verhütungsgespräch von der Frau eröffnet mit der Feststellung: „Aber bitte keine Hormone, die vertrage ich nicht. Hormone sind doch zu gefährlich."

Hormone werden „dämonisiert". Fragt man nach, welche Hormone gemeint sind, dann ist das Wissen schnell zu Ende, und der Hinweis, dass an Diabetes erkrankte Menschen dankbar sind, dass es Insulin gibt, oder die Schilddrüsenpatientin ohne L-Thyroxin schlecht leben kann, lässt die Frau ratlos zurück. Trotzdem erneuert sie ihren Wunsch: „Aber bitte keine Hormone." Hier kommt Aufklärung an ihre Grenzen. Da helfen nur eine sehr differenzierte Beratung und eine noch bessere Dokumentation.

Bewährt hat sich ein Erstgespräch, in dem herausgefunden wird, welches Verhütungsmittel für die junge Frau geeignet ist. Beratung und Aufklärung über die Anwendung und die Risiken sind selbstverständlich. Sollte die Entscheidung zur Pille getroffen worden sein, so wird diese für 3 Monate rezeptiert und ein Folgetermin vereinbart.

FÜR DIE PRAXIS

Bezüglich der „Unverträglichkeiten" hat sich noch die Empfehlung bewährt, der jungen Frau folgenden Rat mit auf den Weg zu geben: „Im ersten Monat konzentrieren Sie sich darauf, die Pille möglichst korrekt zu nehmen. Im zweiten Monat beobachten Sie, wie Sie sie vertragen, und im dritten Einnahmemonat entscheiden Sie, ob Sie die Pille weiter einnehmen wollen."

Diese Empfehlung über 3 Monate bewirkt, dass die Pille nicht nach dem dritten Einnahmetag abgesetzt wird, nur weil ein Druck in der Magengegend verspürt wurde oder die Stimmung schlecht war.

Nach den ersten 3 Monaten wird nach der Akzeptanz gefragt. Bei Bedarf werden auch die Risiken nochmals abgefragt. Oftmals wird dann stolz von Nikotin- oder Alkoholabstinenz berichtet. Wenn die Lifestyle-Fragen noch nicht angesprochen wurden, so ist das zweite Gespräch eine gute Gelegenheit, dies nachzuholen.

Die weiteren Folgeterminen werden eingeleitet mit der Frage: „Wie geht's?" Sind Fragen zu klären, so werden diese beantwortet.

Bis zu diesem Termin verzichte ich bewusst auf eine körperliche Untersuchung, um der jungen Frau die Gelegenheit zu geben, ausreichend Vertrauen zur Praxis aufzubauen. Wenn ich auf die gynäkologische Untersuchung angesprochen werde oder darum gebeten wurde, so wird sie selbstverständlich vollständig durchgeführt. Wenn ich nicht auf die Untersuchung angesprochen werde, so mache ich die Untersuchung am Ende des zweiten Gesprächs zum Thema und rate der jungen Frau bei einem der nächsten Termine, eine Untersuchung selbst anzumelden. Damit kann die junge Frau den für sie passenden Zeitpunkt zur Untersuchung finden. Wenn eine Patientin diesen Zeitpunkt aber offensichtlich nicht finden will, wird sie nach spätestens 2 Jahren auf eine Untersuchung hingewiesen. Nach einer weiteren Empfehlung wird auch das Ausstellen eines Wiederholungsrezeptes von der Untersuchung abhängig gemacht.

MERKE

Die Devise ist: Eigenverantwortung geht vor Anordnung, aber nicht grenzenlos.

Die kombinierte orale Kontrazeption

MERKE

Die kombinierte Östrogen-Gestagen-Pille ist das Verhütungsmittel der Wahl, wenn es um eine sichere, einfach anzuwendende und risikoarme Verhütung bei jungen Frauen geht.

Das sind Kriterien, die den Erfolg der Pille in den vergangenen Jahrzehnten bestimmt haben. Im Beratungsgespräch kann auf die hohe Sicherheit verwiesen werden.

Natürlich ist die regelrechte Anwendung eine grundsätzliche Voraussetzung. Es gibt zahlreiche „Erinnerungshilfen" vom Zahnputzbecher bis zur App. Trotzdem ist der Anwendungsfehler wohl der häufigste Grund für ein Versagen. Da lohnt es unbedingt im persönlichen Gespräch den Pillenstart anhand eines konkreten Zyklusbeispiels durchzusprechen. Man sollte sich dabei nicht scheuen, simpel und redundant zu sprechen. Auch ist die Beratung nicht abhängig von Intellekt oder sozialem Status. Die Aufklärung muss immer gleich umfassend, anschaulich und trotzdem simpel sein. Als BeraterIn tut man gut daran, auch Fragen der jungen Frau zuzulassen und genau zuzuhören. Gelegentlich offenbaren sich erst hierbei grundsätzliche Missverständnisse.

Im Rahmen der Beratung und Aufklärung stehen natürlich die thromboembolischen Risiken ganz im Vordergrund. Auch wenn sie bei der jungen Frau sehr selten sind, müssen sie angesprochen werden. Dabei sind Begriffe wie Thrombose oder Embolie sehr abstrakt und unverständlich. Lungenembolie, Herzinfarkt oder Schlaganfall sind schon etwas konkreter, aber für junge Frauen noch weit entfernt. Um das

Krankheitsbild einer Halbseitenlähmung darzustellen, war es mir immer wichtig, dieses beispielhaft zu demonstrieren. Ich bin deshalb während einer jeden Erstaufklärung bei jungen Frauen aufgestanden und habe mit wenigen Schritten vor der Patientin den hängenden Arm und das nachziehende Bein bei Hemiplegie demonstriert. Dabei habe ich auf eine stadtbekannte Person hingewiesen, wie diese am Stock durch die Straßen geht. Als weiteres Beispiel habe ich von einer eigenen jungen Patientin berichtet, die unter Pilleneinnahme und Nikotinabusus eine Halbseitenlähmung erlitten hatte und mir unter Tränen schilderte, wie schwer es für sie sei, mit einer Hand die Knopfleiste ihrer Bluse zu öffnen oder zu schließen.

Solche tagtäglichen Beispiele beeindrucken. Wenn dann der Hinweis kommt, dass diese thromboembolischen Ereignisse unter Nikotinabusus deutlich häufiger vorkommen, so ist das ein guter Einstieg in die Beratung über Lifestyle und Genussmittel.

Es kann keine antikonzeptionelle Erstberatung ohne den Hinweis auf das Rauchen, den Alkoholgenuss oder den Bewegungsmangel geben. In jungen Jahren lassen sich ohne Anwesenheit der Eltern Botschaften senden, die im anderen Kontext sonst eher zu Konfrontation als zu Einsicht führen. Dabei bin ich mir darüber im Klaren, dass das einfache Aufzählen von Risikofaktoren noch keine Verhaltensänderung bewirkt. Deshalb rate ich der jungen Frau, alles, was sie an Rauchutensilien bei sich trägt, in den nächsten Mülleimer zu werfen und in den sozialen Netzen der Peer-Group mitzuteilen, dass sie jetzt zum „Club der Nichtraucher" gehört. Diese Empfehlung beinhaltet ein „öffentliches" Bekenntnis und ein aktives Handeln. Zusätzlich kann die Aktion auch gemeinsam mit der besten Freundin durchgeführt werden.

Tabuisiert wird in unserer Gesellschaft der negative Einfluss des Zellgiftes Alkohol. Hier besteht noch viel weniger das Bewusstsein, dass Alkoholkonsum einen schädigenden Einfluss auf den Körper haben könnte. Durch die gesellschaftliche Akzeptanz des kontrollierten Trinkens scheint der Alkohol nur beim „Komasaufen" gefährlich zu sein.

Neben den Genussgiften stellen die Beratungsgespräche zur Verhütung auch eine gute Gelegenheit dar, über Bewegungsmangel und das Körpergewicht zu sprechen. Dieses Thema, verbunden mit einem gesellschaftlich geprägten Körperbild, ist zu komplex, als dass man es in einem Erstgespräch ansprechen könnte. Aber bei Folgeterminen kann das Thema Essverhalten aufgegriffen werden.

Bei so vielen negativen Botschaften ist es selbstverständlich, auch auf die positiven Aspekte neben der Verhütung hinzuweisen. Die Verbesserung der Haut ist ein Aspekt, der sehr dankbar aufgenommen wird. Die Besserung von Monatsbeschwerden wird von vielen Frauen geschätzt. Und nicht zuletzt spielt auch ein verlässlicher Monatszyklus mit „normaler" Blutungsstärke eine große Rolle. Eine Betonung dieser „Annehmlichkeiten" spielt in den folgenden Jahren eine gewisse Rolle, wenn eine unsachliche Bewertung von Hormonen plötzlich die Einnahme der Pille als unverantwortlich erscheinen lässt.

In unserer Praxis ist gut eingeführt, dass zum Erstgespräch das Mitbringen des Impfpasses notwendig ist. Dies wird bei der telefonischen Terminvereinbarung so unmissverständlich mitgeteilt, dass die meisten jungen Frauen einen Impfpass vorlegen. Diejenigen, die ihn „vergessen" haben und in der Nähe wohnen, werden von den Mitarbeitern nach Hause geschickt, um ihn zu holen. Gibt es keinen Impfpass oder hat die Mutter „den Daumen darauf", so wird ein Impfgespräch geführt mit dem Angebot, einen neuen Impfpass auszustellen.

Die reine Gestagen-Pille

Die verhütende Wirkung der Pille ist die eine Seite, die andere Seite sind die teils gewünschten, teils unerwünschten Nebenwirkungen. An die perfekte Haut, die fehlenden Monatsbeschwerden und die regelmäßigen Blutungen hat man sich neben der Verhütung gewöhnt. Plötzlich erscheint es „uncool", Blutungen zu haben, und die Woche Einnahmepause wird zum Problem. Ob die Information zum Langzyklus bei kombinierten Pillen oder bei reinen Gestagen-Pillen nun von der Freundin kommt oder in der Laienpresse als chic dargestellt wird, plötzlich wird die kombinierte Pille nicht mehr vertragen, depressive Verstimmung, sexuelle Unlust, Blutungsstörungen und Vieles mehr werden vorgetragen, um auf eine reine Gestagenpille zu wechseln.

Ohne auf die medizinischen Indikationen für einen Langzyklus mit oder ohne Östrogene eingehen zu wollen, muss festgestellt werden, dass für einen Langzyklus auch unreinere Haut in Kauf genommen wird. Die Anwendung von reinen Gestagen-Pillen liegt im Trend und wird geschätzt. Als Erstanwendung halte ich die östrogenfreien Antikonzeptiva nicht für geeignet. Die Besonderheiten der Amenorrhö müssen besprochen werden. Dabei kursieren immer noch die abenteuerlichen Vorstellungen über den „Schmutz" in der Gebärmutter, die sich durch die Menstruation erst selbst reinigen würde. Hier tut etwas Aufklärung über den weiblichen Zyklus gut und das nicht nur bei jungen Frauen.

Die Spirale

Die Einlage von Metall- oder Kunststoffteilen in die Gebärmutter hat eine lange Geschichte. Angeblich wurden Goldteile in der Gebärmutter von ägyptischen Mumien gefunden, die den Schluss nahelegen, dass bereits vor vielen tausend Jahren die antikonzeptionelle Wirkung von Edelmetall bekannt war.

Die breitere Anwendung erfolgte erst in der zweiten Hälfte des 20. Jahrhunderts, als kupferbesetzte Plastikteile in die Gebärmutter eingeführt wurden. Dabei wurden verschiedene, auch Spiralen ähnliche Formen probiert, um einen sicheren Sitz im Cavum uteri zu gewährleisten. So kam es zum Begriff der „Spirale", der heute immer noch gängig ist, mit der Form der heute applizierten Systeme jedoch nichts mehr gemein hat.

Spiralen oder intrauterine Systeme haben den großen Vorteil, nach korrekter Applikation für mehrere Jahre eine gute bis sehr gute Verhütung zu gewährleisten, ohne dass an etwas gedacht werden muss. Als Nachteil muss die Prozedur der Einlage genannt werden, die sehr unterschiedlich erlebt wird. Trotzdem gibt es einen recht großen, sehr zufriedenen Anteil von Anwenderinnen, für die die Vorteile bei Weitem überwiegen.

Die kupferhaltigen Systeme

Bis weit in die 80er-Jahre des letzten Jahrhunderts waren Kupferspiralen die einzige echte Alternative zur Pille bzw. zur Sterilisation. In ihrer Form waren sie T-förmig oder einer „7" so nachempfunden, dass sie im Cavum uteri stabil die nächsten Perioden verbleiben konnten.

Neben der „unangenehmen" Einlage und der Entfernung nach einigen Jahren waren der korrekte Sitz und der sichere Verbleib in der Gebärmutter das größte Problem. Im Idealfall war es eine preisgünstige, langfristige und reversible Verhütung mit einer akzeptablen Sicherheit.

Das Problem der Dislokation oder gar Expulsion will seit einigen Jahren ein kupferhaltiges System in Kettenform beherrschen. Die Kette wird im Fundus der Gebärmutterwand verankert und so fixiert. Dieses System ist ein gutes Beispiel dafür, dass Werbung funktioniert. Denn kaum war das Modell auf dem Markt, schon wurde es von der angesprochenen Zielgruppe nachgefragt. Dabei war keiner Frau klar, wie genau die Kette verankert und wie sie entfernt wurde. Das Problem der Myometriumdicke und der Perforation standen weniger im Vordergrund als vielmehr das Werbeversprechen einer „veganen Verhütung". Damit war die Zielgruppe klar benannt. Ich habe der Versuchung erfolgreich widerstanden, ein solches System zu legen.

Die hormonhaltigen uterinen Systeme

In den 90er-Jahren des letzten Jahrhunderts kamen Systeme auf den Markt, die über einen Schaft mit zwei stabilisierenden Ärmchen über mehrere Jahre kontinuierlich ein Gestagen abgeben konnten. Dies führt im Idealfall dazu, dass die Proliferation des Endometriums vollständig unterdrückt wird und die Menstruation ausbleibt. Dadurch ist der Verbleib des Systems in der Gebärmutter sehr sicher und die Verhütung ausgesprochen gut. Gelegentlich kommt es zu unreiner Haut, und es wird über eine depressive Verstimmung geklagt. Diese Nebenwirkungen sind jedoch selten.

Insgesamt muss festgestellt werden, dass viele Frauen, die sich früher einer Gebärmutterentfernung wegen zu starker Blutungen unterziehen mussten, von der Einlage einer hormonhaltigen Spirale mit Amenorrhö profitieren. Mittlerweile gibt es Systeme, die bis zu 6 Jahre in der Gebärmutter verbleiben können. Außerdem ist ein Wechsel nicht so unangenehm wie bei den starren kupferhaltigen Systemen, da der Plastikschaft ausgesprochen weich und flexibel ist.

Die natürliche Familienplanung

Jetzt wird es heroisch. Die natürliche Familienplanung (NFP) ist eine gute und sichere Methode zur Verhütung, wenn man die Spielregeln kennt und auch beachtet. Diese Bedingung ist die grundsätzliche Voraussetzung für eine akzeptable Sicherheit, aber auch das eigentliche Problem der Methode. Sexualität soll spontan und frei von Manipulation stattfinden. Aber wie soll das gehen, wenn die Temperatur noch nicht hoch genug ist, oder wenn sie nur 2 Tage hoch war und dann nicht mehr. Können wir oder können wir nicht, das ist hier die Frage. Solche Grundsatzentscheidungen, nach einer morgendlichen Temperaturmessung zu treffen fällt dem einen leichter, dem anderen schwerer. Klar ist, je strenger man sich an die Regeln hält, umso sicherer ist die Methode. Am sichersten ist es, wenn man auf den Verkehr verzichtet. Aber so war es ja wohl nicht gemeint.

Voraussetzung für eine erfolgreiche Anwendung der natürlichen Familienplanung ist die Messung der täglichen Aufwachtemperatur so oft, bis sie an 3 aufeinander folgenden Tagen 36,9 °C oder höher ist. Danach kann man davon ausgehen, dass die Ovulation erfolgt ist. Das heißt aber auch, zweimal hoch, dann einmal etwas zu niedrig und dann wieder hoch, dass hierbei die aufeinander folgenden Tage nicht eingehalten wurden. Deshalb kein Verkehr, und alles geht von vorne los.

Neben der strikten Temperaturmessung sollte der Zyklus einigermaßen stabil sein. Sonst misst man über einen ganzen Monat ohne einen Temperaturanstieg, bis die Periode wieder kommt, und man hatte an keinem Tag Verkehr, obwohl dieser anovulatorische Zyklus keine Gefahr für eine ungewollte Schwangerschaft bedeutet hätte.

Man kann die NFP noch mit der Schleimbeobachtung kombinieren und damit die Sicherheit steigern. Aber auch das erfordert einen stabilen Zyklus und eine gute Portion Erfahrung. So bleibt trotz des attraktiven Namens diese Methode eher für Paare mit Erfahrung und einer gelassenen Sexualität. Außerdem muss sich das Paar darüber im Klaren sein, dass ein Versagen je nach Konsequenz nicht ausgeschlossen ist.

Was es sonst noch so alles gibt

Der Markt ist vielfältig, und die Gefahr der Verwirrung besteht. *Verhütungspflaster* sind in der grundsätzlichen Struktur hormonelle Kombinationspräparate, die im

Wochenabstand auf die Haut geklebt werden. Dabei ist der transdermale Weg ein guter Weg, nur leider ist die Resorption nicht ausreichend sicher, sodass sich ein Produkt nicht durchsetzen konnte.

Verhütungsringe stellen auch hormonelle Kombinationspräparate dar, die den transdermalen Weg gehen, nur eben in der Scheide. Hier können sie 3 Wochen liegenbleiben. Nach einer Woche Pause wird ein neuer Ring eingelegt, und der Zyklus beginnt von vorne. Wer das einmal begriffen hat und die Erfahrung gemacht hat, dass der Ring beim Sex nicht stört, für die ist der Ring eine bequeme und sichere Verhütung.

In unserer digitalen Welt darf auch eine App-gesteuerte Verhütung nicht fehlen. Aber die Verhütung per Computer basiert entweder auf der Temperaturmessung, oder es wird der LH-Peak gemessen und dann die „Ampel" von Rot auf Grün geschaltet. Nachdem solche Anwendungen zunächst als Verhütungsmethode beworben wurden, fungieren sie heute mehr als optimierende Kinderwunschmethode für digitale Nerds mit zu viel Geld.

Zum guten Schluss seien noch das *Diaphragma,* die *spermiziden Suppositorien* und die *Portiokappe* erwähnt. Bei diesen Methoden gilt: Wer sich damit befasst und eine Schwangerschaft einplant, kann möglicherweise verhüten. Dabei scheint mir nur eines sicher: dass die Spontaneität und die Natürlichkeit ziemlich auf der Strecke bleiben.

9.2.6 Die junge Frau ohne Kinderwunsch

Die junge Frau ohne Kinderwunsch ist in der Regel 16 Jahre, und älter und sie wendet erfolgreich eine Verhütungsmethode an. Sie ist über die Antikonzeption aufgeklärt und kommt regelmäßig in die frauenärztliche Praxis. Was machen wir mit diesen Frauen? Wenn die Verhütung klar ist und sonst über keine aktuellen Beschwerden geklagt wird, dann wäre diese Konsultation eigentlich schnell erledigt. Aber halt, damit würde man eine große Chance vertun. Es ist die **Zeit der Frauengesundheit.**

MERKE

Frauengesundheit ist das ganzheitliche Bemühen um die körperliche und seelische Gesundheit der Frau. Das umfasst in erster Linie das aktive Zuhören, dann ein verständnisvolles Beraten und ein gezieltes Aufklären.

Das Zuhören

Können wir noch zuhören und wollen wir das überhaupt? Können wir uns das noch leisten? Ich meine, ja, es ist sogar eine Notwendigkeit, wenn man den Anspruch hat, ein Gespräch erfolgreich zu führen. Nach einer einführenden offenen Frage geben wir unserer Patientin die Möglichkeit zu sprechen – worüber auch immer! Wir hören so lange zu, bis unsere Patientin sprachlich und gedanklich einen Absatz macht.

FÜR DIE PRAXIS

Die Erfahrung zeigt, dass das Gespräch erfolgreicher ist und schneller auf den Punkt kommt, wenn man die Patientin nicht unterbricht. Gleichzeitig hat die Patientin das Gefühl, eigene Gedanken und Wünsche vortragen zu können. Das ist die Basis für ein zukünftiges stabiles Vertrauensverhältnis.

Die Beratung

Die Beratung beinhaltet einen Rat, eine ärztliche Empfehlung. Hier besteht die große Chance, präventive Gesundheitsaspekte zu setzen. Die Verhütung ist geklärt, und die körperliche Untersuchung ist unauffällig. Nun gilt es, weitere Themen zu setzen. Dabei kommt der Beratung zu Impfungen ein besonderer Stellenwert zu.

Körpergewicht

Das Körpergewicht hat in unserer Zeit eine immense Bedeutung. Die Normen werden durch die Medien und sozialen Netze vorgegeben, und die Bandbreite wird immer enger. Das heißt, wir alle bewegen uns in einem schmalen Korridor und gehören entweder noch dazu, oder wir sind schon draußen. Da aber niemand „draußen" sein will, wird ein unausgesprochener Druck aufgebaut, dem sich nicht alle widersetzen können.

Unter diesen Voraussetzungen ist man schnell mit seinem Gewicht drüber oder drunter. Kann man damit nicht umgehen, lässt man sich entweder vollends gehen oder wird depressiv oder beides.

Neben diesem gesellschaftlichen Druck gibt es etliche medizinische Aspekte, die bedacht werden müssen. Das Übergewicht, häufig kombiniert mit Bewegungsmangel, stellt einen Risikofaktor für Herz-Kreislauf-Erkrankungen, Diabetes und sogar das Mammakarzinom dar. Das Untergewicht führt zusammen mit extremer sportlicher Betätigung zu Osteoporose und Ermüdungsbrüchen.

Den betroffenen Frauen ist der Risikofaktor Gewicht bekannt, wenn auch vielleicht nicht in dem tatsächlichen Umfang. Aber in ihrem Inneren spüren sie ein schlechtes Gewissen und versuchen, dieses trotzig zu kompensieren, indem sie behaupten: „Ich stehe zu meinem Gewicht!". Unsere ärztliche Aufgabe besteht darin, zunächst Vertrauen aufzubauen. Ist diese Basis geschaffen, so ergibt sich über die Zeit die Gelegenheit, das Thema anzusprechen.

Hilfreich ist auch ein banaler Aushang im Wartezimmer, dass sich die Praxis in Sachen Gewicht weitergebildet hat. So ergreifen die Frauen die Gelegenheit, zu einem für sie passenden Moment das Thema aufzugreifen, und schon sind wir im

Gespräch. Nun gilt es, nicht schlaue Sprüche zu klopfen oder Dinge zu wiederholen, die die Frau schon hundertmal gehört hat, sondern auch jetzt gilt es, Vertrauen und Verständnis aufzubauen und sie emotional dort abholen, wo sie aktuell seht. Welchen Plan man gemeinsam bespricht, ist individuell abhängig. Auf jeden Fall muss man am Ende des Gesprächs zu einer Vereinbarung kommen und diese bei der nächsten Konsultation wieder aufgreifen. So präsentiert man sich als verlässlichen Partner.

Ziele sollten nicht zu hochgesteckt werden, sie sollen am besten von der Patientin selbst gesetzt werden. So fällt es leicht, bei Zielerreichung zu loben, und wenn es nicht erreicht wurde, kann man entspannt nach den Ursachen fragen und einen neuen Ansatz starten.

Insgesamt sind Geduld und Verständnis wichtig, aber auch eine klare Meinung zu den Risiken.

Alkohol

Hier scheiden sich die Geister. Manche halten das Glas Rotwein am Abend für normal und sogar gesund, andere lehnen jeglichen Tropfen Alkohol strikt ab. Die Wahrheit liegt wohl wie so häufig irgendwo in der Mitte. Wichtig ist nur mitzuteilen, dass Alkohol ein Zellgift darstellt, welches Schäden verursachen kann. Die frauenärztliche Aufgabe besteht darin, bereits bei den jugendlichen Frauen nach Alkohol- oder auch Drogenkonsum zu fragen. Dabei erhält man erstaunlich oft ehrliche Angaben. Auch hier sollte nicht der erhobene Zeigefinger kommen, sondern eine grundsätzliche Aufklärung über die Wirkung des Alkohols auf den Körper wäre angebracht.

Wichtig ist ebenfalls, nach den Gelegenheiten und der Peer-Group zu fragen. Wann, wo und mit wem wird getrunken. Auch nach familiären Vorbelastungen muss gefragt werden. So kann man offenlegen und raten, um Lösungen zu erarbeiten. Wichtig auch jetzt, Vereinbarungen treffen und nachfragen.

Rauchen

Der Nikotinabusus ist leider ein häufiges Problem, dessen Beginn in der Zeit der Pubertät liegt. Familiäre Vorbilder, der Gruppendruck oder einfach Neugier und Unwissenheit mögen als Ursache in Frage kommen. Da mit dem Rauchen oftmals begonnen wird, wenn sexuelle Aktivitäten geplant werden und die antikonzeptionelle Beratung in der frauenärztlichen Praxis ansteht, muss das Thema aufgegriffen werden.

Welche Strategien zur Entwöhnung es gibt, wurde bereits oben im Abschnitt „Die Pille“ ausgeführt. Die Beratung umfasst dabei nicht nur die thromboembolischen Risiken, sondern auch die karzinogene Potenz.

PATIENTINNENBERATUNG

Hilfreich ist es gelegentlich, auf den schlechten Einfluss auf Haut, Haare und den Geruch der Kleidung hinzuweisen. Erstaunlicherweise macht das oftmals mehr Eindruck als das Risiko, am Bronchialkarzinom zu erkranken.

Impfungen

Es hätte nicht einer Pandemie bedurft, um in einer frauenärztlichen Praxis die Bedeutung von Impfungen herauszustellen. Wir Frauenärztinnen und -ärzte wissen seit Langem um das Problem der Rötelnembryopathie und die erfolgreiche Impfung. Wir beraten junge Frauen zu sexuell übertragbaren Erkrankungen und sprechen über eine Hepatitis-B-Impfung. Schließlich gibt es seit 2006 in Deutschland eine Impfung gegen den Gebärmutterhalskrebs, die erfolgreich Vorstufen und manifeste Befunde verhindern kann. Das Thema Impfen gehört deshalb in die allererste Reihe, wenn es um eine vorsorgende Beratung geht.

Um die Bedeutung der Impfungen zu betonen, erwarten wir zu einem Erstgespräch immer, dass der Impfpass vorgelegt wird. Das erfordert etwas Training des Praxisteams und einen strukturierten Praxisablauf. Bei jedem Besuch wird der Impfnachweis konsequent nachgefragt. Wenn der Impfpass vorgelegt wird, wird er in der Praxissoftware dokumentiert, und die Ärztin/der Arzt kann auf Impflücken hinweisen. Da in einer gut geführten Praxis immer genügend Impfstoff vorrätig ist, kann sofort geimpft werden, wenn es erforderlich ist. Die halbjährlichen Kontakte in der Praxis bieten sich an, ganz konsequent die Impflücken zu schließen, ohne dass zu schnell, zu viel und mit zu viel Druck geimpft wird. Bei der Beratung wird der Unterschied von primärer, sekundärer und tertiärer Prävention erklärt (s. a. ➤ Kap. 9.2.1 und ➤ Kap. 9.3) Nur so kann die Patientin verstehen, welche Bedeutung und welche Chance eine Impfung darstellt.

Im Einzelnen werden in der frauenärztlichen Praxis die in ➤ Tab. 9.1 genannten Impfungen besprochen und angeboten: Die Übersicht ist ein modifizierter Auszug aus dem Impfkalender, den die STIKO jährlich veröffentlicht [3]. Der Impfkalender stellt eine Empfehlung dar, an der sich impfende Ärztinnen und Ärzte gut orientieren können. Regionale Besonderheiten, wie z. B. die FSME-Impfung oder die kombinierte Hepatitis-A- und -B-Impfung, müssen noch zusätzlich beachtet werden.

Der Nationale Impfplan

Der Impfkalender [1] spiegelt die Umsetzung der Ziele, die im Nationalen Impfplan (NIP) definiert wurden. Dabei liegt der Anteil an geimpften Menschen für einen sicheren Kollektivschutz zwischen mindestens 85 % bei Diphtherie und

9

Tab. 9.1 Impfkalender (Standardimpfungen); Nach Epidemiologisches Bulletin 2021; 34; S. 6 [3] [X221-032]

Impfung	Alter in Jahren				
	9–14	15–16	17	ab 18	ab 60
Tetanus	*A2*			*A*	
Diphtherie	*A2*			*A*	
Pertussis	*A2*			*A3*	
Poliomyelitis	*A1*				
Hepatitis B					
Pneumokokken					*S*
Meningokokken C					
Masern				*S*	
Mumps, Röteln					
Varizellen					
HPV	*G 1*	*G 2*			
Herpes zoster					*G1* *G2*
Influenza					*S (jährlich)*

Abkürzungen:
A = Auffrischimpfung
G = Grundimmunisierung
S = Standardimpfung

mindestens 92–95 % bei Masern. Diese Mindestzahlen sind zu übertreffen, wenn es um die weltweite Eliminierung geht. Die Nationale Lenkungsgruppe Impfen (NaLI) hat deshalb „Nationale Impfstrategien & Impfziele" definiert.

Daher wurden im Nationalen Impfplan (NIP) spezifische Impfquotenziele aufgenommen, die in Anlehnung an die WHO-Ziele und vor dem Hintergrund der epidemiologischen Situation wie folgt formuliert wurden:

FÜR DIE PRAXIS

Impfquotenziele des Nationalen Impfplans (NIP) [1]

- Steigerung der Impfquote für die 1. und 2. Masern-Mumps-Röteln (MMR)-Impfung bei Kindern und Jugendlichen in allen Regionen der Bundesrepublik auf 95 % (WHO-Ziel).
- Alle weiblichen Jugendlichen sowie Frauen im gebärfähigen Alter sollten 2-mal gegen MMR (mindestens aber Röteln) geimpft worden sein (WHO-Ziel, STIKO-Empfehlung).
- Über 95 % der Kleinkinder sollten im 2. Lebensjahres die 4. Dosis der Pertussisimpfung erhalten haben (STIKO-Empfehlung).
- Die Inanspruchnahme von Auffrischungsimpfungen gegen Diphtherie, Tetanus, Pertussis und Polio bei Schulkindern oder Jugendlichen sollte auf ≥ 90 % erhöht werden (unzureichende Impfquoten).
- Die Durchimpfung gegen Hepatitis B bei Kindern und Jugendlichen sollte auf ≥ 95 % gesteigert werden (unzureichende Impfquoten).
- Die Influenza-Impfquoten sollten bei Senioren und Risikogruppen auf über 75 % gesteigert werden (EU-Ziel).

An diesen Impfzielen müssen wir uns alle messen lassen. Unabhängig von der Fachrichtung haben alle praktizierenden Ärzte und Ärztinnen die Verpflichtung, diese Impfziele zu unterstützen.

Als Frauenärztinnen und -ärzte haben wir eine besondere Verantwortung, da wir einerseits Patientinnen jahrzehntelang begleiten, andererseits aber auch mit den Konsequenzen eines unzureichenden Impfschutzes konfrontiert sind.

Tetanus, Diphtherie, Pertussis und Polio

Ganz bewusst werden hier alle vier Krankheitsbilder gemeinsam aufgeführt, da sie auch gemeinsam geimpft werden. Ob man nun noch Polio impft oder nicht, darüber kann man streiten. Klar ist aber auch, dass diese Erkrankungen so bekannt sind, dass es selten Probleme bei der Überzeugungsarbeit gibt.

Die Pertussiskomponente ist seit 2020 ganz aktuell im Gespräch, weil die STIKO die Impfung in der Schwangerschaft ausdrücklich empfiehlt, um eine Infektion des Neugeborenen zu vermeiden. So kann die Beratung für diese Impfung schon im Hinblick auf eine zukünftige Schwangerschaft geführt werden. Aber auch der älteren Frau mit „Oma-Wunsch" kann die Bedeutung der Pertussisimpfung erklärt werden. Denn wenn sie ihr Enkelkind sehen und nicht anstecken will, dann sollte auch die Frau jenseits der 50er-Jahre gegen Pertussis geimpft sein.

Hepatitis B (A)

Die Hepatitis B ist eine ernsthafte, unter Umständen chronische und sogar lebensbedrohliche Erkrankung. Darüber hinaus ist das Virus verantwortlich für die Entstehung des primären Leberzellkarzinoms. Es ist eine sexuell übertragbare Erkrankung und somit in der frauenärztlichen Praxis ein wichtiges Thema. Ob nun nur gegen Hepatitis B oder auch gleichzeitig gegen Hepatitis A geimpft wird, muss mit der Patientin besprochen werden. Die gesetzlichen Krankenkassen sind zur Übernahme der Kombinationsimpfung nicht verpflichtet, aber es lohnt sich in jedem Fall, bei der Kasse schriftlich nachzufragen.

Pneumokokken

Die Impfung gegen Pneumokokken wird im Erwachsenenalter ab 60 Jahren empfohlen. Dabei kommt der 23-valente Polysaccharidimpfstoff zur Anwendung. Menschen ohne weitere Risiken reicht die einmalige Impfung. Liegen jedoch weitere Risiken vor, erfolgen Indikationsimpfungen alle 6 Jahre unabhängig vom Alter. Dies betrifft Menschen mit angeborenen oder erworbenen Immundefekten oder chronisch Erkrankte, wie COPD, Diabetes mellitus oder Zerebralparesen. Eine berufliche Indikation ist bei Schweißern gegeben, wenn es zur Exposition von Metallrauchen kommt.

Meningokokken C

Die Meningokokken-C-Impfung ist eine typische Impfung im Jugendalter und wird gerne in der Praxis vergessen. Glücklicherweise kennen die meisten die Meningokokkenenzephalitis oder die Sepsis nur aus dem Studium und nicht aus der täglichen Praxis. Trotzdem gibt es immer wieder lokale Ausbrüche, wobei auch Todesfälle zu beklagen sind. Das wäre vermeidbar!

Masern, Mumps, Röteln

Die Kombination einer angeborenen Innenohrschwerhörigkeit, einer Linsentrübung und bestimmten Herzfehlern, wie Septumdefekten, einem offenen Ductus artiosus Botalli oder einer Fallot-Tetralogie, wird als konnatale **Rötelnembryofetopathie** (CRS) [2] bezeichnet. Sie ist heute in Deutschland dank der kombinierten Masern-Mumps-Röteln-Impfung ein seltenes Ereignis. Leider kommt es trotzdem immer wieder vor, dass Schwangere keinen ausreichenden Rötelnschutz haben und in den ersten 12–14 Wochen der Schwangerschaft einem großen Risiko ausgesetzt sind. Die Ängste der Schwangeren und die Risiken für das ungeborene Kind wären durch eine zeitgerechte Impfung (11.–14. Lebensmonat und 15.–23. Lebensmonat je eine MMR-Impfung [3]) vermeidbar.

MERKE

Seit 2012 gibt es nur noch den kombinierten MMR-Impfstoff, und das aus gutem Grund. Neben den Röteln sind Mumps und Masern zwei weitere wichtige Erkrankungen im Kindesalter mit schwerwiegenden Folgen, die in Kombination mit den Röteln geimpft werden können.

Die **Masern** sind trotz weltweiter Anstrengungen und einer Eliminationskampagne der WHO leider immer noch ein großes Problem.

„Vor Einführung der Impfungen gegen Masern zu Beginn der 1960er-Jahre wurden Masernepidemien alle 2–3 Jahre beobachtet. Jährlich traten weltweit geschätzt 2–3 Millionen masernbedingte Todesfälle auf. Schätzungen ergaben, dass zwischen 2000 und 2017 weltweit rund 21 Millionen Todesfälle durch Impfungen gegen Masern verhindert werden konnten [...]. Trotz einer seit Jahrzehnten verfügbaren, sicheren und wirksamen Impfung starben im Jahr 2018 mehr als 140.000 Menschen aufgrund der Masern, insbesondere Kinder im Alter von bis zu 5 Jahren." [4].

Diese weltweiten Zahlen unterstreichen die Gefährlichkeit der Masern einerseits, anderseits aber auch die Chance eines wirksamen Schutzes.

Deshalb hat das WHO-Regionalbüro für Europa (Liste der Staaten s. [5]) 2002 eine Strategie zur Bekämpfung von Masern und konnatalen Röteln in der Europäischen Region der WHO erarbeitet [6]. Das Ziel war die Eliminierung der Masern bis 2010.

In Deutschland treten leider immer noch periodisch Masern auf (➤ Abb. 9.1). Interessant sind ebenfalls die Fallzahl und Inzidenzen gelistet nach Bundesländern (➤ Tab. 9.2).

Es ist ein deutlicher Abfall der Inzidenz zu verzeichnen. Vermutlich ist das bereits eine Folge des neuen Masernschutzgesetzes, welches am 1.3.2020 in Kraft getreten ist. Die WHO definiert jedoch die Elimination der Masern als

„[...] erreicht, wenn mithilfe eines qualitativ hochwertigen Surveillancesystems nachgewiesen werden kann, dass in einem Staat eine endemische Transmission der Masern über 36 Monate oder länger nicht mehr vorliegt." [9]

Um dieses Ziel zu erreichen, müssen 95 % der Kinder bzw. Jugendlichen zwei MMR-Impfungen dokumentiert haben (WHO-Ziel).

Mumps ist seit 2013 eine meldepflichtige Erkrankung gemäß Infektionsschutzgesetz (IfSG). Mumps ist gekennzeichnet durch eine schmerzhafte ein- oder beidseitige Schwellung der Parotis (Speicheldrüse). Beim Mann kann es zu einer Orchitis kommen, bei der Frau zu einer Mastitis oder Oophoritis. Schwerwiegende Komplikationen stellen die ZNS-Beteiligung, die Meningitis oder auch eine Pankreatitis dar.

Varizellen

„Windpocken haben wir doch alle gehabt! Da brauche ich keine Impfung!" Das stimmt so nicht ganz. Denn die Infektionszah-

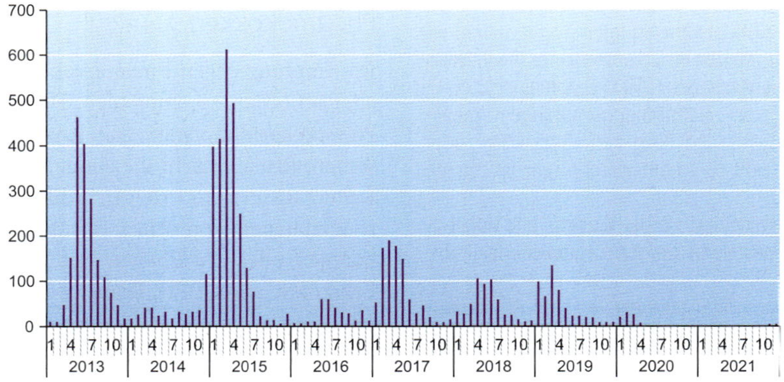

Abb. 9.1 Dem RKI übermittelte Masernfälle pro Monat und Jahr in den Jahren 2013–2020 in Deutschland („Epidemiologische Situation der Masern und Röteln in Deutschland" [7]) [X221-038/ L231]

Tab. 9.2 Fallzahl und Inzidenzen pro 1 Mio. Einwohner für Masern für die Jahre 2019 und 2020 im Vergleich zum Median der Inzidenz der letzten 5 Vorjahre nach Bundesland (Stand: 1.03.2020) [8] [X221-038]

Bundesland	2014–2018	2019		2020	
	Inzidenz/1 Mio. Einwohner (Median)	Fallzahl	Inzidenz/1 Mio. Einwohner	Fallzahl	Inzidenz/1 Mio. Einwohner
Baden-Württemberg	4,8	73	6,6	23	2,1
Bayern	8,3	75	5,7	12	0,9
Berlin	21,0	22	6,0	3	0,8
Brandenburg	4,9	2	0,8	0	0,0
Bremen	2,9	1	1,5	0	0,0
Hamburg	7,6	18	9,7	0	0,0
Hessen	4,1	28	4,5	9	1,4
Mecklenburg-Vorpommern	0,6	0	0,0	0	0,0
Niedersachsen	2,1	91	11,4	1	0,1
Nordrhein-Westfalen	3,9	135	7,5	20	1,1
Rheinland-Pfalz	2,2	38	9,3	6	1,5
Saarland	1,0	0	0,0	2	2,0
Sachsen	8,1	16	3,9	0	0,0
Sachsen-Anhalt	4,5	5	2,3	0	0,0
Schleswig-Holstein	3,8	6	2,1	0	0,0
Thüringen	2,8	5	2,3	0	0,0
Gesamt	**6,5**	**515**	**6,2**	**76**	**0,9**

len sprechen eine andere Sprache, zumal die Wildinfektion einen deutlich schlechteren Schutz hinterlässt, als er bei einer Impfung entsteht. Die Symptomatik und der Schweregrad einer Varizelleninfektion kann sehr unterschiedlich sein. Kinder überstehen die Varizellen meist ohne Komplikationen, im Erwachsenenalter kann man bakterielle Superinfektionen sehen, gefürchtet sind eine Varizellenpneumonie und die ZNS-Beteiligung in Form einer Meningitis oder Enzephalitis.

Schwere Verläufe sind durch eine frühzeitige Impfung (z. B. MMR-V) vermeidbar. Die konsequente Varizellenimpfung hat aber auch noch den Effekt, dass das Auftreten einer Herpes-zoster-Erkrankung (s. unten) seltener ist und diese milder verläuft [10].

Humanes Papillomavirus (HPV)

Die Impfung gegen Gebärmutterhalskrebs bietet die große Chance, diese Erkrankung ausrotten zu können. Auch wenn nur wenige Frauen in Deutschland am Zervixkarzinom erkranken (Neuerkrankungen 2018: 4320 Frauen) bzw. versterben (Sterbefälle 2018: 1612 Frauen) [11], erkranken doch viele Frauen an den Vorstufen der Erkrankung (➤ Abb. 9.2) – und das zu einem Zeitpunkt, da sich der Wunsch nach einer Schwangerschaft stellt. So ist es völlig unverständlich, dass gerade diese Impfung in Deutschland so wenig angenommen wird. Impfgegner argumentieren unverhohlen mit Unwahrheiten und spielen mit der Angst und Unsicherheit der Menschen.

Ein wichtiger Schritt ist die Empfehlung, Mädchen und Jungen in gleichem Maße zu impfen. Das ist ein wichtiger Beitrag zur Verantwortung und Gleichberechtigung.

Das humane Papillomavirus ist aber nicht nur für die Entstehung des Zervixkarzinoms verantwortlich, sondern es spielt auch bei einer großen Anzahl weiterer Krankheitsentitäten bei der Frau und dem Mann eine große Rolle. Die Low-Risk-Typen sind ursächlich an der Entstehung von Genitalwarzen beteiligt, die High-Risk-Typen sind onkogen und treten auf bei anogenitalen Erkrankungen oder auch im Oropharynxbereich. Eine Übersicht gibt ➤ Abb. 9.3 [13].

MERKE

Die große Verbreitung des HP-Virus und die große Zahl an schwerwiegenden Erkrankungen machen deutlich, wie wichtig die Impfung gegen das HP-Virus ist. Dabei ist die STIKO-Empfehlung vom Juni 2018 besonders zu beachten, nicht nur Mädchen, sondern auch Jungen ab einem Alter von 9 Jahren zu impfen.

Herpes zoster

Der Herpes zoster stellt ein „endogenes Rezidiv“ der Varizelleninfektion dar. Er tritt gehäuft bei älteren Menschen auf.

„Man kann davon ausgehen, dass jeder Zweite, der das 85. Lebensjahr erreicht, einmal während seiner Lebensspanne an einem Herpes zoster erkrankt“ [14, 15].

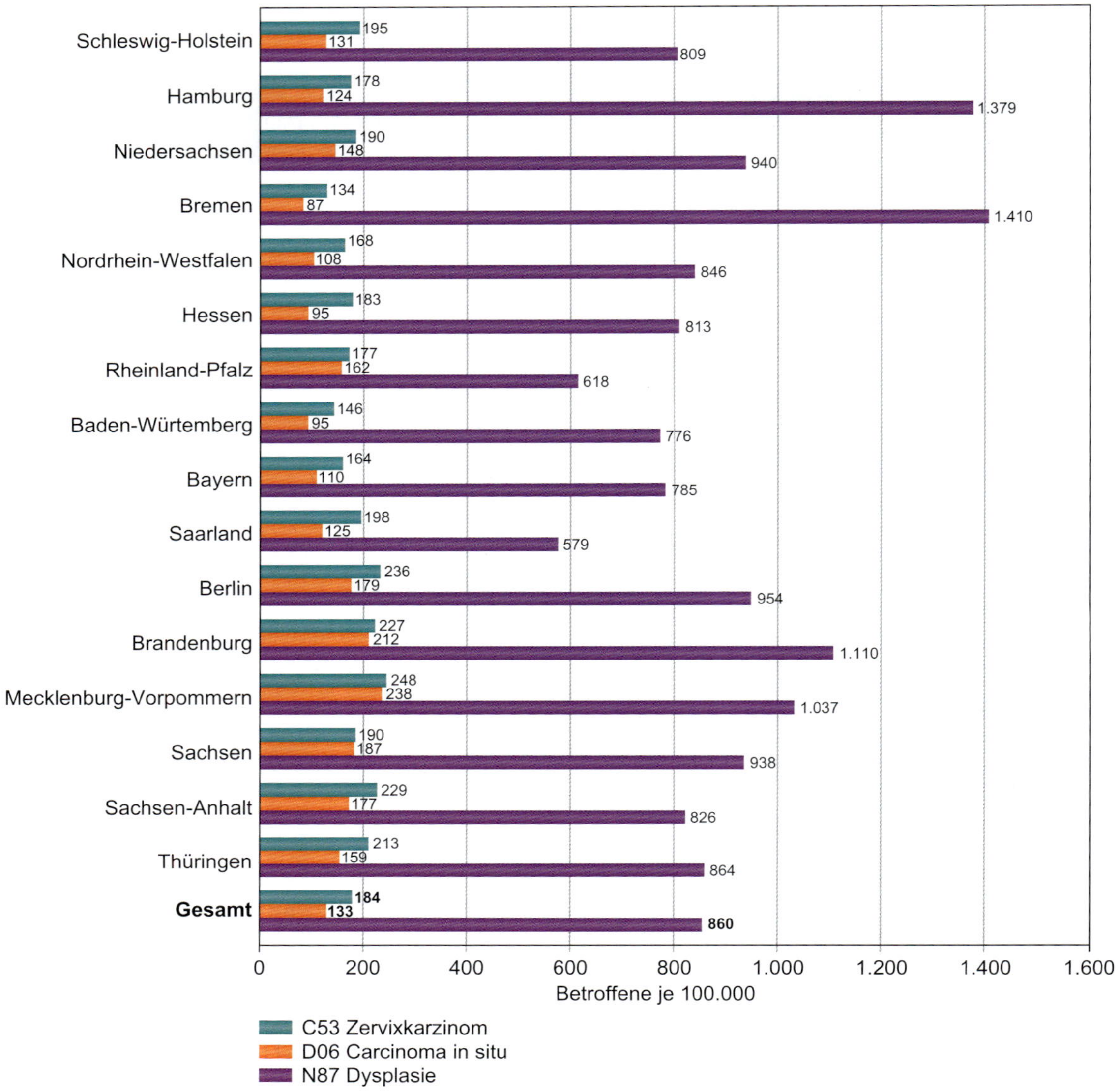

Abb. 9.2 Betroffene Frauen mit Dysplasien und Neubildungen am Gebärmutterhals nach Bundesländern im Jahr 2013 (je 100.000) (nach Barmer, 2015) [12] [L231]

Die Varizellenimpfung im Kindesalter stellt die Basis für einen milderen Verlauf dar. Die ausdrücklich empfohlene Impfung für Menschen ab dem 60. Lebensjahr gibt einen weiteren Schutz, um die Erkrankung mit den gefürchteten Komplikationen im höheren Alter zu vermeiden. Seit Dezember 2018 empfiehlt die STIKO den adjuvantierten Herpes-zoster-Subunit-Totimpfstoff (HZ/su) als Standardimpfung. Menschen mit einem erhöhten Infektionsrisiko bzw. einer supprimierten Abwehr wird die Impfung bereits ab dem 50. Lebensjahr empfohlen [16].

Influenza

Auch wenn die Impfung gegen das Influenzavirus bei gesunden jungen Frauen von der STIKO nicht empfohlen wird, so muss man im Einzelfall prüfen, ob nicht doch eine Impfindikation besteht. Die Aufklärung darüber erleichtert später, eine Schwangere während der Grippe-Saison zu impfen.

Einerseits wird die Influenza-Impfung allen empfohlen, die älter als 60 Jahre sind. Andererseits gibt es Indikationsimpfungen, die alle Schwangeren ab dem 2. Trimenon betreffen. In besonderen Fällen kann auch bereits im 1. Trimenon geimpft werden. Weitere Indikationen sind Personen mit einer erhöhten gesundheitlichen Gefährdung infolge chronischer Erkrankungen oder Immundefizienz. Eine berufliche Gefährdung besteht bei medizinischem Personal, Personal in Einrichtungen von Seniorenheimen, aber auch Personen, die einen engen Kontakt zu Risikopersonen haben. Die Indikation sollte großzügig gestellt werden.

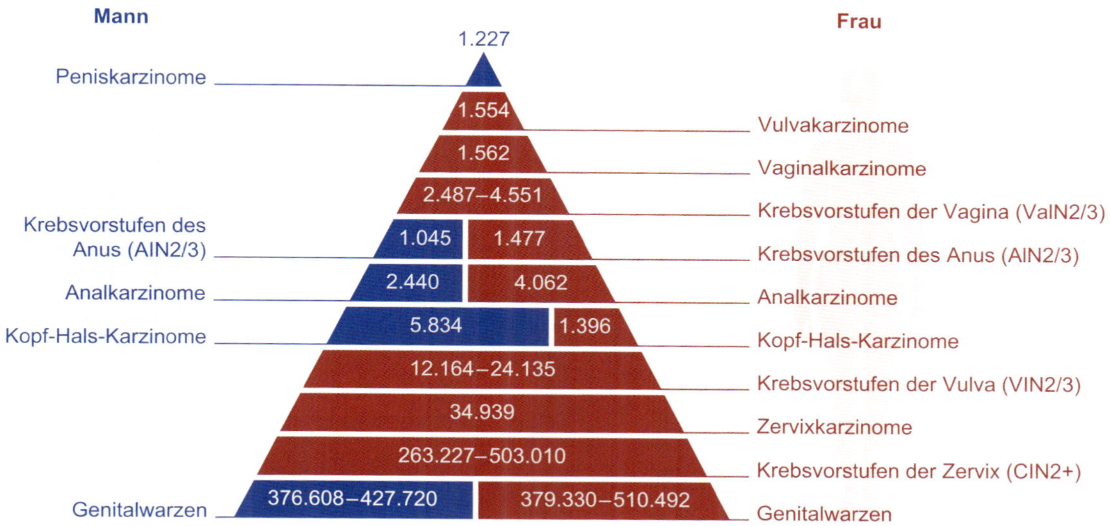

Abb. 9.3 Geschätzte jährliche Neuerkrankungen an HPV-assoziierten Neoplasien in Europa. (Schätzung der Inzidenzen basierend auf der Datenbank der IARC [International Agency for Research on Cancer], den Eurostat population data sowie weiterer Literatur) (Abbildung erstellt nach Daten von Hartwig et al. 2017 [13]) [H289/L231]

FSME

Die FSME-Impfung ist ein regionaler Spezialfall. Das FSME-Risikogebiet betrifft die südlichen und süd-östlichen Bundeslänger. Dabei ist festzustellen, dass mit der zunehmenden klimatischen Erwärmung die Zeckenpopulationen Jahr für Jahr weiter nach Norden wandern (➤ Abb. 9.4 [17]).

Fazit

Impfungen sind primäre Prävention und damit ein Kernbestandteil einer frauenärztlichen Vorsorgepraxis. Die Beratungen zu den einzelnen Impfungen bereiten die junge Frau gut auf zukünftige Gefahrensituationen vor und bauen die Ängste und Vorbehalte ab. Außerdem besteht genügend Zeit, den Impfstatus (und Impfpass) zu komplettieren. Die positive Erfahrung mit den Impfungen erleichtert es der Frau, auch zukünftig positiv Impfungen anzunehmen. Der Grundstein wird in jungen Jahren gelegt, wir Frauenärztinnen und -ärzte müssen uns darum kümmern.

9.2.7 Die junge Frau mit Kinderwunsch

Die junge Frau mit Kinderwunsch ist heutzutage in unserer Gesellschaft oft bereits um die 30 Jahre alt. Das Durchschnittsalter beim 1. Kind beträgt 30,2 Jahre [18]. Nach Jahren der Verhütung steht nun der Kinderwunsch an und sollte sich möglichst schnell und unkompliziert erfüllen. Dass es hierbei zu Enttäuschungen und Frustration kommt, zeigt die hohe Frequenz in den Kinderwunschpraxen. Deshalb ist meine Empfehlung, die Verhütungsmethode in dem Moment zu lockern oder gar ganz abzusetzen, wenn eine Schwangerschaft kein „Drama" mehr ist. So ist der Druck nicht zu groß, unbedingt sofort schwanger werden zu müssen, und der Körper hat genügend Zeit, seinen normalen Rhythmus zu finden.

Die gut begleitete und beratene Patientin mit prospektivem oder aktuellem Kinderwunsch sollte die vergangenen Jahre genutzt haben, um die Voraussetzungen für eine glückliche Schwangerschaft zu legen. Dabei hat sie ihren Lebensstil so eingerichtet, dass Genussgifte wie Alkohol, Nikotin oder Drogen kein Thema sind. Ihr Körpergewicht bewegt sich in einem mittleren Bereich, wobei leichte Schwankungen nach oben oder unten durchaus zu tolerieren sind. In diesem Zusammenhang hat sie auch gelernt, dass einseitige Ernährungsformen zu Mangelzuständen führen können. Da kann es sinnvoll sein, das Ferritin oder die Schilddrüsenwerte zu bestimmen.

Dass der Impfstatus aktuell ist, sollte in der heutigen Zeit selbstverständlich sein. Die erforderlichen Impfungen entsprechen den Impfungen der STIKO-Empfehlung, s. ➤ Tab. 9.1. Hier bewährt es sich, wenn man bereits früher regelmäßig über Impfungen gesprochen hat und auch Impfungen mit spezieller Indikation wie Influenza oder Pertussis ganz selbstverständlich mit einbezogen hat. So ist es einfacher, die Schwangere in ihrer besonderen Situation von einer Impfung zu überzeugen.

Im Rahmen der allgemeinen Beratung lohnt es immer, eine positive Empfehlung zur sportlichen Aktivität oder körperlichen Bewegung auszusprechen. Dabei gibt es keine Sportart, die für eine Schwangerschaft ungeeignet wäre. Nur sollte das Ausmaß ausgewogen sein.

Unsicherheiten bestehen bezüglich der Nahrungsmittel. Grundsätzlich kann alles gegessen werden, bis auf rohes Fleisch und Rohmilchprodukte. Dabei muss man ehrlicherweise sagen, dass die Fälle von Listeriose oder Toxoplasmose über das Jahr selten sind.

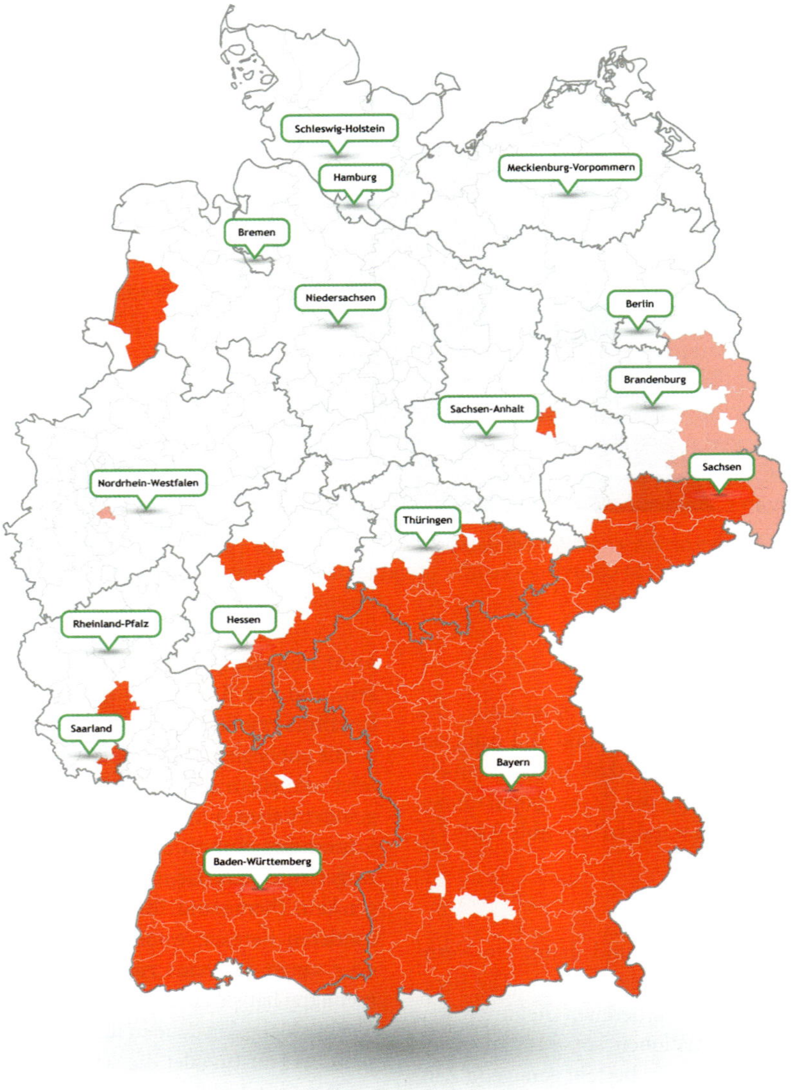

Abb. 9.4 FSME-Risikogebiete in Deutschland (Basis: FSME-Erkrankungen 2002–2021, die dem Robert Koch-Institut übermittelt wurden; Stand: Januar 2022). Rot: FSME-Risikogebiete. Blassrot: neue Risikogebiete seit 2021. Ein Kreis wird als FSME-Risikogebiet definiert, wenn die Anzahl der übermittelten FSME-Erkrankungen in mindestens einem der 16 Fünfjahreszeiträume im Zeitraum 2002–2021 im Kreis ODER in der Kreisregion (bestehend aus dem betreffenden Kreis plus allen angrenzenden Kreisen) signifikant ($p < 0{,}05$) höher liegt als die bei einer Inzidenz von 1 Erkrankung pro 100.000 Einwohner erwartete Fallzahl) [X394]

Darf man Katzen haben oder sie anfassen? Selbstverständlich ist eine Katze kein Problem. Achten sollte man jedoch darauf, dass man sich die Hände nach der Gartenarbeit gründlich wäscht, bevor man Essen in die Hand nimmt. Oder man benutzt zusätzlich Handschuhe bei der Arbeit im Garten.

Wenn man über die Ernährung spricht, so kommt man in der heutigen Zeit nicht umhin, über das vegetarische oder gar vegane Essen zu sprechen. Ohne jetzt ein großes Fass aufmachen zu wollen, so vermittle ich meinen Patientinnen in jeder Lebenslage immer, dass wir Menschen grundsätzlich alles essen können, nur in unserer Zeit deutlich weniger Fleischprodukte essen sollten. Das wäre eine gute Empfehlung. Ansonsten kann man zu Beginn der Schwangerschaft am Ferritinwert ablesen, ob eine Frau sich vegan, vegetarisch oder gemischt ernährt. Auch wenn die Meinungsaustausche sehr emotional geführt werden und sogar die Weltrettung in Aussicht gestellt wird, habe ich mir immer erlaubt, auf die Bedeutung des Eisens als Sauerstoffträger hinzuweisen. Da reichen drei Fleischmahlzeiten in der Woche völlig aus, um die Speicher ausreichend gefüllt zu halten. Wird auf Fleischverzehr konsequent verzichtet, so muss Eisen in jedem Fall substituiert werden.

Ob nun auch die anderen Substanzen substituiert werden müssen, die die Industrie den Frauen anbietet, vermag ich nicht zu beurteilen. Aber wenn die Ernährung ausgewogen ist, auch Fisch und Fleisch beinhaltet und einen hohen Anteil an frischem Gemüse und Obst hat, dann sind die besten Voraussetzungen für eine ungefährdete Entwicklung gegeben, zumindest aus Sicht der Ernährung.

9.2.8 Die Frau mit Verhütungswunsch

Über die Verhütung haben wir bereits in ➤ Kap. 9.1.5 ausführlich gesprochen. Allerdings stellen sich nach einer Schwangerschaft oder auch zwischen den Schwangerschaften spezielle Fragen.

- Erste Frage: Wie sicher soll die Verhütung sein?
- Zweite Frage: Ist eine Amenorrhö gewünscht oder nicht?
- Drittens: Wie lange soll sicher verhütet werden?

Zusätzlich muss beachtet werden, ob die Frau stillt oder nicht.

Wer sicher verhüten will, sollte sich nicht auf das Stillen oder die natürliche Familienplanung verlassen. Wird der Wunsch nach Amenorrhö geäußert, so ist unabhängig vom Stillen eine reine Gestagenpille oder die Einlage eines gestagenhaltigen Systems möglich. Wenn eine weitere Schwangerschaft geplant ist und die Frau gut stillt, so kann auch das Kondom eine Alternative sein.

Diese Beratungsgespräche müssen auf die aktuelle Lage und Wünsche des Paares abgestimmt sein. Dabei können Entscheidungen getroffen werden, die zuvor noch undiskutabel erschienen. Hier darf man nachfragen und die Entscheidung letztendlich respektieren.

Ist keine weitere Schwangerschaft mehr geplant, hat sich die Langzeitverhütung mit einem gestagenhaltigen intrauterinen System bewährt. Diese Systeme gewähren einen sehr guten Schutz bis zu 6 Jahren. Durch die Amenorrhö erleben viele Frauen im 4. Lebensjahrzehnt nicht mehr die massiven Blutungen, die früher häufig der Grund zu einer Hysterektomie waren. So wird die präventive Verhütung zu einem Therapeutikum und erspart der Frau so manchen operativen Eingriff.

Orale kombinierte Kontrazeptiva nach dem 40. Geburtstag sind nur in absoluten Ausnahmesituationen zu tolerieren. In der Zeit bis zur Menopause sollte östrogenfrei verhütet werden.

Kupferhaltige Systeme sind nicht so sicher, und bei starken Blutungen besteht die Gefahr der Dislokation. Deshalb haben sie an Bedeutung verloren, zumal es gute Alternativen gibt. Interessanterweise wird die Kupferkette in dieser Altersgruppe so gut wie nicht nachgefragt. Meine Vorbehalte habe ich zuvor beschrieben (s. ➤ Kap. 9.1.5).

9.2.9 Die Frau in der Prämenopause

Die Frau in der Prämenopause hat mit verschiedenen Problemen zu kämpfen. Durch den physiologischen Gestagenmangel kann es zu einer östrogenen Betonung kommen. Mastodynie, Hypermenorrhö und Menometrorrhagien sind die Folge.

So wie die Hormone in ihrer Potenz nachlassen, verlassen auch Kinder oder Partner die Beziehung, sodass die Frau nicht nur die körperlichen Veränderungen spürt, sondern auch Beziehungen in Frage gestellt werden. Eine Phase der Unsicherheit und der Umorientierung beginnt. Hier ist die frauenärztliche Praxis ebenso sensibel gefragt wie zu Beginn der Adoleszenz. Zuhören, Mut machen, Verständnis zeigen und einfach da sein, das sind wichtige Merkmale, die so insbesondere eine frauenärztliche Praxis leisten kann. Denn es reicht nicht aus, nur über die Hormone zu sprechen. Beziehungen verändern sich. Fragen wie „Wo stehe ich? Wo will ich hin?“ müssen gestellt und beantwortet werden.

FÜR DIE PRAXIS

In dieser Phase muss neben dem Gesprächsangebot auch über eine leichte hormonelle Substitution gesprochen werden. Auch wenn das „Hormonthema" wenig attraktiv ist, so führt doch die vorsichtige und stete Beratung oftmals zu einem Therapieversuch mit „überraschenden" Ergebnissen.

9.2.10 Die Frau in der Menopause

Der Zeitpunkt der Menopause stellt für die Frau den Beginn eines Lebensabschnittes dar, in dem sie etwa 40 Jahre Leben im Östrogenmangel erwarten darf. Entsprechend muss sich die Frau mit den Folgen des Östrogenmangels auseinandersetzen. Dabei sind zwar die vasomotorischen Beschwerden am offensichtlichsten, es gibt aber zahlreiche schleichende Veränderungen an den Gefäßen, den Knochen, der Blase und der Haut. Hier gilt es aufzuklären und präventiv Maßnahmen zu ergreifen.

Hitzewallungen

Die Hitzewallungen stehen stellvertretend für die Wechseljahre. Frauen, denen es bisher eher zu kalt als zu warm war, verschaffen sich Luft, indem sie Kleidung ablegen, sich frische Luft zufächeln und einfach genervt sind. Sie spüren eine von innen aufsteigende, anfallsartige Hitze, ihr Kopf wird rot, und Schweiß bildet sich auf der Stirn. So eine Hitzewallung ist nicht nur lästig, sondern signalisiert auch der Umgebung den momentanen Zustand der Frau. Zu allem Überfluss stellt sich bald durch den Schweiß auf der Haut und die nachlassende Hitze im Innern ein Kältegefühl ein, welches die Frau nun frösteln lässt. Dieses Wechselbad tritt in sehr unterschiedlicher Intensität und Häufigkeit auf und ist keine Erscheinung von wenigen Wochen oder Monaten, die man aussitzen könnte, vielmehr sind 10 Jahre und mehr keine Seltenheit. Dabei sind die Wallungen tagsüber sicherlich lästig, nachts können sie unerträglich werden. Die Frau wacht durch die Hitze auf, der Schlaf ist unterbrochen, die Bettdecke wird zurückgeschlagen, aber im nächsten Moment kommt das fröstelnde Gefühl der Nässe, man wechselt das Nachthemd und deckt sich wieder zu. Wer das mehrfach nachts erlebt, wacht morgens gerädert und erschöpft auf.

Wer eine solche Hitzewallung erlebt hat, weiß, nun sind sie da, die Wechseljahre! Sind sie auch noch so unangenehm, so trösten sich viele Frauen mit dem Gedanken, dass diese unangenehmen Schweißausbrüche nur passager und nach wenigen Monaten vorbei sind. Und tatsächlich gibt es Tage und Wochen, in denen die Hitze beherrschbar scheint. Alles ist erträglicher, und man glaubt es sei vorbei. Leider spricht die Realität eine andere Sprache. Dann versucht man sich zu helfen mit den vielen „guten Ratschlägen", die man von Freundinnen gehört hat, die angeblich damit ihre Hitze besiegt hätten. Die Apotheken und die Werbung bieten allerlei pflanzliche Substanzen an, die helfen sollen.

Hat man sich nun während einer heftigen Phase der Hitze endlich dazu entschlossen, etwas zu unternehmen und hat ein solches Produkt erworben, so wird man feststellen, dass nach einigen Wochen die Hitze tatsächlich besser wird. Leider hält diese Besserung nur kurze Zeit an, denn so, wie die Hitzewallung wie eine Welle über die Frau kommt, so kommt auch die Häufigkeit der Hitzewallung in periodischen Abständen. Hat man nun während einer Phase intensiver Hitze mit dem pflanzlichen Präparat begonnen, so ist zu erwarten, dass die Wallungen nach einer gewissen Zeit besser werden. Allein der periodische Verlauf hat die Erleichterung gebracht.

So kommen Frauen nach einer solchen Odyssee der Selbstmedikation in die Praxis und schildern völlig genervt ihre Probleme. Dabei befinden sie sich in einer Zwickmühle. Einerseits sind die Belastungen durch die Hitzewallungen unerträglich, und sie wissen, dass das mit ihrem Hormonhaushalt etwas zu tun hat, andererseits hören sie aus den Medien und von der „besten Freundin", wie gefährlich Hormone seien.

Jetzt gilt es auch hier, zunächst einmal wieder verständnisvoll zuzuhören und dann die Frau dort abzuholen, wo sie aktuell steht. Es gilt, die ursächlichen Zusammenhänge zu erläutern und dann therapeutische Maßnahmen vorzuschlagen.

Unter den betroffenen Frauen gibt es nun einige, die sich grundsätzlich eine Hormontherapie vorstellen können. Wenn man den Östrogenmangel als Ursache für die Beschwerden erklärt hat und auf die möglichen Risiken hingewiesen hat, dann hat man eine gute Chance, diese Patientinnen erfolgreich zu behandeln. Allerdings gebe ich immer die Botschaft mit auf den Weg, dass es sich hierbei um eine Dauertherapie von einigen Jahren handelt.

Andere Frauen lehnen aus unterschiedlichen Gründen eine Hormonbehandlung grundsätzlich ab. Sie schildern zwar ebenfalls ihre ausgeprägten Beschwerden, sind aber eher bereit, die Yamswurzel zu versuchen und schließlich beim Psychopharmakon zu landen, als eine ursächliche Hormontherapie anzuwenden. Diese Frauen muss man ebenfalls aufklären und die Aufklärung gut dokumentieren. Nach der dritten Aufklärung und den gleichen Schilderungen darf man dann das Kapitel schließen, wenn sich nicht grundsätzlich etwas ändert.

Die Frauen, die in der Mitte stehen, sie haben es besonders schwer. Sie schwanken, sie sind hin-und-hergerissen von den Argumenten der Hormonbefürworter und der Hormongegner. Diese Frauen brauchen viel Verständnis und noch mehr Geduld. Hier müssen individuelle Wege beschritten werden.

Osteoporose

75 % aller Osteoporosepatienten sind weiblich. Dabei spielen nicht nur das Geschlecht und die familiäre Belastung eine Rolle, sondern auch niedriges Körpergewicht bei Essstörungen oder Sportlerinnen, chronische Erkrankungen wie den Morbus Crohn mit einer Kortisondauertherapie und natürlich der Östrogenmangel. Da die Entstehung der Osteoporose eine nicht spürbare, schleichende Entwicklung nimmt und der Fokus nicht auf der Osteoporose liegt, wird diese oftmals erst erkannt, wenn der Ermüdungsbruch diagnostiziert wird oder sich Knochenschmerzen und die Veränderung der Körperhaltung eingestellt haben.

CAVE

Eine manifeste Osteoporose kann nicht geheilt, sondern nur aufgehalten werden (s. a. ➤ Kap. 5.4).

Die Aufgabe der frauenärztlichen Praxis ist es, Risiken zu erkennen, sie frühzeitig zu benennen und bereits frühzeitig ein prophylaktisches Therapieangebot zu machen. Dabei haben sich Poster im Wartezimmer und auch Risiko-Checklisten bewährt. So können Patientinnen sensibilisiert werden und sie werden nicht durch die manifeste Erkrankung überrascht . In ➤ Abb. 9.5 ist als Beispiel eine typische Checkliste eingefügt [19, 20].

Herzinfarkt

Der Herzinfarkt ist männlich und macht Schmerzen im linken Arm und der Brust und kommt in den „besten Jahren" des Mannes vor. So kennen wir das und können viele Männer rasch einer Therapie zuführen. Bei Frauen ist das anders. Sie haben durch ihr Östrogen einen Gefäßschutz und sind vor der Menopause weitestgehend vor einem Herzinfarkt geschützt. Danach allerdings steigt ihr Risiko deutlich an, erreicht und überschreitet sogar das männliche Risiko, und – neben anderen Gründen möglicherweise auch deshalb, weil *„niemand*

OSD Osteoporose Selbsthilfegruppen Dachverband e.V.

Osteoporose Risiko-Test

Mit unserem Fragebogen können Sie Ihr persönliches Osteoporose Risiko testen. Nehmen Sie sich zwei Minuten Zeit, um herauszufinden, ob bei Ihnen Risikofaktoren vorliegen. Bitte beantworten Sie alle Fragen gewissenhaft, um eine richtige Einschätzung Ihres Risikos zu bekommen. Bitte beachten Sie die geschlechtsspezifische Differenzierung – siehe Frauensache / Männersache.
(Bei den Fragen bitte jeweils "Ja" oder "Nein" ankreuzen)

	Ja	Nein
Familiäre Vorbelastung		
• Vater oder Mutter hatten Knochenbrüche ohne ersichtlichen Grund	○	○
• Vater oder Mutter hatten einen Rundrücken	○	○
Persönliche Daten		
• Ich bin älter als 60 Jahre	○	○
• Ich bin untergewichtig oder habe deutlich an Gewicht verloren	○	○
• Ich fühle mich schwach und krank	○	○
• Ich bin sehr schlank	○	○
• Ich hatte einen Knochenbruch nach dem 50. Lebensjahr	○	○
• Bei mir wurde eine niedrige Knochendichte gemessen	○	○
Körperliche Verfassung		
• Ich habe als Kind wenig Sport getrieben	○	○
• Ich treibe keinen Sport und bewege mich wenig	○	○
• Ich bin länger bettlägerig oder auf den Rollstuhl angewiesen	○	○
• Ich komme weniger als eine halbe Stunde täglich an die Sonne	○	○
Frauensache		
• Die Menopause begann bei mir vor dem 45. Lebensjahr	○	○
• Meine Eierstöcke mussten früh operativ entfernt werden	○	○
• Ich bin Mutter mehrerer Kinder	○	○
Männersache		
• Bei mir wurde ein niedriger Testosteron-Spiegel gemessen	○	○

OSD Osteoporose Selbsthilfegruppen Dachverband e.V. www.osd-ev.org Seite 1 Osteoporose Risiko Test (2021)

Abb. 9.5 Fragebogen für Laien zur Abschätzung des Osteoporose-Risikos für Männer und Frauen. Abfrage von allgemeinen und Lebensstil-Risiken. [W1204]

bei einer Frau an den Herzinfarkt denkt“–, haben Frauen eine höhere Sterblichkeit als Männer. Die prototypische Symptomatik eines Herzinfarkts *bei Frauen* ist offenbar noch weniger bekannt. Eine eingehende Beschreibung findet sich in ➤ Kap. 5.1.1.

Eine gute Beratung in den Wechseljahren muss deshalb auch die kardiovaskulären Folgeerscheinungen eines Östrogenmangels einschließen. Auch wenn keine Frau sich allein durch diesen Aspekt für eine Hormonersatztherapie entscheidet – es ist ein Baustein, der nicht unterwähnt bleiben sollte.

Imperativer Harndrang

Haben Sie schon mal eine Busfahrt gemacht? Wenn ja, dann kennen Sie das Prozedere. Vor dem Start weist der Busfahrer die Mitreisenden auf den Toilettengang hin. Alle gehen! Kaum ist der Bus gestartet und die erste Stunde vorbei, meldet sich jemand und fragt, wann der nächste Halt geplant ist. „Nichtwissende“ fragen sich „Warum war die denn nicht vor dem Start auf der Toilette?“ Sie war, es drückt aber trotzdem wieder. Wenn dann der erfahrene Busfahrer den nächsten Halt ansteuert, wird man sehen, dass nicht nur die fragende Person zur Toilette geht, sondern etliche andere begleiten sie ebenfalls. Der imperative Harndrang kann so intensiv werden, dass es zum spontanen Harnverlust kommt und nicht umsonst die Haltestopps als „Harmoniepausen“ bezeichnet werden.

Der Östrogenmangel setzt die Schwelle für den Detrusor herab, und es wird ein Harndrang provoziert, der kaum zu beherrschen ist und den ultimativen Befehl zur Miktion zur Folge hat. Was ist zu tun? Zunächst mit einer lokalen Östrogenapplikation in der Scheide die Atrophie verbessern und gegebenenfalls mit einem Anticholinergikum oral unterstützen (s. a. ➤ Kap. 5.3). So können Busfahrten und das tägliche Leben wieder erträglich werden.

Atrophie der Haut

Die Haut ist nicht nur unser größtes Organ, sondern auch das, welches wir nach außen tragen und das jeder sieht. Es steht unter ständiger Beobachtung. Der Einfluss der Östrogene ist offensichtlich, wenn man Gesichter aus den verschiedenen Lebensdekaden sieht. Durch den Mangel an Östrogenen wird die Haut dünner, trockener und anfälliger. Sie atrophiert. Es entstehen Falten, die Haut altert.

Das betrifft natürlich nicht nur die Haut im Gesicht, sondern die Haut am ganzen Körper. Dabei kann die Atrophie im Genitalbereich dazu führen, dass eine schmerzfreie Kohabitation nicht mehr möglich ist. Dabei würde die regelmäßige lokale Anwendung eines Östrogens die Atrophie verhindern und die Basis für eine erfüllende Sexualität ermöglichen. Leider sind die Vorbehalte und die pauschale Angst vor einer hormonellen Anwendung, und sei es eine lokale Anwendung, so groß, dass der Verzicht auf die Sexualität als das geringere Übel angesehen wird.

FÜR DIE PRAXIS

Die Kaskade Hormone, Östrogene und lokale Anwendung stellen ein großes Missverständnis dar, welches wir in der Praxis aufklären müssen. Leider ist die Angst vor den Risiken und die Wahrnehmung der Gefahren so groß und irrational, dass eine erfolgreiche Aufklärung nur in Ausnahmefällen stattfindet. Dabei ist es erstaunlich, dass viele Worte des Experten von wenigen Worten der besten Freundin pulverisiert werden können. Deshalb: keine Illusionen, sondern Geduld.

Juckreiz der Vulva (oder „Alles rund um die Vulva“)

Die Vulva oder das äußere Genitale haben in der täglichen Praxis das Problem, dass die Patientin ihre Beschwerden nicht richtig benennen kann. Welches Wort soll sie wählen, wenn es juckt oder sie einen Knoten spürt. Das kann zu Missverständnissen führen und dazu, dass den Beschwerden oder Veränderungen der Vulva zu wenig Aufmerksamkeit geschenkt wird.

Das zentrale Symptom ist der Juckreiz. Sofort wird ein Infekt vermutet, und es werden die typischen, frei verkäuflichen Pilzpräparate probiert. Diese helfen rasch und sicher, wenn es sich denn wirklich um eine Hefepilzinfektion handelt. Ist das nicht der Fall, so kommt es zwar anfangs zu einer Linderung der Beschwerden durch die kühlende Wirkung der Salbe, aber kaum wird die Anwendung beendet, stellt sich wenige Tage später der Juckreiz erneut ein. Dann wird die Prozedur wiederholt mit dem gleichen unbefriedigenden Ergebnis.

Stellt sich die Patientin in der Praxis vor, so sieht man nicht selten eine bakterielle Fehlbesiedelung der Scheide. Hier kann durch eine gezielte antibiotische Therapie, z. B. bei einer bakteriellen Vaginose, oder einer pH-Regulierung rasch Linderung erzielt werden.

Immer wieder betrifft der Juckreiz das äußere Genitale. Ich lasse mir dann immer die Stellen zeigen, die die größten Beschwerden machen. Hier sieht man dann auch Kratzspuren, die Haut ist blass und atroph. Es ist ein *Lichen sclerosus*. Dieser kommt zwar überwiegend jenseits des 50. Lebensjahrs vor, aber man sieht ihn auch in jüngeren Jahren. Die Ursache ist nicht bekannt, das Alter lässt einen hormonellen Mangel vermuten, und es gibt familiäre Häufungen. Die lokale Therapie mit Glukokortikoiden in Kombination mit einer fettenden Salbe führen zu einer Besserung. Diese Behandlung muss oftmals intermittierend wiederhold werden. Die Anwendung von Vaseline kann problemlos als pflegende Dauertherapie fortgesetzt werden. Auf jeden Fall kann den Frauen geholfen werden.

Aber Achtung! Bessert sich das Beschwerdebild nicht, so sind auch andere Krankheitsbilder denkbar. Deshalb sollte sich die Patientin nach vierwöchiger Therapie in der Praxis vorstellen. Sind die Beschwerden nicht oder nur geringfügig besser geworden, so müssen prämaligne Hautveränderungen ausgeschlossen werden. Diese sind nicht immer leicht zu erkennen. Im Zweifelsfall sollte großzügig eine Punchbiopsie durchgeführt werden. Leider nehmen die dysplastischen Hautveränderungen der Vulva, aber auch der Scheide zu, und das Erkrankungsalter sinkt (s. a. ➤ Kap. 3.3.2).

9.2.11 Die Frau im Senium

Alle wollen älter werden, nur keiner alt! Außerdem sind immer nur die anderen alt. Alt sein ist also eine Frage der Sichtweise. Nicht ohne Grund sagt man, alt ist das eigene Alter plus 10 Jahre! Es ist eine individuelle Betrachtungsweise, aber auch biologisch sehr unterschiedlich. In unserer Zeit gibt es gesunde und überaus aktive Menschen, die man trotz eines hohen biologischen Alters nicht als Greis oder Greisin bezeichnen würde. Da mag die Genetik oder die Lebensweise eine große Rolle spielen. Aber was empfehlen wir unseren Patientinnen?

Blicken wir in ein Altersheim, so sehen wir weit überwiegend Frauen. Uns begegnen körperlich aktive, aber desorientierte Frauen oder die, die geistig noch sehr rege sind, jedoch starke körperliche Einschränkungen besitzen.

Vieles können wir nicht beeinflussen. Genetik und Schicksal müssen wir hinnehmen. Aber präventiv denken, das können wir von der ersten Stunde an!

PATIENTINNENBERATUNG

In der frauenärztlichen Praxis besprechen wir in jedem Lebensabschnitt Empfehlungen, die darauf hinauslaufen, dass wir im Alter geistig und körperlich so beweglich sind, dass ein auskömmliches Leben möglich ist. Bewegung, körperliches Gewicht, Genussgifte sind unser Thema. War der Lebensstil gemäßigt, so haben wir eine gute Chance, auf eine Lebenszeit, die möglichst lange frei von Aktivitätseinschränkungen verläuft und viele sogenannte gesunde Lebensjahre umfasst.

Was können wir einer älteren Dame im Senium mit auf ihren Weg geben? Scheuen Sie keine Herausforderungen, seien Sie neugierig, versuchen Sie möglichst lange unabhängig zu sein, und arbeiten schadet weniger als allgemein angenommen. Pflegen Sie sich und bleiben Sie eitel. Es gibt nur eine Einschränkung, die ich bei der Eitelkeit empfehle: Das sind die Schuhe! Bitte keine Schuhe mit Absatz! Es gibt wunderbare flache, sportliche Schuhe, die auch chic aussehen. Denn Sturzprophylaxe ist die beste Vorsorge, nicht immobil zu werden und 6 Monate nach einem Sturz zu versterben.

So läuft die gesamte Beratung in einer frauenärztlichen Praxis darauf hinaus, Gefahrenzustände zu erkennen und zu vermeiden, damit die Frauen in den kommenden Jahren gesund und altersgerecht leben können.

9.3 Aktuelle Präventions- und Früherkennungsmaßnahmen

Volker Heinecke

Kernaussagen

- Prävention ist in der Frauengesundheit allgegenwärtiger Bestandteil des therapeutischen Managements, denn durch Maßnahmen der Krankheitsprävention kann die Gesundheit von Frauen in allen Lebenslagen verbessert werden.
- Zu den Krebsfrüherkennungsprogrammen für Frauen mit einer altersgerechten Einladung zählen
  - das Programm zur Früherkennung von Darmkrebs,
  - das Programm zur Früherkennung des Zervixkarzinoms und
  - das Mammografie-Screening.
- Daneben gibt es zahlreiche Vorsorgeuntersuchungen, die die Patientin in Anspruch nehmen kann und sollte.
- Ziel sollte sein, Vorsorge zu einem festen Bestandteil im Gesundheitsbewusstsein der Bevölkerung zu machen.
- Brustkrebs ist die häufigste Krebserkrankung der weiblichen Bevölkerung.
- Das Mammographie-Screening Programm (MSP) ist ein bundesweites Programm zur Früherkennung von Brustkrebs bei Frauen zwischen 50 und 69 Jahren ohne Symptome; die Teilnahmerate liegt aktuell bei ca. 50 % der anspruchsberechtigten Frauen. Für Frauen mit familiärer Belastung für Brust- und Eierstockkrebs wurde die sog. intensivierte Früherkennung etabliert.
- Darüber hinaus sollte beim Thema Brustgesundheit weiteren Erkrankungen Aufmerksamkeit geschenkt werden, insbesondere benignen Zysten, Fibroadenomen, pathologischer Sekretion, Mastitiden und Läsionen mit unsicherem biologischem Potenzial (B3-Läsion).

9.3.1 Früherkennung und (Gesundheits-) Vorsorge für die Frau

Volker Heinecke

Früherkennungs- oder Vorsorgeuntersuchungen haben in unserer Gesellschaft einen festen Platz. Die frauenärztliche Praxis nimmt dabei eine entscheidende Rolle ein. Jedes frauenärztliche Gespräch hat einen präventiven Charakter, seien es Verhütung, Mutterschaftsvorsorge oder Lifestyle-Beratung. Dabei wird die Frau durch ihren Frauenarzt oder ihre Frauenärztin oft über eine lange Lebensspanne begleitet, teils ohne dass die Frau sich in hausärztlicher Betreuung befindet. Damit kommt der frauenärztlichen Arbeit eine entscheidende Verantwortung in Bezug auf die Frauengesundheit zu. Frauen setzen Vertrauen in uns, und wir müssen mit einer professionellen Begleitung dafür sorgen, dass wir diesem Vertrauensvorschuss gerecht werden. Einen wesentlichen Anteil an dieser Begleitung haben die Früherkennungs- bzw. Vorsorgeuntersuchungen.

Die gesetzlichen Früherkennungs- und Vorsorgeuntersuchungen

Die Basis für Früherkennungs- und Vorsorgeuntersuchungen bilden die „Richtlinie des Gemeinsamen Bundesausschusses über die Früherkennung von Krebserkrankungen" (Krebsfrüherkennungs-Richtlinie/KFE-RL) [1] und die „Richtlinie des Gemeinsamen Bundesausschusses für organisierte Krebsfrüherkennungsprogramme" (oKFE-Richtlinie/oKFE-RL) [2]. Diese Richtlinien wurden vom Gemeinsamen Bundesausschuss auf Grundlage des Fünften Sozialgesetzbuchs (SGB V) erstellt. Die Richtlinien beschreiben Maßnahmen, die entweder nur für Frauen, nur für Männer oder für beide Geschlechter gemeinsam vorgesehen sind. Ich möchte mich auf die Maßnahmen konzentrieren, die in einer frauenärztlichen Praxis zur Anwendung kommen oder vermittelt werden.

Krebsfrüherkennungsmaßnahmen der Frau beziehen sich speziell auf das weibliche Genitale bzw. die weibliche Brust und unabhängig vom weiblichen Geschlecht auf Maßnahmen zur Früherkennung von Krebserkrankungen der Haut und des Rektums und des übrigen Dickdarms.

Zu den **Krebsfrüherkennungsprogrammen mit einer altersgerechten Einladung** zählen

- das Programm zur Früherkennung von Darmkrebs,
- das Programm zur Früherkennung des Zervixkarzinoms und
- das Mammografie-Screening.

Das Programm zur Früherkennung des Zervixkarzinoms beinhaltet einen Abklärungsalgorithmus. Es werden zytologische Abstriche oder HPV-Tests durchgeführt, ggf. wiederholt oder eine Abklärungskolposkopie durchgeführt. Diese Abklärungskolposkopie erfordert eine spezielle Qualifikation. Flächendeckend haben sich sog. Dysplasie-Zentren mit einer speziellen Sprechstunde gebildet.

Die Betrachtung der Haut im Genitalbereich und in der Brustregion gehören zur frauenärztlichen Aufgabe. Hinweise auf die Früherkennung von Krebserkrankungen der Haut erfolgen ab einem Alter von 35 oder in speziellen Risikosituationen. Diese Untersuchung wird durch die FachkollegInnen der Dermatologie oder Hausärztinnen und Hausärzte (besondere Qualifizierungsmaßnahme erforderlich) durchgeführt.

Ab einem Alter von 50 Jahren erhält jede Frau in der frauenärztlichen Praxis eine Beratung zur Früherkennung von Darmkrebs. Darüber hinaus wird ihr jährlich ein immunologischer Test auf okkultes Blut im Stuhl (i-FOBT) angeboten. Ab dem 55. Lebensjahr wird der Frau eine Vorsorgekoloskopie angeboten, die nach 10 Jahren wiederholt werden kann. Wird die Koloskopie nicht gewünscht, so erhält die Frau alle 2 Jahre einen Test auf okkultes Blut im Stuhl (i-FOBT). Für die Koloskopie erhält die Frau eine Überweisung (präventive Leistung) zum Facharzt/zur Fachärztin für Gastroenterologie.

Das Mammografie-Screening zwischen dem 50. und 70. Lebensjahr wird von speziell qualifizierten Kollegen oder Kolleginnen der Radiologie oder auch der Frauenheilkunde (zusätzliche Qualifikation) durchgeführt [s. ➤ Kap. 9.2.3, Sonderform Organisierte Krebsfrüherkennung („Screening-Verfahren")]. In besonderen Fällen kann es erforderlich sein, dass eine Mammografie vor dem 50. Lebensjahr oder auch über das 70. Lebensjahr hinaus erforderlich ist.

Eine Übersicht über die Früherkennungsmaßnahmen, die in der frauenärztlichen Praxis durchgeführt oder empfohlen werden, zeigt ➤ Tab. 9.3.

Tab. 9.3 Früherkennungsmaßnahmen, die in der frauenärztlichen Praxis durchgeführt oder empfohlen werden

Früherkennung von Krebserkrankungen …	Alter/Lebensjahr	Maßnahmen	Intervall	Richtlinie
… des Genitale *„Primärscreening"*	Ab 20	• Gezielte Anamnese (inklusive HPV-Impfstatus) • Inspektion der genitalen Hautregion • Bimanuelle gynäkologische Untersuchung • Spiegeleinstellung der Portio • Entnahme von Untersuchungsmaterial von der Portiooberfläche und aus dem Zervixkanal • Fixierung des Untersuchungsmaterials • Befundmitteilung	Jährlich	oKFE-RL
	Zusätzlich ab 30	• Abtasten der Brustdrüsen und der regionalen Lymphknoten einschließlich der Anleitung zur regelmäßigen Selbstuntersuchung • Inspektion der entsprechenden Hautregion		KFE-RL

(Forts)

9

Tab. 9.3 Früherkennungsmaßnahmen, die in der frauenärztlichen Praxis durchgeführt oder empfohlen werden *(Forts.)*

Früherkennung von Krebserkrankungen ...	Alter/Lebensjahr	Maßnahmen	Intervall	Richtlinie
... des Genitale *„Kombiniertes Primärscreening" (Co-Testing)*	Ab 35	• Entnahme von Untersuchungsmaterial von der Portiooberfläche und aus dem Zervixkanal • HPV-Test	Alle drei Jahre	oKFE-RL
... des Genitale	Ab 35	• Wie bei Primärscreening, jedoch ohne Entnahme von Untersuchungsmaterial von der Portiooberfläche und aus dem Zervixkanal	Im Jahr 2 und 3 zwischen dem Co-Testing	oKFE-RL
... des Rektums und des übrigen Dickdarms	Ab 50 bis 54 Jahre einschließlich	• Test auf okkultes Blut (i.-FOBT)	jährlich	oKFE-RL
	Ab 55	• Test auf okkultes Blut (i-FOBT) oder • Koloskopie	Alle 2 Jahre 2 × alle 10 Jahre	oKFE-RL
... der Brust im Rahmen des Mammografie-Screenings	Ab 50. bis Ende des 70. Lebensjahres	• Information und Aufklärung • Anamnese und Screening-Mammografie • Befundung • Gegebenenfalls Abklärungsdiagnostik	Alle 2 Jahre	KFE-RL
... der Haut	Ab 35	• Gezielte Anamnese • Visuelle Ganzkörperinspektion • Befundmitteilung	Alle 2 Jahre	KFE-RL

Abkürzungen:
KFE-RL = Richtlinie des Gemeinsamen Bundesausschusses über die Früherkennung von Krebserkrankungen
oKFE-RL = Richtlinie des Gemeinsamen Bundesausschusses für organisierte Krebsfrüherkennungsprogramme

Abklärungsmaßnahmen

Jede Früherkennungsmaßnahme muss im Ergebnis mit der Patientin besprochen werden. Hat die Untersuchung keine Auffälligkeit ergeben, so wird die Maßnahme im geplanten Intervall wiederholt. Meist ist die Absprache mit der Patientin so, dass sie bei einem unauffälligen Befund nicht extra informiert wird.

Hat die Untersuchung jedoch einen auffälligen Befund ergeben oder besteht gar der dringende Verdacht auf eine maligne Erkrankung, so wird die Patientin über den Befund persönlich informiert. Der verantwortliche Arzt hat weitere diagnostische Maßnahmen einzuleiten, bis der Verdacht bestätigt oder ausgeschlossen werden kann. Diese Abklärungsmaßnahmen sind entweder in einem Abklärungsalgorithmus vorgeschrieben oder entsprechen leitliniengerecht den Regeln der ärztlichen Kunst.

Primärscreening

Das Primärscreening zur Früherkennung von Krebserkrankungen der Zervix erfolgt ab einem Alter von 20 Jahren bis zum Ende des 35. Lebensjahres. Dabei wird ein zytologischer Abstrich von der Portiooberfläche und dem Zervikalkanal entnommen. Ist dieser Abstrich auffällig, so ist nach der Abklärungsdiagnostik für auffällige Befunde im Rahmen der Richtlinie für organisierte Krebsfrüherkennungsprogramme (oKFE-RL) der Kassenärztlichen Bundesvereinigung (KBV) [3] vorzugehen (➤ Tab. 9.4).

Die Abklärung erfolgt zunächst in einer Wiederholung der Zytologie oder in einem HPV-Test. Bleiben die Befunde auffällig oder unklar, ist eine Abklärungskolposkopie indiziert. Meist bringt eine gezielte Probeentnahme (PE) Klarheit, und das weitere Vorgehen kann mit der Patientin besprochen werden.

Kombiniertes Screening (Co-Testung)

Ab einem Alter von 35 Jahren wird der zytologische Abstrich des Primärscreenings durch einen HPV-Abstrich ergänzt. Diese Ko-Testung kombiniert die zytologische Basisuntersuchung mit einem Screening auf High-Risk-HP-Viren. Beide Untersuchungen können allein oder in Kombination zu weiteren Maßnahmen der Abklärung und so zu einer Früherkennung einer malignen Erkrankung führen.

Der Abklärungsalgorithmus für das kombinierte Screening ist ebenfalls in ➤ Tab. 9.4 dargestellt (Befundgruppen nach Münchener Nomenklatur III; Stand: 1. Juli 2014) [4].

Die Abklärung eines auffälligen Befundes im kombinierten Screening kann entweder zurück in das reguläre Screening führen, oder es ist eine erneute Ko-Testung nach 12 Monaten erforderlich, oder es muss eine Abklärungskolposkopie durchgeführt werden. Je nach Ergebnis der Kolposkopie ist eine weitere Beobachtung indiziert, oder es muss eine umfassende histologische Abklärung erfolgen.

MERKE
Jede Abklärung setzt voraus, dass die Qualität des zytologischen Labors, der Dysplasie-Einheit und der histologischen Untersuchung auf höchstem Niveau liegt. Dabei wird die Patientin vom verantwortlichen Arzt über alle Schritte beraten und aufgeklärt.

9

Tab. 9.4 Abklärungsdiagnostik für auffällige Befunde im Rahmen der Richtlinie für organisierte Krebsfrüherkennungsprogramme (oKFE-RL) Kassenärztlichen Bundesvereinigung (KBV) [3] [W181-001]

Alter	Befund*	Schritt 1	Schritt 2
Abklärungsalgorithmus für auffällige Befunde im Zytologie-screening			
20–29	II-p, II-g oder IIID1	Wiederholungen der Zytologie im 6- bis 12-monatigen Intervall – bis längstens 24 Monate	Abklärungskolposkopie: nur, wenn geringgradige Zellveränderungen über 24 Monate persistieren oder hochgradige Zellveränderungen auftreten
30–34	II-p, II-g oder IIID1	HPV-Test nach 6–12 Monaten	Negativer Befund: erneute Teilnahme am Primärscreening Positiver Befund: Abklärungskolposkopie innerhalb von 3 Monaten
20–34	III-p, III-g, IIID2	Abklärungskolposkopie innerhalb von 3 Monaten	
20–34	IV, V	Abklärungskolposkopie soll unverzüglich erfolgen	
Abklärungsalgorithmus für auffällige Befunde im kombinierten Screening			
Ab 35	Zytologiebefund der Gruppe I und positiver HPV-Test	Ko-Testung aus HPV-Test und Zytologie nach 12 Monaten	Unauffälliges Ergebnis: erneute Teilnahme am Primärscreening Ist mindestens ein Befund der Ko-Testung auffällig (mind. II-p oder HPV positiv): Abklärungskolposkopie innerhalb von 3 Monaten
	II-p, II-g und negativer HPV-Test	Erneute Teilnahme am Primärscreening	
	IIID1 und negativer HPV-Test	Ko-Testung (Zytologie und HPV-Test) nach 12 Monaten	Unauffälliges Ergebnis: erneute Teilnahme am Primärscreening Ist mindestens ein Befund der Ko-Testung auffällig (mindestens II-p oder HPV-positiv): Abklärungskolposkopie innerhalb von 3 Monaten
	II-p, II-g oder IIID1 und positiver HPV-Test	Abklärungskolposkopie innerhalb von 3 Monaten	
	III-p, III-g oder IIID2 (unabhängig von HPV-Test)	Abklärungskolposkopie innerhalb von 3 Monaten	
	IV oder V (unabhängig von HPV-Test)	Abklärungskolposkopie soll unverzüglich erfolgen	

* Befundgruppen nach Münchener Nomenklatur III (Stand: 1. Juli 2014).
Abkürzung:
HPV = humanes Papillomavirus

Mammographie-Screening

Die Abklärung auffälliger Befunde innerhalb des Mammographie-Screenings ist in der KFE-RL Anlage VI geregelt und wird vom programmverantwortlichen Arzt/Ärztin veranlasst. (s. ➤ Kap. 9.2.3). Der Abklärungszeitraum ist eng und klar geregelt. Trotzdem wünschen einige Frauen in dieser Situation ein beratendes Gespräch mit der Vertrauensperson in der frauenärztlichen Praxis. Hier kann auf einer sehr persönlichen Ebene Aufklärung erfolgen und Mut zur Abklärung gemacht werden. Meist ist es ein kurzes Gespräch und dient der Absicherung der bereits getroffenen Entscheidung.

Zusätzliche Vorsorgeuntersuchungen

In der Medizin herrscht gelegentlich die Meinung, dass „Viel auch viel hilft". Ob es nun die mehrseitige Laborroutine ist, das zusätzlich veranlasste MRT oder die „alternative" Empfehlung: Solange kein Schaden angerichtet wird, besteht die Hoffnung, dass zusätzliche Maßnahmen einen Erkenntnisgewinn zur Folge haben könnten. Nun liegt der Gewinn nicht immer in der Erkenntnis, sondern gelegentlich im Bereich der „Beruhigung" oder der doppelten Absicherung. Es liegt in der ärztlichen Verantwortung, Angebote zu machen, die eine sinnvolle Ergänzung zu den gesetzlich empfohlenen Maßnahmen sein können. Sinnvoll sind diese Maßnahmen immer dann, wenn sie klinisch bewährt und intellektuell für die Beteiligten nachvollziehbar sind. Die möglichen Ergebnisse der Maßnahmen dürfen dabei nicht überbewertet werden, und es dürfen keine unrealistischen Hoffnungen geweckt werden.

Nachfolgend möchte ich einige Maßnahmen erwähnen, die sinnvoll sein können und verantwortungsvoll eingesetzt der Frau einen Mehrwert bringen können.

Da diese Maßnahmen in der Regel nicht Leistungsinhalt der GKV-Leistungen sind und daher selbst bezahlt werden müssen, gibt es immer wieder Missverständnisse. Der Begriff der „Individuellen Gesundheits-Leistungen" (IGeL) ist nicht besonders glücklich. Dahinter verstecken sich oft Maßnahmen, die durchaus in der kassenärztlichen Gebührenordnung aufgeführt sind und dennoch von der Frau selbst zu bezahlen sind.

Der Grund liegt in der Indikation. Das heißt, stellt der Arzt die Indikation, dass z. B. eine Ultraschalluntersuchung erforderlich ist, so ist dies eine Leistung, die die Krankenkasse zu übernehmen hat. Wünscht jedoch die Patientin die Untersuchung, weil sie sich mit der Untersuchung sicherer fühlt oder weil sie die Kontrolle eines bekannten Befundes wünscht, so ist dies eine Wunschleistung, und Wunschleistungen dürfen nicht zulasten der gesetzlichen Krankenkassen erbracht werden.

Wer seriös arbeitet, wird den IGeL-Kodex der KBV5 befolgen und sich auf einige wenige Maßnahmen beschränken. Der medizinische Gewinn sollte im Gegensatz zum pekuniären Gewinn immer im Vordergrund stehen. Dabei darf auch das individuelle Sicherheitsbestreben unserer Patientin entscheidend sein.

Ultraschall des inneren Genitale

Die Ultraschalluntersuchung des inneren weiblichen Genitales ist sehr leistungsfähig. Wir können die Organe im kleinen Becken in nie dagewesener Präzision schnell und nebenwirkungsarm/-frei darstellen. Die Untersuchung liefert uns Bilder, die wir mit unseren Patientinnen diskutieren können. Wir haben ein Dokument, und nicht zuletzt kann sich auch die Patientin „ein Bild machen".

So überzeugend die Ultraschalluntersuchung auch sein mag, in ihren Vorteilen liegen auch Gefahren. Der Ultraschall des kleinen Beckens wird nie die bimanuelle Untersuchung ersetzen können. Ein Bild unterliegt immer einer Interpretation und damit einer Bewertung, und Bewertungen können Fehler beinhalten. Außerdem kann ich nur das bewerten, was ich gesehen habe. Das was ich nicht gesehen und damit übersehen habe, fließt nicht in meine Beurteilung ein, und diese kann deshalb unzutreffend sein. Dazu kommt noch, dass sich Prozesse im kleinen Becken häufig schnell verändern. Eine Zyste oder freie Flüssigkeit – beides kann innerhalb kürzester Zeit kommen und auch wieder vergehen.

Deshalb ist auch die große Hoffnung auf den Ultraschall als Vorsorgemaßnahme für das Ovarialkarzinom so problematisch und möglicherweise letztendlich vergeblich. Trotzdem ist die Ultraschalluntersuchung des kleinen Beckens eine sinnvolle Untersuchung zur Bestätigung oder zum Ausschluss einer Verdachtsdiagnose. Darüber hinaus ist der zeitliche Aufwand gering, und die Patientin hat keine Strahlenbelastung. So kann die Ultraschalluntersuchung des kleinen Beckens für Patientinnen einen wichtigen Mehrwert an Information und Sicherheit geben.

Ultraschall der weiblichen Brust

Die Ultraschalluntersuchung der weiblichen Brust ist heute im Rahmen der Befundabklärung nicht mehr aus dem diagnostischen Algorithmus wegzudenken. Es macht aber einen Unterschied, ob man einen konkreten Befund sonografisch beurteilt oder ob der Ultraschall im Rahmen der Vorsorge präventiv eingesetzt werden soll. Der geübte Untersucher wird eine präventive Mammasonografie nach einer klaren Struktur ablaufen lassen. Er wird das sehen und bewerten können, was er kennt. Dazu gehört viel Erfahrung, am besten ein kontinuierlicher kollegialer Austausch. In diesem Setting kann der Ultraschall eine große Hilfe auch in der Prävention sein (s. a. ➤ Kap. 9.2.3).

Auch hier ist die fehlende Strahlenbelastung ein großer Vorteil gegenüber der Mammografie. Obwohl auch bei der Sonografie auf die Brust Druck ausgeübt werden muss, wird diese Untersuchung dennoch als deutlich weniger unangenehm erlebt als die Mammografie.

Eines muss klargestellt werden:

MERKE

Der Ultraschall kann die Mammografie nicht ersetzen, er kann sie unterstützen.

Das muss in der täglichen Routine kommuniziert werden. Ist das der Patientin bewusst, so kann man ihr auch einen Ultraschall der Brust, z. B. im Intervall, zusätzlich zur Mammografie als Wunschleistung anbieten.

Knochendichtemessung

Knochengesundheit und allgemeines Wohlbefinden gehen eng zusammen. Das Problem ist, der Knochenschwund ist erst zu spüren, wenn die Probleme irreparabel sind. Also sind eine gezielte Anamnese, die Bestimmung des Vitamin-D-Gehalts, die Messung der Knochendichte und nicht zuletzt eine Lifestyleempfehlung mit Beratung zur Sturzprophylaxe wichtig.

Im Bereich der Knochengesundheit trägt die frauenärztliche Praxis eine besondere Verantwortung, weil uns symptomlose Patientinnen aufsuchen, die jedoch bereits einen Knochenschwund aufweisen können. Diese Patientinnen gilt es anzusprechen und zu beraten.

Lifestyleberatung

Unser Leben wird heute oftmals vom Takt der Arbeit oder Familie bestimmt. Eigene Vorstellungen oder Bedürfnisse kommen dann leicht zu kurz. Wenn hier keine Reflexion erfolgt, ist ein „unerwünschtes Ereignis" keine Seltenheit.

Gerne wird von einem „gesunden Lebensstil" gesprochen. Aber was ist das? Es ist sicher keine psychologisierende Tagesoptimierung, die mit Apps oder Seminaren angeboten wird. Ein gesunder Lebensstil ist eine ausgewogene Mischung aus einer gesunden Ernährung, der Abstinenz von Genussgiften und einer maßvollen, regelmäßigen Bewegung.

Die gesunde Ernährung darf gern „mediterran" sein, sollte ausgewogen und nicht einseitig sein, sie sollte selbst zubereitet sein und Spaß machen. Diäten oder extreme Empfehlungen haben hier keinen Platz.

Ernähren wir uns bewusst, so wird sich unser Gewicht in einem Bereich einpendeln, der Wohlbefinden und Gesundheit für den Körper verspricht. Voraussetzung ist allerdings, dass wir uns regelmäßig bewegen. Sportliche Betätigungen oder Fitnessübungen angepasst an das Lebensalter sind ein wichtiger Baustein, um degenerative Veränderungen zu verhindern (s. a. ➤ Kap. 9.5).

Genussgifte sind zu vermeiden! Auch wenn Nikotin und Alkohol gesellschaftlich akzeptiert sind, so sind und bleiben sie doch Zellgifte bzw. beinhalten krankheitsfördernde Substanzen, die unser Leben nachteilig beeinflussen. Wer auf Genussgifte nicht verzichten kann oder will, muss sich über die vielfältig schädlichen Auswirkungen zumindest im Klaren sein.

Ein besonderes Anliegen ist mir die Sturzprophylaxe. Wie viele ältere Menschen gehen mit nicht angepasstem Schuhwerk, stürzen, brechen sich Knochen, werden immobil und versterben. Das ist vermeidbar! Es gibt schicke Schuhe ohne Absatz mit einer rutschfesten Sohle, die einen sicheren Stand gewährleisten. Teppiche mögen teuer und schön sein, sie sind aber auch beliebte Sturzfallen. Wie wäre es mit kleinen Übungen, entweder mit offenen oder auch geschlossenen Augen auf einem „Balancekissen“ oder der Stand auf einem Bein?

Gehören die Hormone zum Lebensstil? Eigentlich nicht, denn ein Hormonmangel oder ein Ungleichgewicht sind mit Beschwerden verbunden, die medizinisch behandelt werden müssen. Das betrifft die Hormone der Schilddrüse ebenso wie die der Ovarien. Erreichen wir jedoch ein Alter, in dem Östrogene und Gestagene abnehmen, so stellt sich die Frage, ob wir den Mangel akzeptieren oder ausgleichen sollen. Wollen wir unsere aktuelle Lebenserwartung beibehalten, so müssen wir uns notwendigerweise mit einer Substitution auseinandersetzen. Denn wer will schon Jahrzehnte mit den Folgen des Östrogenmangels verbringen, wo viele Menschen doch *am ehesten „mit 85 Jahren gesund sterben“* wollen.

Zum Schluss seien noch Entspannungsübungen wie das Autogene Training oder die Progressive Muskelentspannung nach Jacobsen erwähnt. Diese oder ähnliche Übungen können Stressfolgen des Alltags abbauen helfen und eine gute Basis zur Bewältigung stressiger Situationen darstellen.

Kritisches Fazit

Für viele Frauen ist die „jährliche Vorsorge“ zu einer etablierten Routine geworden. Sie profitieren von einem ausgefeilten Konzept der Prävention bzw. der Früherkennung. Glücklicherweise sind die Abklärungsmaßnahmen insgesamt selten und Befunde mit persönlichen Konsequenzen nochmals seltener. So herrschen Gelassenheit und Zuversicht. Dies ist auch absolut berechtigt. Leider nimmt nur ein Teil der Frauen am Zervixkarzinom-Screening teil. Eine höhere Teilnahmerate könnte einen Großteil der aktuellen Erkrankungen und Todesfälle verhindern.

Die jährliche Teilnahmerate am Screening *vor* der Einführung des neuen Verfahrens (2020) betrug etwa 50 %, in einem 3-Jahres-Zeitraum rund 70 % [6]. Ein erheblicher Teil der Frauen bleibt damit dem Screening fern. Vorwiegend jüngere und sozial besser gestellte Frauen nutzen die Krebsfrüherkennung. Das neue Einladungssystem sollte hier ansetzen und mehr von denen erreichen, die bislang nicht teilgenommen haben. Erfahrungen aus ausländischen Programmen mit einem organisierten Einladungsverfahren ließen erwarten, dass die Teilnahmeraten von Frauen künftig steigen könnten [7]. Allerdings berichten jüngste Publikationen von einem Einbruch bei der Screening-Teilnahme infolge der COVID-19-Pandemie (s. z. B. *Aus der Forschung).*

AUS DER FORSCHUNG

Die Gesamtzahl der Krebsfrüherkennungsuntersuchungen, die Frauen in den USA im Rahmen des Nationalen Programms zur Früherkennung von Brust- und Gebärmutterhalskrebs (Früherkennungsprogramm) des Center for Disease Control and Prevention (CDC) in Anspruch genommen haben, ist im April 2020 im Vergleich zu den vorherigen 5-Jahres-Durchschnittswerten für diesen Monat um 87 % für Brustkrebs und 84 % für Gebärmutterhalskrebs zurückgegangen [8].

Zum Erfolg des neuen deutschen Programms gibt es vorläufige Erwartungen. Die Bundesregierung ging Anfang 2020 davon aus, dass mindestens 70 % der Frauen ab 35 Jahren an dem nunmehr dreijährlichen Screening teilnehmen werden [9, 10].

Es wäre wünschenswert, wenn der Begriff Vorsorge zu einem festen Bestandteil im Gesundheitsbewusstsein der Bevölkerung werden würde. Gesundheitsbildung fängt im Kleinkindesalter an und hört im Alter nicht auf. Hier gibt es für die Ärztin/den Arzt, die Krankenkasse, aber auch die politischen EntscheidungsträgerInnen noch viel Spielraum. Kurze „Gesundheitsinformationen“ vor der Tagesschau oder einer Sportsendung, so wie früher „Der 7. Sinn“ zur Aufklärung im Straßenverkehr[1], würde ich mir für unsere Gesellschaft wünschen. Dann wären die Informationsdefizite zum Thema Impfen vielleicht nicht so groß wie heute. Denn Impfen ist die beste Vorsorge, weil sie die Chance ermöglicht, dass Erkrankungen mit ihren Folgen erst gar nicht auftreten.

9.3.2 Sonderform organisierte Krebsfrüherkennung („Screening-Verfahren")

Ute Krainick-Strobel

In Deutschland erkranken nach Zahlen des Robert Koch-Instituts (RKI) jährlich mehr als 74.950 Frauen neu an einem invasiven oder einem In-situ-Mammakarzinom,

[1] **Der 7. Sinn** ist eine deutsche Fernseh-Informationssendung (ARD) zur Verkehrssicherheit, die von 1966 bis 2005 ausgestrahlt wurde.

etwa 18.570 Frauen versterben pro Jahr an der Krankheit [1]. Brustkrebs ist die häufigste Krebserkrankung der weiblichen Bevölkerung und macht 29,5 % aller Krebserkrankungen der Frau aus. Die relative 10-Jahres-Überlebensrate liegt bei 82 % [2].

Das Mammographie-Screening Programm (MSP)

Das MSP ist ein bundesweites Programm zur Früherkennung von Brustkrebs bei Frauen zwischen 50 und 69 Jahren ohne Symptome. Es ist das erste Krebsfrüherkennungsprogramm nach einheitlichen europäischen Qualitätsstandards. Es wird seit 2009 flächendeckend allen Frauen dieser Altersstufe alle 2 Jahre durch ein Einladungsschreiben für eine Mammografie angeboten.

Ziel ist es, Brustkrebs in einem Stadium zu entdecken, in dem der Tumor noch klein ist und die Lymphknoten nicht befallen sind. Dies bedeutet eine günstige Prognose und eine schonendere Behandlung. Eine systematische Brustkrebsfrüherkennung lässt bei Teilnehmerinnen eine Senkung der Sterblichkeit an Brustkrebs um ca. 25 % erwarten [3]. Vorläufige Daten lassen hoffen, dass dieses Ziel auch in Deutschland erreicht werden wird. Ein deutlicher Rückgang der Tumorgröße und der befallenen Lymphknoten in der Gruppe der gescreenten Frauen, im Vergleich zu vor Einführung des Programms, wird seit mehreren Jahren im Evaluationsbericht der Kooperationsgemeinschaft Mammografie veröffentlicht [4]. Das MSP wird von Ärztinnen und Ärzten sowie radiologischen Fachkräften bundesweit in insgesamt 95 Screening-Einheiten umgesetzt. Der Ablauf des MSP ist in ➤ Abb. 9.6 [5] skizziert.

Besonderheiten des MSP

- Die Untersuchungen finden ausschließlich in **hochspezialisierten zertifizierten Screening-Einheiten** statt, die auf Mammografien spezialisiert sind und hierzu regelmäßig alle 30 Monate ihre Zulassung erneuern müssen.
- Die **Qualität der Mammografien** wird von speziell geschulten medizinisch-technischen radiologischen Fachkräften an täglich kontrollierten, digitalen Geräten gewährleistet.
- Jede Mammografie wird von mindestens zwei Ärztinnen oder Ärzten unabhängig voneinander begutachtet (**Doppelbefundung**), die mindestens 5.000 Mammografien pro Jahr beurteilen und alle 2 Jahre eine Fallsammlungsprüfung (Beurteilung einer Fallsammlung von Screening-Mammografieaufnahmen zum Nachweis der fachlichen Befähigung) bestehen müssen.
- Im Verdachtsfall werden die weiteren **Abklärungsuntersuchungen** (Zusatzaufnahmen, Mammasonografie, Mikrobiopsien) von **spezialisierten Screening-Ärzten** durchgeführt. Die Ergebnisse werden mit den beteiligten RadiologInnen, GynäkologInnen, PathologInnen und mit den assoziierten zertifizierten Brustzentren wöchentlich in einer gemeinsamen Konferenz besprochen.
- Durch die **umfassende Qualitätssicherung** wird ein **optimales Verhältnis** zwischen der **Verhinderung fortgeschrittener Brustkrebserkrankungen** und den **unvermeidbaren Belastungen einer Brustkrebsfrüherkennung** bei symptomfreien Frauen angestrebt.

Herausforderungen

Die Konfrontation mit Krebs und deren Verdrängung stellen eine Hürde für die Teilnahme dar. Frauen haben möglicherweise Angst vor der Strahlenbelastung oder vor

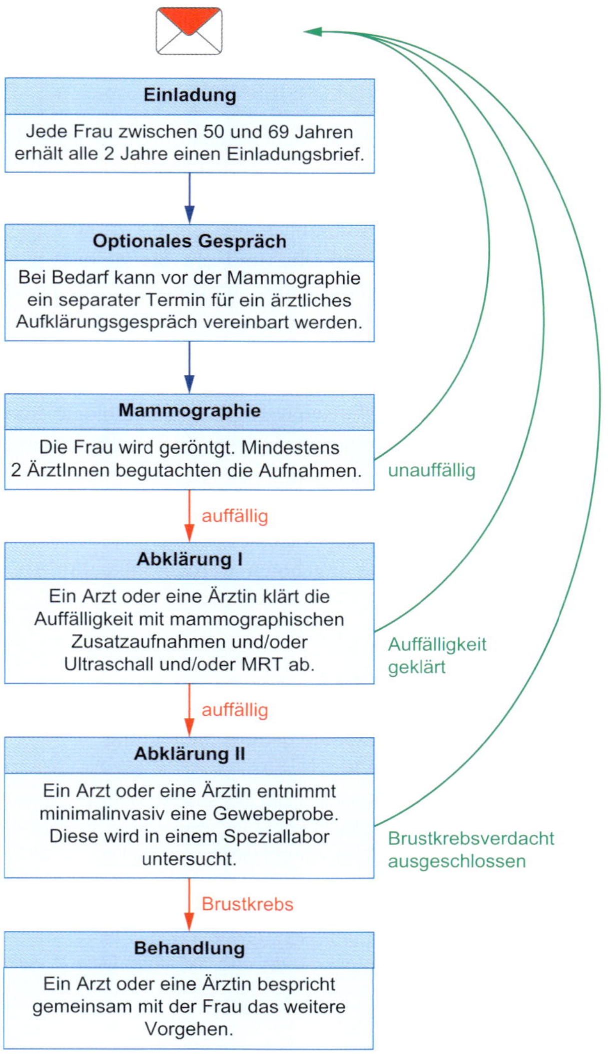

Abb. 9.6 Ablauf des Mammografie-Screening-Programms) [W1204]

Schmerzen bei der Untersuchung. Die Themen Überdiagnose und falsch-positive Befunde werden in den Medien teils einseitig diskutiert. Viele Frauen wünschen sich vor allem eine verlässliche Übersicht über Risiken und Nutzen. Hier ist neben der aktuellen 18-seitigen **Entscheidungshilfe** (https://www.g-ba.de/downloads/83-691-464/2017-08-23_G-BA_Entscheidungshilfe_Mammographie_bf.pdf [6]), welche die Frau mit dem Einladungsschreiben erhält, auch die Informationsarbeit von uns Ärztinnen und Ärzten, unabhängig von unserer Spezialisierung, gefragt: Es bestehen bessere Heilungschancen, die Mammografie kann Brustkrebs im Frühstadium entdecken, dadurch sinkt das Risiko, an Brustkrebs zu sterben. Ziel muss für den Erfolg des Programms eine Erhöhung der Teilnahmerate sein, die aktuell bei ca. 50 % der anspruchsberechtigten Frauen liegt, und insbesondere die Frauen, die erstmals eingeladen werden, für die Vorteile des Programms zu sensibilisieren.

Frauen mit Hochrisikokonstellation

Familiärer Brustkrebs wurde nicht zuletzt durch die mediale Darstellung der Schauspielerin Angelina Jolie im Jahr 2013 einer breiten Öffentlichkeit bekannt gemacht. Frauen mit einer nachgewiesenen Mutation haben ein bis zu 80%-iges Lebenszeitrisiko, an Brustkrebs, und ein bis zu 40%-iges Risiko, an einem Ovarialkarzinom zu erkranken. Für Frauen mit familiärer Belastung für Brust- und Eierstockkrebs wurde daher die sog. *intensivierte Früherkennung* aufgebaut: 23 universitäre Zentren bieten im interdisziplinären Verbund von Humangenetik, Gynäkologie und Radiologie eine Risikokalkulation und ggf. Genanalyse, eine standardisierte Beratung sowie die Durchführung primärer, sekundärer und tertiärer präventiver Maßnahmen an [7]. Die Übersicht fasst zusammen, welchen Frauen ein Beratungsgespräch bzw. eine genetische Testung angeboten werden sollte [8] (s. a. ➤ Kap. 3.3.1).

FÜR DIE PRAXIS

Einschlusskriterien für Frauen, denen ein Beratungsgespräch bzw. eine genetische Testung angeboten werden sollte

Eine genetische Untersuchung sollte angeboten werden, wenn eine familiäre bzw. individuelle Belastung vorliegt, die mit einer mindestens 10%-igen Mutationsnachweiswahrscheinlichkeit einhergeht.

Dies trifft zu, wenn in einer Linie der Familie

- mindestens 3 Frauen an Brustkrebs erkrankt sind,
- mindestens 2 Frauen an Brustkrebs erkrankt sind, davon 1 vor dem 51. Lebensjahr,
- mindestens 1 Frau an Brustkrebs und 1 Frau an Eierstockkrebs erkrankt sind,
- mindestens 2 Frauen an Eierstockkrebs erkrankt sind,
- mindestens 1 Frau an Brust- und Eierstockkrebs erkrankt ist,
- mindestens 1 Frau mit 35 Jahren oder jünger an Brustkrebs erkrankt ist,
- mindestens 1 Frau mit 50 Jahren oder jünger an bilateralem Brustkrebs erkrankt ist,
- mindestens 1 Mann an Brustkrebs und eine Frau an Brust- oder Eierstockkrebs erkrankt sind.

Es ist eine angemessene Bedenkzeit vor Durchführung der Diagnostik zu beachten.

Quelle: [8]

Ausblick

Im März 2021 gab die ECIBC (European Commission Initiative on Breast Cancer) die Einschätzung ab, dass sowohl Frauen zwischen 70 und 75 Jahren als auch zwischen 45 und 50 Jahren einen Nutzen von einer Früherkennungsmammografie alle 2 Jahre haben [9]. Aktuell wird dies vom Bundesministerium für Umwelt, Naturschutz und nukleare Sicherheit (BMU) geprüft. Gegebenenfalls ist mit einer Ausweitung primär der oberen Altersgrenze schon im Jahr 2023 zu rechnen, wie es mehrere Frauenverbände, z. B. der Deutsche LandFrauenverband e. V., schon seit Langem fordern.

FÜR DIE PRAXIS

- Das MSP bietet allen asymptomatischen Frauen zwischen dem 50. und 69. Lebensjahr eine qualitätskontrollierte Brustkrebsfrüherkennung.
- Frauen sollen früh in der Praxis über das Angebot von Früherkennungsuntersuchungen informiert werden.
- Bei regelmäßiger Screening-Teilnahme ist eine Reduktion fortgeschrittener, prognostisch ungünstiger Brustkrebsstadien nachweisbar.
- Es wird für die teilnehmenden Frauen von einer Reduktion der Brustkrebsmortalität durch die Teilnahme am MSP von ca. 25 % ausgegangen.
- Die Effektivität des MSP kann durch eine höhere Teilnahmerate bei den eingeladenen Frauen weiter gesteigert werden.
- Die mittelfristig möglichen Weiterentwicklungen des MSP betreffen die Altersausweitung bis zum 75. Lebensjahr und den primären Einsatz der digitalen Brusttomosynthese.
- Erweiterte Screening-Strategien für die wenigen Frauen mit extrem dichtem Drüsengewebe werden aktuell insbesondere hinsichtlich ihrer Nutzen-Risiko-Relation wissenschaftlich überprüft (DIMASOS-Studie, s. Infobox „Aus der Forschung").
- Hochrisikopatientinnen für ein Mammakarzinom sollen einer fundierten Beratung und einer intensivierten Früherkennung zugeführt werden.

9

AUS DER FORSCHUNG

Aktuell beschäftigen sich 2 Studien mit der Einführung der digitalen Brusttomosynthese (dreidimensionale Mammografie) in die Screening-Routine (TOSYMA – *„Vergleich der Screening-Wirksamkeitsparameter von Digitaler Brust-Tomosynthese plus Synthetischer 2-D-Mammografie mit Standard-2-D-FFDM"*, 80.000 Teilnehmerinnen, Universität Münster) bzw. der zusätzlichen Mammasonografie bei Frauen mit sehr dichtem Drüsengewebe (DIMASOS – *„Dichteadaptiertes Mammografie-Sonografie-Screening"*, 30.000 Teilnehmerinnen, Referenzzentrum München, UK Schleswig-Holstein). Beide Studien wollen dazu beitragen, die Brustkrebsentdeckungsrate zu erhöhen und die Intervallkarzinomrate sowie die Anzahl der Frauen zu senken, die zum Ausschluss einer Brustkrebserkrankung zu einer zusätzlichen Untersuchung kommen müssen (*ohne daran erkrankt zu sein – Falsch-positiv-Rate*) [1].

PATIENTINNENBERATUNG

Informationen zum MSP: www.mammo-programm.de
Informationen für Frauen mit erhöhtem Brustkrebsrisiko: www.konsortium-familiaerer-brustkrebs.de

CAVE

Klinische Symptome der Brust wie Schmerzen, Tastbefund, Hautveränderung, Mamillenekzem oder Sekretion genau beachten – hier unmittelbare *kurative* Abklärung unabhängig von erfolgter Screening-Mammografie!

9.3.3 Prävention Brustgesundheit

Markus Hahn, Ines Gruber

Brustkrebs ist die häufigste Krebserkrankung der Frau in den westlichen Industrieländern. Früherkennung und das Mammographie-Screening-Programm konzentrieren sich darauf. Dennoch gibt es darüber hinaus eine Vielzahl von Erkrankungen, denen beim Thema Brustgesundheit Aufmerksamkeit geschenkt werden sollte. Dazu zählen vor allem Zysten, Fibroadenome, die pathologische Sekretion, Mastitiden und Läsionen mit unsicherem biologischem Potenzial (B3).

Einfache Zyste

Die häufigste Läsion der prämenopausalen Frau ist die einfache Zyste. Es ist ein benigner Befund, der in fast jeder prämenopausalen Brust zu finden ist. Zysten können symptomatisch werden, indem sie sich vergrößern und dann ein Spannungsgefühl bis hin zu Schmerzen verursachen. Symptomatische Zysten können unter Ultraschallsicht punktiert werden. Rezidivierende, symptomatische Zysten können minimalinvasiv mittels Vakuumsaugbiopsie komplett entfernt werden. Wichtig ist, dass vor der Punktion intrazystische Vegetationen sonografisch ausgeschlossen werden.

Differenzialdiagnostisch kommen bei intrazystisch/intraduktalen Vegetationen Papillome mit und ohne Atypien sowie das intrazystische papilläre Karzinom am häufigsten in Betracht.

MERKE

Bei jeder Punktion oder Stanzbiopsie muss dafür Sorge getragen werden, dass durch Einbringen eines Markierungsmarkers die Lokalisation des Befundes reproduziert werden kann, um im Fall einer Malignität diese wiederzufinden und dadurch eine brusterhaltende Entfernung zu ermöglichen.

Fibroadenom

Das Fibroadenom ist der häufigste benigne solide Tumor der prämenopausalen Frau. Durch die Vermehrung von Binde- und Drüsengewebe handelt es sich histologisch um einen fibroepithelialen Mischtumor. Der Tumor fällt entweder palpatorisch oder, bei non-palpablen Befunden, sonografisch, dann meist als Zufallsbefund auf.

Fibroadenome stellen sich sonografisch glatt berandet, ovalär, horizontal angeordnet und meist echoarm dar (➤ Abb. 9.7a). Im Vergleich dazu das sonografische Bild eines Mammakarzinoms in ➤ Abb. 9.7b).

Durch eine Stanzbiopsie in lokaler Betäubung kann die histologische Sicherung erfolgen. Fibroadenome müssen nicht entfernt werden, können aber bei Größenwachstum, bei Spannungsgefühl oder wenn sie Angst verursachen durch offene Exzisionsbiopsie oder minimalinvasiv durch Vakuumsaugbiopsie entfernt werden. Schnell wachsenden Fibroadenome müssen differenzialdiagnostisch von dem Cystosarkoma Phylloides, oder auch Phylloidestumor abgegrenzt werden. Eine histologische Sicherung ist in diesen Fällen zwingend erforderlich.

Pathologische Sekretion

Eine physiologische Sekretion (Stillen) muss von einer pathologischen Sekretion abgegrenzt werden. Diese Abgrenzung ist oftmals nicht eindeutig. Darüber hinaus kann eine physiologische Sekretion u. U. noch bis 1 Jahr nach dem Abstillen beobachtet werden.

Bei der pathologischen Sekretion muss zwischen einer intramammären und einer extramammären Ursache unterschieden werden. Während bei extrammmärer Pathogenese (hormonelle Einflüsse, Hyperprolaktinämie. Medikamenten- oder Drogeneinnahme, Hypothyreose, Trauma, mechanische Reize, paraneoplastisches Syndrom) meist eine beidseitige Sekretion aus mehreren Milchgängen beobachtet werden kann, führt eine intramammäre Pathogenese i. d. R. zu einer

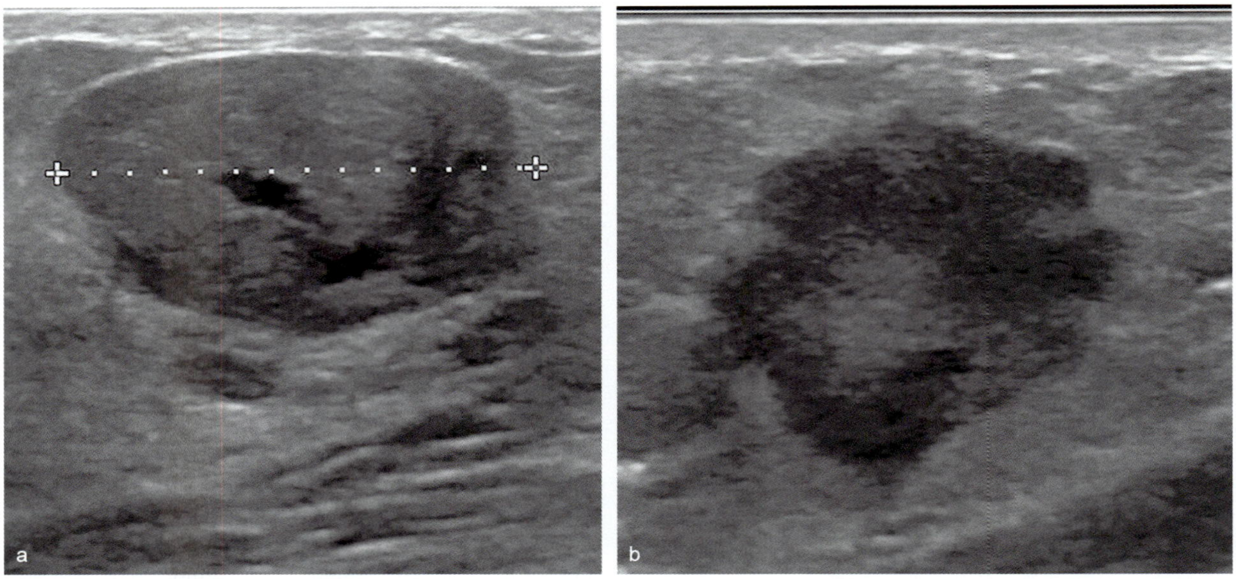

Abb. 9.7 Ultraschallbild eines stanzbioptisch gesicherten Fibroadenoms (a). Im Vergleich dazu das sonografische Bild eines Mammakarzinoms NST (Non-special Type): nicht glatt, sondern unscharf berandet, lobuliert und mit angedeutetem echoreichem Randsaum (b) [M1173/T1271]

einseitigen Sekretion aus nur einem Milchgang (Papillom, DCIS, Karzinom, Mastitis). Bei einer extramammären Pathogenese sollte die externe Ursache erkannt und behandelt werden. Bei einer intramammären Pathogenese ist der auslösende Befund bildgebend zu finden und histologisch zu sichern.

Insbesondere eine persistierende oder rezidivierende einseitige Sekretion aus einem Milchgang, die klar bis fleischfarben oder blutig imponiert, sollte in einem zertifizierten Brustzentrum weiter abgeklärt werden. Speziell die Galaktografie sowie die endoskopische Duktoskopie sind Untersuchungen, die von spezialisierten Senologen durchgeführt werden sollten.

Mastitis

Bei der Mastitis unterscheidet man die Mastitis puerperalis von der Mastitis non-puerperalis.

Die Mastitis puerperalis beginnt meist durch eine Entzündung im Bereich der Brustwarzen, bedingt durch die mechanische Manipulation des Kindes während des Stillens. Der häufigste Keim ist der Staphylococcus aureus. Stadienabhängig sollte versucht werden, das Stillen weiterzuführen, am besten unterstützt durch eine Hebamme. Bei schwereren Verläufen können Antibiotika und Schmerzmittel (cave Stillen) notwendig werden. Bei Persistenz muss ein Abszess sonografisch ausgeschlossen werden. In seltenen Fällen lässt sich ein Abstillen nicht vermeiden.

Bei der Mastitis non-puerperalis (MNP) unterscheidet man die bakterielle von der nicht-bakteriellen MNP. Meist kommen Staphylococcus aureus oder epidermidis, selten auch Escherichia coli, Proteus sowie Streptokokken in Betracht. Bei der abakteriellen Form müssen differenzialdiagnostisch starker Nikotinabusus, eine granulomatöse Erkrankungen (z. B. Sarkoidose, Tuberkulose) sowie das inflammatorische Mammakarzinom ausgeschlossen werden.

Die Therapie orientiert sich an der Pathogenese. Die einfache bakterielle MNP im nicht abszedierenden Stadium wird antibiotisch sowie analgetisch behandelt. Ein einfacher Abszess sollte zusätzlich alle 2 Tage abpunktiert werden. Treten multiple Abszesse auf, so sollten diese operativ entlastet und dabei eine Histologie gewonnen werden.

CAVE

Das Spülen eines Abszesses der Brust darf niemals mit Octenidin (Octenisept®) erfolgen, da dies zu ausgedehnten Nekrosen führen kann!

Zum Spülen ist Kochsalzlösung völlig ausreichend und reizlos. Bei der Therapie der abakteriellen Form der MNP ist die Noxe auszuschalten. Insbesondere Raucherinnen sollten darauf hingewiesen werden, dass das Rauchen die rezidivierende Form dieses Krankheitsbildes aufrechterhält. Abszessbedingte Liponekrosen und narbige Einziehungen der Brustwarze sollten im entzündungsfreien Intervall saniert werden, um weitere Rezidive zu vermeiden.

MERKE

Bei Persistenz einer Mastitis muss ein inflammatorisches Mammakarzinom ausgeschlossen werden!

Die Therapie der granulomatösen Mastitis (nicht granulierend!) erfolgt i. d. R. nicht antibiotisch, sondern antiphlogistisch mit Prednisolon 30 mg/d über mindestens 2–6 Monate und schrittweisem Ausschleichen. Dabei ist die Ursache für das granulomatöse Krankheitsbild immer abzuklären.

B3-Läsionen mit unsicherem biologischem Potenzial

Stanzbiopsate, die bei minimalinvasiver histologischer Sicherung von Brustbefunden entnommen werden, erlauben dem Pathologen nur die diagnostische Interpretation des vorliegenden Ausschnittes des Befundes. Ist dieser Ausschnitt nicht repräsentativ für das Gesamtbild, muss folglich mehr Gewebe entnommen werden, um eine sichere Diagnose zu stellen. Typische B3-Läsionen sind die atypisch duktale Hyperplasie, das Papillom, die radiäre Narbe und die lobuläre intraepitheliale Neoplasie, um nur einige zu nennen. Für die Praxis bedeutend ist, dass das weitere Prozedere bei B3-Läsionen in einer interdisziplinären senologischen Konferenz zwischen Radiologen, Gynäkologen und Pathologen festzulegen ist.

9.3.4 Impfungen

Joachim Graf

Kernaussagen

- Impfungen gelten als Präventionsmaßnahmen mit großer Reichweite.
- Seit 2006 ist in Deutschland ein Impfstoff zugelassen, der wirkungsvoll vor einer Infektion mit den Subtypen 16 und 18 der humanen Papillomaviren (HPV) schützt, die für > 70 % der Zervixkarzinome verantwortlich sind; die Impfquote ist in Deutschland jedoch unzureichend.
- Die Impfberatung im Kontext von Schwangerschaft und Kinderwunsch bietet besondere Herausforderungen.
- Gendereffekte bei Impfungen gelten als noch wenig erforscht.

9.3.4.1 Impfungen als präventive Maßnahme

Zu den Präventionsmaßnahmen mit großer Reichweite werden auch Impfungen gezählt, die entweder im Rahmen der Primärprävention den Ausbruch von Erkrankungen verhindern sollen (z. B. Masernschutzimpfung) oder als primordiale Präventionsmaßnahme die Inzidenz von Risikofaktoren für Erkrankungen reduzieren (z. B. HPV-Schutzimpfung zur Verringerung der Krankheitslast des Zervixkarzinoms) (vgl. ➤ Kap. 9.2.1).

Impfungen gehören zu den wichtigsten und wirksamsten präventiven Maßnahmen, die in der Medizin zur Verfügung stehen, um sich vor einer ansteckenden Krankheit zu schützen, so das Bundesgesundheitsministerium, das mit der Ständigen Impfkommission (STIKO) ein unabhängiges Expertengremium für Impfempfehlungen berufen hat. Die STIKO empfiehlt, welche Impfungen von hohem Wert für den Gesundheitsschutz des Einzelnen und der Allgemeinheit zu erachten sind, um übertragbaren Krankheiten vorzubeugen.

Gesetzlich Versicherte haben einen Anspruch auf durch die STIKO empfohlene Schutzimpfungen. Durchführung von und Beratung zu Impfungen bzw. zu impfpräventablen Erkrankungen sind elementare Bestandteile der individualmedizinischen Versorgung und gehören damit – frauenzentriert – auch zu den Hauptaufgaben von Frauenärztinnen und -ärzten (vgl. ➤ Kapitel 9.1). Impfungen sind aber auch als Public-Health-Maßnahme bedeutsam, um nachhaltig die Inzidenzen verschiedener Erkrankungen zu senken [2].

Impfungen können ihre präventive Wirkung vor allem dann entfalten, wenn die fokussierte Zielgruppe möglichst vollständig erreicht wird: Beispielsweise haben Modelle für Masern gezeigt, dass der Grad der Immunität, der erforderlich ist, um von einer sogenannten „Herdenimmunität" sprechen zu können, über 90 % betragen muss [3], während Impfstrategien, die eine Eliminierung der Masern anstreben, eine Durchimpfungsrate von deutlich über 95 % erreichen sollten [4]. Zur Erhöhung der Impfquote sollten daher gleichermaßen Maßnahmen der Verhaltens- und Verhältnisprävention angewandt werden [5, 6], deren Erfolg jedoch durch eine teils verbreitete Impfskepsis limitiert wird [7]. Diese ist Ausprägung eines als *Präventionsparadoxon* bekannten Phänomens, das besagt, dass präventive Maßnahmen mit großem Nutzen für die Bevölkerung (bei entsprechend hoher Inanspruchnahme) dem einzelnen Individuum häufig nur sehr wenig Benefit erbringen und deswegen eher abgelehnt werden [8].

MERKE

Da bei Impfungen zur Eliminierung von Erkrankungen hohe Impfraten erreicht werden sollen, müssen auch Personen geimpft werden, bei denen bei Nichtimpfung nur ein geringes Risiko für eine Infektion bestanden hätte, die den Nutzen der Impfung daher in Frage stellen.

In deutlicher Weise ist die Ausprägung des Präventionsparadoxons mit einem niedrigen Bildungsstand assoziiert (vgl. ➤ Kap. 9.2.1) [9]. Das Präventionsparadoxon zeigt sich z. B. auch bei der HPV-Impfung, [10] bei der die Impfbereitschaft teilweise vom Bildungsstand der Eltern [11] bzw. explizit der Mütter [12] abhängig ist. Von Relevanz ist, dass entgegen der aktuellen wissenschaftlichen Evidenz eine verbreitete Impfskepsis teils auch bei Hebammen und anderen

Gesundheitsfachberufen noch angenommen werden kann, [13, 14] die wesentliche Aufgaben für die Frauengesundheit wahrnehmen und im Rahmen der Schwangerenvorsorge auch Gesundheitsberatungen durchführen [15].

9.3.4.2 HPV-Impfung

Das Zervixkarzinom gehört zu den Krebserkrankungen des weiblichen Genitale mit wachsender epidemiologischer Bedeutung insbesondere bei jungen Frauen [16]. Weltweit starben im Jahre 2018 mehr als 300.000 Frauen an der Erkrankung [17], die Mortalität in Deutschland betrug im Erfassungsjahr 2016 mehr als 1.500 bei über 4.000 neu diagnostizierten Fällen pro Jahr [18] mit zunehmender Relevanz bei Frauen im reproduktionsfähigen Alter [19].

Seit 2006 ist in Deutschland ein Impfstoff zugelassen, der wirkungsvoll vor einer Infektion mit den Subtypen 16 und 18 der humanen Papillomaviren (HPV) schützt, die insgesamt gesehen für mehr als 70 % der Zervixkarzinome als verantwortlich erachtet werden [20]. Um die Inzidenz des Zervixkarzinoms nachhaltig zu senken, ist eine möglichst hohe Impfquote anzustreben. Dabei muss die Impfung vor Kontakt mit den HPV-Virustypen durchgeführt werden, um wirksam zu sein (also vor Beginn von sexueller Aktivität), weswegen die STIKO die HPV-Impfung bei Mädchen im Alter von 9–14 Jahren empfiehlt [21]. Eine entsprechende Aufklärung in der frauenärztlichen Sprechstunde sollte also insbesondere in der Transitionsphase der beginnenden Pubertät erfolgen (vgl. ➤ Kap. 9.1).

Obwohl die Impfung als sehr gut verträglich und wirksam hinsichtlich der Reduktion der Krankheitslast des Zervixkarzinoms gilt [22], insbesondere, wenn die Immunisierung bei sehr jungen Frauen und Mädchen durchgeführt wird [23], ist die Inanspruchnahme vergleichsweise gering: Weniger als 40 % der 15-jährigen Mädchen in Deutschland sind vollständig geimpft [24], während die Durchimpfungsrate der 12-jährigen Mädchen z. B. in Schweden 80 % beträgt [25].

PATIENTINNENBERATUNG

Nach einem systematischen Review mit einer Metaanalyse von Modellierungsstudien erscheint die Eliminierung der HPV-Typen 6, 11, 16 und 18 mit einer Impfquote von 80 % bei Mädchen und Jungen möglich [26]. Zahlen wie diese legen eine verstärkte Aufklärung zur Förderung dieser Präventionsmaßnahme nahe, die in Deutschland viel zu wenig in Anspruch genommen wird, es besteht eine sehr geringe Impfquote. Ein weitergehendes Informationsangebot, auch zur Nutzung durch die interessierte Patientin selbst, und Hilfestellung für eine kindgerechte Information bieten u. a. die Internetseiten der Projektgruppe ZERVITA (www.zervita.de).

Zur am Institut für Virologie und Epidemiologie der Viruskrankheiten des Universitätsklinikums Tübingen angegliederten Projektgruppe gehören derzeit 20 VertreterInnen unterschiedlicher Mitgliedsorganisationen, die sich dem Ziel verpflichtet sehen, qualitativ hochwertige Informationen zu dieser Thematik zu entwickeln, über alle Medien breit zugänglich zu machen und die sämtlich aus dem Bereich der Prävention, Früherkennung, Diagnose und Behandlung des Zervixkarzinoms stammen.

9.3.4.3 Impfungen im Kontext von Kinderwunsch und Schwangerschaft

Zu den besonderen Herausforderungen der frauenärztlichen Tätigkeit gehört die Impfberatung im Kontext von Schwangerschaft und Kinderwunsch. Frauen mit Kinderwunsch bietet, in Ergänzung zum Beratungsgespräch in der (frauen-)ärztlichen Praxis, der STIKO-Impfkalender Orientierung, um fehlende Impfungen rechtzeitig nachzuholen [27]. Insbesondere auf die Bedeutung des Impfschutzes gegen Masern, Röteln, Varizellen, Pertussis und Hepatitis B sollte hingewiesen werden [28], nicht zuletzt vor dem Hintergrund der Gefahren, die Infektionen für Neu- und Frühgeborene bergen. Die Rötelninfektion bei einer Schwangeren kann schwere Schädigungen beim Fetus hervorrufen (vgl. ➤ Kap. 9.1) [29]. Die impfpräventable Rötelnembryofetopathie stellt vor allem in Entwicklungsländern ein bedeutsames Gesundheitsproblem dar [30], ist allerdings auch Deutschland mit einem nennenswerten Risiko behaftet, bedenkt man, dass die Durchimpfungsrate bei Röteln 2013 bei 30- bis 39-jährigen Frauen lediglich 54,5 % betrug [31].

MERKE

Mit Ausnahme von Lebendimpfstoffen (u. a. Masern, Mumps, Röteln) können verschiedene Impfstoffe auch in der Schwangerschaft verabreicht werden (vgl. ➤ Kap. 9.1).

Da eine SARS-CoV-2-Infektion in der Schwangerschaft mit schlechteren Gesundheitsoutcomes assoziiert ist [32], das Wissen zu dieser Erkrankung jedoch noch nicht als abgeschlossen erachtet werden kann, unterliegen die Impfempfehlungen der STIKO gerade für Schwangere kontinuierlicher Aktualisierung (s. Robert Koch-Institut. COVID-19-Impfempfehlung der STIKO: Empfehlung für Schwangere und Stillende [33]).

9.3.4.4 Weitere Impfungen

Frauenärztinnen und Frauenärzte sollten Impfberatungen bei Patientinnen aller Altersgruppen möglichst niedrigschwellig anbieten, um die Impfbereitschaft zu erhöhen (vgl. ➤ Kap. 9.1). Grundsätzlich ist die Durchimpfungsrate bei vielen Impfstoffen in Deutschland (vor allem in Südwestdeutschland) [34] zu niedrig, wobei auch geschlechtsbezogene Unterschiede evident sind: So zeigen Frauen im Vergleich zur männlichen Bevölkerung eine geringere Impfquote bei Tetanus, Diphtherie, Influenzae [31] sowie bei COVID-19 [35]. Wenngleich ein niedriger Bildungsabschluss häufiger mit

Impfskepsis assoziiert ist [36], zeigen sich Vorbehalte gegen Impfungen zunehmend auch bei jungen Elternpaaren mit höherem Bildungsabschluss [37]. Bei der COVID-19-Impfung sind Frauen aus allen Bildungsstufen durch eine geringere Impfbereitschaft als Männer gekennzeichnet [38], was auf die Notwendigkeit von geschlechtssensiblen Aufklärungskampagnen zur Förderung dieser Präventionsform hinweist.

AUS DER FORSCHUNG

Bei der Empfehlung zu Impfungen sind in der frauenärztlichen Sprechstunde genderspezifische Besonderheiten zu berücksichtigen, weil Frauen in Zulassungsstudien häufig unterrepräsentiert sind. So wurden trotz nachgewiesener biologisch determinierter Geschlechtsunterschiede z. B. bezogen auf die Antikörperentwicklung [39] Impfstoffe gegen COVID-19 hinsichtlich Wirksamkeit und Nebenwirkungsprofil teilweise in Studienkollektiven erprobt, in denen männliche Probanden überwogen.

Weil Schwangere und postmenopausale Frauen häufig in Studien nicht berücksichtigt werden (können), ist in den entsprechenden Altersgruppen weniger über Wirksamkeit und Nebenwirkungen bekannt [40]. So standen in der Phase-III-Studie des Impfstoffs mRNA-1273 (Moderna) knapp 16.000 Männern etwas mehr als 14.000 Frauen gegenüber [41], während es bei BBV152 des Herstellers Bharat Biotech International sogar nur 8.468 weibliche bei 17.285 männlichen Probanden waren [42]. Als mögliche Folge zeigten sich sehr seltene Nebenwirkungen wie zerebrale Sinus- und Venenthrombosen signifikant häufiger bei Frauen [43].

MERKE

Grundsätzlich gelten Gendereffekte bei Impfungen als noch wenig erforscht.

9.4 Gesundheitsförderung und Frauengesundheit

Joachim Graf

Kernaussagen

Krankheitsprävention und Gesundheitsförderungen verfolgen ähnliche Ziele. Gesundheitsförderung muss u. a. der Förderung der Geschlechtergerechtigkeit dienen und dementsprechend geschlechtsspezifische Besonderheiten berücksichtigen.

9.4.1 Definitionen und Ansätze

Gesundheitsförderung: Begriffsdimensionen und Modelle
Anknüpfend an die Zielsetzungen der *Krankheitsprävention* (s. ➤ Kap. 9.2.1) werden mit dem Begriff der Gesundheitsförderung alle Maßnahmen umschrieben, die zur Stärkung von Gesundheitsressourcen, -kompetenzen und -potenzialen und damit zur Verbesserung von Gesundheitszuständen beitragen sollen. Der Gesundheitsförderung liegt ein Verständnis von Gesundheit als Kompetenz zur selbstbestimmten Lebensgestaltung und -bewältigung zugrunde. Ziel ist, durch Identifizierung und Abbau von gesundheitlicher Ungleichheit und durch Schaffung entsprechender Rahmenbedingungen jeden Menschen für die eigenverantwortliche gesundheitsförderliche Gestaltung der individuellen Lebensweltlichkeit zu befähigen (Empowerment) [1].

Um die entsprechende Rahmenbedingungen zu schaffen, können drei zentrale Handlungsstrategien unterschieden werden:

Demnach sollen Ärztinnen und Ärzte, Hebammen und andere AkteurInnen der Gesundheitssysteme für die Gesundheit der von ihnen versorgten Personen aktiv im Kontext der jeweiligen Lebensweltlichkeit eintreten (Advocacy-Funktion), sie zur Verwirklichung eines größtmöglichen Gesundheitspotenzials befähigen (Enablement-Funktion) und sich mit anderen Akteuren innerhalb und außerhalb des Gesundheitswesens vernetzen (Mediation-Funktion). Unterschieden werden dabei 5 zentrale Handlungsfelder [2]:

- Entwicklung einer gesundheitsfördernden Gesamtpolitik,
- Schaffung gesundheitsfördernder Lebenswelten,
- Stärkung gesundheitsbezogener Gemeinschaftsaktionen,
- Entwicklung persönlicher Kompetenzen und
- Neustrukturierung der Gesundheitsdienste.

Die wesentlichen Grundsätze der Gesundheitsförderung wurden 1986 in der Ottawa-Charta begründet und von der WHO in weiteren Konferenzen konkretisiert (u. a. 1997 in der Jakarta-Erklärung oder 2013 im Rahmen der Helsinki-Konferenz) [3]. In Deutschland wurden Kernaspekte der Gesundheitsförderung 2015 im Rahmen der Verabschiedung des Präventionsgesetzes (PrävG) in nationales Recht überführt [4].

Gesundheitsförderung und Prävention: Abgrenzung

Wenngleich Krankheitsprävention und Gesundheitsförderungen ähnlichen Zielsetzungen dienen, können sie als theoretische Konzepte doch gut voneinander abgegrenzt werden [5]. Beide folgen der salutogenetischen Perspektive des Gesundheits-Krankheits-Kontinuums (G-K-K) nach Antonovsky. Dieses verortet den Gesundheitszustand des Individuums zwischen den zwei gedachten Polen der völligen Gesundheit und völligen Krankheit [6]. Anders als die *Gesundheitsförderung* dient die Prävention aber streng genommen nicht der Verbesserung der Gesundheit (hier verstanden als zunehmendes Wohlbefinden und damit als Verschiebung auf der G-K-K-Achse in Richtung völlige Gesundheit), sondern der Verhinderung von Krankheit (hier verstanden als gleichbleibende Position auf dem G-K-K mit dem Ziel, eine Verschiebung in Richtung völlige Krankheit zu vermeiden), womit sie dem pathogenetischen Ansatz folgt, der zunächst nach der Krankheitsentstehung fragt [7].

Gesundheitsförderung will durch Stärkung des Kohärenzgefühls (Sense of Coherence, bestehend aus den 3 Dimensionen der Verstehbarkeit, der Handhabbarkeit und Sinnhaftigkeit) hingegen aktiv der Verbesserung der Gesundheitszustände Vorschub leisten, indem die Widerstandsfähigkeit gegenüber den Stressoren des täglichen Lebens gestärkt wird [8]. Leitgebend ist hier, wie Gesundheit entsteht und gefördert werden kann, und nicht die Genese bzw. Verhinderung von Krankheit. Der Gesundheitsförderung liegt analog der Krankheitsprävention das WHO-Konzept „*Health in all policies*" zugrunde [9].

Implikationen für die Frauengesundheit

Vor dem Hintergrund dieses Konzeptes kann die Gesundheitsförderung als universeller Ansatz mit mannigfaltigen Anknüpfungspunkten zur Frauengesundheit verstanden werden, nicht zuletzt, weil Frauen in vielfältiger Weise von gesundheitlicher Ungleichheit betroffen sind [10], Frauenärztinnen und -ärzten also in besonderer Weise die Funktion zukommt, die Gesundheitskompetenz von Frauen in allen Lebenslagen zu stärken (s. a. ➤ Kap. 9.2.1) [11]. Zum Abbau geschlechtlicher Ungleichheit muss Gesundheitsförderung ohnehin der Förderung der Geschlechtergerechtigkeit dienen und dementsprechend geschlechtsspezifische Besonderheiten berücksichtigen [12]. Gesundheitsförderung kann z. B. darauf abzielen, Kenntnisstand und Akzeptanz der Brustkrebsfrüherkennung zu erhöhen bzw. die Frauen zur regelmäßigen Selbstuntersuchung der Brust zu befähigen [13] oder der Förderung der Gesundheitskompetenz bei Langzeitüberlebenden nach Brustkrebs Vorschub leisten [14].

Gesundheitsförderung ist auch zentraler Baustein der von Bund und Ländern lancierten Nationalen Gesundheitsziele, die 2017 um die Dimension *Gesundheit rund um die Geburt* ergänzt wurde, u. a. mit dem zentralen Anliegen, durch Förderung von Gesundheitsressourcen eine gesunde Schwangerschaft zu ermöglichen und zu fördern [15]. Gesundheitsförderung betrifft Maßnahmen in allen Lebensbereichen und beinhaltet z. B. auch Maßnahmen der sexuellen Aufklärung von Mädchen und Frauen [16], der Rauchentwöhnung [17] oder der umfassenden Verbesserung von Lebensbedingungen [18].

Bedeutsam ist, dass sich Gesundheitsförderung als Setting-Ansatz versteht, also sozioökonomische Voraussetzungen der Zielpopulation berücksichtigt [19] – auch bei Frauen in Deutschland zeigen sich deutliche Unterschiede bei der Gesundheitskompetenz in Abhängigkeit vom Bildungsstand [20].

9.5 Ernährung

Marion Kiechle, Barbara Schmalfeldt

Kernaussagen

- Ernährung hat präventive und therapeutische Bedeutung.
- Die größte Bedeutung kommt der Adipositas zu. Einflüsse bestehen u. a. auf
  Krebserkrankungen,
  Sexualität und Fertilität,
  Schwangerschaft.
- Untergewicht ist gesundheitlich noch bedenklicher als leichtes Übergewicht, da die Lebenserwartung aufgrund der Mangelernährung signifikant einschränkt ist. Negative Auswirkungen hat Untergewicht darüber hinaus auf Krebserkrankungen und Fertilität/Schwangerschaften.

9.5.1 Bedeutung für die Frauengesundheit

Die Ernährung spielt für eine Vielzahl von Erkrankungen der Frau eine große Rolle. Sie hat dabei präventive und therapeutische Bedeutung.

Adipositas

Eine besondere Bedeutung kommt der Adipositas zu, da sie weltweit auf dem Vormarsch ist und von der WHO daher bereits lange vor Corona als Pandemie eingestuft wurde. Die Ursachen hierfür liegen nicht nur an dem adipogenen Umfeld, den schlechten Essgewohnheiten und der allgegenwärtigen Verfügbarkeit von Lebensmitteln, sondern auch daran, dass Ernährungssünden einen Einfluss auf weibliche und männliche Keimzellen haben. Durch epigenetische Veränderungen, hervorgerufen durch eine hyperkalorische Ernährung, können die Keimzellen auf Übergewicht programmiert werden, was die Entstehung von Übergewicht der Folgegenerationen begünstigt.

MERKE

Allein in Deutschland sind laut Robert Koch-Institut 53 % der Frauen und 67 % der Männer übergewichtig. 25 % der Frauen und Männer sind adipös, sie haben einen BMI von 30 oder mehr. Dies hat verheerende Auswirkungen auf deren Gesundheit. Es gibt praktisch kein Organ, das über kurz oder lang nicht unter dem Übergewicht leidet und erkrankt.

Das Fettgewebe ist eben nicht nur ein Organ, das Energie speichert, sondern es hat auch immunologische Aufgaben. Ein Zuviel an Fett führt zur Überproduktion von inflammatorischen Modulatoren und Hormonen, die den Stoffwechsel alterieren und zahlreiche Erkrankungen hervorrufen können. Weltweit haben 2 Milliarden Menschen Gesundheitsprobleme, die durch Übergewicht entstanden sind. Jeder 5. Todesfall in der Welt ist aktuell auf eine falsche Ernährung und Übergewicht zurückzuführen [1]. Neben Herz-Kreislauf-Erkrankungen, Thrombosen, Schlaganfall, Zucker- und Fettstoffwechselstörungen treten auch mentale Probleme (Abnahme der Gedächtnisleistung, emotionale Instabilität) und Krebserkrankungen vermehrt auf.

Krebserkrankungen

37 % aller Krebserkrankungen in Deutschland sind auf einen ungesunden Lebensstil wie die zunehmende Rate an Adipositas, Bewegungsmangel und ungesunde Ernährung zurückzuführen [2]. Eine Lebensstilintervention hin zu einem gesunden Verhalten hat ein sehr großes – wenn nicht das bislang größte – präventive Potenzial für die Gesundheit. Bei Frauen sind vor allem Brust-, Endometrium- und Darmkrebs zu nennen.

Beim sporadischen Brustkrebs konnte bereits eingehend dargestellt werden, dass der Lebensstil einen maßgeblichen Einfluss hat. Mehrere prospektive klinische Studien bestätigten höhere Erkrankungsrisiken sowie eine schlechtere Prognose bei körperlicher Inaktivität, Adipositas, Rauchen und Alkoholkonsum [4]. Es besteht dabei eine lineare Korrelation mit der Gewichtszunahme und dem postmenopausalen Brustkrebsrisiko. Werden nach der Menopause 5 kg zugelegt, so erhöht sich das Brustkrebsrisiko um 25 %. Gleiches trifft auf die Brustkrebsmortalität zu. Bei einer Adipositas Grad 1 steigt das Risiko um 23 %, bei einer Adipositas Grad 3 um 62 % im Vergleich zu normalgewichtigen Frauen [6]. Ursache hierfür mag sein, dass auch die diagnostischen Möglichkeiten eingeschränkt sind oder adipöse Frauen weniger häufig die angebotenen Früherkennungsmaßnahmen nutzen, denn bei Frauen mit BMI > 25 wird der Tumor häufiger in einem fortgeschrittenen Stadium diagnostiziert.

Der Einfluss des Übergewichts auf die Prognose der Brustkrebserkrankung ist unabhängig von der Therapie, wie es die deutsche ADEBAR-Studie für das lokal fortgeschrittene Mammakarzinom erstmals zeigen konnte [7]. Frauen mit einem BMI über 30 haben ein um absolut 15 % schlechteres Gesamtüberleben als Frauen mit einem BMI unter 30.

FÜR DIE PRAXIS

Frauen mit der Diagnose Brustkrebs sollten nach der Erkrankung nicht mehr als 5 kg zunehmen. Eine Gewichtszunahme von mehr als 5 kg ist mit einer Verschlechterung des Gesamtüberlebens von 20 % assoziiert [8].

Die Fettzufuhr sollte nicht mehr als 20–25 % der täglichen Kalorienmenge ausmachen. 5 Portionen Obst und Gemüse sowie eine ballaststoffreiche Ernährung sollte erfolgen. Diese Ernährungsweise verringert die brustkrebsspezifische Mortalität um 21 % und die Gesamtmortalität um 15 % [14].

AUS DER FORSCHUNG

Retrospektive Daten liefern Hinweise darauf, dass auch Frauen mit einer *BRCA1/2*-Mutation ihr Erkrankungsrisiko durch körperliche Bewegung und normales Körpergewicht positiv beeinflussen können. Die laufende deutschlandweite LIBRE-2-Studie [5] ist die weltweit erste, prospektiv-randomisierte Lebensstilinterventionsstudie für Trägerinnen einer *BRCA1/2*-Keimbahnmutation, die auf lange Sicht den Effekt einer Lebensstilumstellung auf die Brustkrebsinzidenz, Prognose und Mortalität untersucht. Gezielte Prävention und die Erweiterung der Therapiemöglichkeiten für Anlageträgerinnen sind Fernziele dieser Arbeit.

Krebsdiäten

Eine gesunde Ernährung verbessert die Überlebenschancen nach einer Krebserkrankung. Dies wurde eindrücklich für Brustkrebs in einer prospektiv randomisierten Studie belegt.

Frauen, die sich fettarm und mit viel Gemüse, Obst und Ballaststoffen ernährten, hatten ein um 21 % niedrigeres Risiko, an der Brustkrebserkrankung zu sterben (HR: 0,78; $p = 0{,}025$) und ein um 15 % niedrigeres Gesamtsterberisiko nach einer Brustkrebsdiagnose (HR: 0,85; $p = 0{,}01$), als Frauen, die eine normale US-amerikanische Kost zu sich nahmen [14]. Diese umfassenden Daten stammen aus der Women's Health Initiative (WHI-)Studie mit einer Ernährungsmodifikation über 8,5 Jahre (WHI-DM), in die zwischen 1993 und 1998 knapp 49.000 postmenopausale Frauen aufgenommen worden waren. Vor Studienbeginn nahmen die Frauen mindestens 32 % ihrer Kalorien in Form von Fett zu sich. In der Interventionsgruppe wurden die Frauen angehalten, diesen Anteil auf 20 % zu senken, indem sie mindestens 5 × täglich Obst und Gemüse sowie Ballaststoffe verzehrten. Obwohl die Mehrzahl der Probandinnen die anvisierten 20 % als Fettanteil der täglichen Energiezufuhr nicht erreicht hatten, wurden nach einem medianen Follow-up von 19,6 Jahren diese signifikanten Ergebnisse erreicht. Die meisten Frauen in der Interventionsgruppe hatten den Fettanteil auf etwa 25 % gesenkt, und sie verloren im Mittel 3 % ihres Körpergewichtes.

Frauen, die zusätzlich zur Brustkrebserkrankung 3–4 metabolische Risikofaktoren wie eine Hypertonie, Diabetes mellitus, Hypercholesterinämie oder einen erhöhten Bauchumfang aufwiesen, profitieren in einem noch größeren Umfang von der gesünderen Ernährung. Die brustkrebsspezifische Mortalität sank in dieser Gruppe um 29 %.

Neuere Studien beschäftigen sich mit kurzzeitigen Fastendiäten, da es tierexperimentelle Hinweise darauf gibt, dass zyklisches Fasten das Tumorwachstum eindämmen und die Wirksamkeit einer Chemotherapie verbessern kann. Erste

Analysen bei krebskranken Menschen zeigen, dass Fasten die Serum-Glukose, Insulin und IGF-1 Werte senkt [15]. Diese gelten als möglich Krebswachstumsfaktoren. Zudem fand man nach dem Fasten in den Tumorproben der Probanden eine Zunahme von CD8-T-Zellen, was auf eine verstärkte Immunantwort hindeutet.

Darüber hinaus gibt es Hinweise, dass gesunde Zellen und Krebszellen bei Nahrungsdeprivation unterschiedlich auf Zellstress reagieren. Intakte Zellen sind in der Lage, Wachstumssignalwege herunterzuregulieren, wohingegen Krebszellen aufgrund der unkontrollierten Aktivierung der Proliferationssignalwege diese Fähigkeit verloren haben. Daraus resultierten in der Situation einer Chemotherapie und gleichzeitigen Nahrungskarenz eine erhöhte Vulnerabilität der Tumorzellen und gleichzeitig eine Protektion der gesunden Körperzellen: Eine erhöhte Effektivität bei weniger Nebenwirkungen wäre das Resultat. Erste Ergebnisse dazu wurden an 131 Patientinnen mit Her-2-negativem Mammakarzinom und primär systemischer Chemotherapie 2020 publiziert (DIRECT Studie). Im Fastenarm der Studie zeigte sich signifikant häufiger ein partielles oder komplettes Therapieansprechen (OR 3.168; $p = 0{,}039$) als im Kontrollarm. Dies bestätigten auch die pathologischen Analysen der postoperativen Tumorpräparate [16].

AUS DER FORSCHUNG

Aufgrund der positiven Ergebnisse von zyklischem Kurzzeitfasten (FMD) unter Chemotherapie sind in der Zukunft weitere Ergebnisse zu erwarten. In der laufenden BREAKFAST-Studie (https://clinicaltrials.gov/ct2/show/NCT04248998) wird die Wirkung der FMD bei Patientinnen mit triple-negativem Mammakarzinom untersucht.
Die FAME-Studie (https://clinicaltrials.gov/ct2/show/NCT03709147) untersucht den Effekt der FMD beim Adenokarzinom der Lunge und eine weitere Studie den Effekt beim nicht-kleinzelligen Bronchialkarzinom unter einer Chemo-Immuntherapie (https://clinicaltrials.gov/ct2/show/NCT03700437).

Sexualität und Fertilität

Als weitere, häufige negative Auswirkungen von Übergewicht auf die Frauengesundheit sind die Belastungsharninkontinenz und die Sexualität zu nennen. Zudem haben Frauen mit einem BMI zwischen 25 und 30 eine um 30 % reduzierte Chance, schwanger zu werden, im Vergleich zu Frauen mit einem normalen BMI zwischen 20 und 25. Ursache hierfür ist vermutlich eine Leptinresistenz des Gehirns, welche zu sehr hohen Leptinspiegel führen kann. Möglicherweise können die hohen Leptinspiegel den Pulsgeber des Hypothalamus stören, was zur Anovulation führt. Zudem haben übergewichtige Frauen geringere Chancen auf Erfolg im Rahmen von In-vitro-Fertilisationsverfahren und eine erhöhte Abortrate.

Nicht selten besteht bei übergewichtigen Frauen ein PCO-Syndrom, was häufig mit einer Insulinresistenz einhergeht und somit auch Ursache des Übergewichts sein kann. Die daraus resultierende Hyperinsulinämie wirkt sich nicht nur ungünstig auf den Fettabbau aus, sondern kann auch die Hyperandrogenämie unterhalten. Insulin stimuliert die Thekazellen im Ovar und somit die Androgenproduktion. Die erhöhten Testosteronwerte beeinträchtigen die Fertilität und begünstigen auch den Fettansatz am Bauch. Der Teufelskreis kann nur durch eine Gewichtsreduktion und die damit verbundene verbesserte Insulinsensitivität unterbrochen werden.

In einer randomisierten Studie reduzierten 50 Frauen mit PCO ihr Gewicht um 7 % innerhalb von 4 Monaten. Sie erhielten anschließend Clomifen zur Stimulation der Eierstöcke und Auslösung des Eisprungs. Die Kontrollgruppe (49 Frauen mit PCO) bekam für 4 Monate ein orales Kontrazeptivum und dann ebenfalls Clomifen. 13 der 50 Frauen mit Gewichtsreduktion haben ein Baby geboren, während in der Kontrollgruppe ohne Gewichtsreduktion nur 5 von 49 Frauen schwanger wurden [9]. Durch die Gewichtsreduktion haben sich bei den Frauen die Insulinresistenz und auch die Blutfettwerte verbessert. Zu ähnlichen Ergebnissen kam auch eine prospektive Studie aus Griechenland [10]. Einige Paare konnten sogar gänzlich auf die Dienste der Reproduktionsmedizin verzichten, weil sich sowohl die Spermienqualität als auch die weibliche Fruchtbarkeit gebessert hatten.

Auch scheinen sekundäre Pflanzenstoffe, wie das natürliche Polyphenol Resveratrol, enthalten in Früchten und Nüssen, sich günstig auf die Hormonkonstellation bei Frauen mit PCO auszuwirken. In einer prospektiv randomisierten Studie erhielten Frauen mit einem PCO-Syndrom über 3 Monate eine Kapsel mit 1500 mg Resveratrol als Nahrungsergänzungsmittel. Im Vergleich zur Kontrollgruppe hat dies die Hormonwerte der Frauen in 23 % der Fälle positiv beeinflusst. Hohe Konzentrationen von Resveratrol befinden sich in der Schale von roten Weintrauben, Himbeeren, Heidelbeeren und Preiselbeeren sowie Erdnusskernen [11].

Schwangerschaft

Adipositas in der Schwangerschaft bedeutet eine höhere Gesundheitsgefährdung für Mutter und Kind. Für die Mutter besteht eine erhöhte Gefahr für Diabetes mellitus, Bluthochdruck oder Präeklampsie. Für das Kind resultiert daraus eine erhöhte Gefahr für eine Früh- und Fehlgeburt wie auch ein Risiko für Fehlbildungen. Bei Übergewicht in der Schwangerschaft ist zudem die Sectiorate wesentlich höher. Besonders ungünstig ist es, wenn das Zuviel an Kilos bereits vor der Schwangerschaft vorhanden ist und die Frau während der Schwangerschaft dann noch zu viel Gewicht zunimmt.

Bei 94 % aller Frauen mit einem BMI von 40 oder darüber und einer Gewichtszunahme von 20 kg treten Schwangerschaftskomplikationen auf [3]. Daher ist es wichtig, vor der Familienplanung ein mögliches Übergewicht gezielt anzugehen – nicht nur für die eigene Gesundheit, sondern auch für das Wohl des Babys und für die Folgegenerationen.

FÜR DIE PRAXIS

Gewichtszunahme in der Schwangerschaft

Eine untergewichtige Frau (BMI < 19) sollte etwa 12–18 kg zunehmen, eine normalgewichtige Frau 10–16 kg, eine übergewichtige Frau (BMI 25–29) 7–12 kg und eine adipöse Frau (BMI > 30) nicht mehr als 5–9 kg.

Untergewicht

Die Prävalenz von Untergewicht ist mit 3–5 % relativ selten und betrifft vor allem junge Frauen und Mädchen. Häufigste Ursache ist die Anorexia nervosa. Im Erwachsenenalter sind meist Krankheiten wie Krebs, Demenz, entzündliche Darmerkrankungen oder auch Stoffwechselstörungen die Ursache.

CAVE

Untergewicht ist gesundheitlich noch bedenklicher als leichtes Übergewicht, da es die Lebenserwartung aufgrund der Mangelernährung signifikant einschränkt.

Störungen des Elektrolythaushaltes, Beeinträchtigung der Muskelfunktion, erhöhte Infektanfälligkeit, erhöhtes Risiko für Komplikationen im Krankheitsverlauf, wie z. B. Wundheilungsstörungen, beeinträchtigen die Rekonvaleszenz. Zudem fördert Untergewicht die Entstehung einer Osteoporose, die dann bereits in jungen Jahren auftreten kann.

Krebserkrankungen

Ein fortschreitender Gewichtsverlust in Kombination mit dem Verlust von Skelettmuskelmasse, der Sarkopenie, im Rahmen einer onkologischen Erkrankung wird als Tumorkachexie bezeichnet. Die Ursache können physische Inaktivität, Mangelernährung, neuromuskuläre Erkrankungen, aber auch normale Alterungsprozesse oder die onkologische Grunderkrankungen selbst sein. Durch eine tumorbedingte Aktivierung des Immunsystems kann es zur Hochregulation von proinflammatorischen Zytokinen, wie IL-1, IL-6, IFN-γ oder TNF-α kommen, welche ihrerseits auf unterschiedlichen Wegen die Entstehung und Aufrechterhaltung einer katabolen Stoffwechsellage begünstigen. Darüber hinaus gibt es weitere Faktoren wie Schmerzen, Übelkeit, Geschmacksstörungen, therapiebedingte Entzündungen der Schleimhäute oder starke psychoonkologische Belastung als Grund für eine reduzierte Nahrungsaufnahme.

Die Prävalenz von Sarkopenie variiert in Abhängigkeit von der Tumorentität. Bezüglich der gynäkologischen Tumorentitäten wurden Werte von 25 % für das metastasierte Mammakarzinom und 14 % für Patientinnen mit frühem Brustkrebs angegeben. Für das Endometriumkarzinom wurde ein Wert von 50 % beschrieben. In 22 % der Fälle ging Sarkopenie in diesem Kollektiv sogar mit einem BMI von > 30 kg/m^2 einher. Auch für das Ovarialkarzinom zeigen sich unterschiedliche Prävalenzen, die sich in Abhängigkeit von der Messmethode im Bereich von 10 % bewegen.

MERKE

Nach Berücksichtigung von Alter, FIGO-Stadium und postoperativem Tumorrest zeigt sich eine signifikante, unabhängige Assoziation zwischen präoperativer Sarkopenie und progressionsfreiem sowie Gesamtüberleben.

Demnach lebten bei Erstdiagnose des Ovarialkarzinoms sarkopene Frauen nach Tumordebulking und adjuvanter Chemotherapie nur halb so lange wie diejenigen, bei denen keine Sarkopenie festgestellt wurde (23 vs. 48 Monate, p = 0,012). Ein Erhalt oder sogar Zugewinn von Muskelmasse im Verlauf ging mit einer signifikanten Verlängerung des Gesamtüberlebens einher. Ähnliche Ergebnisse zeigten sich auch für das Endometrium- und Mammakarzinom.

Hinzu kommt, dass ein prävalenter Skelettmuskelverlust bei gynäkologischen Tumorerkrankungen mit einer erhöhten Komplikationsrate im Zuge der tumorgerichteten Therapie assoziiert ist. Es wurden sowohl ein Zusammenhang zwischen verminderter Muskelmasse und einer erhöhten perioperativen Morbidität und Mortalität bei onkologischen Operationen als auch häufigere toxische Nebenwirkungen unter Chemotherapie beschrieben. Als Ursache vermutet man eine erhöhte Plasmakonzentration von Chemotherapeutika bei Verlust des stark vaskularisierten Muskelgewebes.

Insgesamt ist die Tumorkachexie für ca. 20 % aller tumorassoziierten Todesfälle verantwortlich.

Fertilität und Schwangerschaft

Eine Schwangerschaft ist eine energetische Höchstleistung. Hierfür werden inklusive Stillzeit etwa 140.000 Kilokalorien zusätzlich benötigt. Unter dem Einfluss von Östrogenen werden die Energiereserven in Form von Fett vor allem in den Oberschenkeln und im Gesäßbereich eingelagert. Für die Evolution ist die Kommunikation zwischen dem Energiespeicher Fettgewebe, dem Gehirn und den Ovarien essenziell. Eine Schwangerschaft ist nur dann möglich, wenn genügend Fettgewebe vorhanden ist.

Das von den Fettzellen gebildete Hormon Leptin stimuliert direkt den Hypothalamus im Gehirn. Der Hypothalamus stellt bei zu geringen Fettpolstern die Stimulation der Hypophyse ein, die Produktion von FSH und LH bleibt aus, und Follikelreifung und Ovulation bleiben aus. Dies kann ab einem BMI unter 19 kg/m^2 bereits anfangen, und das klinische Zeichen einer Amenorrhö tritt ein. Sollte es dennoch zu einer Schwangerschaft bei untergewichtigen Frauen kommen, besteht ein erhöhtes Risiko der perinatalen, fetalen Mortalität aufgrund der Mangelernährung. Das Fehlen lebenswichtiger Nährstoffe, wie Folsäure, Jod, Eisen, Kalzium und der Vitamine B, C und D führt zu Wachstums- und körperlichen wie geistigen Entwicklungsstörungen.

9.6 Bewegung und Fitness

Barbara Schmalfeldt, Marion Kiechle

Kernaussagen

Regelmäßige Bewegung hat einen weitreichenden Benefit für die Gesundheit der Frau.

9.6.1 Definition

Regelmäßige Bewegung hat einen weitreichenden Benefit für die Gesundheit der Frau. Dies umfasst die Prävention und den Verlauf kardiovaskulärer Ereignisse, chronischer Krankheiten und Krebserkrankungen [1, 2, 3, 4].

Körperliche Aktivität ist definiert als jegliche Bewegung, die den Energieverbrauch erhöht, dazu gehören Walking, Joggen, Tanzen, Gartenarbeiten, Schwimmen und schwere körperlich Arbeit.

Training ist eine regelmäßig und geplant durchgeführte körperliche Aktivität, um die Gesundheit und die Fitness zu verbessern oder aufrechtzuerhalten. Dazu zählen aerobes und Ausdauertraining wie Walking, Joggen und Krafttraining, um die Muskelkraft zu erhöhen, Gewichtstemmen oder Widerstandstraining, Gleichgewichtsübungen, um Balance, die Fallneigung und die Körperwahrnehmung (Propriozeption) zu verbessern.

Körperliche Fitness bezeichnet die Eigenschaft, die durch regelmäßige Aktivität erworben wird und die Ausübung anstrengender Übungen ohne größere Erschöpfung ermöglicht. Dies umfasst die kardiovaskuläre Ausdauer, Muskelkraft, Beweglichkeit und Körperzusammensetzung.

Die Intensität des Trainings kann mit dem metabolischen Äquivalent (MET-System) abgeschätzt werden, das den Sauerstoffverbrauch während einer Aktivität im Vergleich zum Sauerstoffverbrauch in Ruhe angibt. Die subjektiv empfundene Trainingsbelastung wird mit der Borg-Scala angegeben.

PATIENTINNENBERATUNG

In den internationalen Leitlinien wird eine moderate körperliche Aktivität entsprechend 4–6 MET über mindestens 150 Minuten pro Woche zur Gesundheitsprävention empfohlen [5]. Aktivitäten mit 4–6 MET umfassen Walking mit einer Geschwindigkeit von 5 km/h, Schwimmen, Fahrradfahren und Gartenarbeit.

9.6.2 Epidemiologie, Risikofaktoren, Pathophysiologie

Der Gesundheitsbericht des Bundes zur Gesundheitlichen Lage der Frauen in Deutschland 2020 gibt an, dass die Hälfte der erwerbstätigen Frauen einer sitzenden Tätigkeit nachgeht. 60 % der Frauen sind in der Freizeit mindestens 150 Minuten pro Woche sportlich aktiv. Ein Viertel der Erwachsenen ist jedoch körperlich inaktiv, und neben der fehlenden regelmäßigen Bewegung nimmt das sitzende Verhalten zu. Dies ist ein kritischer Risikofaktor für die Gesundheit, denn sitzendes Verhalten erhöht die Gesamtsterblichkeit [7, 8, 9].

9 % der frühzeitigen Todesfälle sind durch sitzendes Verhalten verursacht [10]. Aber nur weniger als 30 % der Patientinnen erhalten von ihren Ärztinnen und Ärzten eine Empfehlung zu körperlicher Aktivität [50]; s. a. https://www.uptodate.com/contents/the-benefits-and-risks-of-aerobic-exercise/abstract/4.

9.6.3 Klinik

Regelmäßige körperliche Aktivität unabhängig, ob im Alltag oder in der Freizeit durchgeführt, reduziert die Gesamtsterblichkeit [11].

Diese Risikoreduktion ist abhängig vom Ausmaß der Aktivität, sie konnte jedoch bereits bei einer regelmäßig durchgeführten Trainingseinheit von ein- bis zweimal 75 Minuten Dauer pro Woche festgestellt werden [12]. In der Framingham-Studie wurde für Frauen ein Anstieg in der Lebenserwartung um 1,5–3,5 Jahre durch moderate oder hohe im Vergleich zu geringer körperlicher Aktivität beobachtet [13].

Insbesondere kardiovaskuläre Erkrankungen als Haupttodesursache sind eng mit dem Level an Bewegung assoziiert. Körperliche Aktivität ist ein unabhängiger protektiver Faktor, der mit einer reduzierten kardiovaskulären Morbidität und Mortalität assoziiert ist [14].

Aerobes Training hat positive Auswirkungen auf den Fettstoffwechsel, auf die Körperfettzusammensetzung, auf die aerobe Kapazität und verringert das Thromboserisiko. Langfristig durchgeführt hat aerobes Training einen günstigen Einfluss auf den systemischen Blutdruck und reduziert das Schlaganfallrisiko [15].

FÜR DIE PRAXIS

Zur Protektion sind mindestens 30 Minuten einer moderaten körperlichen Aktivität an 5 Tagen pro Woche oder 20 Minuten eines intensiven aeroben Trainings an 3 Tagen pro Woche und zusätzlich an 2–3 Tagen Krafttraining empfohlen [14].

9.6.4 Besondere Lebensphasen

Regelmäßige körperliche Aktivität in der Schwangerschaft

Regelmäßige körperliche Aktivität in der Schwangerschaft hat positive Effekte auf die Kontrolle der Gewichtszunahme, die Verminderung von Rückenschmerzen und kann möglicherweise das Risiko für die Entwicklung eines Gestationsdiabetes und einer Präeklampsie reduzieren [16, 17].

Aus diesem Grund wird Schwangeren mit einem Risiko für die Entwicklung eines Gestationsdiabetes zu regelmäßiger Bewegung geraten. Zudem verbessert Sport den Glukosespiegel bei Frauen mit Gestationsdiabetes [18]. Das Risiko für die Entwicklung einer Präeklampsie war mit zunehmender körperlicher Aktivität in mehreren Studien verringert mit einer Risikoreduktion von 0,79 (95 %-KI 0,70–0,91) [20].

In einer Metaanalyse aus randomisierten Untersuchungen konnte gezeigt werden, dass das Risiko für die Geburt eines makrosomen Neugeborenen durch regelmäßiges Training reduziert werden konnte [19]. Regelmäßiger Sport kann das Risiko für eine vaginal assistierte Entbindung reduzieren, nicht aber die Sectiorate oder die Häufigkeit von vaginalen Verletzungen [22].

Durch Sport wird das Risiko einer Fehlgeburt oder vorzeitigen Entbindung per se nicht erhöht. Bei Bewegung wird der Blutfluss auf die arbeitenden Muskelgruppen gelenkt, es gibt aber ausreichend Evidenz, dass der gesunde Fet vorübergehende Änderungen des uteroplazentaren Blutflusses während des mütterlichen Trainings kompensieren kann und hierdurch keine Schäden verursacht werden [23, 24]. Jedoch sollte bei Vorliegen einer uteroplazentaren Insuffizienz kein intensives Training durchgeführt werden, da der uteroplazentare Widerstand weiter ansteigen kann und eine zerebrale Vasodilatation beim Fetus beobachtet wurde [21].

Sportarten, die das Risiko eines abdominalen Traumas oder die Sturzgefahr erhöhen, sollten vermieden werden. Auf eine ausreichende Hydrierung ist zu achten. Da es durch die hormonellen Veränderungen in der Schwangerschaft zu Lockerungen der Bänder kommen kann, ist das Risiko einer Gelenkverletzung bei Sportarten mit schneller Richtungsänderung oder springenden Bewegungen erhöht. Des Weiteren sollte eine andauernde Rückenlage ab dem 2. Trimenon vermieden werden, um ein Vena-cava-Kompressionssyndrom zu vermeiden. Gerätetauchen sollte in der Schwangerschaft nicht durchgeführt werden, da der Fet ein erhöhtes Risiko für eine Dekompressionskrankheit hat, aufgrund der Unfähigkeit des fetalen pulmonalen Kreislaufes, Gasbläschen zu eliminieren.

Post partum

Die physiologischen und anatomischen Veränderungen der Schwangerschaft bilden sich innerhalb von 6–8 Wochen post partum zum Zustand vor der Schwangerschaft zurück. Regelmäßige Bewegung unterstützt den Rückbildungsprozess und die Gewichtsreduktion nach der Entbindung. Zudem wurde gezeigt, dass eine Wochenbettdepression bei Ausübung von Sport seltener vorkommt.

Der Zeitpunkt, ab dem nach der Entbindung mit regelmäßigem Sport begonnen werden sollte, hängt vom Entbindungsmodus, dem Ausmaß des perinealen Traumas und der individuellen Präferenz ab. Ob die Beckenbodenfunktion durch eine schnelle Aufnahme von körperlicher Aktivität nach Entbindung beeinträchtigt wird, ist nicht geklärt, aber aus Studien nach rekonstruktiver Beckenbodenchirurgie ist bekannt, dass die frühzeitige Aufnahme von normaler Aktivität die langfristige Beckenbodenfunktion verbessert. Beckenbodentraining mit vaginalen Kegeln kann eine Urin- oder Analinkontinenz reduzieren und in der 1. oder 2. Woche post partum begonnen werden, wenn keine Scheidenverletzungen vorliegen. Nach einem Kaiserschnitt kann ein regelmäßiges Training nach 4–6 Wochen aufgenommen werden [25].

Stillen

Moderates Training beeinträchtigt nicht die Milchmenge oder die Zusammensetzung der Milch. Intensives Training kann jedoch den Laktatsäuregehalt in der Muttermilch erhöhen, deshalb sollte besser vor als nach einem Training gestillt werden [26].

Körperliche Aktivität als Baseline-Therapie bei primärer und sekundärer Dysmenorrhö

Mehr als die Hälfte der Frauen leiden unter einer schmerzhaften Regelblutung. 10 % sind so schwer betroffen, dass sie ihrem normalen Alltag nicht nachgehen können. 10–15 % der Frauen im fertilen Alter haben die Diagnose einer Endometriose (s. ➤ 3.2.2), die mit einem hohen Leidensdruck einhergeht.

Als eine der wichtigsten Basisintervention wird körperliche Aktivität empfohlen. In einer Metaanalyse aus 11 Studien konnte eine Schmerzreduktion und Verkürzung der Schmerzdauer durch Bewegung bei Patientinnen mit Dysmenorrhö nachgewiesen werden im Vergleich zur Kontrollgruppe ohne körperliche Aktivität [27]. Für die Endometriose fehlen randomisierte Studien, die einen signifikanten Effekt auf die Schmerzreduktion durch körperliche Aktivität zeigen [28].

Körperliche Aktivität bei chronischen Unterbauchschmerzen

Das chronische Unterbauchschmerzsyndrom ist oft schwer zu therapieren. Neben der pharmakologischen Schmerztherapie wird die Physiotherapie und Triggerpunktbehandlung eingesetzt. Zusätzlich wird eine regelmäßige Bewegungstherapie empfohlen. In einer randomisierten Studie bei Frauen mit chronischen Unterbauchschmerzen konnte durch konventionelle Therapie plus Yoga die Schmerzintensität reduziert und die Lebensqualität gesteigert werden im Vergleich zur Gruppe mit alleiniger konventioneller Therapie ohne Yoga [29].

In einer Metaanalyse aus 12 Studien, die Yoga im Vergleich zu keiner Bewegungstherapie bei chronischen Schmerzen im unteren Rückenbereich untersucht haben, hatte die Yoga-Gruppe eine bessere körperliche Funktion und zum Teil auch eine Schmerzreduktion nach 3 und 6 Monaten [30].

Körperliche Aktivität bei prä- und postmenopausaler Osteoporose

Neben der idiopathisch vorkommenden Osteoporose haben untergewichtige Frauen, Patientinnen unter immunsuppressiver Therapie mit Kortikoiden oder Chemotherapie ein erhöhtes Osteoporoserisiko. Empfohlen ist die ausreichende Zufuhr von Kalzium und Vitamin D. Darüber hinaus konnte für Krafttraining und Bewegung ein positiver Einfluss auf den Aufbau von Knochenmasse gezeigt werden. Entscheidend für einen Effekt ist die Compliance zu langfristiger Bewegungstherapie einschließlich Krafttraining [31].

Auch bei postmenopausalen Frauen konnte in einer Metaanalyse gezeigt werden, dass ein High-Intensity-Training positive Effekte auf die Knochendichte in der Wirbelsäule, nicht aber auf den Femurhals hatte. Es wurde gefolgert, dass ein optimaler osteogener Stimulus bei postmenopausalen Frauen durch eine Kombination aus Kraft- und High-Intensity-Training erreicht werden kann [32].

Körperliche Aktivität und klimakterische Beschwerden

Viele Frauen in der Perimenopause und Menopause leiden unter klimakterischen Symptomen. Am häufigsten sind Hitzewallungen, depressive Verstimmung und Schlafstörungen. Allgemein scheinen Frauen, die körperlich aktiv sind, sowohl weniger somatische Beschwerden als auch Schlafstörungen zu haben [33]. Insbesondere für die vasomotorischen Beschwerden konnte in einer schwedischen Studie gezeigt werden, dass bei Frauen, die regelmäßig intensiv Sport trieben, nur in 5 % vasomotorische Beschwerden auftraten im Unterschied zu 14–16 % bei Frauen, die angaben, wenig körperlich aktiv zu sein ($p < 0{,}05$; relatives Risiko 0,26; 95 %-KI: 0,10–0,71) [34].

Allerdings konnte in einer Metaanalyse kein eindeutiger Effekt von körperlicher Aktivität auf die Besserung von bereits vorhandenen vasomotorischen Beschwerden bestätigt werden. In einem Vergleich von Sport und Hormontherapie war nur Letztere effektiv in der Reduktion der Hitzewallungen [35].

Körperliche Aktivität bei älteren Frauen

Körperliche Aktivität hat einen positiven Effekt auf die Gesundheit älterer Menschen. Seniorinnen, die Sport treiben oder in ihrer Freizeit aktiv sind, benötigen seltener ärztliche Hilfe, haben weniger Bewegungseinschränkungen und sind länger unabhängig von fremder Hilfe. Darüber hinaus ist Bewegung eine gute Sturzprävention, verlangsamt den Muskelabbau und die Abnahme der aeroben Kapazität und verbessert depressive Symptome. Sport in Gruppen erhöht die Sozialkontakte. Dabei ist es nie zu spät, mit körperlicher Aktivität zu beginnen. Auch bei 80-Jährigen, die Bewegung aufgenommen haben, konnte ein Überlebensvorteil gefunden werden im Vergleich zu Gleichaltrigen, die sich nicht bewegt haben [36].

FÜR DIE PRAXIS

Auch bei Seniorinnen gilt die Empfehlung, 3–5 × in der Woche moderat Sport zu treiben. Neben aerobem Training, um die Fitness zu verbessern, sind Krafttraining und Gleichgewichtsübungen zur Sturzprävention und um die Kraft zu erhalten, wichtig.

Körperliche Aktivität zur Prävention von Krebserkrankungen

Krebs ist die zweithäufigste Todesursache in den Industrieländern. Neben Tabakkonsum und Übergewicht ist körperliche Inaktivität einer der wichtigsten Risikofaktoren. Es wird geschätzt, dass 20 % der Krebsfälle durch Rauchen und 18,2 % der Krebsfälle in den USA durch Übergewicht, körperliche Inaktivität und Alkoholkonsum bedingt sind. Es ist erwiesen, dass regelmäßige und langfristige moderate bis höhere körperliche Aktivität das Risiko für Brustkrebs bei postmenopausalen Frauen sowie das Risiko für ein Endometrium- und kolorektales Karzinom senken [37, 38]. Des Weiteren gibt es Daten, die zeigen, dass regelmäßige körperliche Aktivität die Inzidenz für das Auftreten eines prämenopausalen Mammakarzinoms, eines Ovarialkarzinoms und eines Pankreaskarzinoms mindern kann [39, 40, 41].

Zum protektiven Effekt von körperlicher Aktivität tragen wahrscheinlich mehrere Mechanismen bei: Zum einen die Reduktion von Insulinspiegel und von Wachstumshormonen, ein Einfluss auf den Prostaglandinspiegel sowie eine verbesserte Immunfunktion.

MERKE

Es ist eine wichtige ärztliche Aufgabe in der Prävention von Krebserkrankungen, Patientinnen zu motivieren, regelmäßig Sport zu treiben.

Körperliche Aktivität als komplementäre Therapie bei Krebs

Zahlreiche Studien konnten belegen, dass Bewegungsinterventionen bei Patientinnen mit Krebserkrankung möglich sind und dass diese die Lebensqualität sowie krankheits- und therapieassoziierte Nebenwirkungen verbessern können. Körperliche Bewegung führt des Weiteren zu einem verminderten Angstlevel, zur Abnahme depressiver Symptome, von Fatigue und zu einer Verbesserung der gesundheitsbezogenen Lebensqualität und der körperlichen Funktion [42, 43].

Darüber hinaus konnte bei Patientinnen mit Brustkrebs und Kolonkarzinom eine Assoziation von Training und einem verbesserten Überleben festgestellt werden. In einer Metaanalyse von 16 prospektiven Studien bei Patientinnen mit Brustkrebs konnte eine Reduktion der Gesamtmortalität von 48 % und der brustkrebsspezifischen Mortalität von 28 % gezeigt werden für die Gruppe, die intensiv körperlich aktiv war, gegenüber der Gruppe, die nicht oder kaum aktiv war. Die Häufigkeit und Intensität der körperlichen Aktivität war mit dem Benefit direkt assoziiert. Pro 10 MET-äquivalentem Training pro Woche wurde eine Risikoreduktion um 24 % festgestellt [44, 45].

Die Anleitung zu Bewegung sollte bereits während der adjuvanten Therapie und darüber hinaus erfolgen [46, 47].

Auch beim Kolonkarzinom konnte in mehreren Studien nachgewiesen werden, dass ein höheres Maß an körperlicher Aktivität die krebsspezifische Mortalität um 43–61 % sowie die Gesamtmortalität reduziert [48].

FÜR DIE PRAXIS

Die allgemeine Empfehlung für Patientinnen mit Krebs beinhaltet mindestens 30 Minuten moderat intensives aerobes Training 5 × pro Woche oder ein intensives Training über 75 Minuten pro Woche und zusätzlich 2 × pro Woche Krafttraining [49].

LEITLINIEN

International Exercise Recommendations in Older Adults (ICFSR): Expert consensus guidelines (2021)
World Health Organization (WHO): Guidelines on physical activity and sedentary behaviour (2020)
American Heart Association (AHA): A scientific statement on physical activity as a critical component of first-line treatment for elevated blood pressure or cholesterol – Who, what, and how? (2021)
American Cancer Society (ACS): Guideline for diet and physical activity for cancer prevention (2020)
American College of Obstetricians and Gynecologists (ACOG): Committee opinion on physical activity and exercise during pregnancy and the postpartum period (2020)
Physical activity guidelines. In: Rehabilitation Issues During Cancer Treatment and Follow-Up, European Society for Medical Oncology (ESMO). URL: https://oncologypro.esmo.org/education-library/esmo-handbooks/rehabilitation-issues-during-cancer-treatment-and-follow-up/Physical-Activity-Guidelines [5]

PATIENTINNENBERATUNG

Allen Frauen wird körperliche Aktivität entsprechend einem metabolischen Äquivalent zu 3–5 Stunden Spaziergänge pro Woche mit moderater Schrittgeschwindigkeit als gesundheitsfördernde und präventive Maßnahme empfohlen.

Die Literatur finden Sie online unter diesem Link: https://else4.de/mht

9.7 Die erste deutsche Frauenakademie

Hildegard Kusicka, Sara Y. Brucker

Kernaussagen

Das Programm der Frauenakademie an der Universitätsfrauenklinik Tübingen wendet sich mit dem Thema Frauengesundheit an Frauen verschiedener Bevölkerungsgruppen, mit unterschiedlichem Vorwissen und Hintergrund und unterschiedlichsten Themenschwerpunkten.

In Ergänzung zu nationalen, inzwischen zumeist webbasierten Angeboten, die das Informationsbedürfnis der einzelnen Frau bzw. Patientin in Gesundheitsfragen aufgreifen, bedarf es der Angebote vor Ort, die sich an Frauen verschiedener Bevölkerungsgruppen, mit unterschiedlichem Vorwissen und Hintergrund, richten. Als Beispiel für ein regional ausgerichtetes Angebot wird im Folgenden die seit fast 20 Jahren bestehende Frauenakademie am Department für Frauengesundheit des Universitätsklinikums Tübingen vorgestellt. Initiiert mit Unterstützung durch die Baden-Württemberg-Stiftung, in Kooperation mit dem Berufsverband der Frauenärztinnen und Frauenärzte, den Volkshochschulen (VHS) Baden-Württemberg, der Gleichstellungsbeauftragten der Universitätsstadt Tübingen, getragen aus dem Verbund von Universitätsfrauenklinik und dem ersten deutschen Forschungsinstitut für Frauengesundheit (vgl. ➤ Kap. 10 „Ausblick“) bietet die Frauenakademie seit 2003 ein offenes Forum für Informationen zu frauenspezifischen Gesundheitsthemen [1]. Sehr früh wurde hier die Notwendigkeit *geschlechtsspezifischer Gesundheitsinformation* erkannt (vgl. ➤ Kap. 1 „Frauengesundheit“).

Stärken des Angebots liegen nicht zuletzt in seiner Anpassungsfähigkeit an konkrete Interessenlagen und den im Zeitverlauf sich ergebenden Wandel der Bedarfe. Es beinhaltet die freie Wahl bei der Inanspruchnahme ebenso wie eine aufsuchende Komponente, wie etwa Veranstaltungen bei den Landfrauen einiger Ortschaften oder ausgerichtet für die Mitarbeiterinnen regionaler Einrichtungen.

Die Gründung der Frauenakademie war Teil der Antwort auf das Anliegen, in räumlicher und inhaltlicher Nähe zur universitären Gesundheitsversorgung den konkreten Informationsbedürfnissen von Frauen über alle Lebensphasen hinweg und angepasst an ganz unterschiedliche Lebenswelten gerecht zu werden. Die Eckpunkte des Konzepts (s. Infobox „Für die Praxis“) markieren die unterschiedlichen Ebenen und Dimensionen von Information und verdeutlichen, wie vielschichtig Gesundheitsinformation gedacht und aufbereitet werden muss, wenn sie Teil geschlechtersensibler Gesundheitsförderung werden soll [2, 3].

FÜR DIE PRAXIS

Konzeptionelle Eckpunkte der Frauenakademie sind Folgende:

- in der Region verankert,
- bedarfsorientiert,
- greift Themen auf, die Frauen aller Altersgruppen vor Ort beschäftigen,
- fördert spezifisch die Gesundheitskompetenz von Mädchen und Frauen,
- *vertraute Umgebung:* Angebot teils zentral lokalisiert (an der Universitätsfrauenklinik), teils aufsuchend,
- *Themenvielfalt:* spiegelt Problemzonen der Medizin und wechselnde Interessenlagen vor dem Hintergrund gesellschaftlichen Wandels,
- *Expert/-innen informieren:* Akademie als Reach-out-Komponente der Organ(krebs)zentren der Universitätsfrauenklinik,
- ergänzt die individuelle Arzt-Patientinnen-Kommunikation,
- befasst sich mit Problemen der Bewältigung (Coping mit gesundheitlicher Belastung und Krankheit) im Alltag,
- vernetzt mit der Selbsthilfe und weiteren regionalen Support-Strukturen.

Zugrunde liegt die Orientierung am Bedarf: Die Nachfrage gestaltet das Angebot mit. Frauen können ihre Interessen in die Gestaltung des Programms einbringen. Die Nachfrage hat sich über die Jahre geändert, bestimmte Themen sind immer wichtig gewesen, wie etwa Brustgesundheit und Brustkrebs mit ihrem sehr hohen Stellenwert für die Frau. Andere Themen sind mit der Zeit stärker in den Fokus gerückt, wie etwa die reproduktive Gesundheit. Für Themenbereiche, die scheinbar in den Hintergrund getreten sind, haben sich möglicherweise andere Wege zu Informationen für die Frauen resp. Patientinnen aufgetan (z. B. **Einrichtung der Elternschule,** mediengebundene Angebote im Kontext der Schwangerschaft), korrespondierend zur Altersgruppe der Interessentinnen. Auch zu solchen neuen Möglichkeiten informiert die Frauenakademie, z. B. webbasierte Information zum familiären Brust- und Eierstockkrebs durch das BRCA-Netzwerk „Hilfe bei familiären Krebserkrankungen" (URL: https://www.brca-netzwerk.de). Das nach Themen, Vorgehensweise und Ort monatlich unterschiedliche Angebot der Frauenakademie verdeutlicht deren Flexibilität und erlaubt die persönliche Auswahl.

Zwar scheinen Gesundheitsinformationen mittlerweile überall präsent zu sein. Gleichzeitig wächst die Sorge um die Verlässlichkeit der Information. Gewähr für die Inhalte, wie sie in besonderer Weise ein großes universitäres forschendes Department für Frauengesundheit [4] bieten kann, kommt dem Sicherheitsbedürfnis vieler Interessentinnen entgegen. Die *Nähe* zu Möglichkeiten der Unterstützung, über regionale Netzwerke unterschiedlicher Art [5] – Landfrauenverbände, Volkhochschulen oder Verband der UnternehmerFrauen im Handwerk e. V. und/oder die regionale und überregionale Selbsthilfe [6] (Frauenselbsthilfe Krebs, Endometriose-Vereinigung Deutschland e. V.) – baut die oft fehlenden Brücken zwischen Information, Bedarf und konkreter Hilfe.

PATIENTINNENBERATUNG

Die Veranstaltungen sind für alle Mädchen und Frauen und je nach Thema für weitere Interessierte offen. Das Programm der Frauenakademie an der Universitätsfrauenklinik Tübingen ist einsehbar unter: https://www.medizin.uni-tuebingen.de/de/das-klinikum/einrichtungen/kliniken/frauenklinik/forschungsinstitut/frauenakademie. Der Flyer kann hier kostenfrei heruntergeladen werden, ebenso wie weitere Informationsangebote, z. B. *Die Frauengesundheit im Blick – Eine Informationsbroschüre für Frauen und Ärzte* und Informationsblätter („fact sheets") zu unterschiedlichen Themen (z. B. *Endometriose – Das „Chamäleon" der Gynäkologie).*

KAPITEL

10 Ausblick

Sara Y. Brucker, Elisabeth Simoes

Kernaussagen

- Die gesundheitlichen Auswirkungen infolge von Einflüssen des sozialen Geschlechts wie auch anderer sozialer Determinanten der Gesundheit unterliegen zunehmend einer Verstärkung durch Umwelteinflüsse – die Wirkungen potenzieren sich gegenseitig – zumeist zulasten der Frauengesundheit.
- Dieser Zusammenhang erlangt nicht zuletzt in globaler Perspektive („planetary health", „global health debate") eine immer weitreichendere Bedeutung, und insbesondere in der sensiblen Phase der Schwangerschaft bzw. der perinatalen Phase erhöhen sich in der Summe die transgenerationalen Risiken.
- Die oft fehlende Berücksichtigung der Frau auf dem tiefgreifenden Feld der Datenerhebung („gender data gap") führt zu Verzerrungen in Algorithmen und leistet einem Gender-Bias in auf Künstlicher Intelligenz basierenden Systemen der digitalen Medizin Vorschub, bis hin zu defizitären Versorgungswegen bzw. Fehlversorgung.
- Des Weiteren mangelt es an Daten zur Frauengesundheit, wobei einer gendersensiblen Erhebung von Daten in vielen Zusammenhängen, einschließlich der Forschung und der medizinischen Versorgung, besondere Relevanz zukommt, wenn es um das zukünftige Erkennen und ein Monitoring von ungleichen Gesundheitschancen geht.
- Zu den Forschungsfeldern der Zukunft gehört die Kommunikation als Teil einer zunehmenden Individualisierung der Gesundheits- und Krankenversorgung, zu deren Erfolg auch die zahlreichen gegenwärtigen Innovationen etwa in Operationsmöglichkeiten, Gentechnik oder mikromolekularer Medizin beitragen.

Der Bezugspunkt „Gesundheit" ist wohl am umfassendsten formuliert in der WHO-Definition (Präambel zur Konstitution der WHO 1946):

„Gesundheit ist ein Zustand des vollständigen körperlichen, geistigen und sozialen Wohlbefindens und nicht nur die Abwesenheit von Krankheit und Gebrechen."

Auf dem Weg zu diesem Ideal ist die Reflexion ein wichtiges Mittel, Meilensteine und neue Ziele erkennbar werden zu lassen. Die vorangegangenen Kapitel dienten der Darstellung von Erreichtem, von aktuellem Wissen und erkannten Problemfeldern. Dieses abschließende Kapitel wendet sich offenen Fragen und Zielsetzungen zu, welche die Frauengesundheit weiter voranbringen sollen. Gesundheitsziele der WHO [1], der EU und nationale Gesundheitsziele spielen dabei eine rahmengebende Rolle, auf die an dieser Stelle nur verwiesen werden kann [2].

Die berufsalltägliche Begegnung mit Leid(en) in sich mit den Umständen wandelnder Form zählt zu den Situationen, aus denen der immer präsente Ansporn für die Entwicklung von Neuem im Fachgebiet Frauenheilkunde und in der Medizin insgesamt erwächst. Ein jüngstes Beispiel hierfür ist die Uterustransplantation, an der zudem deutlich wird, wie Fortschritte in Forschung und Medizin neue Wege und Antworten erst ermöglichen [3, 4].

Auch die sich wandelnde Rolle der Frau in der Gesellschaft fordert Innovation heraus. Dies verdeutlichen beispielsweise die rasante Weiterentwicklung der minimalinvasiven Chirurgie, die Betonung der Brusterhaltung bei der Versorgung eines

Mammakarzinoms, organerhaltende/die Fertilität wahrende Operationsformen beim Zervixkarzinom, die Erweiterung der Vorsorgeangebote (vgl. ➢ Kap. 9.1) und die Präzisierung der Diagnostik auf vielen Ebenen (z. B. für den Nachweis von Chlamydien [5]; vgl. ➢ Kap. 3.2.5). Neue Felder der Versorgung entstehen, wie etwa in der Transplantationschirurgie. Das erste deutsche Transplantationszentrum für die Uterustransplantation wurde 2020 in Tübingen etabliert [6].

Vor diesem Hintergrund werden im Folgenden Ansatzpunkte in der täglichen Praxis von Versorgung und Forschung fokussiert, die für eine geschlechtersensible Medizin erste Schritte in die Zukunft und hin zu neuen Meilensteinen bedeuten können.

MERKE

Frauen haben besondere Krankheitsspektren, spezifische Verläufe und spezielle Lebensbedingungen. Frauen haben andere Voraussetzungen und Bedürfnisse (s. ➢ Kap. 1). Noch findet dies in Forschung und Versorgung zu wenig und zu selten Beachtung.

10.1 Datenlage zur Frauengesundheit

Wenngleich Fortschritte in der Epidemiologie [7] zu verzeichnen sind, bestehen weiterhin erhebliche Defizite in der Erkenntnislage zur Gesundheit von Frauen. Das verdeutlichen die folgenden Beispiele:

Gynäkologische Erkrankungen haben eine besondere Bedeutung für die Frauengesundheit. Gerade beim Blick auf *häufige Erkrankungen* zeigen sich *Datenlücken*. Viele gutartige gynäkologische Erkrankungen haben einen großen Einfluss auf die Lebensqualität und das Körpererleben von Frauen. Trotz der weiten Verbreitung von Erkrankungen wie Endometriose, Myomen oder Descensus uteri bzw. Inkontinenz sind die Prävalenzen in der BRD nicht genau bekannt, es gibt zudem nur wenige Daten zu Einflussfaktoren und zur tatsächlichen Versorgung (z. B. Qualität der Hilfsmittelversorgung bei Inkontinenz). Überall besteht Forschungsbedarf mit Blick auf die Ausrichtung der Gesundheitsversorgung der Zukunft.

Frauen in Deutschland sterben häufiger an Herz-Kreislauf-Erkrankungen als an Brustkrebs. Nicht nur beim Schlaganfall ist der Zeitraum zwischen dem Auftreten der Symptome und einer effektiven Therapie bei Frauen größer als bei Männern [8, 9] (vgl. ➢ Kap. 1.4.1); Aus weiteren Bereichen mehren sich die Belege der Forschung, dass Frauen mit Zeitverzögerung und/oder weniger effektive Therapieformen erhalten [10, 11]. Zu den Ursachen fehlen die Daten.

Forschungsfragen in ganz unterschiedliche Richtungen tun sich mit Blick auf die gesundheitliche Versorgung von Frauen auf:

- Welchen Einfluss nehmen Wahrnehmung, Bewertung, Bekanntheit geschlechtsspezifischer Symptome?
- Wie steht es um die Handlungsbereitschaft im Gesundheitswesen, die Rolle von Algorithmen, Zugang und Zugänglichkeit – und zwar im geschlechtergerechten Ansatz?

10.2 Forschung

Forschung für die Frau erfordert eine *gendersensible* Forschung. Immer zahlreicher werden die Hinweise aus der Wissenschaft, dass Frauen und ihre geschlechtsspezifischen Besonderheiten und Belange bislang nicht ausreichend in die medizinische Forschung einbezogen sind. Die COVID-19-Pandemie hat dies einmal mehr vor Augen geführt [12].

Handlungsbedarf für die Ausrichtung wissenschaftlichen Arbeitens resultiert in mehrfache Richtung. Grundsätzlich thematisiert die moderne *Gendermedizin* (vgl. ➢ Kap. 1.4). als *geschlechtsspezifische Medizin* zwar in Bezug auf bestimmte Erkrankungen Aspekte, die das biologische Geschlecht („sex") betreffen (beispielsweise Genetik und Hormonstoffwechsel) und bezieht darüber hinaus auch das soziokulturelle Geschlecht („gender") ein – etwa im Hinblick auf Geschlechterrollen oder auch Lebensstile, soweit sie Einfluss auf die Gesundheit nehmen. Doch befindet sich dieses Teilgebiet der Humanmedizin besonders in Deutschland erst im Aufbau, auch international sind die Wissenslücken groß, und die Wahrnehmung als eine fachübergreifende Wissenschaft steht am Anfang.

10.2.1 Geschlechtssensible Forschung

Die Berücksichtigung von Alter und Geschlecht der Personen in Studiengruppen gilt zwar als Standard in epidemiologischen Auswertungen, eine routinemäßige Kontrolle oder Stratifizierung ohne weitere inhaltliche Reflexion reicht jedoch nicht aus [13, 14]. Die Gesundheit der Frau unterliegt einer Vielzahl von Einflüssen, die durch genderbezogene Zuschreibungen potenziert werden. Hinzu kommen die intra- und interindividuelle Variabilität von persönlichen Faktoren.

Zu den **Gefahrenzonen** zählt zunächst ein unreflektierter Blick auf die Kategorie „Geschlecht", z. B. bei der Forschung auf Basis von Register- und Abrechnungsdaten. Darüber hinaus sind auch weiterhin Studien nicht selten, die Frauen an männlichen Normen messen oder die gesundheitliche Versorgung auf männliche Bedürfnisse ausrichten. Die Erfassung frauenspezifischer Bedarfe in der gesundheitlichen Versorgung steht hintan [15].

„Forschung gendert sich nicht von selbst." [16]

Institutionen der Forschungsförderung (für Deutschland zuvorderst die Deutsche Forschungsgemeinschaft [DFG] oder die Max-Planck-Gesellschaft) sowie auch Wissenschaftsverlagen kommt bei der Einforderung gendergerechter Forschungsansätze eine Schlüsselrolle zu; die Praxis allerdings weist Defizite auf (vgl. ➤ Kap. 8.1. „Geschlechterspezifische Pharmakologie"). Darlegungen zum Einfluss von *„sex"* und *„gender"* in wissenschaftliche Publikationen fordert die Europäische Vereinigung von Wissenschaftlichen Herausgebern (EASE) in entsprechenden Richtlinien beispielsweise erst seit 2016 [17].

Zu den zukünftigen Aufgaben geschlechtssensibler Forschung gehört auch das *Differenzieren* zwischen Wirkmechanismen/Wirkungen von biologischem und sozialem Geschlecht auf Gesundheit und Krankheit sowie die Erforschung derer *Interaktionen* [18]. Aus der fachübergreifenden Verknüpfung von epidemiologischer Forschung, geschlechtsspezifischer Medizin/Gendermedizin und lebenswissenschaftlich-soziologischer Genderforschung kann ein Beitrag zum Abbau vermeidbarer gesundheitlicher Ungleichheiten entstehen. Hilfestellung hin zu gendersensiblen Forschungsansätzen für die Medizin geben (internationale) Forschungsleitlinien und Lernprogramme (e. g. [19]). Der Blick auf die Schnittstellen zur Frauen- und Geschlechterforschung aus weiteren Wissenschaftsbereichen (z. B. Psychologie, Pädagogik, Politik, Geschichte, Theologie, Philosophie, Kultur, Wirtschaft, Recht, Technik und Naturwissenschaften) eröffnet zusätzliche Perspektiven. Nicht nur in Datenerhebungen sollte „sex" als biologische Variable *nicht* mit „gender" *vermengt* werden oder sollten gar die beiden zugrunde liegenden Konzepte als austauschbar erachtet werden. Daten und Erkenntnisse zum sozialen Geschlecht sind in vielen Zusammenhängen, einschließlich der Forschung und der medizinischen Versorgung, relevanter als solche über das Geschlecht als biologische Variable, insbesondere wenn es um die Detektion und das Monitoring von Diskriminierung und anderen Formen der Ungleichbehandlung geht [20].

10.2.2 Kommunikation als Forschungsfeld der Zukunft

Geschlechtsspezifika der Kommunikation und ihre vielfältigen Wirkungen auf die Frauengesundheit treten immer deutlicher zutage (s. ➤ Kap. 2 „Kommunikation"). Die Bildgebung in den Neurowissenschaften hat in den letzten Jahren große Fortschritte gemacht in der Zuordnung von Hirnaktivitäten und Hirnarealen zu bestimmten Leistungen und Beanspruchungen [22, 23]. Hierdurch eröffnen sich Möglichkeiten der Darstellung von Einflüssen aus Information und Belastungen im Zusammenhang mit Behandlungsergebnissen. Ein aktuelles Forschungsfeld im Grenzgebiet zu den Neurowissenschaften zielt beispielsweise darauf ab, die Auswirkungen negativer Aussagen auf Verhaltenskomponenten und funktionelle an der Verarbeitung negativer Information beteiligte Gehirnnetzwerke zu untersuchen. Forschung zu den Besonderheiten von Brustkrebspatientinnen bei der Bewältigung krankheitsbezogener negativer Information belegt: Brustkrebspatientinnen tragen ein erhöhtes Risiko, dass negative Information ihre kognitive Leistung und sozial-kognitive Fähigkeiten beeinträchtigt [24].

Nicht nur für den Kontext des *Informed Consent* geben die Ergebnisse Anlass zur Suche nach verbesserten Kommunikations- und Unterstützungsstrategien für die Patientinnen mit Blick auf therapie- und verlaufsrelevante Entscheidungen. Gerade bei gynäkologischen und gynäkoonkologischen Erkrankungen erweist sich der Bedarf an persönlich ausgerichteten Kommunikationsstrukturen als hoch [25, 26] und ist Beleg dafür, dass Kommunikation ein ergebnisrelevantes Handlungs- und Forschungsfeld der Zukunft darstellt.

Die Zusammenhänge an der Nahtstelle von (psycho-) sozialen Determinanten und ihrem Wirksamwerden in Kommunikationsprozessen sind international bislang nicht gut verstanden [27]. Kann weitere Forschung die zugrunde liegenden Prozesse darstellbar/abbildbar machen, würde dies eine Chance auf Professionalisierung der Debatten um die Einflüsse der verschiedenen Determinanten von Gesundheit (u. a. „gender"; s. ➤ Kap. 1) einschließen.

10.2.3 Versorgungsforschung

MERKE

Frauengesundheit als Thematik erfordert den Blick ins Detail der Gesundheitsversorgung und die Systemsicht zugleich.

Eine konsequente Einbeziehung von Gender als Personalisierungsfaktor in der Forschung lässt neue Grundlagen auch für die Gesundheitsversorgung erwarten. Der frauengesundheitsbezogenen Versorgungsforschung bleibt ein besonderer Stellenwert einzuräumen, angesichts der bisher verbreiteten Praxis, die Genderaspekten in der Versorgungsanalyse und -gestaltung nicht die ihnen zukommende Bedeutung beimisst. Dies gilt auch für die Qualitätsforschung. Am einzigen Forschungsinstitut für Frauengesundheit in Deutschland, Teil des Departments für Frauengesundheit des Universitätsklinikums Tübingen, gilt diesen Aspekten besonderes Augenmerk [28].

Ganz unterschiedliche Vorstellungen und Konzepte bei der Definition von Krankheit und resultierendem Versorgungsbedarf überschneiden sich und verzerren möglicherweise das Bild vom Krankheitsgeschehen und Care-Bedarfen in einem Gesundheitssystem [29, 30]. Ein vollständiges und differenziertes Assessment von Bestand und Bedarf zählt jedoch zu den Voraussetzungen für eine geschlechtergerechte Gesundheitsversorgung. Gerade mit Blick auf die Frauen(gesundheit) schließt dies die *Berücksichtigung von Elementen der (Für-)Sorge* – von jeher mit der medizinischen Versorgung untrennbar verbunden – (vgl. z.B. ➤ Kap. 6 „Besondere Lebenslagen“ u. a.) ein.

Bei der *Forschungsförderung* stehen Themen der Gendermedizin und Frauengesundheit eher hintan, das verdeutlichen nicht zuletzt die vielen offenen Fragen. Forschung für die Frau muss in der Lage sein, auch Fragestellungen außerhalb des „Mainstreams“ von Forschungsthemen aufzugreifen. Allein situative Lösungen, etwa durch Drittmitteleinwerbung, werden die Kontinuität der Aufgabenbewältigung und eine inhaltlich bedarfsorientierte Priorisierung der Themen nicht sicherzustellen vermögen. Versorgungsforschung mit Fokus auf die Belange der Frau wird der Betonung neuer Wege von Forschungsförderung bedürfen, beispielsweise im Rahmen von Modellen, die in der Sozialgesetzgebung verankert sind.

10.3 Gesundheitsversorgung

Bislang ist selbst in Leitlinien trotz deren Potenzials und Reichweite, die Versorgungsqualität zu verbessern, eine zeitnahe und umfassende Berücksichtigung von Geschlechterunterschieden noch nicht ausreichend umgesetzt [31]. Eine an den Belangen der Frauen ausgerichtete Versorgung beinhaltet als besondere Zielrichtungen eine Stärkung der Prävention, (Weiter-)Entwicklung der Gesundheitskompetenz (s. a. ➤ Kap. 1.2.3) von Frauen und die geschlechtssensible Versorgungssicherung, welche die Qualitätssicherung einschließt.

Dem steigenden Bedarf an gesundheitsbezogenen Versorgungsleistungen steht ein limitiertes Versorgungsangebot gegenüber: Vorbereitungen – beispielsweise vor dem Hintergrund des demografischen Wandels mit Blick auf die speziellen Bedürfnisse älterer Frauen bei der Inanspruchnahme des Gesundheitssystems – sind bislang wenig erkennbar. Zusätzliche Anforderungen stehen offenkundig im Raum, die sich zu einer Ausweitung der Aufgaben summieren. Mögliche Lösungsansätze schließen, neben dem Interesse an einer personalisierten Medizin und Ansätzen von E-Health, neue gendersensible Supportstrukturen, Kapazitätsbemessungen, aber auch strukturelle Ansätze (s. ➤ Kap. 10.4) ein.

10.3.1 Personalisierte Medizin – wohin geht der Weg?

Wird Personalisierung als *„Hinwendung zur interindividuellen Variabilität als Einflussfaktor auf dem Weg zum Therapieerfolg“* [32] verstanden, steht die **Individualisierung der Gesundheitsversorgung** im Mittelpunkt. Mit dem Begriff Individualisierung markiert der Sprachgebrauch bisher zumeist einen Wandel der Denkweise hinsichtlich der Therapieentwicklung. Die Zukunft wird dabei oft im Bereich der (biomarkerbasierten) personalisierten Medizin gesehen. Eine noch stärker auf die individuellen Voraussetzungen der Patientin zugeschnittene Medizin erscheint auf der Grundlage wissenschaftlicher Fortschritte der vergangenen Jahre in der Erforschung von Krankheitsursachen sowie durch die technologischen Errungenschaften der lebenswissenschaftlichen Forschung zunehmend umsetzbar. Eine umfassende Individualisierung erfordert jedoch gleichzeitig *neue Maßstäbe von Assessment und Potenziale* hinsichtlich der Patientinnenorientierung – gleichermaßen in Diagnostik, Technologie, klinischen Angeboten wie auch in der Kommunikation. Darin spiegelt sich im Sinne der Patientinnen das Anliegen, einer *Biologisierung des Krankheitsverständnisses* [33] entgegenzuwirken, welche die *personalen Dimensionen von Krankheit und Leiden* ausklammert. Gerade deren Beachtung jedoch ist mit einer Individualisierung der Medizin untrennbar verbunden.

Die kurative Medizin allein reicht immer weniger aus, um den Folgen chronischer Krankheiten zu begegnen. Dies trifft auch für die Frauenheilkunde zu. Im stationären wie auch im ambulanten Sektor werden zusätzliche Ressourcen benötigt, gleichzeitig *ergänzende Qualifikationen,* um in den Transitionsphasen, in denen Wechsel oder Übergänge stattfinden (z. B. im Jugendalter [34], von der Akutmedizin in Pflegesituationen [35, 36] oder die Palliation), die Patientin individuell begleiten zu können. Bleiben Bedarfe unerkannt und unberücksichtigt, schlagen **Folgeerkrankungen,** bis hin zu psychischer Komorbidität (vgl. ➤ Kap. 8.3. „Substanzkonsum und substanzbezogene Störungen“), negativ für die Frauengesundheit zu Buche. Immer mehr Anforderungen an die *System- und sozialmedizinische Kompetenz* von Ärztinnen und Ärzte kommen hinzu [37].

Hinweise zum Umgang mit dem Versorgungssystem (vgl. ➤ Kap. 6 „Besondere Lebenslagen“; sozialmedizinische Aspekte) bezogen auf spezielle Bedarfslagen können nur einen umschriebenen Beitrag leisten. Fortschritte in völlig neuem Terrain, beispielsweise im Bereich Geburtsmedizin, wo Analysen des embryonalen Genoms möglicherweise die pränatale Diagnostik stark verändern, machen einen zunehmenden Bedarf an *Interdisziplinarität* in der personellen Ausstattung erkennbar. Auch ethische Fragen werden vermehrt zu beantworten sein.

Die Hinwendung zur Individualisierung kann ohne entsprechende strukturelle Impulse (s. u.) letztlich nur begrenzt im Sinne einer Förderung der Frauengesundheit erfolgreich sein.

10.3.2 Gendersensibilität – es besteht Nachholbedarf

Die Notwendigkeit einer geschlechtsspezifischen Medizin findet im medizinischen Alltag (noch) nicht ausreichend Beachtung. Biologische Geschlechterunterschiede und die sozialen Einflussfaktoren für Gesundheit und Krankheit sind, wenngleich eng miteinander verknüpft, in ihren wechselseitigen Wirkungen nur unzureichend erkannt. Zwar bietet die Forschung zunehmend Erkenntnisse über den Einfluss des Geschlechts auf Inzidenz, Erscheinungsbild, Verlauf oder Therapieerfolg von Krankheiten. Jedoch scheinen nach wie vor bei den Frauen selbst, bei LaienhelferInnen wie teils auch in den Gesundheitsberufen die **prototypischen Symptome bei Frauen** weniger geläufig.

MERKE

Immer deutlicher zeichnen sich darüber hinaus geschlechtsspezifische Unterschiede in den Behandlungschancen, den Krankheitsfolgen und den Bewältigungsmöglichkeiten ab.

Hier besteht Handlungsbedarf in Versorgungssystem und -praxis, gerade mit Blick auf die gesundheitliche Chancengleichheit von Frauen.

Die medizinische Versorgung braucht einen **Zuschnitt** ihres Angebots auf die spezifischen Belange von Frauen. Insbesondere bei der Ausrichtung auf die *Gesundheit der Frau,* die sich umfassender als Krankenbehandlung versteht und beispielsweise auch das Recht auf Teilhabe im Zusammenhang oder nachfolgend zu einer Erkrankung einschließt [38], steht das Gesundheitssystem erst am Anfang. Frauen benötigen nicht nur **geschlechtsspezifische Gesundheitsinformationen.** Es zeigt sich in verschiedener Hinsicht, dass eine geschlechtssensible Form der Übermittlung von Gesundheitsinformationen wichtig sein kann [39]. Dies gilt auch mit Blick auf das Outcome (vgl. ➤ Kap. 2 „Kommunikation").

Die frauenspezifisch ausgerichtete Weiterentwicklung der Angebote und Strukturen, unter Berücksichtigung unterschiedlich ausgeprägter Gesundheitskompetenz, bedarf der Sensibilität und des Engagements seitens der Akteurinnen und Akteure im Gesundheitswesen auf allen Ebenen des Systems [40]. Studien vor dem Hintergrund unterschiedlicher Gesundheitssysteme belegen, dass eine eingeschränkte Gesundheitskompetenz häufig mit einem höheren Auftreten von Risikofaktoren und Gesundheitsproblemen assoziiert ist und negative Auswirkungen auf die Inanspruchnahme von Gesundheitsleistungen hat (e.g. in der Folge häufigere notfallmäßige Krankenhauseinweisungen) [41, 42]. Nicht zuletzt Kritik am System der Gesundheitsversorgung, dass es zu organ- und symptombezogen sei und auf einem mechanistischen Krankheitsverständnis basiere, führte zur Entwicklung von Konzepten der Gesundheitsförderung [43] (vgl. ➤ Kap. 9 „Prävention und Gesundheitsförderung"). Der Sachverständigenrat spricht in seinem Sondergutachten *Koordination und Integration – Gesundheitsversorgung in einer Gesellschaft des längeren Lebens* speziell dem Ausbau einer altersspezifischen Prävention und Gesundheitsförderung eine besondere Bedeutung zu [44].

Wie in den verschiedenen Fachkapiteln zum Ausdruck kommt, konnte die Frauenheilkunde mit ihren zahlreichen Teilgebieten präventive Konzepte entwickeln bzw. weiterentwickeln, die unterschiedlichsten Gesundheitssituationen Rechnung tragen und neueste Erkenntnisse der Forschung umzusetzen. Dieser Prozess ist nicht abgeschlossen – nicht zuletzt hinsichtlich eines Fokus auf den Einfluss von Kontextfaktoren und Limitationen durch das Gesundheitssystem selbst.

Wird *Kommunikation als ergebnisrelevanter Teil der Arzt-Patienten-Beziehung* erkannt, entsteht daraus Handlungsbedarf auf unterschiedlichen Ebenen. Dass die Kommunikation in der Arzt-Patienten-Beziehung den Raum und Stellenwert einnehmen kann, der ihr vor diesem Hintergrund zukommt, erfordert Rahmenbedingungen (zeitlich, organisatorisch und fiskalisch), die dies ermöglichen. Beobachtbare Defizite in den Kommunikationsfähigkeiten zeigen Geschlechterunterschiede, Selbst- und Fremdwahrnehmung können differieren. Bedarf erwächst daraus an *gendersensiblen Trainingsangeboten* zur Unterstützung der individuellen kommunikativen Kompetenz.

Für die frühe Berücksichtigung in der medizinischen Ausbildung bestehen Konzepte, auf denen aufgebaut werden kann, auch zur Bedeutung der nonverbalen Anteile in der Kommunikation [45]. Studentische Kommunikationsfähigkeiten schlagen sich in der zukünftigen ärztlichen Performance nieder [46, 47]. Den medizinischen Nachwuchs so früh als möglich für Geschlechterunterschiede (biologische und soziokulturelle) in ihrer Wirkung auf die (Frauen-)Gesundheit und ihre Bedeutung in Versorgung und Forschung zu sensibilisieren, erfordert *geschlechtersensible akademische Lehre.* Die Integration der geschlechtsspezifischen Medizin in die Curricula der medizinischen Fakultäten ist jedoch (noch) sehr unterschiedlich [48].

MERKE

Die fächerübergreifende Lehre zu einer gendersensiblen und geschlechtergerechten Medizin sollte obligater Teil humanmedizinischer und gesundheitswissenschaftlicher Curricula medizinischer Fakultäten werden und Gendersensibilität früh im beruflichen Werdegang wecken und aufbauen: Überlegungen zu einem neuen interdisziplinären Querschnittsbereich kommen hierfür ebenso in Betracht wie fachspezifische Angebote.

Lehrprojekte an der Medizinischen Fakultät Tübingen, verankert am Department für Frauengesundheit und der Abteilung Hebammenwissenschaft, arbeiten seit Längerem an geeigneten Formaten [49].

Die Erarbeitung von Genderaspekten mithilfe der *für die persönliche Auseinandersetzung mit den Inhalten* besonders geeigneten Lehrformaten Problemorientiertes Lernen (PBL), Peer-Teaching und Lernen durch Lehren (LDL) [50, 51, 52] unterstützt die erforderliche Aufmerksamkeit beim Nachwuchs, bei den Lehrenden und damit auch bei ExpertInnen, die über die akademische Lehre hinaus oftmals in

Fort- und Weiterbildung eingebunden sind. Die *Frauenakademie* an der Universitätsfrauenklinik Tübingen (s. ➤ Kap. 9.4.4) erweitert darüber hinaus die Perspektive in Richtung der Sensibilisierung der Frauen und Patientinnen selbst, etwa in unterschiedlichen Angeboten der Laienfortbildung.

10.3.3 E-Health

Die rasche Weiterentwicklung von Systemen auf der Grundlage von sogenannter „Künstlicher Intelligenz" (KI) weckt Erwartungen, auch für die Medizin (z. B. präzisere Diagnostik, bessere Prävention von Krankheiten, interaktive Assistenzsysteme); gleichzeitig erwachsen Bedenken: beinhaltet die Entwicklung eine „programmierte (Un-)Gleichbehandlung" zulasten der Frauen(gesundheit)? Diskriminierungsrisiken durch Algorithmen finden zunehmend Eingang als Themen in Technikfolgenabschätzung und Systemanalyse [53]. KI wird für die Gesundheit von Frauen nur insoweit einen geeigneten Beitrag leisten, wie den Anwendungen eine **geschlechtersensible Gewinnung, Analyse, Aufbereitung und Interpretation der zugrunde gelegten Daten** eigen ist. Dies gilt zuvorderst in Bezug auf die Forschungsarbeiten, auf die sich E-Health-Anwendungen stützen [54]. Es droht eine Fortführung des Gender-Bias bis hinein in innovative Technologien, wie er schon die bisherige Medizin vielfältig zulasten der Frauengesundheit prägt [55].

Ob beispielsweise in die Entwicklung von medizinischen Apps eine gendergerechte Datenbasis eingeflossen ist, macht einen Unterschied für die Passgenauigkeit und deren Nutzen bzw. Schaden. Liegen sich selbst entwickelnden Systemen im Kontext Künstlicher Intelligenz, von Prädiktionsmodellen oder Versorgungsalgorithmen etwa auf Systemebene *Daten der verschiedenen Geschlechter in unausgewogenem Maß*, ohne Berücksichtigung von *Genderaspekten oder gar ohne Kennzeichnung* unterschiedlicher Geschlechter zugrunde, kann *Fehlversorgung* die Folge sein: Datenlücken und genderbedingte Verzerrungen in Systemen, die auf Künstlicher Intelligenz basieren, bergen viele Risiken für die Versorgung und deren Weiterentwicklung [56, 57]. Die rechtlichen Implikationen hieraus sind bislang noch kaum in den Blick genommen, ebenso wenig wie das ganze Ausmaß medizinischer Konsequenzen.

CAVE

Reagieren textbasierte Dialogsysteme [chat(ter)bots] unterschiedlich auf Symptomangaben von Männern und Frauen, können daraus ungerechtfertigte Unterschiede und Fehler etwa bei der Zuweisung zur (speziellen) Notfallversorgung resultieren. Die Missachtung von Genderspezifika in Algorithmen kann Versorgungsineffizienz bis hin zu defizitären oder fehlerhaften Versorgungswegen Vorschub leisten. Der derzeitige Mangel an Strategien und Kriterien, die digitale Gesundheitsanwendungen geschlechtersensibel und transparent machen würden, erhöht die Anforderungen an die Achtsamkeit bei NutzerInnen im Alltag.

10.4 Strukturelle Impulse

Die zahlreichen Veränderungen, auch Paradigmenwechsel, in Medizin, Gesellschaft, Gesundheitssystem sowie wissenschaftliche Innovationen stellen Fragen nach Prioritäten, Gefahren und Chancen. Zusammen münden sie in die übergreifende Frage, ob es der Schaffung neuer Strukturen bedarf, um den Herausforderungen begegnen zu können. Die Hinwendung zur Personalisierung etwa (s. o.) kann ohne entsprechende strukturelle Impulse letztlich nur begrenzt im Sinne einer Förderung der Frauengesundheit erfolgreich sein.

10.4.1 Erreichbarkeit und Verfügbarkeit

Inzwischen sind auch in Deutschland Erreichbarkeit und Verfügbarkeit zu Stellgrößen der Inanspruchnahme geworden, die bereits für sich genommen eine wichtige Rolle spielen beim Erlangen eines guten gesundheitlichen Outcome. Die Unterschiede zulasten der Frauen hinsichtlich des Zugangs zur und der Zugänglichkeit der Gesundheitsversorgung (räumlich, zeitlich, finanziell, wissensbasiert) treten immer deutlicher zutage. Beispielsweise haben, so eine Umfrage des Berufsverbandes der Frauenärzte (2017), bis zu 51 % der befragten Mütter Schwierigkeiten, Betreuung durch eine Hebamme zu finden [58]. Gerade der Frauenheilkunde gingen in den letzten Jahren zunehmend Standorte verloren, besonders in der Geburtshilfe. Von der Ausdünnung der Versorgungslandschaft sind die Regionen Deutschlands in unterschiedlichem Maß betroffen. Dies leistet Versorgungsvariabilitäten, etwa für Frauen in ländlichen Räumen, einmal mehr Vorschub und betrifft auch die Versorgungssituation in den hochspezialisierten Teilbereichen des Fachs.

Der Fokus Frauengesundheit eröffnet den Blick auf *geschlechtersensible Aspekte der Zentralisation,* die Eingang finden sollten in die zukünftige Gestaltung von **Risikozentralisation** [59]. Mangel und Ausdünnung der Versorgungslandschaft gehen einher mit einer kontinuierlichen Verdichtung von Anforderungen an Krankenhäuser und Praxen [60]. Mangelnde Betreuung wird von älteren und Frauen vulnerabler Gruppen oft als körperlicher Schmerz und Bedrohung wahrgenommen – zulasten von Widerstandsvermögen, Hoffnung und Genesungspotenzial.

Mit den wachsenden Anforderungen kollidiert der Anspruch an eine ganzheitliche und geschlechtergerechte Medizin und legt u. a. das Überdenken der Ausrichtung von Budgets für die versorgende Medizin an Produktdefinitionen (z. B. DRG, EBM) nahe. Bleibt nur Zeit für die operative

10

Maßnahme selbst, etwa bei einer ambulant durchgeführten Hysterektomie, und keine für die Beachtung der besonderen Bedürfnisse an den Support, z. B. Begleitung, Überwachung, Unterstützung bei *alleinlebenden Frauen* (vgl. ➤ Kap. 6 „Besondere Lebenslagen") oder für die Auseinandersetzung mit den mit einer Operation verbundenen psychischen Komponenten (z. B. „Verlust der Gebärmutter" als Belastung oder Verletzung des Selbstempfindens als Frau), werden die Versorgungsziele möglicherweise letztlich verfehlt. Resultierende ergänzende Versorgungsbedarfe, z. B. aus Komplikationen und Folgeerkrankungen, beachtet eine vordergründige Betrachtung der Kosteneffizienz zu Unrecht zu wenig.

Während erste Schritte in die Richtung, ambulante Versorgungsformen zu ermöglichen, den Blick auf *Grenzen und Risiken* stets mitführten [61, 62], gehört die sogenannte *Ambulantisierung der Medizin* in ihrer heutigen Ausformung [63] in dieser Hinsicht auf den Prüfstand: Forschung und Versorgungsplanung lassen die **Langzeitperspektive** vermissen, die implizite Fehl- und Unterversorgung sowie **Defizite in der Patientenzentrierung,** gerade mit Blick auf die Frauen, zu Tage fördern würde.

MERKE

Die Begleitung der Patientin, bis hin zu psychologischen Aspekten, die mit immer komplexer werdenden Maßnahmen bzw. operativen Eingriffen unabdingbar verbunden ist [64], bedarf des angemessenen Raums in Kapazitätsplanungen und Vergütungskonzepten.

10.4.2 Frauenheilkunde im Wandel

Die Aufgabe, Gesundheit für die Zukunft zu gestalten, bedeutet für die Frauenheilkunde, die *Frauengesundheit* ins Zentrum des Fachgebiets zu stellen, in einem ganzheitlichen Anspruch. Die Orientierung am Anliegen *Frauengesundheit als Perspektive* schließt das Streben nach (medizinischen) Innovationen ebenso ein wie beispielsweise das Bestreben, allen Frauen die Wahrnehmung ihrer Gesundheitschancen zu ermöglichen. Damit stellt die Krankenversorgung die besondere und weiterhin sehr wichtige, jedoch nicht die alleinige Aufgabe (frauen-)ärztlichen Handelns dar.

Ein Department bzw. **Zentrum für Frauengesundheit,** das sich dieser Priorisierung verpflichtet, nimmt in seine Struktur und sein Portfolio zusätzliche Gestaltungselemente und Aufgabengebiete auf. Insbesondere die im Ausland vielfach übliche Departmentstruktur eröffnet dazu neue Möglichkeiten. Sie umfasst klinische Versorgung, Forschung für die Frau (von der Grundlagen- bis zur Translations- und Versorgungsforschung), Prävention, Gesundheitsförderung, Information und gesundheitsbezogenes Empowerment. Ein auf die Frauengesundheit ausgerichtetes Department, bestehend aus einer klinischen und einer forschenden Einheit, integriert spezialisierte Subdisziplinen ebenso wie die Breite modernster Versorgung und verzahnt Versorgung und Wissenschaft komplementär [65]. Akademischen Einrichtungen kommt eine Schrittmacherfunktion zu, um dieses Gestaltungselement in weiteren Bereichen der Versorgungslandschaft Eingang finden zu lassen. Es entstehen daraus Zentren für Frauengesundheit als Kristallisationspunkte auch für **sektorenübergreifende Netzwerke** zur Förderung der Frauengesundheit.

10.5 Frauengesundheit und der generationenübergreifende Horizont

Der *Index der geschlechtsspezifischen Ungleichheit* (Gender Inequality Index, GII) wird von den Vereinten Nationen jährlich veröffentlicht und dient als Indikator, inwieweit Entwicklungspotenziale in der Gesellschaft zwischen den Geschlechtern (un)gleich verteilt sind. In den Index gehen Angaben zur *Fortpflanzungsgesundheit von Frauen,* aber auch z. B. zur sekundären Schulbildung im Geschlechtervergleich ein. Je kleiner der GII, desto weniger sind Frauen gegenüber Männern bezüglich der erfassten Lebensqualitäten benachteiligt, z. B. 2019 [66]:

- Rang 1, d. h. niedrigster GII: Schweiz,
- Rang 2: Dänemark,
- Rang 20: Deutschland.

Die längere Lebenszeit der Kinder bei einem höheren Bildungsniveau der Mutter weist Effekte für die nachfolgenden Generationen unmittelbar aus [67]. Die Gesundheitskompetenz [68] der Frau und ggf. Mutter geht in gesundheitsbezogene Entscheidungen für sie selbst, aber auch für die Familie ein. Auch neue Bedrohungen der Frauengesundheit beinhalten einen generationenübergreifenden Impact. Dazu zählen Effekte aus der Umwelt.

10.5.1 Planetary Health

Gesundheit als Ziel und Aufgabe überschreitet nationalstaatliche Grenzen. Dies führte die COVID-19-Pandemie vor Augen und gilt gleichermaßen (und in zahlreichen Aspekten speziell) für die Frauengesundheit und einen gemeinsamen gesundheitlichen Einfluss von Umweltfaktoren bzw. -stoffen und sozialen Umgebungsbedingungen („social and environmental determinants of health"). Die folgenden Beispiele können hier nur ein Einstieg sein in eine Thematik, die wohl an Brisanz gewinnen wird, nicht zuletzt in der globalen Perspektive und mit einem Fokus auf transgenerationale Effekte im Kontext der Schwangerschaft [89, 90].

Im Raum stehen offene Fragen zu geschlechtsspezifischen Expositionen und Wirkungen. Beispielsweise können externe Faktoren, die endokrine Störungen hervorrufen [69], und

Schadstoffe mit einem östrogenähnlichen Wirkmechanismus, die in den Hormonhaushalt der Frau eingreifen, z. B. mit der Hormonsynthese interagieren, Ausschüttung, Speicherung, Transport oder Rezeptorbindung beeinflussen. Damit können solche sogenannten **endokrinen Disruptoren** (Xenohormone, Umwelthormone) beispielsweise Einfluss nehmen auf das Wachstum hormonabhängiger Tumoren. Forschungsdaten lassen vermuten, dass Umwelteinflüsse, Nahrungsbestandteile und Genussgifte einen Einfluss auf die Entstehung und Progression des Mammakarzinoms und von Genitalkarzinomen der Frau haben. Der wissenschaftliche Nachweis einer Kausalität ist bislang schwierig, da die Exposition in verschiedenen Lebensphasen (intrauterin, Kindheit, Pubertät, Prä- und Postmenopause) unterschiedliche Effekte haben kann. Auch die individuelle Vulnerabilität (z. B. genetisch bedingt) ist Teil des Zusammenwirkens [70].

Einflüsse auf gutartige Erkrankungen mit Hormonabhängigkeit oder auch die Fertilität [71] sind ebenso in der Diskussion wie die Wirkung endokriner Disruptoren auf das ungeborene Kind während der Zeit der Schwangerschaft und darüber hinaus [72, 73, 74].

Ein anderes Beispiel sind *Per- und Polyfluoralkylsubstanzen (PFAS), industriell hergestellte organische Verbindungen, die sich in der Nahrungskette anreichern* und verbreitet anzutreffen sind in Gegenständen des täglichen Bedarfs [75]. PFAS gehen in die Muttermilch über, sodass es in Abhängigkeit von der Stilldauer zu einer Anreicherung der Verbindungen im kindlichen Organismus kommt [76, 77]. Eine Stellungnahme der Nationalen Stillkommission (2021) hält fest, dass die in Studien herausgestellte verminderte Immunantwort auf Impfungen die bedeutsamste Wirkung der Per- und Polyfluoralkylsubstanzen (PFAS) auf die Gesundheit des Menschen darstellt und dass diese bei der Bestimmung der tolerierbaren wöchentlichen Aufnahmemenge führend zu berücksichtigen sei. Die Nationale Stillkommission weicht derzeit nach Abwägung von Nutzen und Risiken von der bestehenden Stillempfehlung nicht ab [78].

Die sich mehrenden Hinweise auf transgenerationale Effekte, einschließlich einer Beeinträchtigung der Fertilität an sich, wie sie für die unterschiedlichsten Umwelteinflüsse im Raum stehen, lenken den Blick auf die besondere Schutzbedürftigkeit von Frauen im gebärfähigen Alter und das Erfordernis kontinuierlich aktualisierter Bewertungskonzepte und Einschätzungen.

Der wissenschaftlichen und behördlichen Risikokommunikation kommt beim jetzigen Kenntnisstand eine wichtige Bedeutung zu, ebenso der individuellen Wachsamkeit gegenüber Konsumprodukten im Alltag. Ziel ist, zukünftig *in die Prävention* Aspekte aus kontinuierlich aktualisierten Erkenntnissen zu möglichen Gesundheitsbelastungen Eingang finden zu lassen, die sich auch und gerade aus geschlechtsspezifischen alltäglichen Interaktionen mit dem Umfeld und der Umwelt herleiten [79].

Hilfestellung dazu geben (inter-)nationale Institutionen: Auf internationaler Ebene unterstützen etwa die Weltgesundheitsorganisation (WHO) und die Europäische Union (EU) mit eingehenden Berichten [z. B. *Global Assessment of the State-of-the-Science of Endocrine Disruptors* (WHO)] den aktuellen Wissensstand (e. g. [80]). Für Deutschland zählen die Risikobewertung und -kommunikation zu den Aufgaben des Bundesinstituts für Risikobewertung (BfR; e. g. *Umwelt und Kindergesundheit* [81]). Noch nicht alle potenziellen Schadstoffe sind in ihren Wirkungen erfasst. Erschwerend kommt hinzu, dass Langzeitfolgen von niedrigen Dosierungen und/oder Analoga unerkannt bleiben können [82, 83].

Zukünftig sollen alle für Deutschland relevanten Umweltinformationen und -daten gebündelt über ein *nationales Portal für Umweltinformationen* zu erreichen sein, das sich im Aufbau befindet [84].

10.5.2 Gesellschaft und Frauengesundheit

Wie es um die Gesundheit der Frauen in einer Gesellschaft bestellt ist, berührt zentral auch deren Wohlstand, sozialen Zusammenhalt und Zukunftsperspektiven. Eine Folge von **Krisen** unterschiedlicher Art, verbunden mit gesellschafts- und medizininternen Prozessen von Umverteilung und Einflüssen mediengestützter Debatten zu neuen Krankheitsidentitäten, verknappen die Mittel für die solidarisch finanzierte Gesundheitsversorgung ebenso wie die persönlichen Mittel zur Gesunderhaltung für zunehmende Teile der Bevölkerung. Dies bleibt nicht ohne Wirkung – auf die Ausstattung und Gestaltung des Gesundheitssektors, das Potenzial zur Umsetzung von Innovationen wie auch auf die Gesundheitschancen der einzelnen Frau sowie der Kinder- und Enkelgeneration. Die Frauen, insbesondere in höherem Lebensalter, zählen zu den von knappen Mitteln bis hin zur **Altersarmut** besonders betroffenen Bevölkerungsgruppen, dies hat gesamtgesellschaftliche Implikationen (vgl. ➤ Kap. 6 „Besondere Lebenslagen").

Zuwanderung und Fluchtbewegungen stellen die Gesellschaft vor neue Aufgaben. Die Versorgung für Frauen aus unterschiedlichen Herkunftsländern und mit je individuellen (Flucht-)Erfahrungen [85] erfordert besondere Kompetenz aufseiten der Ärztinnen und Ärzte, vom Wissen zu unterschiedlichem kulturellem Hintergrund bis hin zu sehr spezialisierten therapeutischen Angeboten. Die Entwicklung von Betreuungskonzepten stellt eine fachübergreifende Anforderung dar (vgl. ➤ Kap. 5.8. „Interkulturelle Konstellationen").

In allen medizinischen Bereichen ist der Fortschritt rasant. Innovationen in rascher Folge bringen nie gekannte Heilungschancen mit sich. Wie in anderen Fachgebieten der Medizin auch, geht dieser Fortschritt in der Frauenheilkunde mit weitgehenden Änderungen einher, zu denen auch eine zunehmende **Spezialisierung** gehört. Mit ihr wächst die Gefahr, dass die Übersicht verloren geht und dies einer **Zersplitterung** (auch der Versorgung) und isolierten Innovationsprozessen Vorschub leistet, die dem gemeinsam geteilten Wissen und der Reflexion in der wissenschaftlichen Kommunität wie auch in der Gesellschaft zukünftig entgehen. Dies weist einmal mehr auf den Bedarf hin, aktuelle Neuerungen aus einzelnen Fach- und Teilgebieten auch für andere Fachgebiete praxisnah zu kommunizieren. Die vorliegende Sammlung versteht sich als ein Beitrag dazu.

Im deutschen Gesundheitssystem – auch verankert im Sozialgesetzbuch – kommt der **Begutachtung** eine zentrale und weiter zunehmende Bedeutung zu. Gerade hier potenzieren sich Gendereffekte aus der medizinischen Behandlung und Bewertung (Vorgeschichte/Aktenlage), aus der Kommunikation in der Begutachtungssituation, in der gutachterlichen Wahrnehmung und Bewertung von beidem sowie in den eingesetzten Algorithmen [86].

Die Berücksichtigung von Genderaspekten in Algorithmen und die geschlechtssensible Gewinnung und Aufbereitung von *Künstlicher Intelligenz* zugrunde gelegten Daten (s. o.) sind brisante aktuelle Anliegen, die über *E-Health* hinausgehen und benachbarte Bereiche, etwa der Jurisprudenz oder der Versicherung(smedizin) [87, 88], gleichfalls betreffen. Zukunftstechnologien erfordern angesichts des gesellschaftlichen Anspruchs der gesundheitlichen Chancengleichheit einen systematisiert geschlechtsspezifischen Zuschnitt, wenn es um Belange der Frauengesundheit geht.

Die **digitale Medizin** ist auf dem Vormarsch, parallel zu einer zunehmenden Digitalisierung in anderen gesellschaftlichen Bereichen. Bei allen diesen Bestrebungen gilt es zukünftig Transparenz zu schaffen und einen Gender-Bias zu vermeiden, der nicht zuletzt dem Aufbau von Vertrauen in die neuen Technologien entgegensteht. Erste Ansätze für vertrauensbildende Überlegungen zeigen sich im EU-Konzept *Zur Künstlichen Intelligenz – ein europäisches Konzept für Exzellenz und Vertrauen* [53].

MERKE

Eine geschlechtssensible Medizin, genderspezifische Forschung und eine auf die Belange der Frau ausgerichtete Versorgung – als interdisziplinäre Anstrengungen und in Achtsamkeit gegenüber gesellschaftlichen Entwicklungen – bahnen gemeinsam den Weg zum weiterhin bestmöglichen Outcome für die Patientinnen, im Erhalt ihrer Gesundheit, deren Wiederherstellung und Schutz.

Die Literatur finden Sie online unter diesem Link:
https://else4.de/mht

Register